鉤沉索隐

祖述標新

張學文

丙申年春

金針渡世
薪火相傳

郭誠傑
丙申年春

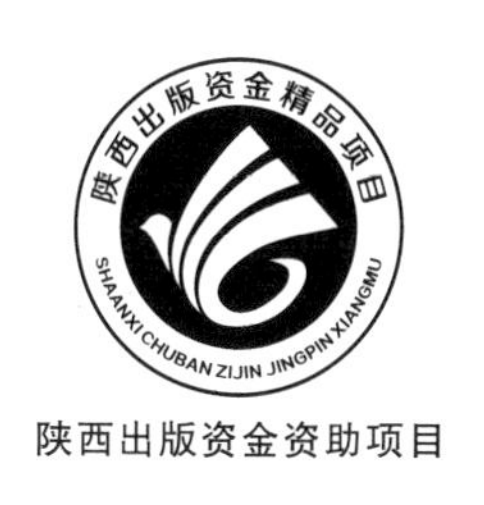

陕西出版资金资助项目

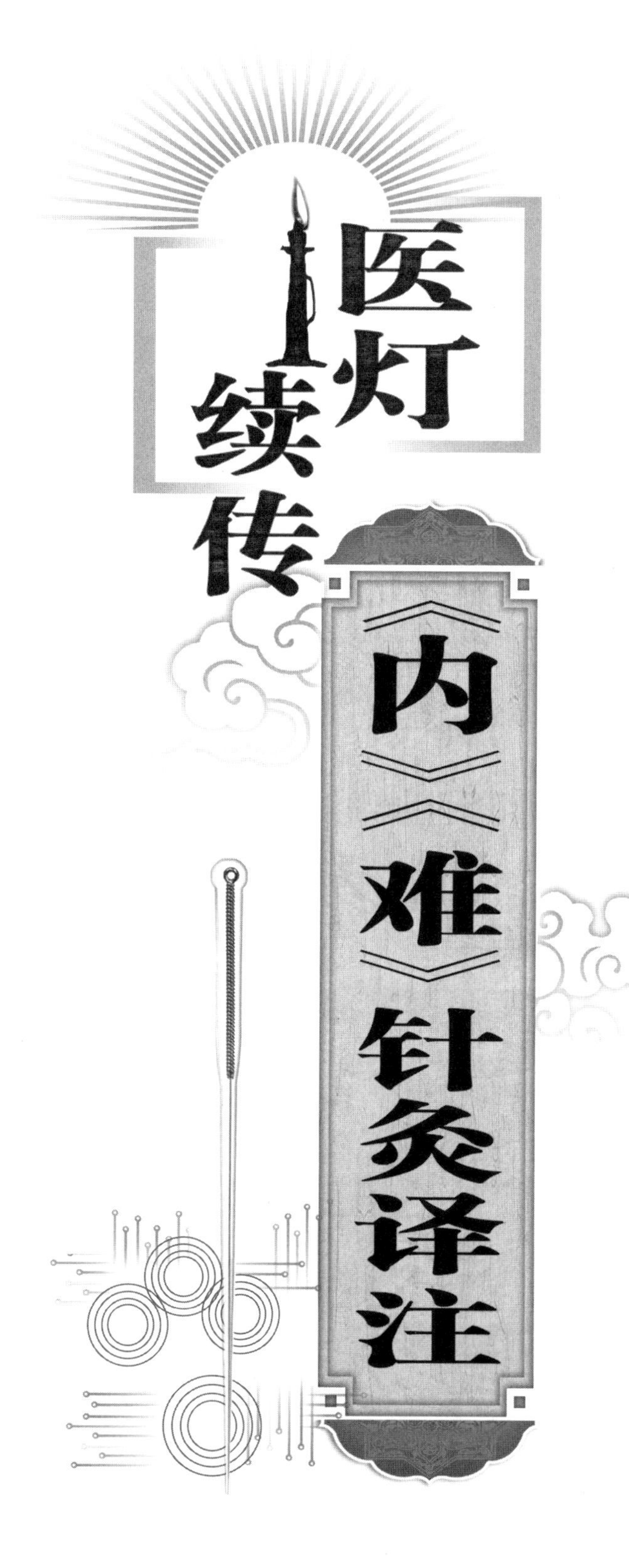

医灯续传
《内》《难》针灸译注

【殷克敬 王强虎 编著】

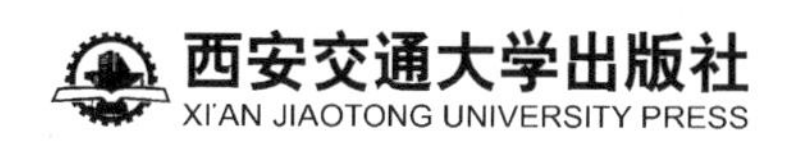

西安交通大学出版社
XI'AN JIAOTONG UNIVERSITY PRESS

图书在版编目(CIP)数据

医灯续传:《内》《难》针灸译注/殷克敬,王强虎编著. —西安:西安交通大学出版社,2016.6
ISBN 978-7-5605-8639-7

Ⅰ.①医… Ⅱ.①殷… ②王… Ⅲ.①针灸疗法 ②《内难针灸》-注释 ③《内难针灸》-译文 Ⅳ.①R245

中国版本图书馆CIP数据核字(2016)第140609号

书　　名　医灯续传——《内》《难》针灸译注
编　　著　殷克敬　王强虎
责任编辑　李　晶　张雪冲

出版发行　西安交通大学出版社
（西安市兴庆南路10号　邮政编码710049）
网　　址　http://www.xjtupress.com
电　　话　(029)82668357　82667874(发行中心)
(029)82668315(总编办)
传　　真　(029)82668280
印　　刷　中煤地西安地图制印有限公司

开　　本　787mm×1092mm　1/16　**印张**　36　**字数**　627千字
版次印次　2016年11月第1版　2016年11月第1次印刷
书　　号　ISBN 978-7-5605-8639-7/R·1276
定　　价　238.00元

读者购书、书店添货、如发现印装质量问题,请与本社发行中心联系、调换。
订购热线:(029)82665248　(029)82665249
投稿热线:(029)82665546
读者信箱:xjtumpress@163.com

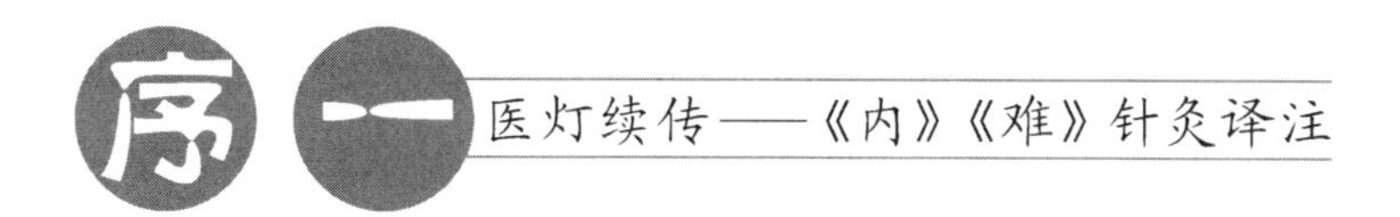

祖国医学历史悠久，内容丰富，著作浩繁，《黄帝内经》作为祖国传统医学的理论思想基础及精髓，在中华民族两千多年的漫漫历史长河中，它的医学主导作用及贡献功不可没。是一部以生命科学为主体的中华民族灿烂文化发展里程碑的巨著，其奠定了中医科学的坚实理论基础。它巧妙地将秦汉及以前的人文科学、自然科学以及古代哲学等研究成果引入医学领域，将中华民族传统文化与生命科学知识有机地融合在一起，其博大精深的科学内涵和丰富的传统文化底蕴至今仍有效地服务于临床实践，成为中华民族传统文化的中药组成部分。它的问世标志着中国医学由经验医学上升为理论医学的新阶段。在整体观、矛盾观、经络学、脏象学、病因病机学、养生和预防医学以及诊断治疗原则等各方面，都为中医学奠定了理论基础，具有深远影响，不仅具有科学的医学价值，而且还具有传统文化的学术价值。历代著名医家在理论和实践方面的创新和建树，大多与《黄帝内经》有着密切的渊源。该书在中国医学上有很高地位，为立论之准绳。并被译成日、英、德、法等多国文字，对世界医学的发展产生了不可忽视的影响。

《难经》在中国古代医籍中，亦占有重要地位，与《黄帝内经》并称为“《内》《难》二经”。《难经》自撰成以来，成为历代医家著述立论的理论依据，对推动中国传统医学的发展，有着重大作用，产生着深远影响，深深扎根于传统医学之中，是一部不可多得的中国传统医学典籍佳作。

当前国际医学界出现了一股“中医热”，与其说是“中医热”，不如说是“针灸热”，中国医学走向世界是以针灸为先导的。随着2010年“中医针灸”入选“人类非物质文化遗产代表名录”的成功，挖掘祖国医学经典著作中蕴含的针灸知识，古为今用，就显得尤为迫切。国家级名老中医、博士生导师、针灸专家、全国针灸临床研究会陕西中心主任、陕西中医药大学第二附属医院主任殷克敬教授与西安交通大学出版社医学分社社长、陕西中医药大学校董会董事、全国针灸临床研究会陕西分会副主任、国家级名老中医学术经验继承人王强虎主任医师经数十年潜心研究《黄帝内经》《难经》的经典理论，并将其中的针灸医籍部分提炼出来反复考证和研究，进行整理、校勘、注释，分门别类归纳，编著了《医灯续传——〈内〉〈难〉针灸译注》一书，读后深感这是一部呕心沥血之作，亦是一部集大成之作，对中医学子学习、研究有重要的参考价值，更是对中医药文化继承与发扬以及指导临床应用有一定实用价值。

中医的生命在创新，创新的基础在传承，一部《内经》《难经》传承了数千年，历代先贤守道变通，在实践中耕耘，在研究中探索生生不息。本书谨守《黄帝内经》之根本，探赜历代医家之承变，体现了先生研求经典的灵性，学习贤达的悟性。殷克敬教授与我同操针灸医术，相识数十年，现为国家级名老中医、师承博士生导师，中医基础理论功底深厚，临床经验丰富，且善于总结，勤于写作，医教研成果众多，学术著术等身，为《医灯续传——〈内〉〈难〉针灸译注》这部著作的完成奠定了基础。“医灯续传”者，意谓挑灯而续其焰，藉此一读，发扬光大祖国医学针灸，其公德无量。在中医古籍整理研究中，这是一部不可多得的佳作，我很乐意推荐给广大的读者。有感于斯，是为序。

中国工程院院士
国医大师 石学敏

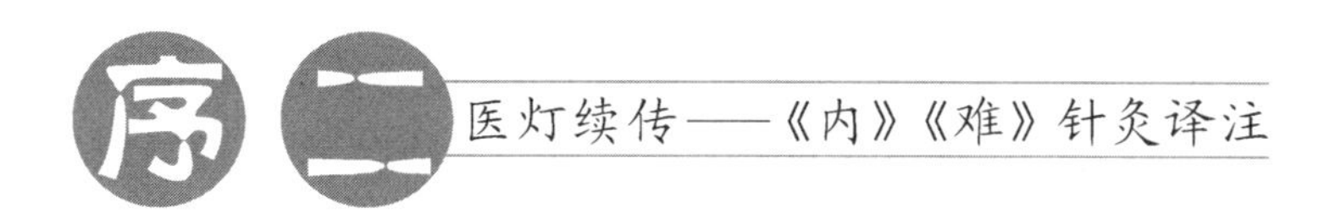

《医灯续传——〈内〉〈难〉针灸译注》是从《内经》《难经》中选辑内容，进行整理校勘、注释，分门别类归纳的一部针灸基础理论书。

《黄帝内经》(简称《内经》)是我国早期的一部中医经典著作，针灸学是中医理论体系范畴的临床学科分支，与《内经》理论密不可分，《内经》中四时阴阳五行对针灸学影响极大，经脉分证，取穴治病，刺灸原则多与四时阴阳五行结合。例如：针灸辨证上定病位需要辨别阴阳表里；针刺补泻又必须结合四时阴阳气血的盛衰，即以四时阴阳变化而行针灸治法；五输穴的应用是以五行属性，按生克规律“虚则补其母，实则泻其子”的取穴法等论述非常详尽。十四经脉、经筋、经别、络脉、经脉与脏腑的络属关系，以及四海、气街、根结、标本等经络的循行概念，在《内经》中已基本形成，特别是《灵枢》已有经脉、经别、经筋、根结、海论以及营卫循行、骨度、脉度等专章论述，从而构成了针灸学的重要内容。《内经》中还基本奠定了腧穴的基础，对腧穴的论述，集中地见于《素问·气穴论》，对三百六十五穴的名称或部位作了系统介绍；《素问·气府论》又对十四经穴做了说明，在针灸补泻手法上《内经》提出了疾徐补泻、开合补泻、提插补泻、捻转补泻、呼吸补泻、迎随补泻等基本原则及手法，为后世针刺补泻的运用奠定了基础，尤其在取穴法及其他针法方面，其内容十分丰富；《灵枢·官针》篇中的九针应九变刺法、十二节刺法、三刺法、五脏刺法等，也是目前值得重视和深入研究的问题。在针灸治疗方面《内经》中治病的主要手段是针灸，尤其是随经分证按经取穴的治疗方法，对针灸临床有重大的实践意义。

《难经》是继《内经》之后进一步阐述针灸的重要内容的经典著作，并有一定发挥，特别对奇经八脉的论述，不但提出奇经八脉不同于正经，而且提出完整的奇经八脉的起止循行及病候，明确了奇经八脉在经脉中的重大作用，其次在腧穴学方面，进一步论述了特定穴的作用，完善了十二经脉井、荥、输、原、经、合各穴及与脉气出入的关系和所属脏腑的交会关系，而且以阴阳五行理论论述了五输穴的功效及背俞、腹募穴的阴阳相配，尤其对原穴的作用非常重视，作为治疗五脏六腑的主要腧穴，补充了《内经》理论的不足；八会穴首见于《难经》并提出了临床主治范围。另外对各种针法及取穴都做了一定的发挥论述，如迎随补泻，刺井泻荥法，补母泻子法，泻火补水法等针法都有一定阐发。

我所结识的国家级名老中医、陕西中医药大学殷克敬教授和西安交通大学出版社医学分社王强虎社长都是针灸学科的著名专家和学者，二位先生临床经验丰富，理论基础深厚，且善于总结，勤于写作，医教研成果众多，学术著述等身。当我看到二位先生合著的《医灯续传——〈内〉〈难〉针灸译注》一书时，就被这个寓意深刻的书名所吸引。书名“医灯续传”，意谓挑灯而续其焰，藉此一续，而后得以普照十方，发扬光大祖国医学针灸之香火，其公德无量矣。解释古书原文意义为“注”，解释前人注文的意义为“疏”，引申为对古籍中难懂的字、句加以解释、疏通。“译”是把一种语言文字依照原义改变成另一种语言文字。“信达雅”作为翻译标准。正如清末新兴启蒙思想家严复在《天演论》中讲到：“译事三难：信、达、雅。求其信已大难矣，顾信矣不达，虽译犹不译也，则达尚焉。”其大作符合这个标准。这虽是针对古代文史哲曲籍而言，但对中医学经典的研究亦不例外。何况作者译注的是深奥的针灸古典医籍。在二位先生的这部大作中还加有“按语”，对经络、腧穴、刺法灸法、针灸临床为其要点等问题的认识不乏真知灼见，且提要钩玄，颇多发挥。

《医灯续传——〈内〉〈难〉针灸译注》一书，将两部古医籍中涉及经络、腧穴、刺法、灸法、针灸治疗等内容，分别译注和阐释了其原文的奥义，其中既有作者深邃的理论见解，又有丰富的临床经验、医学心语。在针灸医疗上，可谓秘法薪传，金针度人。总之，在古籍整理研究中，可谓一部不可多得的上乘之作，我很乐意推荐给广大的读者。聊赘斯语，是为序。

李经纬

中国中医研究院研究员、博士生导师

于2016年元月

前言

医灯续传——《内》《难》针灸译注

《黄帝内经》(简称《内经》)全面、广泛、真实地将秦汉及以前的人文科学、自然科学以及古代哲学等相关学科的研究成果巧妙地纳入到医学领域,与生命科学知识有机的结合,用以诠释人体生命科学的具体问题,从而奠定了中医学科坚实的理论基础,成为中华民族灿烂文化发展中一部鸿篇巨著的百科全书。唐·王冰在《黄帝内经素问注·序》中言:"其文简、其意博、其理奥、其趣深,天地之象分,阴阳之侯列,变化只有表,生死之兆彰,不谋而遐迩自同,勿约而幽明斯契;稽其言而征,验之事不忒。"明·张介宾《类经·序》亦言"垂直不朽之仁慈,开生民之寿域。"所以自问世以来被尊为"至道之宗,奉生之始"(王冰序)。它以博大精深的科学内涵、丰富的文化底蕴和高屋建瓴的医学体系对中医药的思维方法、学术理论、临床实践等诸多方面都产生了极其深远的影响,既是中华民族传统文化的主要组成部分,又对中华民族的繁衍的人类健康作出了巨大贡献。

《内经》中《素问》81篇,涉及针灸内容41篇;《灵枢》经81篇,涉及针灸内容56篇,共97篇;这部针灸奠基之作,被后世医家誉为针灸之宗书。明·汪机在《针灸问对》一书所言:"《内经》治疗,汤液醪醴为甚少,所载服饵之法才一二,而灸者四五,其他则明针法,无虑小八九。"《灵枢》经开明宗义第一篇就强调"先立针经";《素问·正神论》指出"法往古者,先知针经"可以看出《内经》巨著确定了针灸学科地位,对后世针灸学科的发展产生了深远的影响,成为针灸学术渊源的理论基础。

《黄帝八十一难经》(简称《难经》)是继《内经》之后进一步阐述中华民族文化气息精髓的医学理论,并升华为系统的中医知识体系,全书八十一难,有三十二难涉及或论针灸内容,对经络理论、腧穴应用、刺法灸法的操作及临床治疗尤多创见,充分反映了我国早期针灸学术成就,其独到的见解和创造性论述,使针灸医学更加趋于完善和系统化。

《内经》《难经》所构建的蕴涵中华民族传统文化的医学理论体系,被历代医家奉为臬桎,成为医者必读之书。唐·孙思邈在《备急千金要方》中第一句话便说:"凡欲为大医,必须谙《素问》《甲乙》《黄帝针经》",所谓大医,就是既有远大医学抱负,又做出卓越成就的医家。古往今来这两部奠基之大作,成为学习中医的必修课；历代医家又从不同的思维视角汲取所需知识，成就了自己的事业；也不断的丰富、发展其成果，使内容浩繁，博大精深的《内经》《难经》更加枝繁叶茂，逾越了时空价值。

数十年来，我们在教学、临床中遵《内》《难》旨意服务于临床，有效地指导着实践应用，深深体会到《内》《难》理论之源在实践。《内经》《难经》其言虽简其意赅，但“见微知著”的思维为我们临床拓宽了思路。为了进一步加深理解《内经》《难经》论述针灸医学的全貌，我们编著了《医灯续传——〈内〉〈难〉针灸译注》一书，将散在《内经》《难经》各篇的针灸内容进行归整，然后以经络、腧穴、刺法灸法、治疗分列四章，对原文中的生僻字及有关辞句，摘其要以校勘，直释注译，其后加按语提出我们的见解对中医学生的学习、研究有一定的参考价值。本书在陕西省出版资金的资助下，使得这部著作得以早日与读者见面。书将付梓之时承蒙厚爱，中国工程院院士、国医大师石学敏教授，中国中医科学院、中国历史文献研究院首席研究员李经纬教授作序，恩师国医大师张学文教授及中国针灸世界申遗代表国医大师郭诚杰教授题字深表感谢！在编著中我们艰辛勤勉，殚精竭虑，但因学力所限，难尽人意，祈望大家赐教。

编者

于古秦都渭水之滨

2016 年元月

目录

第一章 经络

第二章　腧　穴

第三章　刺法灸法

第四章　治　疗

第一章

经络

第一节　经络的起源、组成与分布

一、经络的起源

本节各段经文指出了经络学说的形成是来自当时医家对人体生理解剖知识的系统总结。

【原文】 余闻上古圣人，论理人形，列别①脏腑，端络②经脉，会通六合，各从其经；气穴所发，各有处名；谿谷属骨，皆有所起；分部逆从，各有条理；四时阴阳，尽有经纪；外内之应，皆有表里。其信然乎？

《素问·阴阳应象大论》

【直译】 我听说上古时代的圣人，讲求人体的形态，分辨内在的脏腑，了解经脉的分布，交会、贯通有六合，各依其经之循行路线；气穴之处，各有名称；肌肉空隙以及关节，各有其起点；分属部位的或逆或顺，各有条理；与天之四时阴阳，都有经纬纪纲；外面的环境与人体内部相关联，都有表有里。这些说法都正确吗？

【原文】 人始生，先成精，精成而脑髓生，骨为干，脉为营③，筋为刚[1]，肉为墙，皮肤坚而毛发长，谷入于胃，脉道以通，血气乃行。

《灵枢·经脉》

【校勘】

[1]“刚”：似应作“纲”，顾氏《校记》有“此假‘刚’为‘纲’”。本书《经筋》篇有“肘纲”之言。《黄帝内经太素》（简称《太素》）卷十三《经筋》杨注：“人肘屈伸，以此筋为纲维，故曰肘纲也。”

【注释】

①“列别”：《黄帝内经注评》（简称《注评》）云“比较之意”。

②“端络”：《注评》云“端作审查讲，络作联系讲”。

③“脉为营”：《灵枢经校释》云“脉为营运气血的道路”。

【直译】 人在开始孕育的时候，首先是源自于父母的阴阳之气会合而形成精，精形成之后再生成脑髓，此后人体才会逐渐成形以骨骼作为支柱，以脉道作为营藏气血的处所，以筋的刚劲来约束和强固骨骼，以肌肉作为保护内在脏腑和筋骨血脉的墙壁；等到皮肤坚韧之后，毛发就会生长出来，如此，人的形体就长成了。人出生以后，五谷入胃，化生精微而营养全身，就会使全身的脉道得以贯通，从此血气才能在脉道中运行不息，濡养全身，而使生命维持不息。

【原文】 若夫八尺之士，皮肉在此，外可度量切循①而得之，其死可解剖而视之，其脏之坚脆，腑之大小，谷之多少，脉之长短，血之清浊，气之多少，十二经之多血少气，与其少血多气，与其皆多血气，与其皆少血气，皆有大数。其治以针艾，各调其经气，固其常有合乎。

《灵枢·经水》

【注释】

①“切循”：用手寻按抚摩之意。

【直译】 人的情况就不同了，对于人之八尺有形的躯体而言，它有皮有肉，其深浅广狭，在体表部都可以通过用一定的尺度去测量，或是用手指去切按索摸而了解；人死了，还可以通过解剖其尸体来详细观察其内部脏腑的情况。由此，我们就可以知道，五脏坚脆的程度，六腑形态的大小，每一脏腑受纳谷气的多少，每条经脉的长短，血液清浊的程度，每一脏腑含有精气的多少，以及十二经脉中某一经是多血少气，还是少血多气，是血气皆多，还是血气皆少等等，都是有一定标准的。此外，我们还可以知道，在运用针刺艾灸治疗疾病，调理人体经气的时候，其针刺的深浅、手法的轻重，或艾炷的大小多少等，其适宜的标准都是什么。

【按语】 究竟是什么时候发现经络这一问题，至今尚无确切答案。但是，仅从《黄帝内经》一书中有关经络的记载来看，经络已是一个相当完整的系统了。所以，经络学说的起源及经络的发现时代，当在《内经》成书以前。从现有的资料考证，大致推断“经络”学说可能产生于春秋战国时期，即公元前770年—公元前221年这一时间范围内。例如公元前7世纪的《管子·水地》篇中便有“水者地之血气，如筋脉之通流者也”的记载。在《周礼·天官》篇里也有“以辛养筋，以咸养脉”的论述。在《史记·扁鹊仓公列传》中也载有公元前5世纪名医扁鹊运用经络理论进行针灸治疗的生动描述。从以上资料，对“经络”的概念、循行分布以及其人体生理、病理和治疗方面的重要作用，在当时已被人们所发现并逐渐引起重视。其中最有说服力的证据，是从长沙马王堆古汉墓中出土的医帛书。从医帛书中的《足臂十一脉灸经》和《阴阳十一脉灸经》所记载的有关内容表明，当时的经络学说已趋于成熟并成系统（虽然缺手厥阴心包经，而且缺少经脉之间和进入内脏的联系，未见络脉和穴位名称以及肺、脾、三焦、胆、膀胱的记载，也无五行观点渗入)。显然,这已是经络学说的雏形了。由此至《内经》成书,又经历了一个相当长的实践、总结、修正、充实的发展过程,才形成了我们在《内经》中所见到的经络学说的全貌。

至于经络的发现,目前国内公认的观点可能是古人在长期的临床治疗实践中,根据针、灸所引起的感觉传导路线和对腧穴主治功效的归纳总结,并结合气功、行气、导引或体衰病理现象的推理和解剖、生理知识的启发,从而发现并逐渐认识到经络系统的存在和作用,从而才创立了经络学说。本节所收经文,可反映经络学说形成和起源的几个侧面和片断,对进一步研究探讨有一定参考价值。当然,还期待更有力的证据和资料的发现,以便得到正确的结论。

二、经络的重要性

本节各段经文从生理、病理、诊断、治疗的不同角度论述了经络的重要性。

【原文】 经脉者,所以行血气而营阴阳,濡筋骨,利关节者也……。是故血和则经脉流行,营复阴阳,筋骨劲强,关节清[1]利矣。

《灵枢·本脏》

【直译】 经脉可以通行气血而营养人体内外的脏腑、组织和器官,濡润筋骨,保持关节活动滑利。卫气可以温养肌肉,充养皮肤,滋养腠理,掌管汗孔的正常开合。人的意志,可以统御精神,收摄魂魄,使人体能够适应四时气候的寒温变化,正常调节自身的情志变化。所以血液调和,就能够在经脉中正常运行,遍布周身而营养身体的内外,从而保持筋骨强劲有力,关节滑利自如。

【原文】 五脏之道皆出于经隧[2],以行血气,血气不和,百病乃变化而生,是故守①经隧焉。

《素问·调经论》

【校勘】

[1]“清”:《太素》卷六《五脏命分》《黄帝内经灵枢略》(简称《灵枢略》)并作“滑”。

[2]“经隧”:《针灸甲乙经》(简称《甲乙》)卷六第三作“经渠”。吴崑:“经隧者,经脉流行之道也。”

【注释】:

①“守”:《黄帝内经注评》为“把握,认识”。

【直译】 五脏相互联系的道路都是经脉,通过经脉以运行血气,人若血气不和，就会变化而发生各种疾病。所以诊断和治疗均以经脉为依据。

【原文】 经脉者，所以能决死生，处百病，调虚实，不可不通[1]。

《灵枢·经脉》

【直译】 经脉不但能够运行气血，通调阳阳，濡养周身，而且还可以用来决断死生，诊断百病，调和虚实，治疗疾病，所以不能不通晓有关它的知识。

【原文】 夫十二经脉者，人之所以生，病之所以成，人之所以治，病之所以起，学之所始，工之所止也，粗之所易，上[2]之所难也。

《灵枢·经别》

【直译】 十二经脉，对生命的维持，疾病的形成，疾病的治疗以及疾病的发生都有着重要的作用。关于它的理论，虽然是初学者开始就应该掌握的基本理论，但只有精研医学者才能精通这门理论。医术粗率的医生认为它很轻易就能学懂，而只有那些医术高明的医生才能够真正懂得，要体会出其中的奥妙是多么的困难。

【原文】 凡刺之道，必通十二经络[3]之所终始，络脉之所别处[4]，五俞之所留[5]，六腑[6]之所与合，四时之所出入，五脏之所溜处[7]，阔数之度，浅深之状，高下所至。

《灵枢·本输》

【直译】 凡是运用针刺，都必须精通十二经络的循行起点和终点，络脉别出的地方，井、荥、输、经、合五输穴留止的部位，六腑与五脏的表里关系，四时对经气出入的影响，五脏之气的流行灌注，经脉、络脉、孙脉的宽窄程度、浅深情况，上至头面、下至足胫的联系。

【原文】 能别阴阳十二经者，知病之所生；候虚实之所在者，能得病之高下；知[8]六腑[9]之气街者，能知解结契绍于门户①；能知虚实之坚软[10]者，知补泻之所在；能知六经标本者，可以无惑于天下。

《灵枢·卫气》

【校勘】：

[1]“通”：《甲乙》卷二第一此后有一“也”字。

[2]“上”：《太素》卷九《经脉区别》作“工”，与“粗”字为对文，似是。

[3]“络”：《太素》卷十一《本输》作“脉”。

[4]“处”：《太素》卷十一《本输》作“起”。

[5]“留”：《太素》卷十一《本输》于此后有“止”字。

[6]“六腑”:《太素》卷十一《本输》于此上有“五脏”二字。

[7]“五脏之所溜处”:《太素》卷十一《本输》将“五脏”作“脏腑”,“溜处”作“流行”。

[8]“知”:原脱,所据《太素》卷十《经脉标本》补。

[9]“腑”:《甲乙》卷二第四作“经”。

[10]“虚实之坚软”:“实”,原作“石”,据《太素》卷十《经脉标本》、《甲乙》卷四及张注本改。“软”,《甲乙》卷二第四作“濡”。

【注释】

①“解结契绍于门户”:《灵枢经校释》谓,“解结,疏通也。契,开也。绍,达也。”全句是说知道了六腑气街之后,就会像解开绳结、开达门户一样。

【直译】 能辨别阴阳十二经脉,便可了解疾病发生的原因;能候察、诊知虚实所在之处,便可寻找出发病部位在上还是在下;知道六腑之气往来运行的路径,就知道怎样解开结聚,使腧穴畅通;能了解虚实的属坚还是属软,就知道哪里该补,哪里该泻;能知手、足六经的标部与本部,便可对天下疾病了然于胸,没有疑惑了。

【原文】 别络十五,皆因其原①,如环无端,转相灌溉,朝②于寸口、人迎,以处百病,而决死生也。

《难经·二十三难》

【注释】

①“别络十五,皆因其原”:《难经校释》云,“因,随顺。原,来源。意思是说十五条络脉,都是从经脉分出的旁支,和经脉因出一源,并随顺它的经脉一起运行。”

②“朝”:《难经本义》云,“朝,犹朝会之朝,会集的意思。”

【直译】 十五别络是从经脉分出的别络,它们从本经四肘膝关节以下浅行体表,使表里经脉分出,彼此连结,如环无端,使经脉贯通而气血灌注全身。全身经脉气血朝会于寸口、人迎,在这两个部位上诊脉,就能诊察病情、判断预后,指导疾病的治疗。

【按语】 人体之构成,以骨为干,以脉为营,以筋为刚,以肉为墙,其五脏六腑、五官九窍、四肢、百骸,密切联系,相互沟通,形成了一个统一的有机整体,并能进行有规律的生命活动,主要是靠经络系统的濡养、联络、协调、整合作用来实现的。所以,历代医家对经络学说极为重视,莫不悉心研究。

祖国医学中的经络学说是中医基础理论的重要组成部分。它与脏象学说紧密结合,相互渗透,相互阐释,构成了中医生理学与病理学的主要内容。《素问》八十一篇中,论及经络者六十余篇;《灵枢》论经络甚详,有针经之称;《难经·八十一难》中,专论经络、腧穴、针法者达二十七篇之多,《五十二病方》中也用了大量篇幅论述经络理论，均说明经络理论在中医理论体系中的重要地位，所以《内经》中早已明确指出："夫十二经脉者，人之所以生，病之所以成；人之所以治，病之所以起；学之所始，工之所上也。"而后世医家也有"凡治病不明脏腑经络，开口动手便错"的告诫。因此，认真学习经络理论，对研究中医理论及指导临床治疗均有重要意义。

概括来说，经络学说是阐述人体经络系统的循行、分布、生理功能、病理变化及其与脏腑相互关系的理论学说。它揭示了人体各部分之间的相互联系、相互影响及其规律性，是说明人体生命活动、病理变化，指导诊断、治疗的理论依据。

祖国医学认为"人之所有者，血与气耳"，全身各组织器官均需气血的濡养和推动，才能保持正常活动。所以《内经》中明确指出："经脉者，所以行血气而营阴阳，濡筋骨，利关节者也。"说明通过气血在经络系统中环周不息的流动，才实现了脏腑与四肢、五官、九窍、筋骨、皮毛、分肉腠里之间的相互联系和沟通，以及相互间的协调关系，这是经络的生理功能。一旦这种生理功能出现障碍，就会发生疾病。所以《内经》强调："经脉者，所以决死生，处百病，调虚实，不可不通。"足见其在人体生命活动中的重要性。

在病理方面，祖国医学认为"凡病皆由气血壅滞不得宣通"，"血气不和，百病乃变化而生"。疾病由浅入深，由表及里，症状的出现及传变规律等，均可通过经脉的表里、内外分布循行、沟通联系等合理的论述，由此形成了经络辨证的理论和方法，在中医诊断疾病或掌握其传变规律方面确有实用价值。现代的经络诊断法，就是经络学说与客观测量相结合用于临床诊断的初步尝试，类似的应用实例还有很多。

至于经络理论在指导临床治疗，尤其是针灸治疗的配穴、处方等方面的指导作用，已是众所熟知的，此不赘述。

综上所述，经络在人体生命活动中占有十分重要的地位。经络学说在中医生理、病理、诊断、治疗方面均有重要意义。所以，学习经络学说，深入研究经络理论，对于发展中医学术理论和更好地应用经络理论去指导临床各科（针灸、推拿等）的诊断治疗以及新的治疗方法的创立和发展，均有积极作用。同时对于进一步揭示经络实质和生命活动的奥秘，也是必不可少的理论准备。

三、经络的组成

本部分所集各段经文说明了经络是由十二经脉、十五络脉、奇经八脉和无数小络脉为主组成。

【原文】 经脉十二，络脉十五，凡二十七气以上下。

《灵枢·九针十二原》

【直译】 人体脏腑有十二经脉,每经各有一络脉,加上任脉之络、督脉之络、脾之大络,共计十五络。这二十七脉之气周行全身,出入于上下手足之间。

【原文】 经有十二,络有十五,凡二十七气,相随上下。

《难经·二十七难》

【直译】 经脉有十二,别络有十五,这些经络之气,是相互顺接运行于周身上下的。

【原文】 夫经脉十二,络脉三百六十五,此皆人之所明知,工之所循用也。

《素问·征四失论》

【直译】 经脉有十二,络脉有三百六十五,这是人们所知道的,也是医生所遵循应用的。

【原文】 经有十二,五脏六腑十一耳,其一经者,何等经也?

然,一经者,手少阴与心主别脉也。心主与三焦为表里,俱有名而无形,故言经有十二也。

《难经·二十五难》

【直译】 人体有十二经脉,五脏六腑合起来只有十一个脏器,其余的一经,是内连于什么脏器的经脉呢?

答:其余的一经,是手少阴心经。手少阴心经与手厥阴心包经,它们同属一脏心,却是有区别的两条经脉。因为心包络与三焦互为表里,都是有名而无形的,所以说经脉共有十二。

【原文】 经有十二,络有十五,余三络者,是何等络也?

然,有阳络,有阴络,有脾之大络。阳络者,阳跷之络也。阴络者,阴跷之络也。故络有十五焉。

《难经·二十六难》

【直译】 经脉有十二,络脉有十五,除十二经各有一络之外,其余的三络,是什么络脉呢?

答:有一阳络,有一阴络,还有一脾的大络。阳络,是阳跷的络脉。阴络,是阴跷的络脉。所以络脉共有十五。

【原文】 脉有奇经八脉者,不拘于十二经,何谓也?

然,有阳维,有阴维,有阳跷,有阴跷,有冲,有督,有任,有带之脉。凡此八脉者,皆不拘于经,故曰奇经八脉也。

《难经·二十七难》

【直译】 经脉中有奇经八脉,它不限制在十二经脉范围之内,是什么道理呢？

答：经脉中有阳维，有阴维，有阳跷，有阴跷，有冲，有督，有任，有带。这八脉，都不限制在十二经脉范围之内，所以称为奇经八脉。

【按语】 经络系统是由十二经脉、奇经八脉、十五络脉、十二经别、十二经筋、十二皮部及许多孙络、浮络等组成，列表如下（表1－1）。

表1－1 经络系统构成表

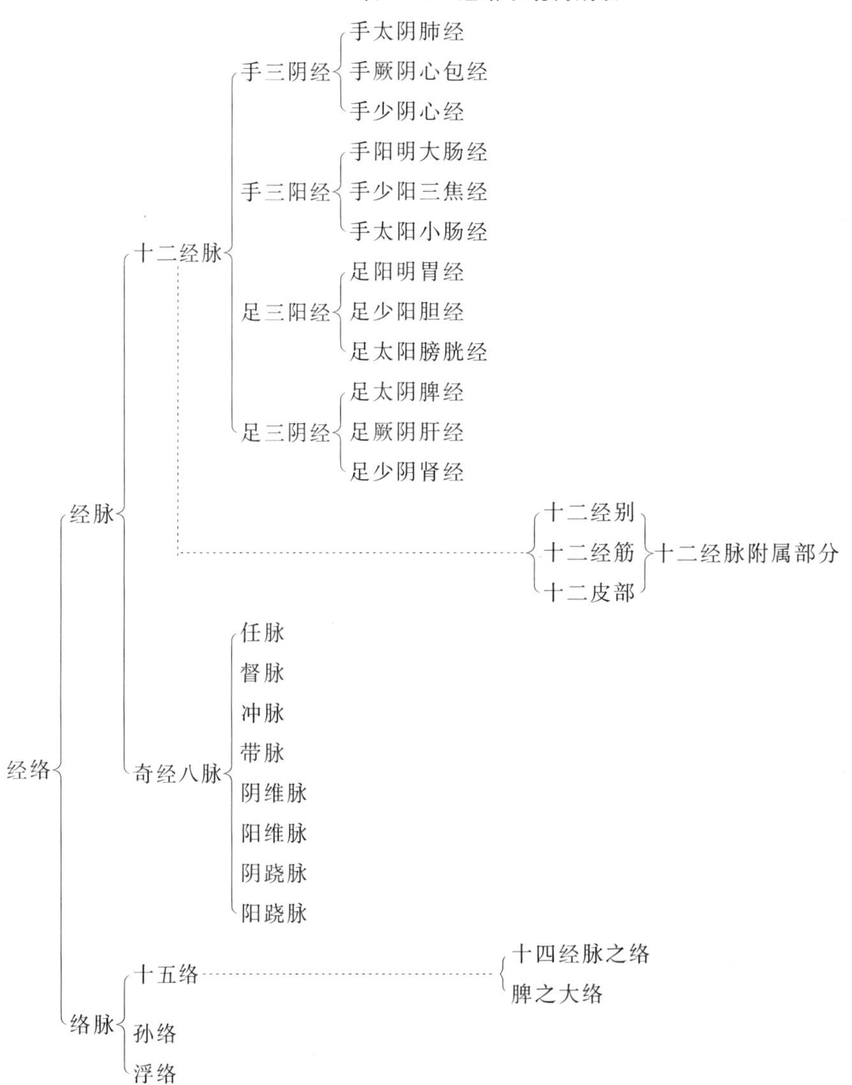

从上表可知，经络是“内属于脏腑，外络于肢节”，将人体内外、上下联系成为一个有机的整体。“气血”就是这样沿着经脉系统环周不息地运行着，从而保证生命活动的正常进行。其中十二正经与任督二脉是主体部分，又合称十四经。它们或属脏络腑，或属腑络脏，或起于奇恒之腑，其共同点是各有本经的腧穴。十二经脉有联络脏腑、肢体，运行气血、濡养全身之作用。奇经八脉则可补正经循行分布和主治作用之不足，且对十二经气血运行有调节和溢蓄作用。十五大络是十四经脉在四肢部以及躯干前后侧三部的重要支脉，有沟通表里经脉传注的作用。十二经别是十二经脉在头、胸、腹部的重要支脉，有沟通脏腑、加强表里经联系的作用。十二经筋是十二经脉各自支配的筋肉系统。十二皮部是分属于十二经脉和皮肤部分。在这六大系统以外的细小分支皆属孙络，孙络之支者为浮络，遍布周身，无法计数，起渗灌气血入分肉、腠里及皮毛的作用。这就是古人所认为的存在于人体内的气血运行通道的网络系统。其脏腑络属、循行分布、流注交接、气血运行均有规律可循。经络学说正是这种体表与内脏、内脏与内脏之间的相关规律，这正是它科学价值之所在，也是针灸施治的主要依据。

最后尚须指出的是，按某些原文中所反映的观点来看，古人认为"人身为一小天地"，所以人体经络数目也与自然界处处相合。这种解释虽有机械和附会牵强之嫌，但在两千多年前就已认识到人是自然界的产物，并与自然界脉息相通，所以其自身结构和功能也必须与外界自然环境保持高度的和谐与适应，则是非常难能可贵的。

四、经络的分布位置

本部分所集各段经文指出了经脉与络脉的位置深浅不同，经脉深而不见，络脉浮而常见。

【原文】 经脉十二者，伏行于分肉之间，深而不见；其常见者，足太阴过于内[1]踝之上，无所隐故也[2]，诸脉之浮而常见者，皆络脉也。

《灵枢·经脉》

【直译】 十二经脉，都隐伏在体内而行于分肉之间，很深，在体表看不到。所能看到的，只是足太阴脾经在经过内踝时无所隐蔽的缘故。诸脉在浅表而常可见到的，都是络脉。

【原文】 经脉者，常不可见也，其虚实也，以气口知之。脉之见者，皆络脉也。

《灵枢·经脉》

【直译】 经脉在一般情况下是看不到的。它的虚实情况，可从气口切脉诊察了解到。那些浮现在外可以看到的脉都是络脉。

【原文】 经脉为里，支而横者为络，络之别者为孙。

《灵枢·脉度》

【直译】 经脉循行在机体的里面，从经脉分支而横行的是络脉，络脉别出散行的是孙络。

【原文】 诸络脉皆不能经大节之间，必行绝道[3]而出，入复合于皮中，其会皆现于外。

《灵枢·经脉》

【校勘】

[1]“内”:原作“外”,据《太素》卷九《经络别异》改。

[2]“无所隐故也”:《太素》卷九《经络别异》“故”下有“见”字,《甲乙》卷二第一(下)“故”下无“也”字。

[3]“绝道”:与纵经相横截的路径。

【直译】 所有络脉,都不能经过大关节之间,而行于经脉所不到之处,出入流注,再结合皮部的浮络,共同会合而显现于外。

十四经脉循行示意图如下(图1-1、图1-2、图1-3)。

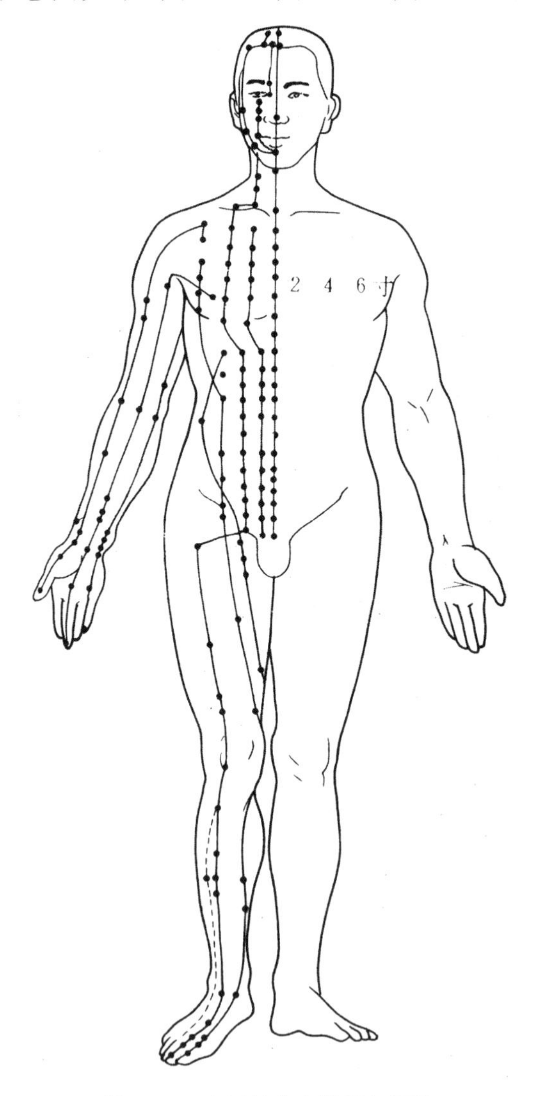

图1-1 十四经分布概况(正面)

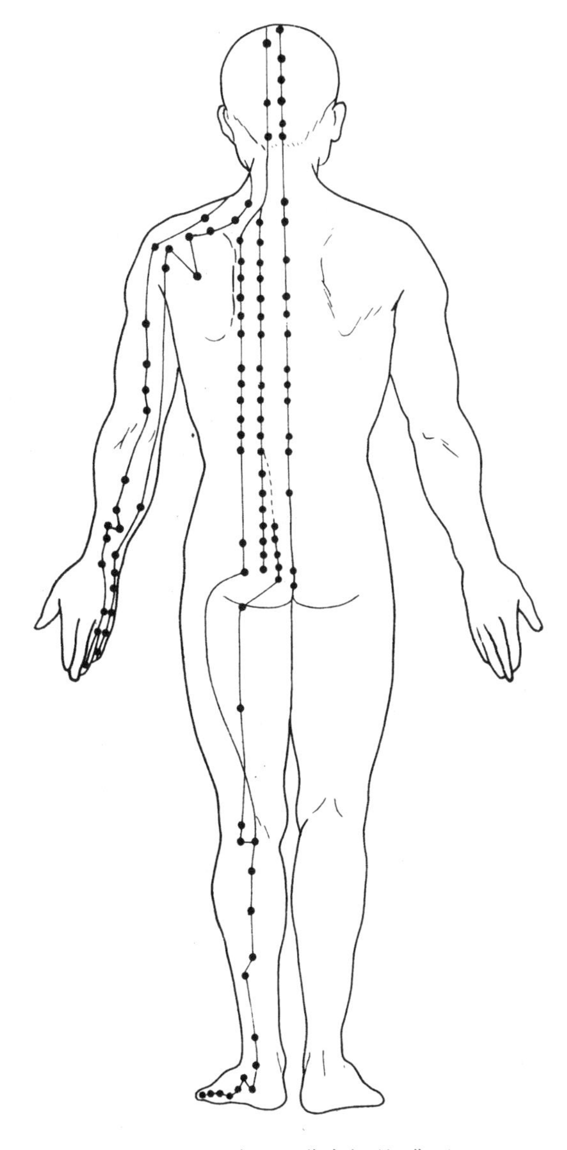

图 1-2 十四经分布概况(背面)

【按语】 经络学说中的经脉与络脉,既有联系又有区别。经脉是经络系统的主干,贯通上下,沟通内外,分布位置较深在。而络脉是经络系统中的分支,纵横交错,网络全身,故分布位置较为表浅。

一般来说,目前对经络实质尚未阐明,所以对于经络分布的具体位置,尚难确切说明。文献所载足太阴脾经在内踝前循行部分,位置较浅,故肉眼可见(现在认为似指大隐静脉在内踝前之部分),其余的大多“伏生于分肉之间,深而不见”。可见循经线皮部之下的“分肉之间”才是经脉分布和存在的确切位置。探讨“分肉”的含义和组织结构,也许有助于这一问题的解答。

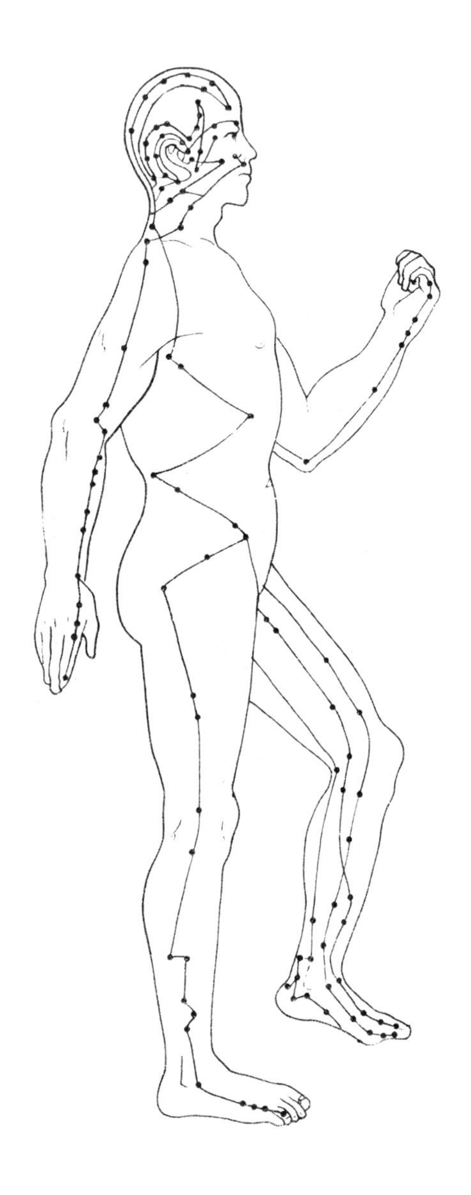

图 1－3　十四经分布概况(侧面)

至于组成络脉的三大部分——十五络、孙络、浮络之中，只有浮络浅布于皮肤表层，可为肉眼所见，现在认为这些浮络是指浅表的皮下小静脉，故又称血络。

经脉与络脉虽有区别，但是在循行分布上却是紧密联系，彼此衔接，从而内达脏腑，外连四肢百骸、五官九窍、筋骨皮毛，无所不至。这就形成了一个"如环无端"的气血运行循环系统，使机体保持正常内能活动和协调大自然与机体的平衡。

五、经脉的长度

本部分所集各段经文详细论述了十六经脉的长度。

【原文】 手之六阳，从手至头，长五尺，五六三丈。手之六阴，从手至胸中，长三尺五寸，三六一丈八尺，五六三尺，合二丈一尺。足之六阳，从足上至头，长八尺，六八四丈八尺。足之六阴，从足至胸中，六尺五寸，六六三丈六尺，五六三尺，合三丈九尺。跷脉从足至目，七尺五寸，二七一丈四尺，二五一尺，合一丈五尺。督脉、任脉各四尺五寸，二四八尺，二五一尺，合九尺。凡都合一十六丈二尺，此气之大经隧也。

《灵枢・脉度》

【直译】 手的六条阳经，从手至头，每条脉长五尺，五六共三丈。两手的六条阴经，从手至胸，每条脉长三尺五寸，三六共是一丈八尺，五六得三尺，共计二丈一尺。两足的六条阳经，从足至头，每条脉长八尺，六八合四丈八尺。两足的六条阴经，从足至胸，每条经脉长六尺五寸，六六得三丈六尺，五六得三尺，共计三丈九尺。左右两跷脉，从足至目，各长七尺五寸，二七得一丈四尺，二五得一尺，共计一丈五尺。督脉、任脉各长四尺五寸，二四得八尺，二五得一尺，共计九尺。以上这些经脉，总长一十六丈二尺，这就是脉气流行的较大的经隧。

【原文】 手三阳之脉，从手至头，长五尺，五六合三丈。手三阴之脉，从手至胸，长三尺五寸，三六一丈八尺，五六三尺，合二丈一尺。足三阳之脉，从足至头，长八尺，六八四丈八尺。足三阴之脉，从足至胸，长六尺五寸，六六三丈六尺，五六三尺，合三丈九尺。人两足跷脉，从足至目，长七尺五寸，二七一丈四尺，二五一尺，合一丈五尺。督脉、任脉各长四尺五寸，二四八尺，二五一尺，合九尺。凡脉长一十六丈二尺，此所谓[1]经脉长短之数也。

《难经・二十三难》

【校勘】

[1]“谓”：此下原有“十二”两字，据明本《难经》删。

【直译】 手三阳的经脉，从手指到头部的距离，左右六条各长五尺，五六合计共长三丈。手三阴的经脉，从手指到胸中的距离，左右六条各长三尺五寸，三六得一丈八尺，五六得三尺，合计共长二丈一尺。足三阳的经脉，从足趾到头部的距离，左右六条各长八尺，六八合计共长四丈八尺。足三阴的经脉，从足趾到胸中的距离，左右六条各长六尺五寸，六六得三丈六尺，五六得三尺，合计共长三丈九尺。以上经脉总长十六丈二尺，这就是经脉的长短度数。

【按语】 古人对全身二十八脉的总长度和各经脉之长度已有明确记载，而且精确到寸，已足见当时对经络的研究已经相当细致、深入。兹将经脉循行部位及其起止，长度列表如下（表1－2）。

表1－2 经脉循行部位及其起止、长度简表

经脉		循环部位及起点	各自长度	合计总长度
手六阳经（左右）	手少阳三焦经 手阳明大肠经 手太阳小肠经	从手循臂外侧至头部	五尺	三丈
手六阴经（左右）	手少阴心经 手太阴肺经 手厥阴心包经	从手循臂内侧至头部	三尺五寸	二丈一尺
足六阳经（左右）	足少阳胆经 足阳明胃经 足太阳膀胱经	从足循身体外侧至头部	八尺	四丈八尺
足六阴经（左右）	足少阴肾经 足太阴脾经 足厥阴肝经	从足循身体内侧至胸部	六尺五寸	三丈九尺
四条奇经	督任二脉	循行于背、腹正中线	四尺五寸	九尺
	二条跷脉	从足至目	七尺五寸	一丈五尺

注：总计二十八脉，总长度二十六丈二尺。

值得研究的是原文中所载尺寸，折合今之尺寸如何？若以《灵枢》成书于战国时代，则经文中的长度标准是周制还是秦制，抑或是当时各国中哪一量制？其次是《内经》非一人一时之作，即使在《灵枢》中也未统一。例如在《灵枢·骨度》篇曰："肩至肘，长一尺七寸；肘至腕，长一尺二寸半；腕至中指本节，长四寸；本节至其末，长四寸半。"以此而论，从指端至肩共合三尺八寸。但在《灵枢·脉度》篇中所载从指至肩的长度是三尺五寸，二者孰是？是《脉度》仅按《骨度》的约数而定，抑或尚有其他度量方法与量制，尚待进一步探明。

其次，尚应弄清楚的是，古人是根据二十八脉的体表循行线测量的，还是根据各经脉的实体进行测量的？如果是后者，那么这实体指的是什么？对这一问题，我们认为学习时应着重了解古人当时对经络的测量标准，至于究属哪一确切论据为定标，深入其研究并无什么重要价值。

六、经络的色泽

本部分所集各段经文讨论了经络的正常与异常色泽。

【原文】 问曰：夫络脉之见也，其五色各异，青、黄、赤、白、黑不同，其故何也？对曰：经有常色，而络无常变也。曰：经之常色何如？曰：心赤、肺白、肝青、

脾黄、肾黑，皆亦应其经脉之色也。曰：络之阴阳①，亦应其经乎？曰：阴络之色应其经，阳络之色变无常②，随四时而行也，寒多则凝泣，凝泣则青黑，热多则淖泽，淖泽则黄赤，此皆常色，谓之无病[1]，五色俱见者，谓之寒热。

《素问·经络论》

【校勘】

[1]“此皆常色，谓之无病”：《甲乙》“皆”作“其”。根据马莳、吴昆、张志聪三氏的注解，都认为此八字应在“随四时而行也”句下，似是。

【注释】

①“络之阴阳”：阴络指深在的络脉，阳络指浅在的络脉。即是阴络、阳络。

②“阴络之色应其经，阳络之色变无常”：张景岳谓，“阴络近经，色则应之，故分五行以配五脏而色有常也……阳络浮显，色不应经，故随四时之气以为进退，而变无常也。”

【直译】 络脉显露在外面，五色各不相同，有青、黄、赤、白、黑的不同，这是什么缘故呢？岐伯回答说：经脉的颜色经常不变，而络脉则没有常色，常随四时之气变而变。黄帝说：经脉的常色是怎样的呢？岐伯说：心主赤，肺主白，肝主青，脾主黄，肾主黑，这些都是与其所属经脉的常色相应的。黄帝说：阴络与阳络，也与其经脉的主色相应吗？岐伯说：阴络的颜色与其经脉相应，阳络的颜色则变化无常，它是随着四时的变化而变化的。寒气多时则气血运行迟滞，因而多出现青黑之色；热气多时则气血运行滑利，因而多出现黄赤的颜色。这都是正常的，是无病的表现。如果是五色全部显露，那就是过寒或过热所引起的变化，是疾病的表现。

【按语】 在祖国医学的五行理论中五脏配五色，心赤、肺白、肝青、脾黄、肾黑，而十二经脉与所通脏腑相应各配一色，为经之常色。阴络在内，与经相近，故其色与经色一致；阳络在外，其色易受外界影响，故变化较多而不与经色相应。在临床中，经脉与阴络的色泽不易为人的肉眼观察到，而阳络的色泽则易于观察，且有规律，与面色望诊基本一致，故有诊断意义，正如经文所指出的那样：“寒多则凝泣，凝泣则青黑，热多则淖泽，淖泽则黄赤……五色俱见者，谓之寒热。”《灵枢·经脉》曰：“凡诊络脉，脉色青则寒且痛，赤则有热。胃中寒，手鱼之络多青矣；胃中有热，鱼际络赤。其暴黑者，留久痹也；其有赤、有青、有黑者，寒热气也；其青而短者少气。”这是《内经》作者列举的经络色泽主病的范例，十分精辟，对后世医家也很有启发，如唐代王超《水镜图诀》的小儿指诊法，就是源于经络色诊，通过观察食指屈侧络脉色泽变化，对三岁以内小孩的疾病诊断与预后有重要意义。如指纹澄红，主气血虚弱；指纹红赤，主邪热炽盛；指纹色黑，透关射甲，主病情危重，预后较差。又如在内科临床上，肝硬化患者往往出现“肝掌”，有重要的辅助诊断价值。而“肝掌”则是手掌侧大、小鱼际部的络脉色泽异常红赤，显示了肝脏血瘀有热。可见“有诸内必形诸外”，在经络色泽方面也有显著规律可循。

当然，古人也观察到，人体浅表静脉（阳络）受到气候的寒热变化，以及风土种族等原因导致颜色变化，是一种正常生理现象，“此皆常色，谓之无病”，应当与病邪导致的络脉颜色变化有所区别。此外，在临床证明，必须四诊合参才能诊断正确，切不可囿于一色、一脉、一证，而耽误病情。至于十二经脉与本脏颜色相一致的说法，目前尚无确切的研究资料，也无足够的临床证明，所以尚有待进一步的实践或探讨。

七、经络的循行规律

本部分所集经文讨论了十二经脉联系沟通脏腑肢节，其循环不按三阴三阳，而是按流注顺序连贯起来，构成“如环无端”的气血流注关系。

【原文】 夫十二经脉者，内属于脏腑，外络于肢节。

《灵枢·海论》

【直译】 人体十二条经脉，在内连接脏腑，在外网络般连接四肢关节。

【原文】 手之三阴，从脏走手；手之三阳，从手走头；足之三阳，从头走足；足之三阴，从足走腹。

《灵枢·逆顺肥瘦》

【直译】 手三阴经，从心肺走到手指。手三阳经，从手走到头部。足三阳经，从头部走到脚趾端。足三阴经，从脚走到腹部。

【原文】 经脉者，行血气，通阴阳，以荣于身者也。其始从中焦，注手太阴阳明。阳明注足阳明太阴。太阴注手少阴太阳。太阳注足太阳少阴。少阴注手心主少阳。少阳注足少阳厥阴。厥阴复还注手太阴。

《难经·二十三难》

【直译】 经脉具有运行气血，贯通阴阳，滋养脏腑组织的功能。其经气的运行起于中焦，首先流注入手太阴肺经依次到达手阳明大肠经，从手阳明大肠经又依次流注到足阳明胃经、足太阴脾经，再从足太阴脾经依次流注到手少阴心经、手太阳小肠经，又从手太阳小肠经依次流注到足太阳膀胱经、足少阴肾经，再从足少阴肾经依次流注到手厥阴心包经、手少阳三焦经，从手少阳三焦经再依次流注到足少阳胆经、足厥阴肝经，最后从足厥阴肝经流注入手太阴肺经。

【原文】 营气之道，内谷为宝，谷入于胃，乃传之肺，流溢于中，散布于外。精专者[①]，行于经隧，常营无已，终而复始，是谓天地之纪。故气从太阴出，注手阳明，上行注足阳明，下行至跗上，注大指间，与太阴合；上行抵髀，从脾注心中；循手少阴出腋下臂，注小指，合手太阳；上行乘液，出䪼内，注目内眦，上巅下项，合足太阳；循脊下尻，下行注小趾之端，循足心，注足少阴；上行注肾，从肾注心，外散于胸中；循心主脉出腋下臂，出两筋之间，入掌中，出中指之端，还注小指次指之端，合手少阳；上行注膻中，散于三焦，从三焦注胆，出胁注足少阳；下行至跗上，复从跗注大趾间，合足厥阴；上行至肝，从肝上注肺，上循喉咙，入颃颡[②]之窍，究于畜门。其支别者，上额循巅下项中，循脊入骶，是督脉也；络阴器，上过毛际中，入脐中，上循腹里，入缺盆，下注肺中，复出太阴。此营气之所行也，逆顺之常也。

《灵枢·营气》

【直译】 营气之理，以受纳谷物最为可贵。水谷入于胃中，化生出的精微，就传于肺脏，流溢于五脏，布散于六腑，其精纯的营气在经隧中流行，常常营运而不休止，终而复始，这可以说是和天地间的规律是一样的。所以营气从手太阴肺经出发，流注于手阳明大肠经，上行注于足阳明胃经，下行至足背，流注于足大趾间，与足太阴脾经相合。由足上行抵达脾经，从脾的支脉，上注于心中。由此沿手少阴心经，出于腋窝，往下沿臂内侧后缘，流注于手小指之端，与手太阳小肠经相合。由此上行过腋窝外方，出眼眶下的内侧，流注到眼内角，然后上至头顶，再下至项后，与足太阳膀胱经相合。再沿脊柱往下经尻部，流注于足趾之端，又沿足心，流注于足少阴肾经。从足心上行注入肾脏，从肾脏转注心脏，向外散布于胸中。沿心包络脉，出腋窝，下行前臂，出腕后两筋之间，入于掌中，直出中指之端，还回流注于无名指之端，与手少阳三焦经相合。由此上行注于两乳之间的膻中，散注于上中下三焦，再从三焦流注于胆腑，出胁部，注于足少阳胆经，下行至于足背，又从足背流注到足大趾间，与足厥阴肝经相合。然后循肝经上行至肝脏，从肝脏上注于肺脏，再向上沿喉咙后面，入鼻的内窍，终于畜门（鼻孔）。它的支脉，从鼻的内窍上行额部，沿头顶中央，下行项中，沿脊柱，入至骶骨部，这是督脉循行的通道。由此再通过任脉，向前环绕阴器，向上经过阴毛内部，入于脐中，再向上沿腹内进入缺盆，又向下流注于肺脏，再出手太阴肺经开始循环周流。这就是营气运行的路线，手足两经逆顺而行的常规。

【原文】 一日一夜五十营[③]，以营五脏之精……所谓五十营者，五脏皆受气。

《灵枢·根结》

【直译】 人的经脉运行全身，一日一夜五十周，以使五脏精气循环往来。……所说的五十营，是五脏都能受到精气的营养。

【原文】 是故平旦阴尽，阳气出于目，目张则气上行于头，循项下足太阳，循背下至小趾之端。其散者④，别于目锐眦，下手太阳，下至手小指之间外侧。其散者，别于目锐眦，下足少阳，注小趾次趾之间。以上循手少阳之分侧，下至小指之间。别者以上至耳前，合于颔脉，注足阳明，以下行至跗上，入五指之间。其散者，从耳下下手阳明，入大指之间，入掌中。其至于足也，入足心，出内踝下，行阴分，复合于目，故为一周。

《灵枢·卫气行》

【直译】 所以，黎明的时候，夜分结束，卫气就从目中浮出。眼睛张开，卫气就上行于头，沿项部下行足太阳经，再循背部向下，到达足小趾外侧尖端。它的分支，从目外眦别出，向下沿着手太阳经，下行到手小指外侧尖端。另有分支，也从目外眦而出，沿足少阳经下行，流注于足小趾与足无名趾之间。又有分支，循手少阳经，下行至手小指间。其中别而向上的，则行至耳前，合于颔部的经脉，注入足阳明经，下行至足背之上，入于足中指之间。它的又一分支，从耳下沿着手阳明经，进入手大指之间，再入掌中。卫气行至足部，进入足心，从足内踝出而行于阴分，然后再向上会合于目。这就是卫气在白天沿着阳分循行一周的情况。

【原文】 阴之与阳也，异名同类，上下相会，经络之相贯，如环无端。

《灵枢·邪气脏腑病形》

【直译】 阴经与阳经，名称虽然不同，但都属于经络系统，上下互相会合，经络之间互相连贯，就像一个没有头的圆环一样。

【原文】 其始入于阴，常从足少阴注于肾，肾注于心，心注于肺，肺注于肝，肝注于脾，脾复注于肾为周。

《灵枢·卫气行》

【注释】

①“精专者”：指饮食消化物中最精纯的部分。

②“颃颡”：指鼻咽部。

③“五十营”：指经脉之气一昼夜在人体中运行五十周次。

④“其散者”：散是散行之意，指分散到各处的卫气。

【直译】 卫气开始进入阴分，通常是从足少阴经传注到肾脏，由肾传注到心脏，由心传注到肺脏，由肺传注到肝脏，由肝传注到脾脏，由脾又传注到肾而为一周。

【按语】 经气在十二经脉中的循行方向，传注交接规律，已被古代医家所揭示，并有明文记载。由于经脉分布的阴阳、内外，以及经气循行流注的确定规律，决定了经脉循行走向有上行、下行之分。但是将两臂高举过头，则可看出全身经脉中经气的循行方向，均遵循“阴升阳降”的总规律。

若将十二经脉的循行走向按顺序连贯起来，就构成一个“周而复始”的循环系统。其中经气运行始于手太阴肺经，历次流注于手阳明大肠经，足阳明胃经，足太阴脾经，手少阴心经，手太阳小肠经，足太阳膀胱经，足少阴肾经，手厥阴心包经，手少阳三焦经，足少阳胆经，足厥阴肝经，最后由肝经复注入肺经。肺又分出一支上循喉咙，入鼻腔后，上额又行于任督脉，下肺中。然后再按上述顺序流注诸经，终而复始，环周不息。

经气的重要成分是营气和卫气。二者的循行方式及昼夜规律又大不相同。其中营气循行是按上述的十二(四)经流注顺序进行的，每昼夜运行 50 周次，平均每小时流注身近 2.1 周次。这个速度与现在血液之间似有较大差别。而卫气运行则是，平旦人醒之时，卫气从目出阴入阳，然后沿着手足三阳经运行到手足心，再返回于目，此为一周。入夜则从目转入足少阴肾经，然后到心、肺、肝、脾，复转入肾，此为一周。这样卫气在白天运行于阳经与六腑 25 次，从表面上看似与营气运行速度大体一致，然而卫气昼行于阳而不行于阴，夜行于阴而不行于阳，因此它行经的路程比营气恰少一半，即卫气运行反较营气为慢，这同“卫气慓疾滑利，流行甚速”的提法似有矛盾之处，孰是？始存待考。

虽然在经气运行中有上述问题，有待探讨，但是古人在两千年前就已发现并认识到人体气血活动、经气运行的昼夜变化，及其速度方向和规律性，并在临床治疗中加以应用(如逢时而刺，迎随补泻等)，则是十分可贵的。近年来由于时间生物学、时间医学的深入发展，也证实了人体内存在着“生物钟”观象，特别是人的体内代谢、血压、血糖、激素分泌等均有昼夜节奏的变化起伏。这说明古人关于经络循行规律的论述，是有一定的科学性和现实意义的，因此有必要进行认真的研究和探讨。

八、经脉的表里关系

本部分所集各段经文论述了手足六经的阴阳表里关系，并对脏腑的相对关系作了说明。

【原文】 足阳明太阴为表里，少阳厥阴为表里，太阳少阴为表里，是谓足之阴阳也；手阳明太阴为表里，少阳心主为表里，太阳少阴为表里，是谓手之阴阳也。

《灵枢·九针》

【直译】 足阳明胃经与足太阴脾经为表里，足少阳胆经与足厥阴肝经为表里，足太阳膀胱经与足少阴肾经为表里，这就是足三阴经与足三阳经的表里关系。手阳明大肠经与手太阴肺经为表里，手少阳三焦经与手厥阴心包经为表里，手太阳小肠经与手少阴心经为表里，这就是手三阴经与手三阳经的表里关系。

【原文】 足太阳与少阴为表里，少阳与厥阴为表里，阳明与太阴为表里，是为足阴阳也；手太阳与少阴为表里，少阳与心主为表里，阳明与太阴为表里，是为手之阴阳也。

《素问·血气形志》

【直译】 足太阳膀胱经与足少阴肾经为表里，足少阳胆经与足厥阴肝经为表里，足阳明胃经与足太阴脾经为表里，这是足三阳经和足三阴经之间的表里配合关系。手太阳小肠经和手太阴心经为表里，手少阳三焦经与手厥阴心包经为表里，手阳明大肠经与手太阴肺经为表里，这是手三阳经和手三阴经之间的表里配合关系。

【原文】 肺合大肠，大肠者，传道之府。心合小肠，小肠者，受盛之府。肝合胆，胆者，中精之府。脾合胃，胃者，五谷之府。肾合膀胱，膀胱者，津液之府也。少阴[1]属肾，肾上连肺，故将两脏。三焦者，中渎之府也，水道出焉，属膀胱，是孤之府①也，是六府之所与合者。

《灵枢·本输》

【校勘】

[1]“阴”：原作“阳”，据《太素》卷十《本输》、《甲乙》卷一第三、《灵枢略·六气论》改。

【注释】

①“孤府”：无配偶之意。

【直译】 肺和大肠相配合，大肠是转送糟粕之腑。心和小肠相配合，小肠是受盛食物的器官。肝和胆相配合，胆是清净之腑。脾和胃相配合，胃是受纳水谷的器官。肾和膀胱相配合，膀胱是水液所聚之腑。少阴隶属于肾，它的经脉上与肺相连，所以肾经之脉气行于膀胱和肺两脏。三焦是中渎之腑，可疏调水道，下通膀胱，无脏与之匹配，是一个孤独之腑。以上是六腑与五脏配合的关系。

【按语】 十二正经之中，阴经主里，阳经主表，在功能上有不同的方面，也有相同的方面，《内经》在说明这种关系时，着重提出了“表里相合”的理论，指出了互为表里的经脉一阴一阳互相衔接，其脏与腑相互属络。这样，它与脏象理论中的六脏六腑的配合就完全一致了。例如，在脏象理论中，肺与大肠相表里，而在经络学说中，手太阴经与手阳明经相表里，手太阴经属肺络大肠，手阳明经属大肠络肺，其余各经类推。

在经文中，六腑之一的三焦并无配属，故称“孤府”。而在第一、二节经文中，已明确指出了手少阳心主为表里。以后医家就将三焦与心包相配合，成为现在的六脏六腑。其经脉脏腑表里关系如下表(表1-3)所示。

表1-3 经脉—脏腑表里关系简表

表		属络关系	里	
经脉	六脉	←…→	六脏	经脉
手阳明经	大肠	←…→	肺	手太阴经
手少阳经	三焦	←…→	心包	手厥阴经
手太阳经	小肠	←…→	心	手少阴经
足阳明经	胃	←…→	脾	足太阴经
足少阳经	胆	←…→	肝	足厥阴经
足太阳经	膀胱	←…→	肾	足少阴经

第二节 经络的循行路线

一、十二经脉

十二经脉是经络系统的主体,本部分所集各段经文对十二经脉的起止、循行路线、衔接部位以及属络关系作了系统的论述。

1. 手太阴肺经

【原文】 肺手太阴之脉①,起于中焦,下络大肠,还循胃口②,上膈属肺。从肺系③横出腋下,下循臑内,行少阴,心主之前,下肘中,循[1]臂内上骨④下廉,入寸口,上鱼,循鱼际,出大指之端。其支者,从腕后直出次指内廉,出其端。

《灵枢·经脉》

循行见图1-4。

【校勘】

[1]“循”:《脉经》卷六第七、《千金要方》(简称《千金》),卷十七第一此上并有“后”字。

【注释】

①“脉”:《灵枢·决气》曰,“雍遏营气令无所避,是谓脉。”说明脉是约束着营血,使之有顺序地流动的通道。

②“胃口”:本院《针灸类编》曰,“指胃的上下口,即贲门和幽门。”《铜人腧穴针灸图经》(简称《铜人》)曰:“胃口,指胃之上口,贲门之位也。”

③“肺系”:《经络学》李鼎,“喉咙兼指气管而言。”指肺与喉咙相联系的部位《针灸学讲义》(南京中医学院主编)。

④“上骨”:《经络学》李鼎,“指桡骨。”

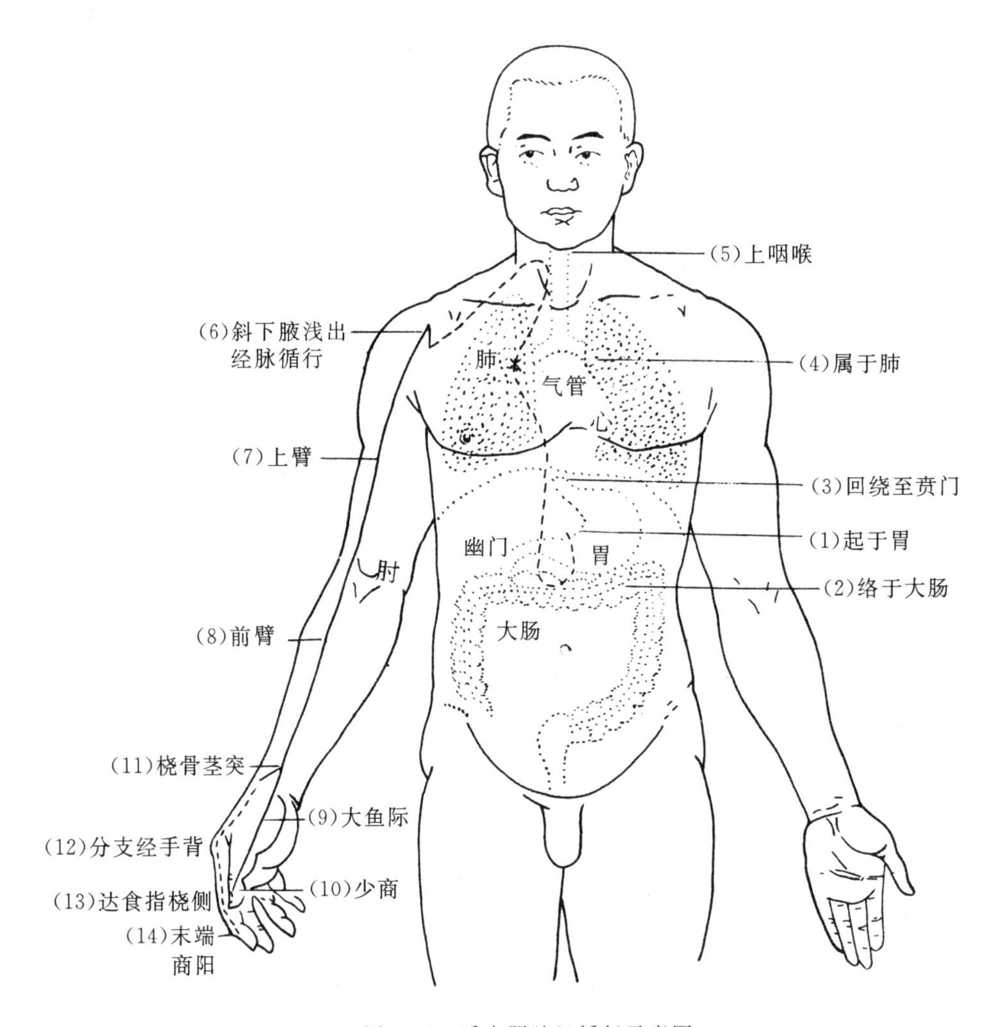

图 1－4　手太阴肺经循行示意图

【直译】 肺手太阴经脉，从中焦腹部起始，下绕大肠，返回循着胃的上口贲门，上贯膈膜，入属于肺，再由喉管横走，至于腋下，沿上臂内侧，行于手少阴和手厥阴之前，下达肘中，顺着前臂内侧上骨的下缘，入寸口，循着鱼际，出拇指尖端。它的支脉，从手腕后，直出食指尖端内侧，与手阳明大肠经相接。

【附】 《帛书经脉》循行

一本：臂泰阴脉，循筋上廉，以奏[①]臑内，出腋内廉，之心。

二本：臂钜阴脉，在于手掌中，出内阴两骨之间，上骨下廉，筋之上，出臂内阴，入心中。

【注释】

①“奏”：《经络学》，“与凑通”。

②“钜”：《经络学》，“与巨通，大也。臂巨阴脉，即手太阴脉。”

2. 手阳明大肠经

【原文】 大肠手阳明之脉，起于大指次指之端[1]，循指上廉①，出合谷两骨之间，上入两筋之中，循臂上廉，入[2]肘外廉，上[3]臑外前廉，上肩，出髃骨之[4]前廉，上出于主骨之会上②，下入缺盆，络肺，下膈，属大肠；其支者，从缺盆上[5]颈，贯颊，入下齿[6]中，还出挟口，交人中，左之右，右之左，上挟鼻孔。

循行见图1-5。

《灵枢·经脉》

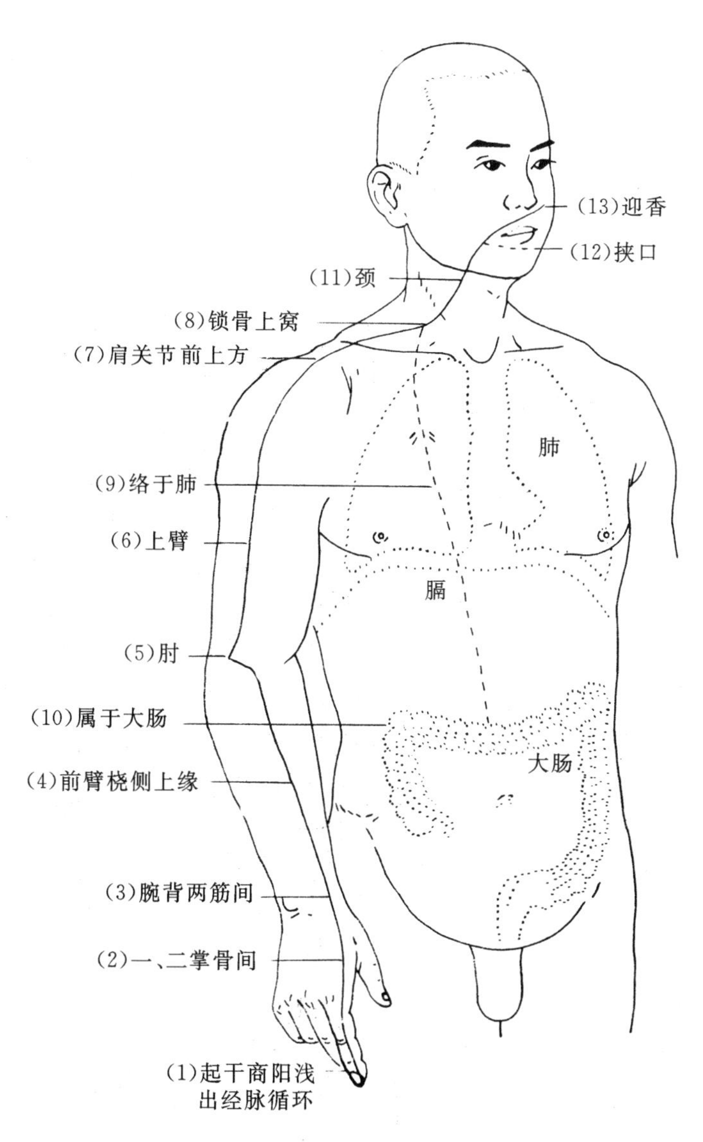

图1-5 手阳明大肠经循行示意图

【校勘】

[1]“之端”:《脉经》卷六第八,《甲乙》卷二第一五及《千金》卷十八第一此下均有“外侧”二字。

[2]“入”:《脉经》卷二第八及《千金》卷十八第一此上均有“上”字。

[3]“上”:《脉经》卷六第八及《十四经发挥》卷中作“循”。

[4]“骨之”:《太素》卷八首篇及《素问·五脏生成》王注引无。

[5]“上”:《素问》缪刺论王注引和《千金》卷十八第一作“直而上”。《甲乙》卷二第一作“直上至”。《脉经》卷二第八作“直入上”。

[6]“下齿”:《脉经》卷六第八、《千金》卷十八第一、《素问·上古天真论》王注引、《十四经发挥》卷中此上并有“缝”字,与马注本同。

【注释】

①“上廉”:取曲时执笔体位,上廉即靠桡骨一侧。

②“柱骨之会上”:《经络学》谓,“‘会上’指大椎……一释作锁骨。”

【直译】 大肠手阳明经脉,起于食指尖端,沿着食指上侧,通过合谷穴拇指、食指歧骨之间,上入腕上两筋中间的凹陷处,沿前臂上方,至肘外侧,再沿上臂外侧前缘,上肩,出肩端的前缘,上出于肩胛上,与诸阳经相会于柱骨大椎穴上。向下入缺盆,联络肺脏,下贯膈膜,会属于大肠。它的支脉,从缺盆上走颈部,贯通颊部,下入齿龈,回转绕至上唇,左右两脉交会于人中,左脉向右,右脉向左,上行挟于鼻孔两侧,与足阳明胃经相接。

【附】《帛书经脉》循行

一本:臂阳明脉,出中指间,循骨上廉,出臑□□上,奏腛①之口。

二本:齿脉起于次指与大指,上出臂上廉,入肘中,乘②臑,穿颊,入齿中,夹鼻。

【注释】

①“腛”:音义未详,或疑为“枕”,但与循行部位不合。

②“乘”:上行的意思。

3.足阳明胃经

【原文】 胃足阳明之脉,起于鼻之交頞中,旁约[1]太阳之脉,下循鼻外,入上齿中,还出挟口,环唇,下交承浆,却循颐后下廉,出大迎,循颊车,上耳前,过客主人,循发际,至额颅。其支者,从大迎前下人迎,循喉咙,入缺盆,下膈,属胃,络脾。其直者,从缺盆下乳内廉,下挟脐,入气街①中,其支者,起于胃口②,下循腹里,下至气街中而合。以下髀关,抵伏兔,下膝[2]膑中,下循胫[3]外廉,下足跗,入中指内间。其支者，下膝[4]三寸而别，下入中指外间。其支者，别跗上，入大指间，出其端。

《灵枢·经脉》

循行见图1-6。

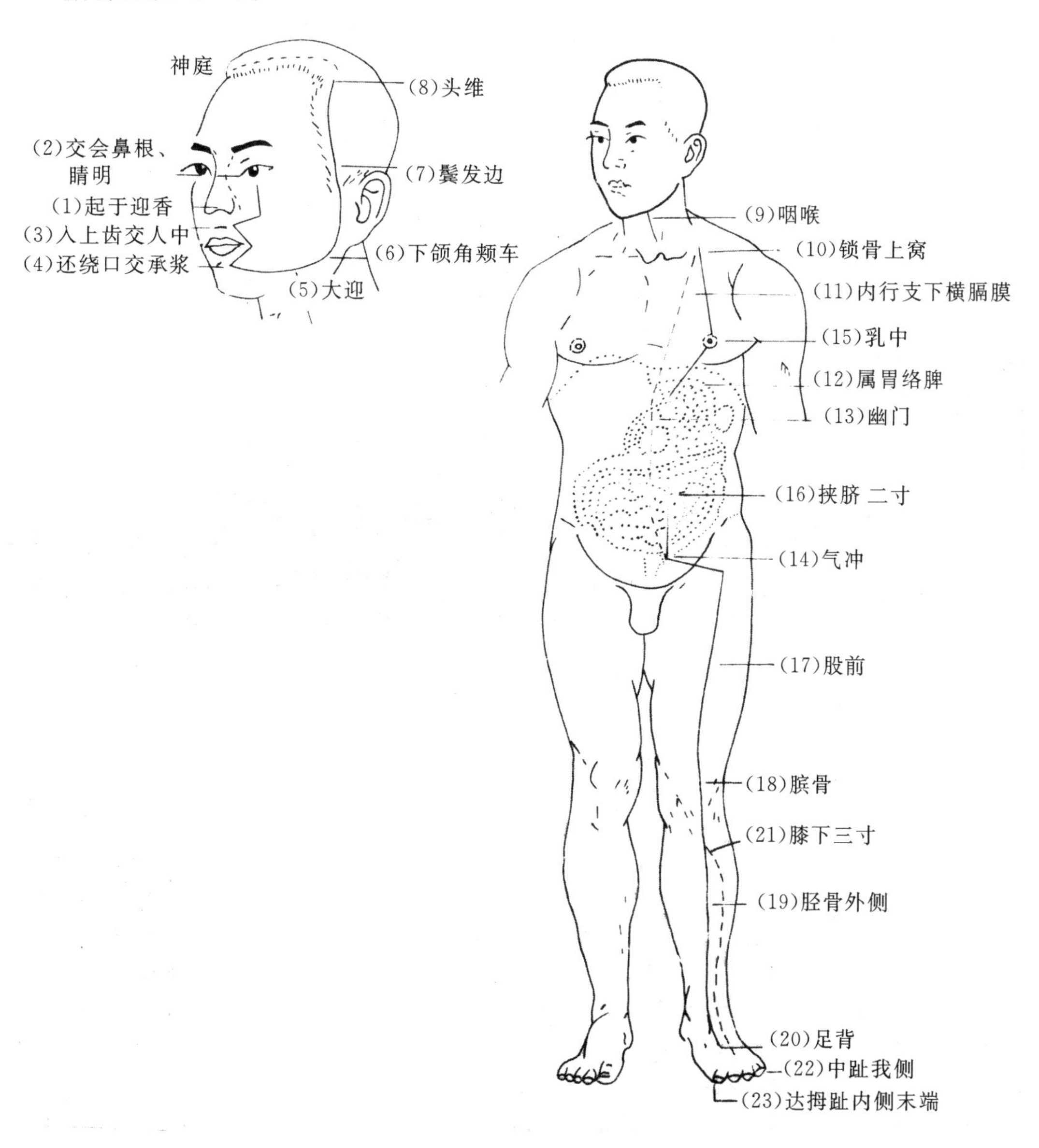

图1-6　足阳明胃经循行示意图

【校勘】

[1]“约”：原作“纳”，据《甲乙》卷二第一上、《脉经》卷六第六、《千金》卷十二第一改。

[2]“下膝”:《素问·厥论》王注引、《甲乙》卷二第一上、《脉经》卷六第六、《图经本草》(简称《图经》)卷二及《十四经发挥》卷中作“下入膝”。《太素》卷八首篇及《千金》卷十六第一作“下膝入”。

[3]“胫”:《素问·厥论》王注引作“胻”。

[4]“膝”:原作“廉”,据《素问·阴阳离合论》王注引改。

【注释】

①“气街”:本院(指“陕西中医药大学”)《针灸类编》谓,“在此指气冲穴”。

②“胃口”:《经络学》谓,“指胃之下口,即幽门部”。

【直译】 足阳明经脉,起于鼻孔两旁的迎香穴,由此而上,左右相交于頞中,旁入足太阳经脉,向下沿着鼻的外侧,入上齿缝中,复出环绕口唇,下交于承浆穴,退回沿腮下后方,出大迎穴,沿颊车穴,上至耳前,通过客主人穴,沿发际到达额颅。它的支脉,从大迎穴之前,向下走至人迎穴,沿喉咙入缺盆,下贯膈膜,入属于胃腑,与脾脏相联系。其直行的脉,从缺盆下行于乳房的内侧,再向下挟脐而入于毛际两旁的气街中。又一支脉,起于胃的下口,下循腹里,到气街前与直行的经脉相合,再由此下行至髀关穴,过伏兔,下至膝盖,沿胫骨前外侧,下至足背,入中趾内侧。另一支脉,从膝下三寸处分别而行,下至足中趾外侧。又一支脉,从足背进入足大趾,直出大趾尖端,与足太阴脾经相接。

【附】《帛书经脉》循行

一本:足阳明脉,循胻中,上贯膝中,出股,夹少腹,上出乳内廉,出嗌,夹口,以上之鼻。

二本:阳明脉,系于骭骨外廉,循骭面上,穿膑,出鱼股□□□□,穿乳,穿颊,出目外廉,环□颜□。

4. 足太阴脾经

【原文】 脾足太阴之脉,起于大指之端,循指内侧白肉际,过核骨①后,上内踝前廉,上踹[1]内,循胫[2]骨后,交出厥阴之前,上[3]膝股内前廉,入腹,属脾,络胃,上膈,挟咽,连舌本,散舌下。其支者,复从胃,别上膈,注心中。

《灵枢·经脉》

循行见图1-7。

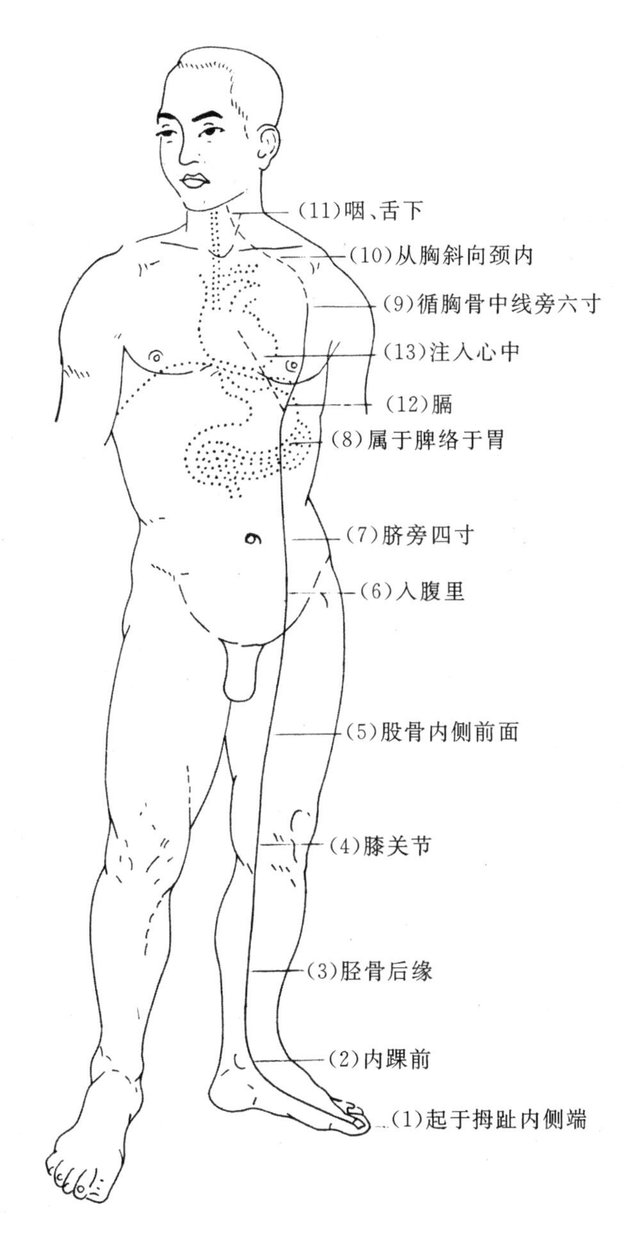

图 1－7　足太阴脾经循行示意图

【校勘】

[1]“端”:《素问·阴阳离合论》王注引《灵枢》文作“腨”。

[2]“胫”:《素问·阴阳离合论》《脉要精微论》王注引《灵枢》文及《甲乙》《脉经》《千金》《图经》《十四经发挥》并作“胻”。

[3]“上”:《素问·脉要精微论》注、《甲乙》卷二第一上、《脉经》卷六第五、《太素》卷八首篇、《千金》卷十五第一此下有一“循”字。

【注释】

①“核骨”:本院《针灸类编》谓,“拇指第一节与蹠骨结合之关节”。

【直译】 脾足太阴经脉,起于足大趾的尖端,沿着大趾内侧赤白肉分界处,经过大趾后的核骨,上行于内踝的前方,再上行于小腿肚的内侧,沿胫骨后方,与厥阴肝经交叉出于其前,上行膝股内侧的前缘,直达腹内,入属脾脏,连络胃腑,上过膈膜,挟行咽喉,连于舌根,散于舌下。它的支脉,又从胃腑分别而行,上行穿过膈膜,注于心中,与手少阴心经相接。

【附】《帛书经脉》循行

一本:足泰阴脉,出大指内廉骨际,出内踝上廉。循胻内廉,□膝内廉,出股内廉。

二本:太阴脉,是胃脉也,被①胃,出鱼股阴②下廉,腨上廉,出内踝之上廉。

【注释】

①“被”:覆盖。

②“鱼股阴”:指股四头肌内侧。

5. 手少阴心经

【原文】 心手少阴之脉,起于心中,出属心系①,下膈,络小肠;其支者,从心系,上挟咽[1],系目系②;其直[2]者,复从心系,却上肺,下[3]出腋下,下循臑内后廉,行太阴,心主之后,下肘内,循臂内后廉,抵掌后锐骨之端,入掌内后[4]廉,循小指之内,出其端。

《灵枢·经脉》

循行见图1-8。

【校勘】

[1]“挟咽”:《素问·脏气法时论》王注、《图经》卷二此下有“喉”字。

[2]“其直”:《素问·脏气法时论》王注此下有“行”字。

[3]“下”:《千金》卷十三第一、《针灸聚英》卷一及《十四经发挥》卷中无。

[4]“后”:《太素》卷八首篇及《十四经发挥》卷中无。

【注释】

①“心系”:本院《针灸类编》谓,“主要指与心相连的大血管(即主动脉与肺动脉)”。《灵枢经校释》是指心与肺、脾、肝、肾相联系的脉络。《类经》七卷第二注:“心当五椎之下,其系有五,上系连肺,肺下系心,心下三系,连脾、肝、肾、故心通五脏之气而为之主也。”

②“目系”:本院《针灸类编》谓,“指眼球后部相连的神经血管组织”。

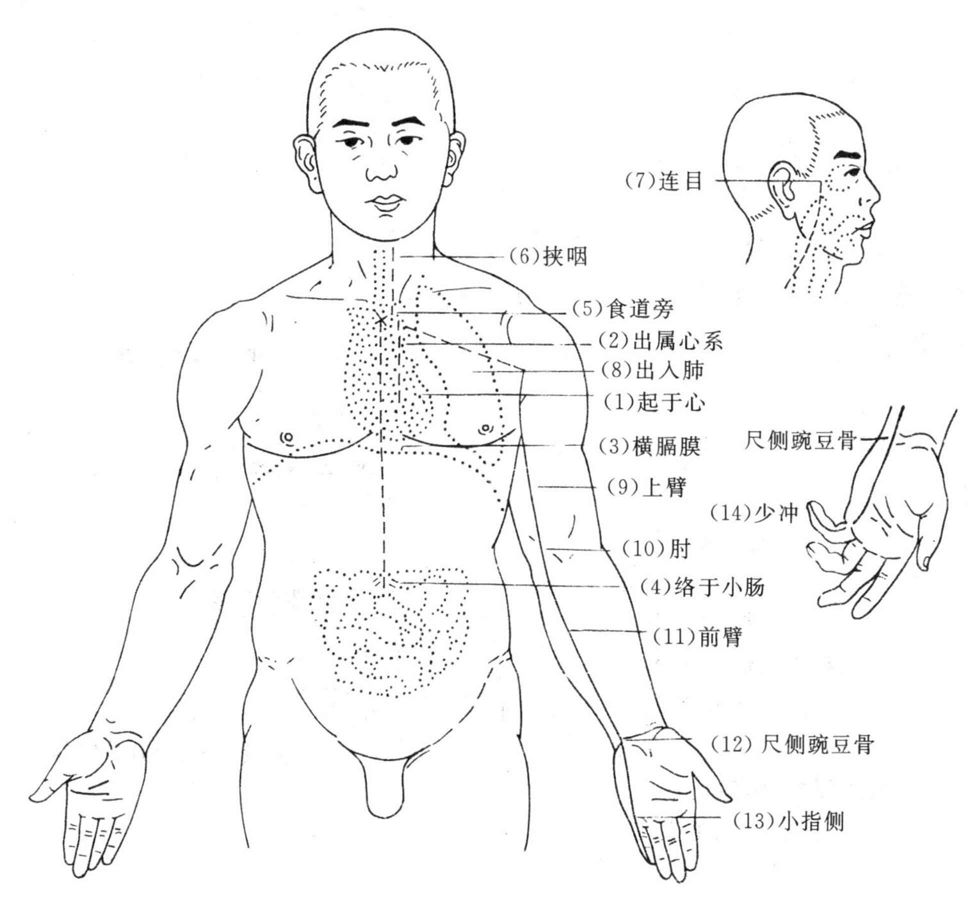

图1-8 手少阴心经循行示意图

【直译】 心手少阴经脉，起于心脏中，出属于心的脉络，下过膈膜，联络小肠。它的支脉，从心系上行，挟于咽喉，联系到目系。另一直行的经脉，又从心系上行肺部，向下横出腋下，沿上臂内侧的后缘，到达掌后小指侧高骨的尖端，进入掌内后侧，沿着小指的内侧至指端，与手太阳经相接。

【附】 《帛书经脉》循行

一本：臂少阴脉，循筋①下廉，出臑内下廉，出腋，凑胁。

二本：臂少阴脉，起于臂两骨之间，之下骨上廉，筋之下，出臑内阴。

【注释】

①“筋”：《经络学》谓，“似指桡侧腕屈肌腱”。

6. 手太阳小肠经

【原文】 小肠手太阳之脉，起于小指之端，循手外侧上腕，出踝中，直上循臂骨[1]下廉，出肘内侧两骨[2]①之间，上循臑外后廉，出肩解，绕肩胛，交肩上，入缺盆，络心，循咽下膈，抵胃，属小肠；其支者，从缺盆循颈，上颊，至目锐眦，却入耳中；其支者，别颊上䪼抵鼻，至目内眦，斜络于颧。

《灵枢·经脉》

循行见图1-9。

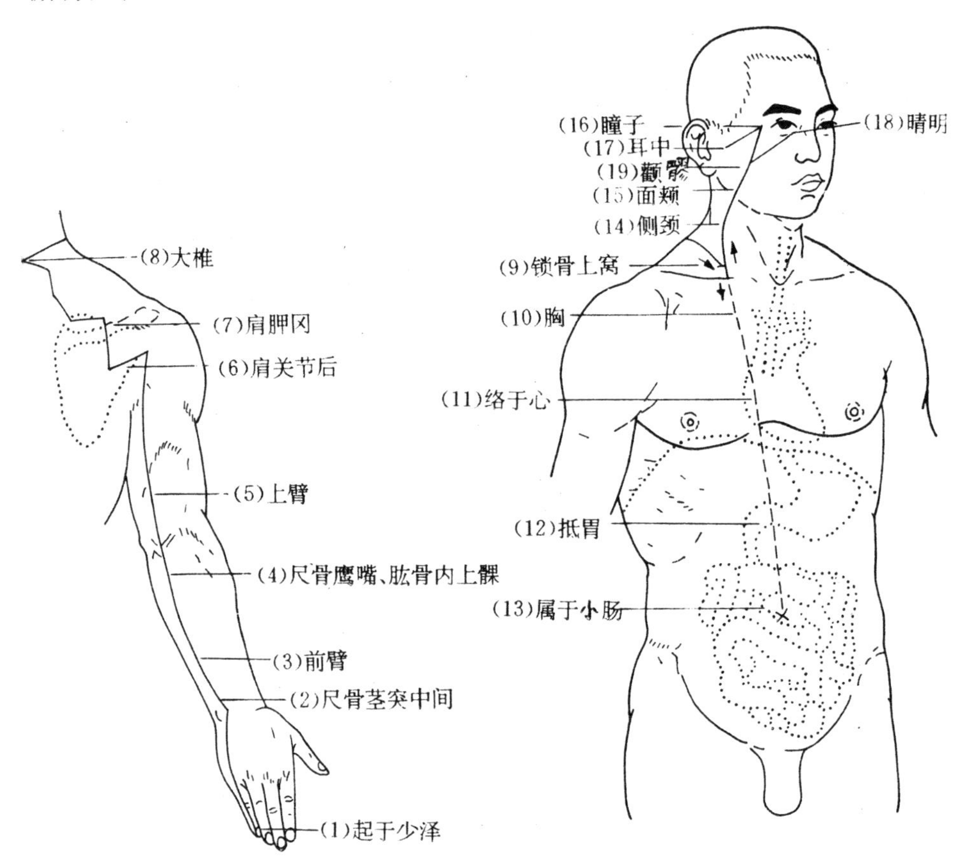

图1-9　手太阳小肠经循行示意图

【校勘】

[1]“骨”：《太素》卷八首篇作“下骨”。

[2]“骨”：原作“筋”，据《甲乙》卷二第一上、《脉经》卷二第四、《太素》卷八首篇、《千金》卷十三第一改。

【注释】

①“两骨”：《经络学》谓，“指尺骨鹰嘴和肱骨内上髁”。

【直译】　小肠手太阳经脉，起于手小指的尖端，沿手外侧，上入腕部，过锐骨直上，沿前臂骨下缘，出肘侧两骨之间，再上行，沿上臂外侧后缘，出肩后骨缝，绕行肩胛，左右交于肩上，下入于缺盆，联络心脏，再沿咽部下行穿过横膈膜，到达胃部，再向下入属小肠本腑。它的支脉，从缺盆沿颈上抵颊部，至眼外角，回入耳中。又一支脉，从颊部别走眼眶下，至鼻，再至眼内角，斜行而络于颧骨部，与足太阳经相接。

【附】《帛书经脉》循行

一本：臂泰阳脉，出小指，循骨下廉，出臑下廉，出肩外廉，出项□□□目外眦。

二本：肩脉，起于耳后，下肩，出臑外廉，出□□□，乘手背。

7.足太阳膀胱经

【原文】 膀胱足太阳之脉，起于目内眦，上额，交巅[1]。其支者，从巅至耳上角；其直者，从巅入络脑，还出别下项，循肩髆内，挟脊抵腰中，入循膂①，络肾，属膀胱；其支者，从腰中，下挟脊[2]，贯臀，入腘中；其支者，从髆内左右别下贯胛[3]，挟脊内[4]，过髀枢，循髀外从后廉，下合腘中，以下贯腨内。出外踝之后，循京骨②至小指外侧。

《灵枢·经脉》

循行见图1-10。

【校勘】

[1]“交巅”：《素问·五脏生成》王注、《脉经》卷二第十、《太素》卷八首篇、《千金》卷二十第一、《图经》卷二、《圣济总录》卷一九一、《十四经发挥》于此二字后有“上”字，义长。

[2]“下挟脊”，《素问·厥论》王注、《太素》卷八首篇并无。《甲乙》卷二第一作“会于后阴”。《脉经》卷二第十、《千金》卷二十第一作“会于后阴下”。

[3]“胛”：《素问·厥论》王注、《太素》卷八首篇、《千金》卷二十第一作“胂”。

[4]“挟脊内”：《素问·厥论》王注、《太素》卷八首篇、《千金》卷二十第一并无。

【注释】

①“膂”：音lǚ，本院《针灸类编》谓“夹脊两旁肌肉”。

②“京骨”：《经络学》谓“足外侧小趾本节后突出的圆骨，即第五跖骨粗隆。又为穴名。”

【直译】 膀胱足太阳经脉，起于眼内角，向上行于额部，交会于头顶之上。它的支脉，从头顶至耳上角。它的直行经脉，从头顶入络于脑，复从脑后下行项后，沿肩脏内侧，挟脊柱的两旁直达腰中，沿膂肉深入，联络肾脏，入属于膀胱本腑。其另一支脉，从腰中会于后阴，通过臀部，直入膝腘窝中。又一支脉，从左右肩髆内侧，另向下行，穿过脊肉，经过髀枢，沿髀外侧后缘，向下行，与前一支脉会

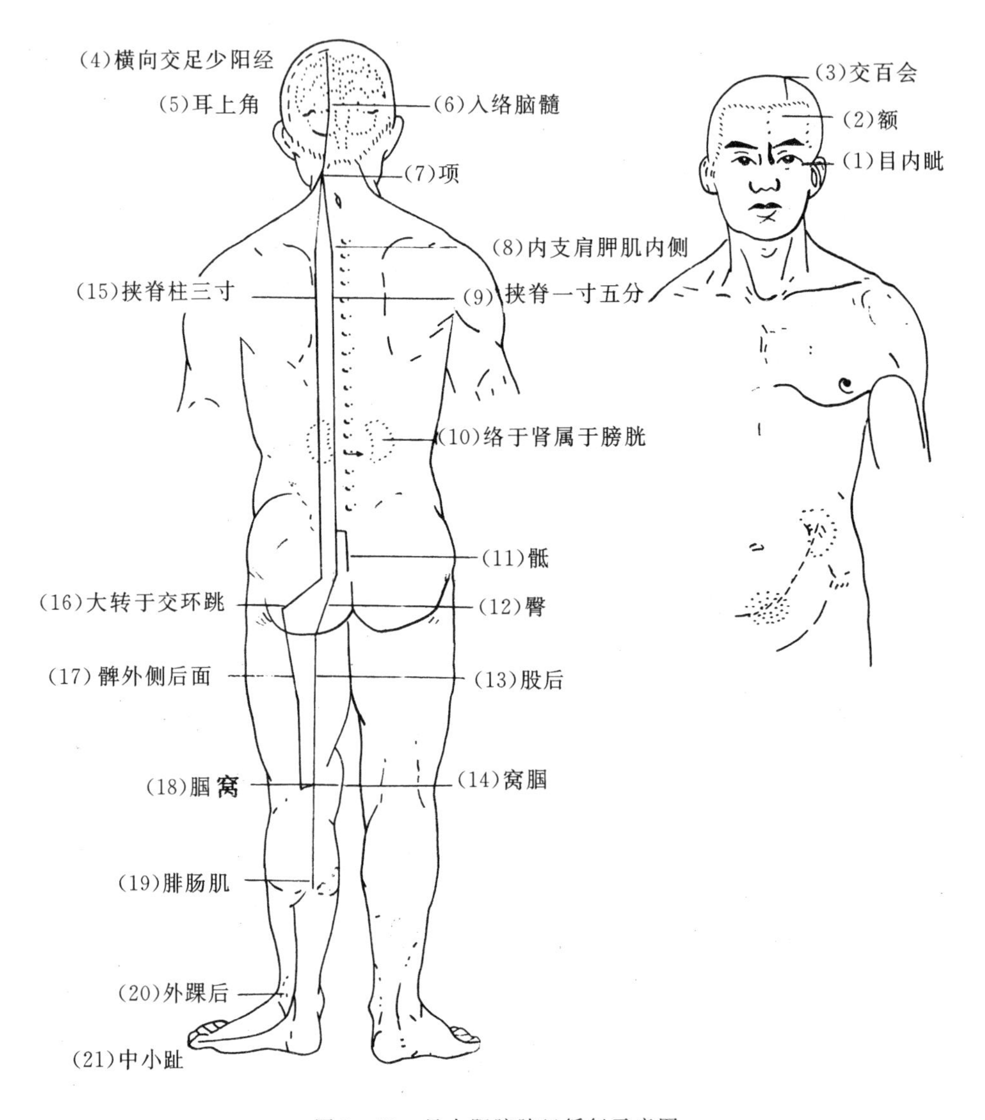

图1-10 足太阳膀胱经循行示意图

合于膝腘窝中，由此再向下通过小腿肚，出外踝骨的后边，沿着京骨，至小趾尖端外侧，交于小趾之下，与足少阴经脉相接。

【附】《帛书经脉》循行

一本：足泰阳脉，出上踝娄①中，上贯腨，出于郄②；枝之下脾③，其直者贯□，夹脊，□□，上于脰④；枝颜下，之耳；其直者，贯目内眦，之鼻。

二本：巨阳脉，潼⑤外踝娄中，出郄中，上穿脤，出厌中，夹脊，出于项，口头角，下颜，夹频[7]，系目内廉。

【注释】

①"娄"：《经络学》谓"空穴"。

②“郄”:《五十二病方》谓“古《中诰孔穴图经》(简称《中诰》)以腘中为太阳之郄”。

③“膞”:《五十二病方》谓“人体部位名,未详”。

④“脰”:《五十二病方》谓“颈后部”。《经络学》“头”。

⑤“潼”:《五十二病方》谓“疑读为踵”。

⑥“踬”:《五十二病方》谓应作“臀”。

⑦“颏”:《五十二病方》谓指鼻荚。

8. 足少阴肾经

【原文】 肾足少阴之脉,起于小指之下,邪走[1]足心①,出于然谷[2]②之下,循由踝之后,别入跟中,以[3]上踹内,出腘内廉,上股内后廉,贯脊属肾,络膀胱。其直者,从肾上贯肝膈,入肺中,循喉咙,挟舌本[4]。其支者,从肺出,络心,注胸中。

《灵枢·经脉》

循行见图1-11。

【校勘】

[1]“邪走”:《素问·刺热》篇王注作“斜趋”。《脉经》卷六第九、《甲乙》卷二第一上、《太素》卷八首篇、《千金》卷十九第一作“斜趣”。“趋、趣”二字均有“向”义。

[2]“然谷”:《素问·阴阳离合论》王注引《灵枢》文作“然骨”。

[3]“以”:《十四经发挥》卷中及《针灸聚英》卷一下删。

[4]“舌本”:《灵枢经校释》谓此下原有校语,“一本云从横骨中挟脐循腹里上行而入肺”十七字。

【注释】

①“邪走足心”:本院《针灸类编》谓,“邪,音又同斜,指肾经与膀胱经的终点相衔接,由此斜向足心的涌泉穴。”

②“然谷”:《经络学》谓,“穴在内踝前大骨下,即舟骨粗隆重下方。《脉经》《千金》作‘然骨’,即指舟骨粗隆”。

【直译】 肾足少阴的经脉,起于足小趾的下面,斜走足心,出于然骨之下,沿着内踝的后面,转入足跟,由此上行小腿肚内侧,出腘内侧,上行股内侧后缘,贯脊而入属于肾脏,与膀胱联系。它直行的经脉,从肾上连肝贯膈,进入肺脏,沿着喉咙,归结于舌根。它的支脉,从肺出来,联络心脏,再注于胸中,与手厥阴心包络经相接。

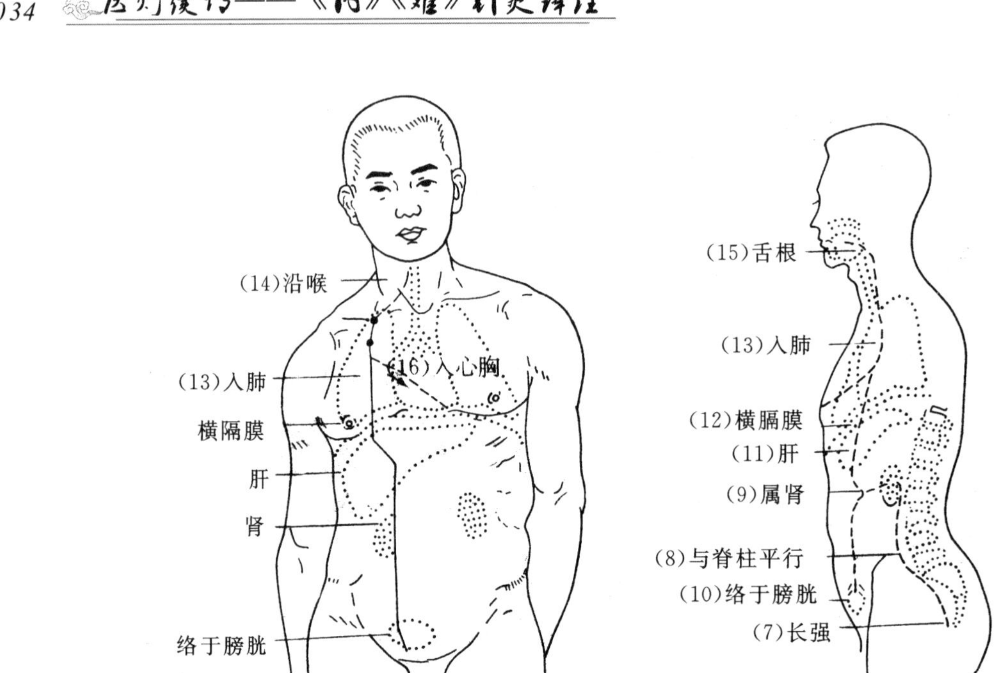

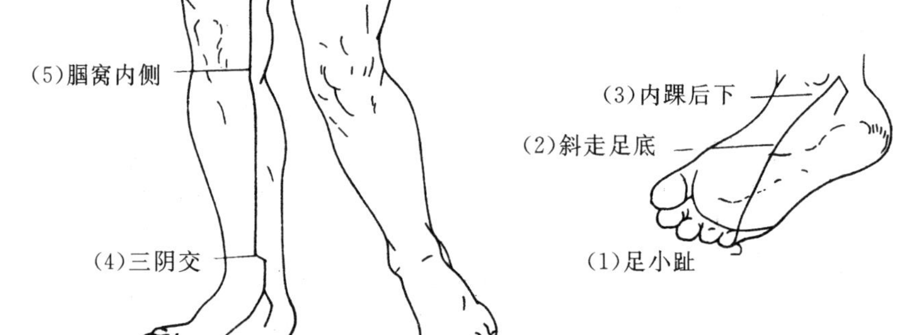

图 1－11　足少阴肾经循行示意图

【附】《帛书经脉》循行

一本：足少阴脉，出内踝娄[①]中，上贯腨，入郄，出股，入腹，循脊内□廉，出肝，入胠[②]，系舌□。

二本：少阴脉，系于内踝外廉，穿腨，出郄中央，上穿脊之□廉，系于肾，挟舌。

【注释】

①“娄”：指空穴。

②“胠”：《经络学》谓“腋下胁上的部位”。

9. 手厥阴心包经

【原文】 心主手厥阴心包络[1]之脉，起于胸中，出属心包络，下膈，历络三焦①；其支者，循胸[2]出胁，下腋三寸，上抵腋，下循臑内，行太阴、少阴之间，入肘中，下臂[3]行两筋之间②，入掌中，循中指，出其端；其支者，别掌中，循小指次指出其端。

《灵枢·经脉》

循行见图1-12。

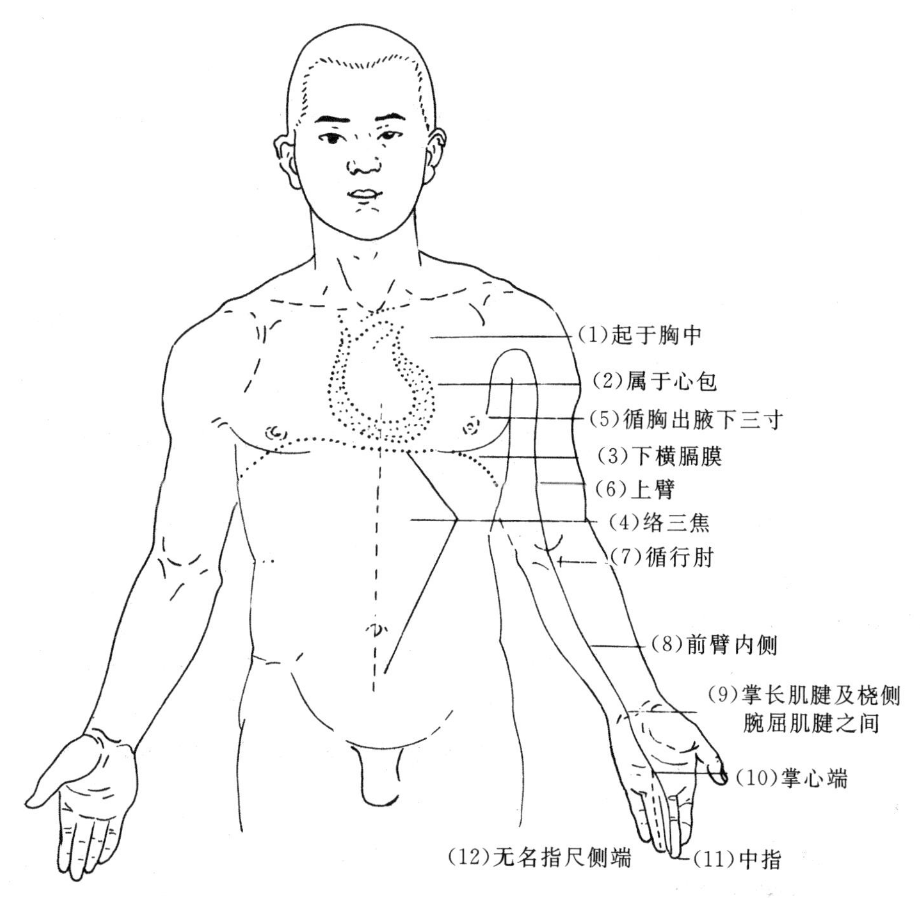

图1-12　手厥阴心包经循行示意图

【校勘】

[1]“络”：《太素》卷八首篇及《十四经发挥》卷中并无。

[2]“胸”：马注本、张注本此下并有“中”字。

[3]“下臂”：《素问·脏气法时论》王注及《甲乙》卷二第一上作“下循臂”。

【注释】

①“历络三焦”：本院《针灸类编》谓“即自胸至腹，联络上、中、下三焦”。

②“两筋之间”：指掌长肌腱与桡侧腕屈肌腱之间。

【直译】 心主手厥阴心包络经脉，起于胸中，出属于心包络，向下穿过膈膜，依次联络上中下三焦。它的支脉，循行胸中，横出胁下，当腋缝下三寸处上行至腋窝，再沿上臂内侧，行于手太阴肺经和手少阴心经的中间，入肘中，下循臂，行于掌后两筋之间，入掌中，沿中指直达指尖。又一支脉，从掌中别出，沿无名指直达指尖，与手少阳三焦经相接。

10. 手少阳三焦经

【原文】 三焦手少阳之脉，起于小指次指之端，上出两指之间①，循手表腕[1]，出臂外两骨之间，上贯肘，循臑外上肩，而交出足少阳之后，入缺盆，布[2]膻中，散络心包，下膈，遍[3]属三焦。其支者，从膻中，上出缺盆，上项，系耳后，直上出耳上角，以屈下颊[4]至䪼②；其支者，从耳后入耳中，出走耳前，过客主人前[5]，交颊，至目锐眦。

《灵枢·经脉》

循行见图1-13

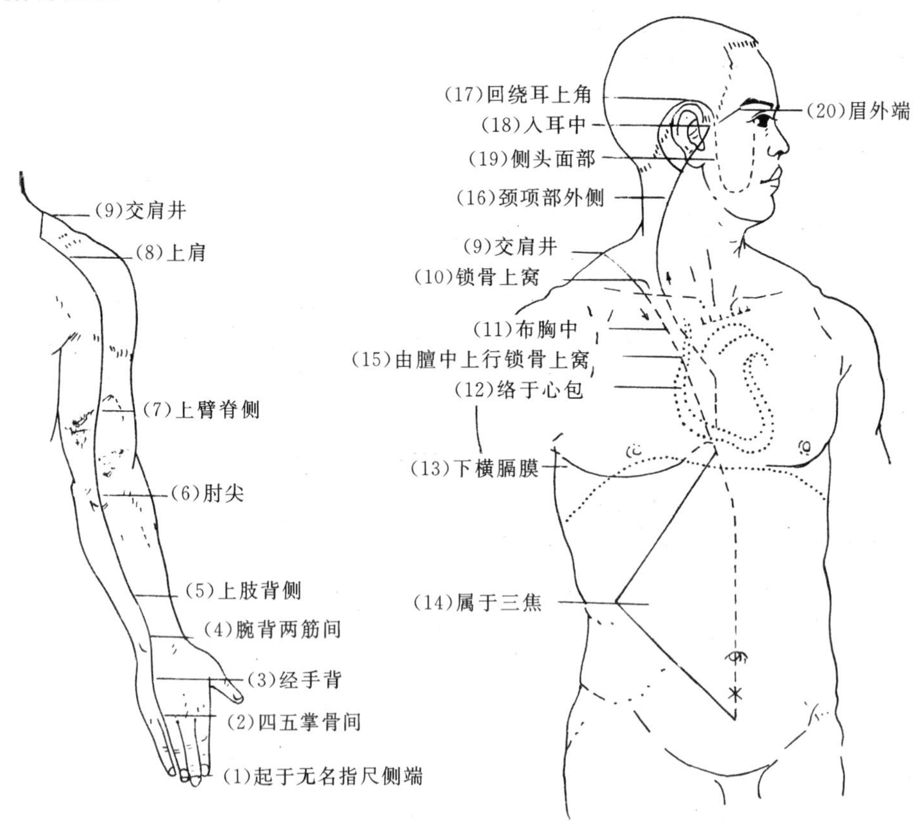

图1-13 手少阳三焦经循行示意图

【校勘】

[1]“腕”:《素问・缪刺论》王注及《太素》卷八首篇并无。

[2]“布”:《脉经》卷六第十一、《千金》卷二十第四、《十四经发挥》卷中作“交”。《太素》卷八首篇杨注:“有本‘布’作‘交’者,检非也”。

[3]“遍”:原作“循”,据《脉经》卷六第十一、《太素》卷八首篇、《千金》卷二十第四、《经络学》改。

[4]“颊”:《脉经》卷六第十一、《甲乙》卷二第一上、《千金》卷二十第四及《圣济总录》卷一九一作额。

[5]“前”:《经络学》此字属后句,作“前交颊”。

【注释】

①“两指之间”:《经络学》谓,“指第四、五掌骨间”。

②“䪼”:滑伯仁曰,“目下为䪼。”即指眶下。

【直译】 三焦手少阳经脉,起于无名指的尖端,上行出次指之间,沿着手背,出前臂外侧两骨的中间,向上穿过肘,沿上臂外侧上肩,而交出足少阳胆经之后,入缺盆,分布于膻中,散络于心包,下过膈膜,依序属于上中下三焦。它的支脉,从膻中上出缺盆,上走颈项,夹耳后,直上出耳上角,由此曲而下行额部,到眼眶下。另一支脉,从耳后入耳中,再出走耳前,经过客主人穴的前方,与前支脉会于颊部,至眼外角,与足少阳胆经相接。

【附】《帛书经脉》循行

一本:臂少阳脉,出中指,循臂上骨下廉,凑耳。

二本:耳脉,起于手背,出臂外两骨之间,上骨下廉,出肘中,入耳中。

11. 足少阳胆经

【原文】 胆足少阳之脉,起于目锐眦,上抵头角[1],下耳后,循颈,行手少阳之前,至肩上,却交出手少阳之后,入缺盆;其支者,从耳后入耳中,出走耳前,至目锐眦后;其支者,别锐眦,下大迎,合于手少阳,抵[2]于䪼,下加颊车,下颈,合缺盆,以下胸中,贯膈,络肝,属胆,循胁里,出气街,绕毛际,横入髀厌中;其直者,从缺盆下腋,循胸,过季胁,下合髀厌中,以下循髀阳,出膝外廉,下外辅骨之前,直下抵绝骨之端[3],下出外踝之前,循足跗上,入小指次指之间[4];其支者,别跗上,入大指之间,循大指岐骨①内出其端,还贯[5]爪甲,出三毛②。

《灵枢・经脉》

循行见图1-14。

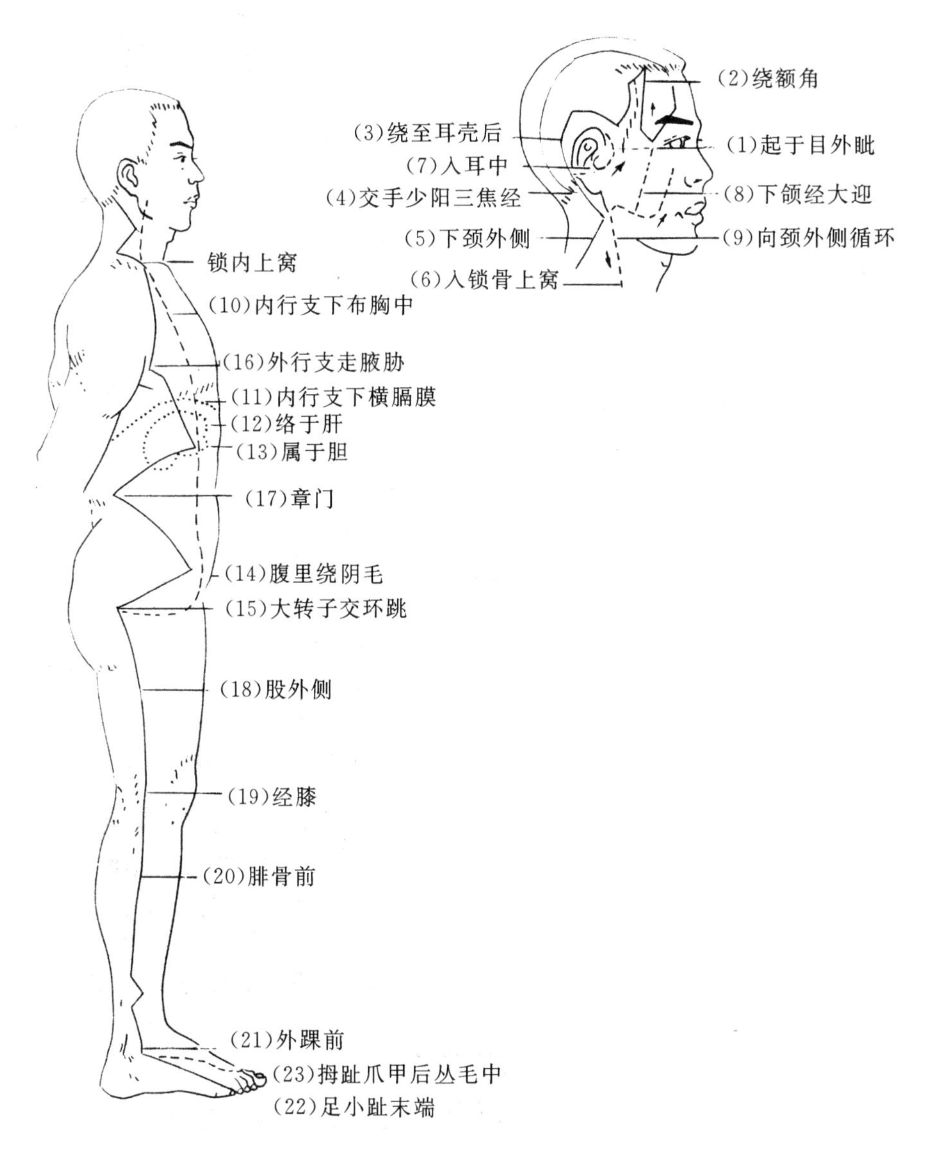

图 1-14 足少阳胆经循行示意图

【校勘】

[1]“头角”:《太素》卷八无“头”字。杨注:“角,谓额角也。”

[2]“抵”:《脉经》卷六第二、《太素》卷八首篇、《千金》卷十一第一并无,疑为后人所加。

[3]“直下抵绝骨之端”:《太素》卷二十六《经脉厥》作“抵绝骨”,无“直下之端”四字。

[4]“入小指次指之间”:《脉经》卷六第二、《千金》卷十第一作“出小指次指之端”。

[5]"贯":《脉经》卷六第二、《千金》卷十一第一、《十四经发挥》此上下有"入"字。

【注释】

①"大指歧骨":《经络学》谓,"指第一、二跖骨而言。"

②"三毛":《经络学》谓,"指足趾背短毛。"《类经》七卷第二注:"大指(趾)爪甲后二节间为三毛。"

【附】《帛书经脉》循行

一本:足少阳脉,出于踝前,枝于骨间,上贯膝外廉,出于股外廉,出胁;枝之肩髆,其直者,贯腋,出于项、耳,出枕,出目外眦。

二本:少阳脉,系于外踝之前廉,上出鱼股之外,出□上,出目前。

【直译】 胆足少阳经脉,起于眼外角,上行至额角,向下绕到耳后,沿颈走手少阳三焦经的前面,至肩上,又交叉到手少阳三焦经的后面,入缺盆。它的支脉,从耳后入耳内,出于耳前,至眼外角的后方。又一支脉,从眼外角下行至大迎穴,与手少阳三焦经相合,至眼眶下,向颊车,下颈,与前一支脉合于缺盆,再由此下行胸中,通过膈膜,联络肝脏,入属胆腑,沿着胁里,出少腹两侧的气街,绕过阴毛际,横入髀厌中。其直行的经脉,从缺盆下腋,沿着胸部过季胁,与前支脉会合于髀厌中,再下沿大腿外侧,下行至膝外缘,下走外辅骨的前方,直下至外踝上方的腓骨凹陷处,出于踝前,沿着足背,出足小趾与第四趾之间。另一支脉,由足背走向大趾之间,沿着大趾的骨缝,至大趾尖端,再回走穿过爪甲,出三毛,与足厥阴肝经相接。

12. 足厥阴肝经

【原文】 肝足厥阴之脉,起于大指丛[1]毛①之际,上循足跗上廉,去内踝一寸,上踝八寸,交出太阴之后,上腘内廉,循股阴[2]②入毛[3]中,环[4]阴器,抵小[5]腹,挟胃,属肝,络胆,上贯膈,布胁肋,循喉咙之后,上入颃颡,连目系,上出额,与督脉会于巅[6]。其支者,从目系下颊里,环唇内;其支者,复从肝别贯膈,上注肺。

《灵枢·经脉》

循行见图1-15。

【校勘】

[1]"丛":《素问·阴阳离合论》王注、《十四经发挥》作"聚"。

[2]"股阴":《太素》卷八首篇作"阴股"。

[3]"毛":《圣济总录》卷一九一此上有"阴"字。

[4]"环":厚作"过",据《甲乙》卷二第一上、《脉经》卷六第一、《太素》卷八、

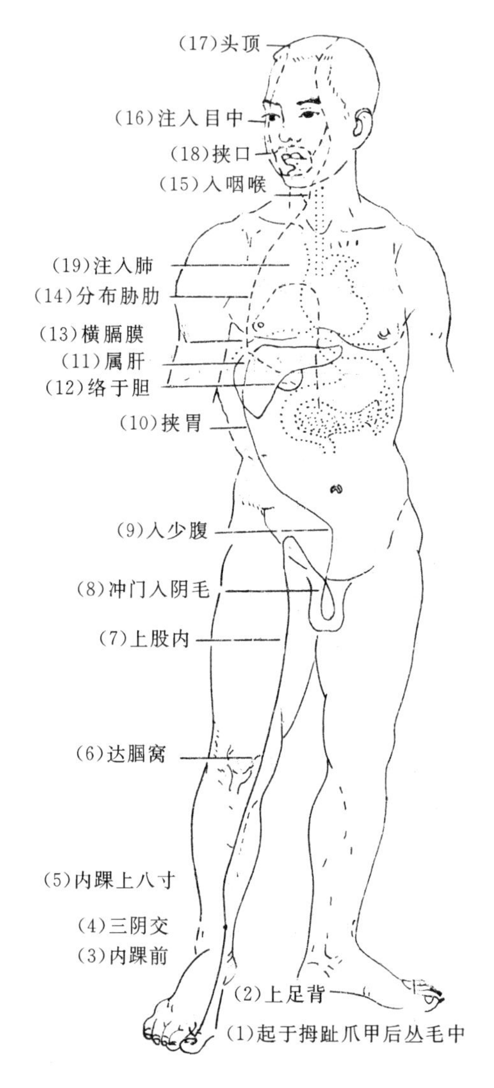

图 1-15　足厥阴肝经循行示意图

《千金》卷十一第一、《圣济总录》卷一九一、《十四经发挥》改。

[5]"小":《甲乙》卷二第一上、《太素》卷八、《脉经》卷六第一及《千金》卷十一第一作"少"。

[6]"于巅":《甲乙》卷二第一上、校语《千金》卷十一第一校语及《素问·刺腰痛》篇王注此下并有"其支者,从小腹与太阴,少阳结于腰髁下夹背第三,第四骨孔中"二十五字。

【注释】

①"丛毛":本院《针灸类编》谓,"指足大趾背面第一节多毛部位。"

②"股阴":《经络学》谓,"指大腿的内侧。"

【附】《帛书经脉》循行

一本：足厥阴脉，循大指间，以上出胻内廉，上八寸，交泰阴脉，□股内，上入脞间[1]。

二本：厥阴脉，系于足大指丛毛之上，乘足跗上廉，去内踝一寸，上踝五寸而出太阴之后，上出鱼股内廉，触少腹，大眦旁。

【校勘】

[1]“脞间”：应系“脞”字之误。《医心方》卷十七引《病源论》：“胸臂腨皆痒”。“脞”字日文训释为“股”，即大腿上部与腰相连的部分。

【直译】 肝足厥阴经脉，起于足大趾丛毛上的大敦穴，沿着足背上侧，至内踝前一寸处，向上至踝骨上八寸处，交叉于足太阴脾经的后方，上膝弯内缘，沿阴股，入阴毛中，环绕阴器二周，至小腹，夹行于胃部，上行属肝，下络于胆，再上通过膈膜，散布于胁肋，从喉咙的后侧，入喉咙的上孔，联系眼球深处的脉络，再上出额部，与督脉会合于头顶中央之百会穴。它的支脉，从眼球深处脉络，向下行于颊部内侧，环绕口唇之内。另一支脉，又从肝脏通过膈膜，上注于肺脏，与手太阴肺经相接。

【按语】 十二经脉的循行路线比较复杂，因此，在讲具体循行路线之前，有必要先复习一下十二经脉的特点。

十二经脉在人体的分布规律是：凡属阴经都分布于腹侧和内侧；阳经分布于背侧和外侧，只有胃经的躯干部分循行于腹部的前面。在上肢循行的称为“手经”，在下肢循行的称为“足经”，手足各有三阴经和三阳经。三阴经为太阴经在前，少阴经在后，厥阴经在中（足厥阴经在内踝上 8 寸以下的部分路线，位于足太阴之前）。三阳经为阳明经在前，太阳经在后，少阳经在中。

十二经脉的走行规律是：手三阴经从胸走手，手三阳经从手走头，足三阳经从头走足，足三阴经从足走腹（胸）。为便于记忆，直立后两手上举，记住“阴升，阳降”即可。

十二经脉流注顺序是：肺经→大肠经→胃经→脾经→心经→小肠经→膀胱经→肾经→心包经→三焦经→胆经→肝经→肺经。为便于记忆，可背会歌诀：“肺大胃脾心小肠，膀肾包焦胆肝肺”。

十二经脉的交接部位是：阳经与阳经的交接都在头部，阴经与阴经的交接都在胸部，阴经与阳经的交接都在指端（趾端）。

在体腔深部循行，联系内脏器官的经脉称经脉内行线。手三阴经的内行线是源于脏腑的经脉，都是从腋窝浅出而接外行线。手三阳经的内行线都是外行经脉的延伸，都从缺盆进入体腔。足三阳经的内行线都是外行经脉的支脉，胃与胆经从缺盆进入体腔，膀胱经从腰部进入体腔。足三阴经的内行线都是外行经脉的延伸，深入腹腔的部位基本都在腹股沟与会阴部。

循行于体表，包含着体表穴位由“点”到“线”联接之意义的经脉称经脉外行线。手三阴经的外行线都是内行线浅出于体表的延伸，均起始于腋窝附近，终于手指末端。手三阳经的外行线都接上经脉气，均起始于手指末端，终于头面部。足三阳经的外行线接上经脉气，均起始于头面而终于足趾末端。足三阴经的外行线，接上经脉气，起始于足趾端，到腹股沟部进入腹腔。

这里有一个值得注意的地方，就是在《内经》原文中，足三阴经的外行线并不到达腹以上的部位，但从体表穴位分布上看，脾经从气冲穴向上至胸部，有 9 个穴位。肾经自横骨穴向上，有 16 个穴位。肝经自急脉穴向上，有 2 个穴位。既然有体表穴位，却无体表经脉循行于此，道理上是讲不通的。管遵惠补充了足三阴经脉在胸腹部位的外行经线，实属真知灼见。其增补的具体路线见《论经络学说的理论及临床运用》一书。

二、奇经八脉

本部分所集的各段经文，系统地论述了奇经八脉的起止点和循行路线。

1. 督脉

【原文】 督脉者，起于少腹，以下骨中央女子入系廷孔，其孔。溺孔之端也。其络循阴器，合篡[1]间①，绕篡后，别绕臀至少阴，与巨阳②之中络者。合少阴上股内后廉，贯脊属肾。与太阳起于目眦，上额交颠上，入络脑，还出别下项，循肩髆内，挟脊抵腰中，入循膂，络肾，其男子循茎下至篡，与女子等。其少[2]腹直上者，贯脐中央，上贯心，入喉，上颐，环唇，上系两目之下中央[3]。

《素问·骨空论》

【直译】 督脉发生病变，会引起脊柱强硬反折的症状。督脉起于小腹之下的横骨中央，在女子则入内系于廷孔。廷孔就是尿道的外端。从这里分出的络脉，循着阴户会合于阴部，再分绕于肛门的后面，再分歧别行绕臀部，到足少阴经与足太阳经中的络脉，与足少阴经相结合上行经骨内后面，贯穿脊柱，连属于肾脏；与足太阳经共起于目内眦，上行至额部，左右交会于巅顶，内入联络与脑，复返还出脑，分别左右颈项下行，循行与脊膊内，侠脊抵达腰中，入内循膂络于肾。其在男子则循阴茎，下至会阴，与女子相同。其从少腹直上的，穿过脐中央，再上贯心脏，入于喉，上行到颐并环绕口唇，再上行系于两目中央之下。

【原文】 督脉者，起于下极之俞，并于督里，上至风府，入属于脑[4]。

《难经·二十八难》

循行见图 1－16。

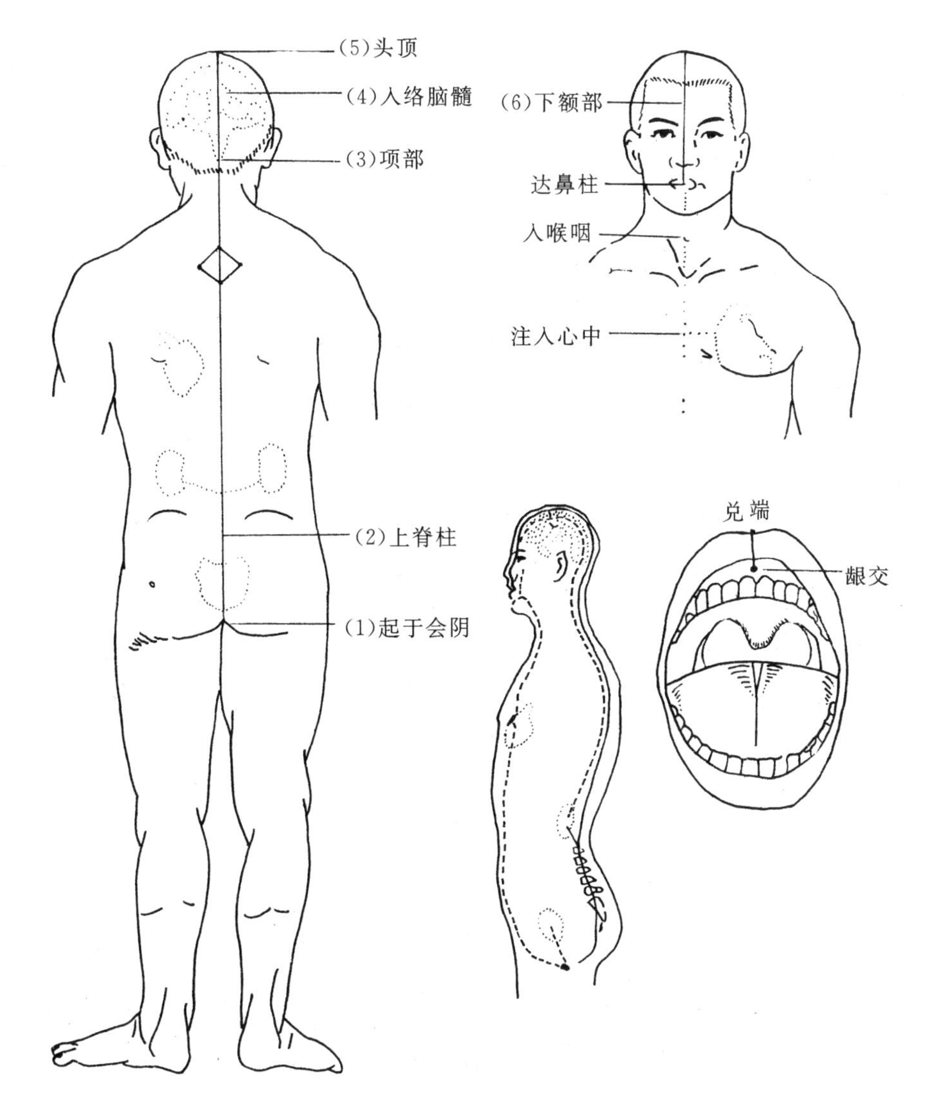

图 1－16 督脉循行示意图

【校勘】

[1]“篡”：《甲乙》卷二第二、《太素》卷十一《骨空》均作“簒”。

[2]“少”：《甲乙》卷二第二作“小”。

[3]“两目之下中央”：《甲乙》卷二第二作“两目之中”。

[4]“脑”：此下《甲乙》有“上巅，循额，至鼻柱，阳脉之海也”十二字。

【注释】

①“篡间”：即会阴部。

②“巨阳”：《经络学》谓，“指足太阳。”

【直译】 督脉，起于下极的会阴穴，沿着脊柱里面，上行到风府穴，进入脑部。

2. 任脉

【原文】 冲脉、任脉皆起于胞中，上循脊[1]里，为经络之海；其浮而处者，循腹右[2]上行，会于咽喉，别而络唇口。

《灵枢·五音五味》

【直译】 冲脉和任脉，都是起始于子宫之中，向上循行背部的脊椎里，是经脉之海。那浮行在体表的，沿腹部分别上行，会合于咽喉部，再别行而网络唇口。

【原文】 任脉者，起于中极之下，以上毛际，循腹里，上关元，至咽喉，上颐循面入目。

《素问·骨空论》

【直译】 任脉经起源于中极穴的下面，上行经过毛际再到腹部，再上行通过关元穴到咽喉，又上行至颐，循行于面部而入于目中。

【原文】 任脉者，起于中极之下，以上毛际，循腹里，上关元，至咽喉。

《难经·二十八难》

循行见图1-17。

【校勘】

[1]“脊”：《经络学》作“背”。

[2]“右”：《甲乙》无此字。

【直译】 起于中极穴的下面，向上经过阴毛处，沿着腹壁深处再上行经过关元穴，到咽喉部。

3. 冲脉

【原文】 冲脉者，十二经之海也，与少阴之大络起于肾下，出于气街，循阴股内廉，邪入腘中，循胫骨内廉，并少阴之经，下入内踝之后，入足下。其别者，斜入踝，出属跗上，入大指之间，注诸络。

《灵枢·动输》

【直译】 冲脉是十二经之海，它与足少阴的络脉都起于肾下会阴穴，出于气冲穴，沿大腿内侧斜入于膝腘窝中，再沿小腿内侧，与足少阴肾经相并，向下入足

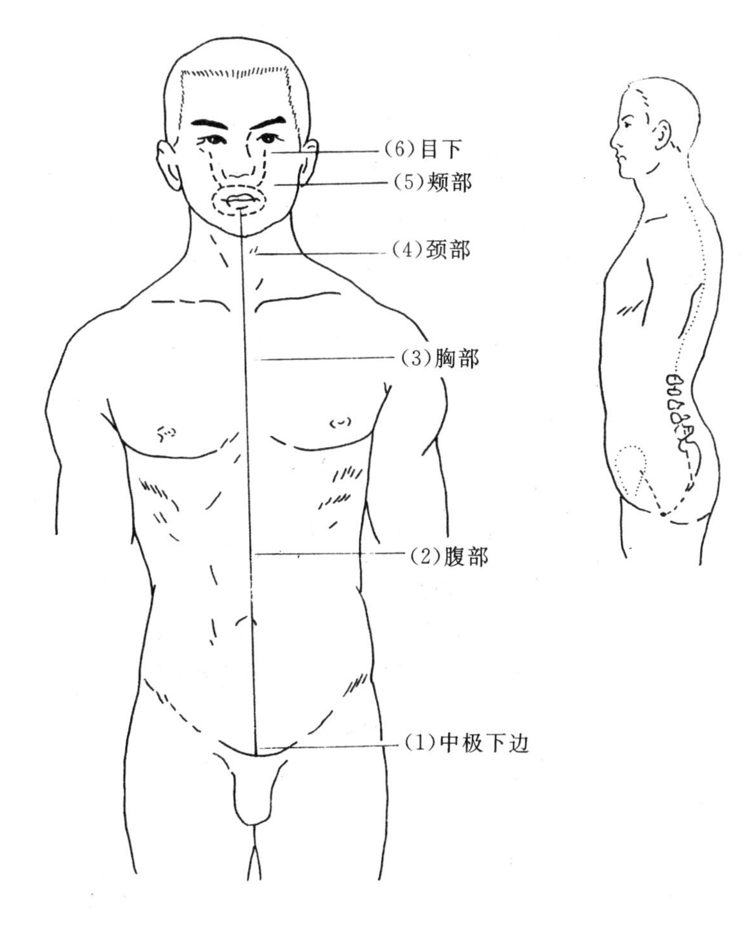

图 1－17　任脉循行示意图

内踝后面，进入脚下。它的另一支脉，斜入踝内，出足跗外侧近踝处，进入足大指之间，渗注于足少阴经在足胫部的诸络脉。

【原文】 夫冲脉者，五脏六腑之海也。五脏六腑皆禀焉，其上者，出于颃颡，渗诸阳，灌诸精[1]；其下者，注少阴之大络，出于气街[2]，循阴股内廉，入腘中，伏行骭[3]骨内，下至内踝之后属而别；其下者，并于少阴之经①，渗三阴；其前者，伏行出跗属②，下循跗入大指间。

《灵枢·逆顺肥瘦》

【直译】 冲脉，是五脏六腑汇聚之海，五脏六腑都禀受它的气血的滋养。冲脉上行支脉，出于上口腔的鼻道，渗入各阳经，灌于阴经；冲脉下行支脉，灌注于少阴经的大络，出于气冲穴，顺着大腿内侧，进入膝腘窝中，潜行于小腿骨内侧，下至内踝胫骨与跗骨相连处而又别行。冲脉下行支脉，与足少阴经并行，渗入三阴经；下行支脉的前行支脉，潜行出于外踝接近胫骨与跗骨相连处，再下行循着脚背进入足大趾间。

【原文】 冲脉者，起于气街，并少阴之经，夹脐上行，至胸中而散。

《素问·骨空论》

【直译】 冲脉经起源于气街穴，与足少阴经相并，挟其左右上行，到胸中而散。

【原文】 冲脉者，起于气冲，并足阳明之经，夹脐上行，至胸中而散也。

《难经·二十八难》

【直译】 冲脉，起于气冲穴，伴随足阳明胃的经脉，挟脐两旁上行，到胸中而分散。

【原文】 冲脉起于关元，随腹直上。

《素问·举痛论》

【直译】 冲脉是从小腹关元穴开始，循腹上行。

【原文】 冲脉者，为十二经脉之海，其输上在于大杼，下出于巨虚之上下廉。

《灵枢·海论》

循行见图1-18。

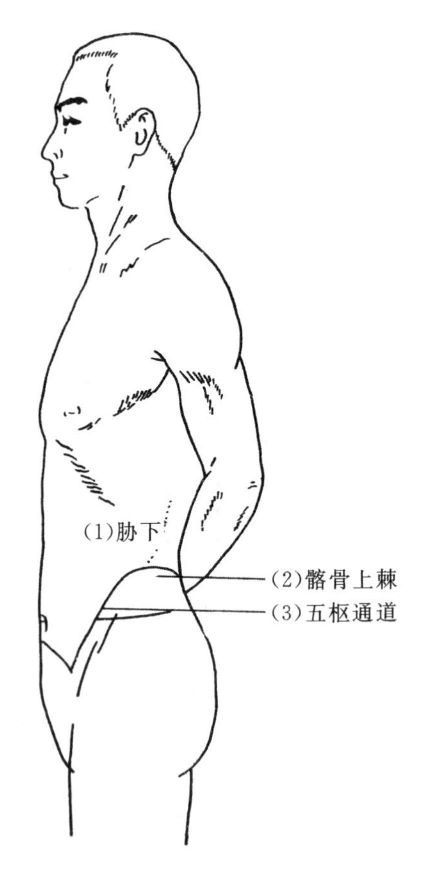

图1-18 冲脉循行示意图

【校勘】

[1]“精”:《甲乙》卷二第二作“阴”。

[2]“街”:黄校本“街”作“冲”。

[3]“骭”:马注本、张注本及《太素》卷十《冲脉》并作“骱”,《灵枢·动输》作“胫”,《甲乙》卷二第二作“髀”。

【注释】

①“并于少阴之经”:《难经·二十七难》谓,“并足阳明之经”。本院《针灸类编》谓:“在阳明少阴之间,夹脐上行为妥”。

②“跗属”:《经络学》谓,“跗骨上部”。

【直译】 冲脉是十二经之海,即血海,它的输注穴上在大杼穴,下在上下巨虚穴。

4. 带脉

【原文】 带脉者,起于季胁,回身一周。

《难经·二十八难》

循行见图1-19。

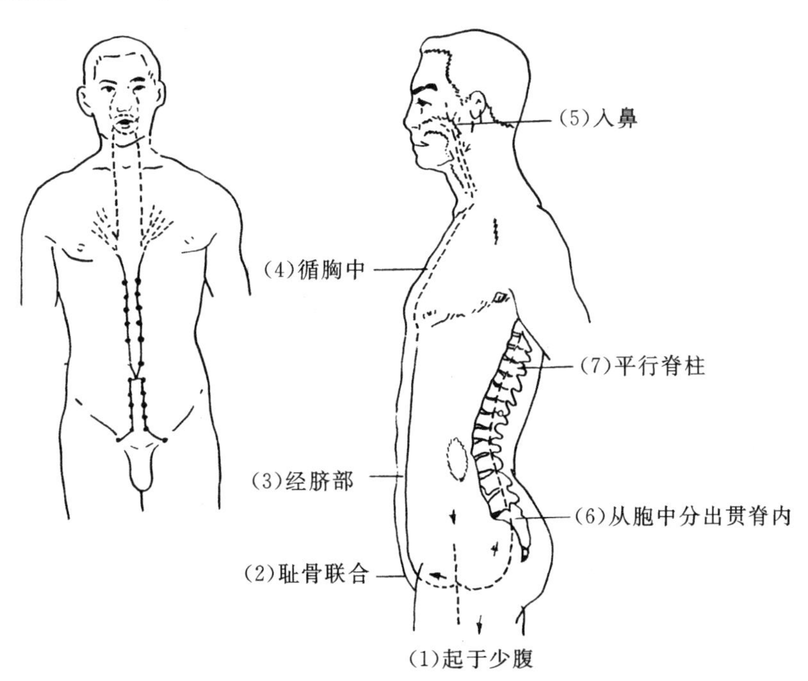

图1-19 带脉循行示意图

【直译】 带脉,起于侧胸的季胁部,横行环绕腰部一周。

5. 阳跷脉

【原文】 阳跷脉者，起于跟中，循外踝上行，入风池。

《难经·二十八难》

【直译】 阳跷脉，起于足跟之中，沿着足外踝向大腿外侧上行，进入项上部的风池穴。

【原文】 阴跷，阳跷，阴阳相交……交于目内眦。

《灵枢·寒热病》

循行见图1-20。

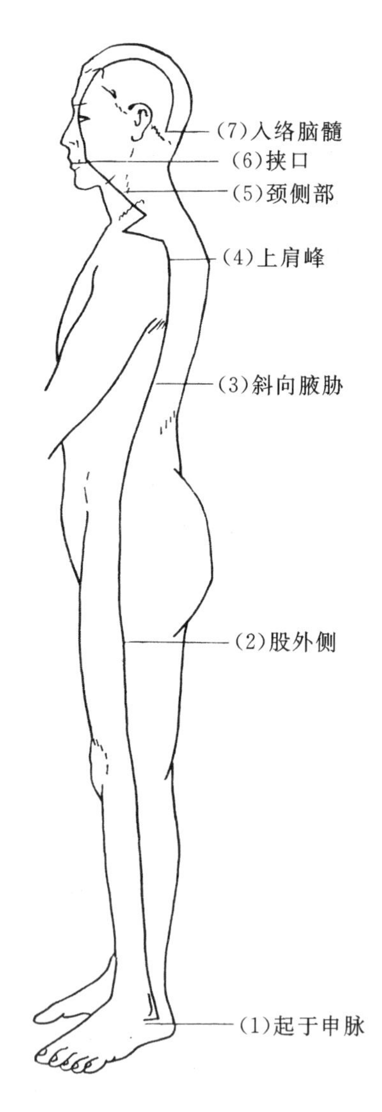

图1-20 阳跷脉循行示意图

【直译】 足太阳经进入头部后就分属阴跷和阳跷二脉，阴阳两脉相交，阳入于阴，阴出于阳，交汇于眼内角的睛明穴。

6. 阴跷脉

【原文】 跷脉[1]者，少[2]阴之别，起于然骨①之后，上内踝之上，直上入阴股，入阴[3]②，上循[4]胸里，入缺盆，上[5]出人迎之前，入頄③，属目内眦，合于太阳[6]，阳跷而上行。

《灵枢·脉度》

【直译】 阴跷脉是足少阴肾经的别脉，起始于然骨后的照海穴处，上行内踝的上方，直向上行，沿着阴股内侧入阴器，再上行于胸里入缺盆，上出人迎的前方，入颧骨部，连于眼内角，与足太阳膀胱经脉会合而上行。

【原文】 阴跷脉者，亦起于跟中，循内踝上行至咽喉，交贯冲脉。

《难经·二十八难》

循行见图 1-21。

【校勘】

[1]“跷脉”：《素问·刺腰痛》王注引作“阴跷”。

[2]“少”：《素问·刺腰痛》王注引此上有“足”字。

[3]“入阴”：《素问·刺腰痛》王注引此下有“而循腹”三字。

[4]“循”：《素问·刺腰痛》王注引作“入”。

[5]“上”：《经络学·奇经八脉》此字归属前句，作“入缺盆上”。

[6]“合于太阳”：《难经·二十三难》虞注作“合太阳脉”。

【注释】

①“然骨”：《经络学》谓，“指足内侧高骨，即舟骨粗隆，下方为然谷穴。”

②“入阴”：根据背为阳、腹为阴的原则，这里是指深入腹内而言，因为阴跷脉的走向，自足上行入阴循胸里的一段都是并足少阴经而行。

③“頄”：《经络学》谓，“指鼻旁”。

【直译】 阴跷脉，也起于足跟之中，沿着足内踝向大腿外侧上行，到咽喉部，交会贯通于冲脉。

7. 阳维脉

【原文】 刺阳维之脉，脉与太阳合踹下间，去地一尺所。

《素问·刺腰痛》

【直译】 刺肉里之脉二次，其穴在足太阳的外前方，足少阳绝骨之端的

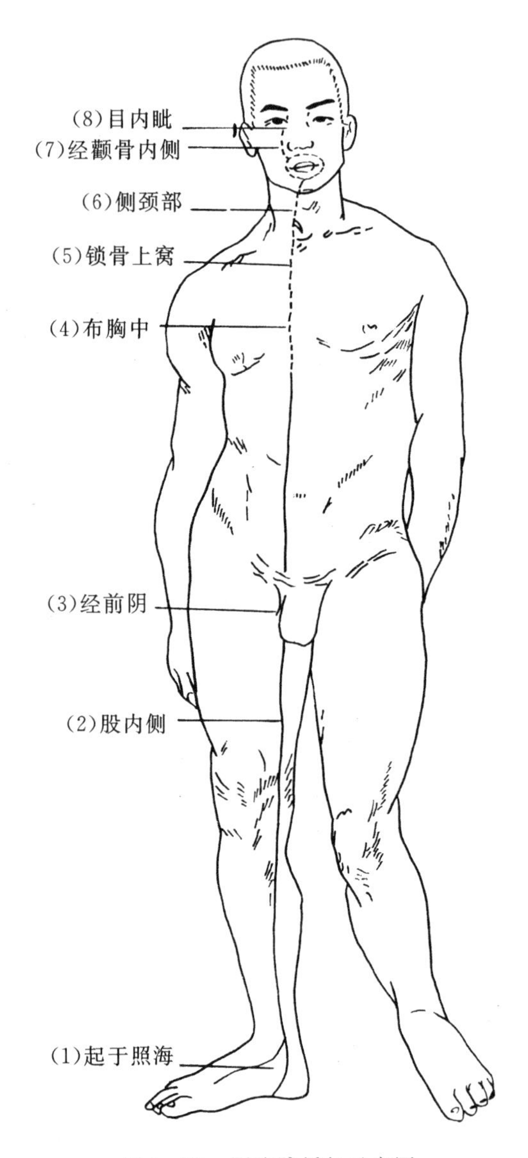

图1-21　阴跷脉循行示意图

后面。

【原文】 故阳维起于诸阳会①也。

《难经·二十八难》

循行见图1-22。

【注释】

①"诸阳会":《难经校释》谓,"指足太阳膀胱经和金门穴处,在足外踝前下方。"《经络学》谓,"指阳维所交会的头肩部各穴。"

【直译】 所以阳维脉起于各阳经相会之处的金门穴,阴维脉起于各阴经相

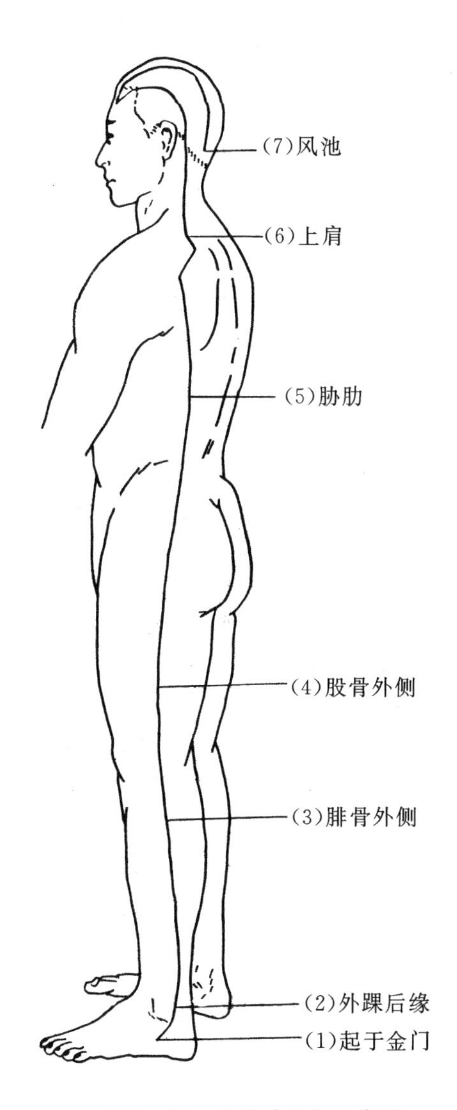

图 1-22 阳维脉循行示意图

交之处的筑宾穴。

8. 阴维脉

【原文】 刺飞阳之脉，在内踝上五寸，少阴之前，与阴维之会。

《素问·刺腰痛》

【直译】 刺飞阳之脉，其部位在内踝上五寸，足少阴之前，与阳维脉交会。

【原文】 阴维起于诸阴交[①]也。 《难经·二十八难》

循行见图 1-23。

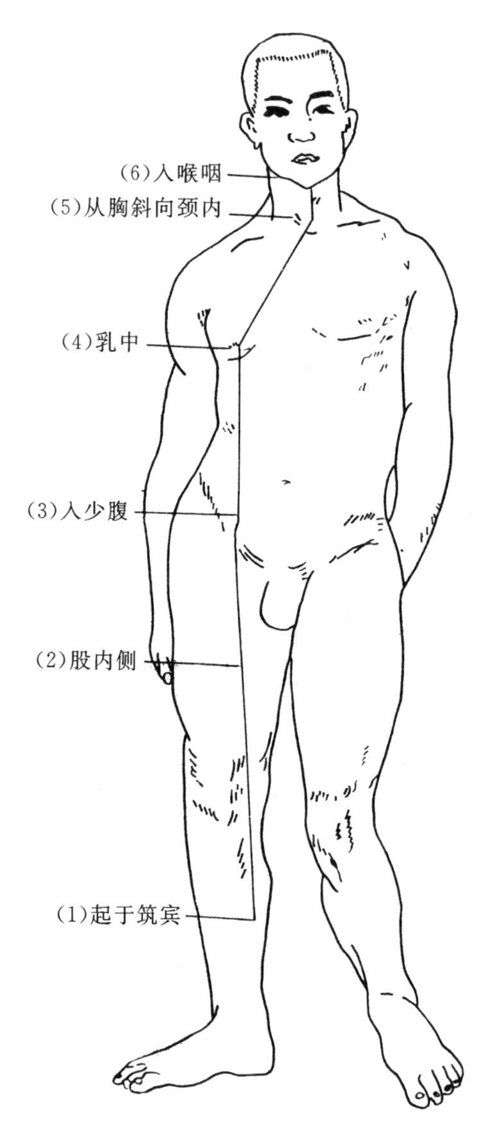

图1-23 阴维脉循行示意图

【注释】

①"诸阴交":《难经校释》谓,"指足少阴肾经的筑宾穴处,在足内踝之上"。《经络学》谓,"指阴维所交会的胸腹部各穴"。

【直译】 阴维脉起于各阴经相交之处的筑宾穴。

【按语】 所谓奇经,是不同于十二经的意思。其不同点在何处呢?具体论述如下:首先,十二经脉均与脏腑直接连属,而奇经中除了冲、任、督三脉起于胞中,督脉并入属于脊之外,其他各经是不与脏腑直接联系的。其次,是十二经脉均有表里配合,如环无端的流注规律,而奇经是没有的,再次,十二经脉均有专穴，而奇经中除督、任二脉有专穴外，其余六经的穴位都归属于十二经之中。

奇经八脉的作用是：①密切了十二经脉之间的联系。督脉能联系手足三阳经，阳经经气都交会于大椎。任脉同足三阴经关系密切，足三阴经的脉气都交会于关元、中极。冲脉既加强了足阳明经与足少阴经的联系，又与督、任二脉有着密切的联系，故称为十二经脉之海。带脉横绕腰腹，联系着纵行于躯干部的各条经脉。阴、阳维脉着重于网络状态的联系。阴、阳跷脉则着重于交叉、交会的联系。②对十二经脉起着分类、组合和主导作用。奇经八脉中作用相似或相近的经脉联系在一起，因而对十二经脉的各种联系具有分类、组合的作用。如阴维和阳维分别将阴经和阳经组合起来，阴跷和阳跷区别人体左右或内外侧和阴阳等。③有调节十二经脉阴阳气血的作用。奇经八脉错综分布和循行于十二经脉之间，当十二经脉和脏腑气血旺盛时，奇经能加以涵蓄，而当人体生理功能活动需要时，奇经又能渗灌和供应，所以古代医家将十二经脉比作江河，奇经比作湖泽，来比喻奇经对十二经脉气的调节作用。归纳简言之，督主身后之阳，任主身前之阴，带脉横束人体诸脉，冲脉涵蓄周身气血。阳维行于卫分，主一身之表；阴维行于营分，主一身之里。阴阳跷共主一身左右之阴阳。

关于奇经八脉的循行分布路线，在中医古文献中的记载比较分散，现根据《内经》《难经》中有关内容的整理，列表如下（表 1－4）。

表 1－4　奇经八脉的分布路线

奇经八脉的分布路线
- 督脉 4 条
  - 起于会阴→经脊柱→循额至鼻
  - 起于胞中→绕→贯脊属肾
  - 起于目内眦→上额→循脊，下腰中
  - 从少腹直上→贯心→环唇，抵目下中央
- 任脉 1 条：起于少腹，下出会阴→上循腹，胸正中线→入目
- 冲脉 5 条
  - 从少腹出气街→并肾经而上→散于胸中
  - 散于胸中后→又散于颃颡
  - 从少腹→治阴股下行→至足底
  - 从胫骨内缘→下内踝中→至足大趾
  - 从胞中→上贯脊→行于背部
- 带脉 1 条：起于十四椎→横绕腰腹间
- 阳跷脉 1 条：起于申脉穴→沿体外侧→至目内眦→当风府穴处入脑
- 阴跷脉 1 条：起于照海穴→循腹，胸内侧→至目内眦→并阳跷入脑
- 阳维脉 1 条：发于金门穴→沿体外侧→抵头额部→折向风府穴
- 阴维脉 2 条：发于筑宾穴→沿下肢内侧→胁肋→至咽喉

从上表可见，古人对督、任、冲三条经脉的循行论述较多，而且有不尽一致之处，究竟孰是，实有认真考证确实之必要。

三、十五络脉

十四经脉各自别出一络，再加上脾之大络，共计十五条，称为“十五络脉”，本部分所集经文叙述了十五络脉的循行路线与特点。

【原文】 手太阴之别①，名曰列缺，起于腕上分间，并太阴之经，直入掌中，散入于鱼际。

手少阴之别，名曰通里，去腕一寸半[1]，别而上行，循经入于心[2]中，系舌本，属目系[3]。

手心主之别，名曰内关，去腕二寸，出于两筋之间[4]，循经以上，系于心，包络心系。

手太阳之别，各曰支正，上[5]腕五寸，内注少阴；其别者，上走肘，络肩髃。

手阳明之别，名曰偏历，去腕三寸，别入[6]太阴；其别者，上循臂，乘肩髃，上曲颊②偏齿；其别者，入耳[7]，合[8]于宗脉。

手少阳之别，名曰外关，去腕二寸，外绕臂，注胸中，合心主。

足太阳之别，名曰飞扬，去踝七寸，别走少阴。

足少阳之别，名曰光明，去踝五寸，别走厥阴[9]，下络足跗[10]。

足阳明之别，名曰丰隆，去踝八寸，别走太阴；其别者，循胫骨外廉，上络头项，会诸经之气，下络喉嗌。

足太阴之别，名曰公孙，去本节之后一寸，别走阳明；其别者，入络肠胃。

足少阴之别，名曰大钟，当踝后绕跟，别走太阳；其别者，并经上走于心包，下外[11]贯腰脊。

足厥阴之别，名曰蠡沟，去内踝[12]五寸，别走少阳；其别者，经胫[13]上睾，结于茎。

任脉之别，名曰尾翳，下鸠尾，散于腹。

督脉之别，名曰长强，挟膂上项，散头上，下当肩胛左右，别走太阳，入贯膂。

脾之大络[14]，名[15]曰大包，出渊液下三寸，布胸胁。

《灵枢·经脉》

【校勘】

[1]“半”：《太素》卷九十五《络脉》《千金》卷十三第一及《圣济总录》卷一九一无，似是。

[2]“心”：《千金》卷十三第一作“咽”。

[3]“系舌本，属目系”：《灵枢经校释》作“挟舌本，系目系”。

[4]“出于两筋之间”：《太素》卷九十五《络脉》杨注引《明堂经》此句后有“别

走少阳”一句。

[5]“上”:《太素》卷九十五《络脉》作“去”。

[6]“入”:《甲乙》卷二第一下、《太素》卷九十五《络脉》、《千金》卷十三第一及《图经》卷五作“走”。

[7]“耳”:《太素》卷三《阴阳杂说》此下有“中”字。

[8]“合”:《素问·缪刺论》王注、《太素》卷九十五《络脉》《甲乙》卷二第一及《圣济总录》卷一九一作“会”,似是。

[9]“别走厥阴”:《甲乙》卷二第一下及《素问·刺腰痛》王注,此句下有“并经”一句。

[10]“跗”:《太素》卷九十五《络脉》此下有“上”字。

[11]“外”:《脉经》卷六第九、《太素》卷九十五《络脉》及《千金》卷十九第一并无。

[12]“踝”:《甲乙》卷二第一下、《脉经》卷六第一、《千金》卷十一第一此下均有“上”字。

[13]“经胫”:《甲乙》卷二第一下、《脉经》卷六第一及《千金》卷十一第一作“循胫”。

[14]“络”:《太素》卷九十五《络脉》、《圣济总录》卷一九一此下并有“脉”字。

[15]“名”:《圣济总录》卷一九一此上有“别”字。

【注释】

①“别”:《经络学》谓,“即络脉”。

②“曲颊”:《经络学》谓,“颊骨所钩着处曲如环形故名”。

【直译】 手太阴肺经的别出络脉,名叫列缺。起于腕上分肉之间,与手太阴经脉并行,直入掌中,散布于鱼际。

手少阴心经的别出络脉,名叫通里,起于腕后内侧一寸陷中,别出上行,循着本经经脉入于咽中,系于舌根,联于目系。

手厥阴心包络经的别出络脉,名叫内关,在腕后内侧两寸处,别出于两筋中间,循本经上行,系于心包络。

手太阳小肠经的别出络脉,名叫支正,起于腕上五寸,向内注于手少阴心经;其别出的,上走肘部,再上行络于肩髃。

手阳明大肠经的别出络脉,名叫偏历。在腕上三寸处,别出走入手太阴经;它的别出之脉,上行于臂,乘肩髃,上曲颊,偏络于齿根;另一别出之脉,入耳中,与手太阳、手少阳、足少阳、足阳明四脉会合。

手少阳三焦经的别出络脉,名叫外关,在腕后两寸处,向外绕行于臂部,注入胸中，与心包络经相合。

足太阳膀胱经的别出络脉，名叫飞扬，在足外踝上七寸处，别走足少阴肾经的经络。

足少阳胆经的别出络脉，名叫光明，在外踝上五寸，别走足厥阴肝经的经络，并经下行绕络于足背。

足阳明胃经的别出络脉，名叫丰隆，在外踝上八寸，别走足太阴脾经的经络；它的别出之脉，沿着胫骨外缘，上行络于头部，会合诸经之气于缺盆中，向下络于喉咽。

足太阴脾经的别出络脉，名叫公孙，在足大趾本节后一寸处，别走足阳明胃经的经络；它的别行之脉，上行入腹络于肠胃。

足少阴肾经的别出络脉，名叫大钟，在足内踝后绕足跟，别走入于足太阳膀胱经的经络；它的别出络脉，与本经并行，上走于心包之下，再下行贯通腰脊。

足厥阴肝经的别出络脉，名叫蠡沟。在内踝上五寸处，别走足少阳胆经的经络；它的别行经脉，沿本经上至睾丸，归于阴茎。

任脉的别出络脉，名叫尾翳，由此别出下行，散于腹部。

督脉的别出络脉，名叫长强，挟脊上行至项，散于头上，向下行于肩胛左右，别走足太阳膀胱经的经络，入贯于脊柱两旁。

脾之大络，名叫大包，从渊腋下三寸别出而散布于胸胁。

【原文】 胃之大络，名曰虚里，贯膈络肺，出于左乳下，其动应衣，脉宗气也。

《素问·平人气象》

【直译】 胃经的大络，名叫虚里，其络从胃贯膈而上络于肺，其脉出现于左乳下，搏动时手可以感觉得到，这是积于胸中的宗气鼓舞其脉跳动的结果。如果虚里脉搏动急数而兼有短时中断之象，这是中气不守的现象，是病在膻中的证候；如脉来迟而有歇止兼见跳动甚剧而外见于衣，这是宗气失藏而外泄的现象。

【原文】 经有十二，络有十五，余三络者，是何等络也？然：有阳络，有阴络，有脾之大络。阳络者，阳跷之络也；阴络者，阴跷之络也；故络有十五焉。

《难经·二十六难》

【校勘】

[1]“其动应衣”：《甲乙》作“其动应手”，是为正确。

【直译】 经脉有十二，络脉有十五，除十二经各有一络之外，其余的三络，是什么络脉呢？答：有一阳络，有一阴络，还有一脾的大络。阳络，是阳跷的络脉。阴络，是阴跷的络脉。所以络脉共有十五。

【按语】 络脉是从经脉中分出来的斜行支脉，多数均分布于体表，十二经各有一条，再加上任、督之络和脾之大络，共十五条称为“十五别络”，它是所有络脉的主体。每一条别络分出的部位都有一个穴位，十五络脉通常就用这个穴名代表，这个穴位就称“络穴”，归纳如下表（表1－5）。

表1－5　十五络脉与十五络穴表

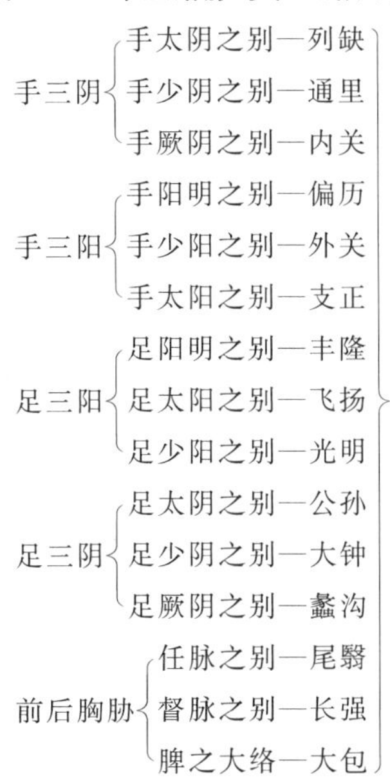

部位	别络	络穴
手三阴	手太阴之别	列缺
	手少阴之别	通里
	手厥阴之别	内关
手三阳	手阳明之别	偏历
	手少阳之别	外关
	手太阳之别	支正
足三阳	足阳明之别	丰隆
	足太阳之别	飞扬
	足少阳之别	光明
足三阴	足太阴之别	公孙
	足少阴之别	大钟
	足厥阴之别	蠡沟
前后胸胁	任脉之别	尾翳
	督脉之别	长强
	脾之大络	大包

十五络脉的功能之一，是加强十二经脉表里经之间的联系。阴经络脉走阳经，阳经络脉走阴经，相互交通连接，络脉出进入胸腹腔联系脏腑，属腑者络于脏，属脏者络于腑，沟通表里脏腑之联系。十五络脉则着重沟通分布于肢体的表经和里经。其功能之二，是统率全身的一般络脉、孙络、浮络、血络等。功能之三，是输送营卫气血以营养周身组织。

在这里，有几个问题要阐述清楚：

足太阴脾经已有一条分出的络脉，为什么另外又有一支脾之大络呢？这是因为脾为后天之本，位居中州，人体的营养物质的运输和废物的排泄，都要依赖脾的健运，脾还为胃行津液。故有两条络脉。

“胃之大络”一词，出于《素问·平人气象论》中，旨在说明胃气为脉之宗乞，强调“胃气为本”，这与《灵枢·经脉》篇所载之十五络脉，着重于论述络脉的分布和病候相对照，不论按前后文的连贯分析，或是从文意理解，都不类同，故“胃之大络”不应列入十五络脉中。

《难经·二十八难》认为阴跷与阳跷有络，似与《灵枢》所载之十五络稍异，但至今未见关于阴跷、阳跷之别络发于何处的记载，从古今临床上对十五络的实际应用来看，皆以《灵枢》经脉篇所载为依据，故应以督、任二经络脉归入十五络为宜。

四、十二经别

十二经别是十二经脉另行分出的部分，本部所集各段经文，就十二经别的循行路线和表里配合关系作了论述。

【原文】 足太阳之正①，别入于腘中，其一道②下尻五寸，别入于肛，属于膀胱，散之肾，循膂，当心入散；直者，从膂上出于项，复属于太阳，此为一经也。

足少阴之正，至腘中，别走太阳而合，上至肾，当十四顀[1]③出属带脉；直者，系舌本，复出于项，合于太阳，此为一合④。

《灵枢·经别》

循行见图 1－24。

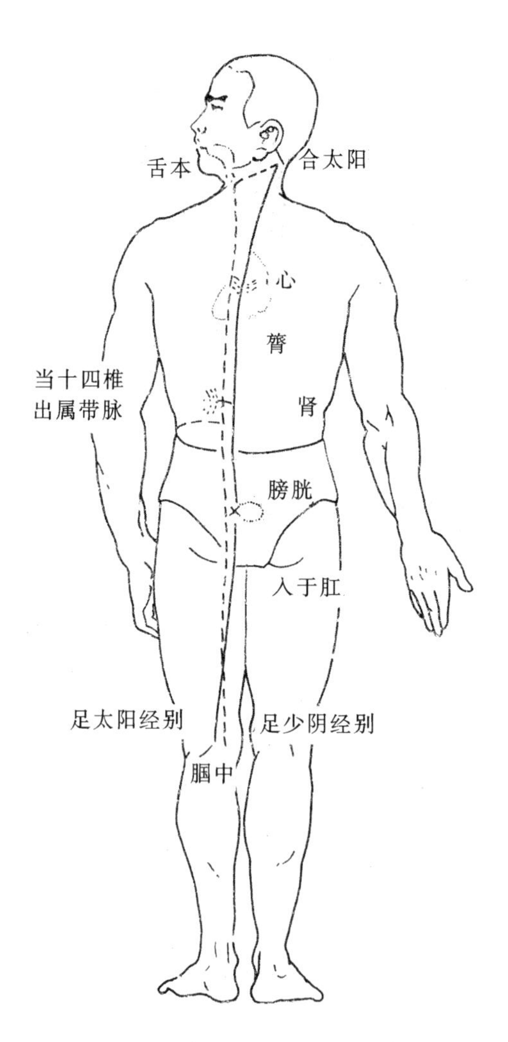

图 1－24 足太阳、足少阴经别线路图

【校勘】

[1]"顀":《甲乙》卷二第一下及《太素》卷九《经脉正别》并做"椎"。

【注释】

①"正":《经络学》谓,"十二经别又称为别行之正经",意指从十二经脉分出,下同。

②"其一道":谓《经络学》:"即一条或一支"。

③"十四顀":即第二腰椎。

④"一合":表里十二经别两之相合,共为六合,此一合。以下均同。

【直译】 足太阳膀胱经的正经,别行入于膝腘窝中,其中有一道至尻下五寸处,别行上入肛门,内行腹中,属于膀胱本腑,再散行至肾脏,沿脊内上行,当心脏的部位入内而散;其直行的,从脊上出于项部,再入属于足太阳本经经脉。这就是足太阳本经之外别行的一经。足少阴肾经的正经,行到膝腘窝中,别行与足太阳经相会合,上行至肾脏,当十四椎处,外出属于带脉;其直行的经脉,系于舌根,又出于项部,与足太阳膀胱经相合。这是足太阳与足少阴表里阴阳相配的第一合。但这一合并不是经脉的旁通交会,而是正经自相出入离合,成为阴阳相成的循环道路。

【原文】 足少阳之正,绕髀入毛际,合于厥阴;别者,入季胁之间,循胸里属胆,散之上肝,贯心,以上挟咽,出颐颔①中,散于面,系目系,合少阳于外眦也。

足厥阴之正,别跗上,上至毛际,合于少阳,与别俱行②,此为二合。

《灵枢·经别》

循行见图1-25。

【注释】

①"颐颔":指颏之下,结喉之上的部位。

②"与别俱行":指与阳经经别向上偕行。

【直译】 足少阳胆经的正经,上行绕大腿入于阴毛中,与足厥阴肝经相合。其别行的一脉,入于季肋之间,沿着胸里,入属于胆本腑,散行上至肝脏,通过心部,上行挟咽喉的两旁,出于腮部与下巴的中间,散布于面部,系于目系,与足少阳本经会合于眼外角处。足厥阴肝经的正经,自足背上别行,上至阴毛中,与足少阳胆经相合,与胆经的正经偕行。这就是足少阳与足厥阴表里阴阳相配的第二合。

【原文】 足阳明之正,上至髀[1]入于腹里,属胃,散之脾,上通于心,上循咽,出于口,上頞䪼①,还系目系,合于阳明也。

足太阴之正,上至髀①,合于阳明,与别俱行,上结[2]于咽,贯舌中[3],此为三

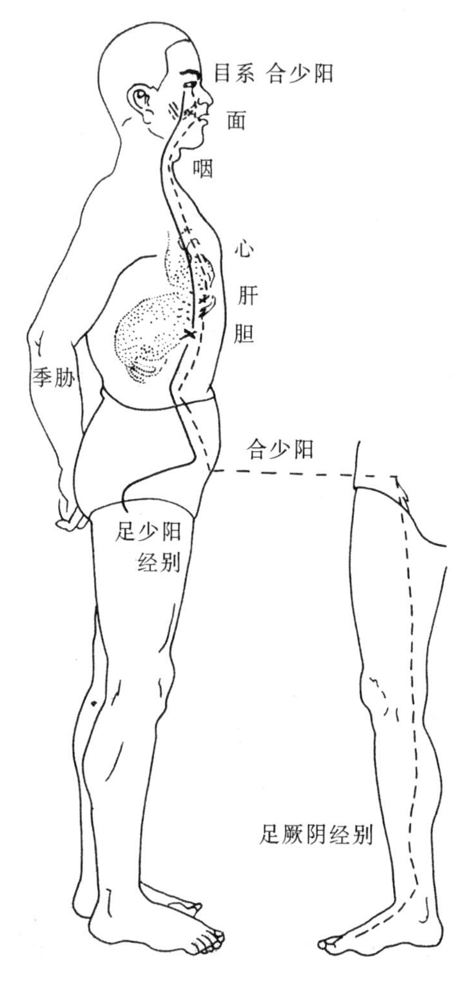

图 1－25　足少阳、足厥阴经别线路图

合也。

《灵枢·经别》

循行见图 1－26。

【校勘】

[1]"上至髀":《甲乙》卷二第一下此上有"则别"二字。"髀":指髋下臀外的部位,一说是髀关穴处。

[2]"结":《太素》卷九《经脉正别》作"络"。

[3]"中":《太素》卷九《经脉正别》作"本"。

【注释】

①"颇顺":"颇"(ē 扼),两眉之间,鼻之凹陷处,即鼻根。"顺"(zhuō 拙),即目眶之下部。

【直译】　足阳明胃经的正经,上行至髀部,进入腹里,属于胃本腑。散行至

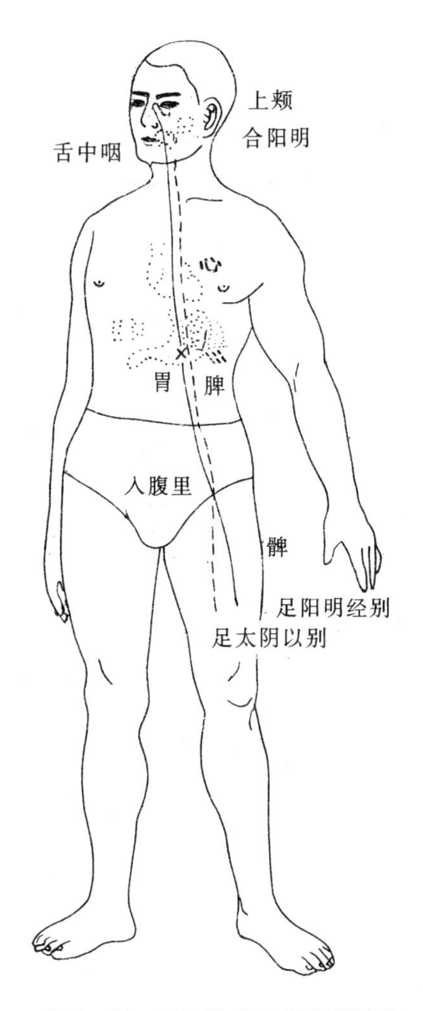

图 1-26 足阳明、足太阴经别路图

脾脏，上通于心，沿咽部出于口，上行鼻头鼻梁，还绕目系，合于足阳明胃经脉。足太阴经的正经，上行至髀部，合于足阳明胃经，与足阳明别行的正经向上偕行，上络于咽部，贯串于舌根。这就是足阳明和足太阴表里阴阳配合的第三合。

【原文】 手太阳之正，指地①，别于肩解，入腋走心，系小肠也。

手少阴之正，别于渊腋②两筋之间，属于心，上走喉咙，出于面，合目内眦，此为四合也。

《灵枢·经别》

循行见图 1-27。

【注释】

①“指地”：《太素》卷九《经脉正别》注，“地，下也，手太阳正，从手至肩，下行走心，系小肠，为指地也。”《类经》七卷第三注：“指地者，地属阴，居天之内，手太阳内

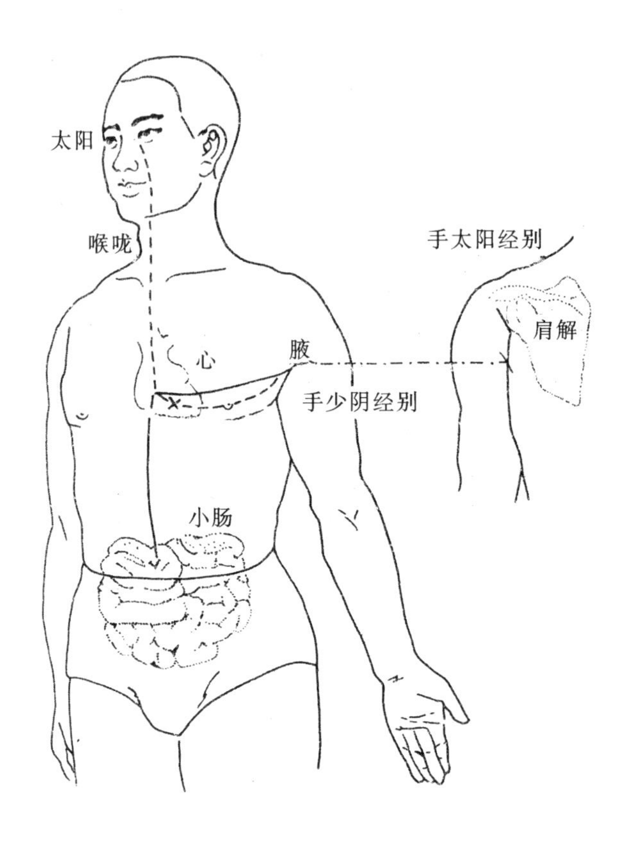

图 1－27　手厥阴、手少阳经别线路图

行之脉，别于肩解。入腋走心，系于小肠，皆自上而下，自外而内，故曰指地。”

②“渊腋”：穴位名，在腋下三寸处。

【直译】 足太阳膀胱经的正经，别行入于膝腘窝中，其中有一道至尻下五寸处，别行上入肛门，内行腹中，属于膀胱本腑，再散行至肾脏，沿脊内上行，当心脏的部位入内而散；其直行的，从脊上出于项部，再入属于足太阳本经经脉。这就是足太阳本经之外别行的一经。足少阴肾经的正经，行到膝腘窝中，别行与足太阳经相会合，上行至肾脏，当十四椎处，外出属于带脉；其直行的经脉，系于舌根，又出于项部，与足太阳膀胱经相合。这是足太阳与足少阴表里阴阳相配的第一合。但这一合并不是经脉的旁通交会，而是正经自相出入离合，成为阴阳相成的循环道路。

【原文】 手少阳之正，指天①，别于巅，入缺盆，下走三焦，散于心中也。

手心主之正，别下渊腋三寸，入胸中，别属三焦，出[1]循喉咙，出耳后，合少阳完谷之下，此为五合也。

《灵枢·经别》

循行见图 1－28。

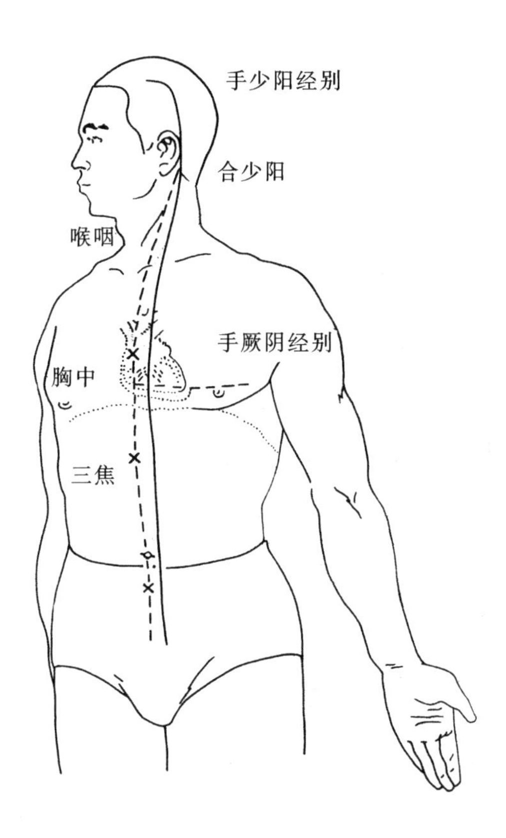

图 1－28　手厥阴、手少阳经别线路图

【校勘】

[1]“出”:《太素》卷九《经脉正别》作“上”。

【注释】

①“指天”:《类经》七卷第三注,“指天者,天属阳,运于地之外。手少阳这正,上别于巅,入缺盆,下走三焦,散于胸中,包罗脏腑之外,故曰指天。”

【直译】　手少阳三焦经的正经,是自上而下的,从头顶而下,入于缺盆,下走三焦本腑,散行于胸中。手厥阴心包络经的正经,别行于渊腋下三寸处,入于胸中,别走属于三焦,上沿喉咙,出于耳后,与手少阳三焦会合于完骨之下。这是手少阳和手厥阴表里阴阳相配的第五合。

【原文】　手阳明之正,从手循[1]膺乳,别[2]于肩髃,入柱骨,下走大肠,属于肺,上循喉咙,出缺盆,合于阳明也。

手太阴之正,别入渊腋少阴之前,入走肺,散之大肠[3],上出缺盆,循喉咙,复合阳明,此为[4]六合也。

《灵枢·经别》

循行见图 1-29。

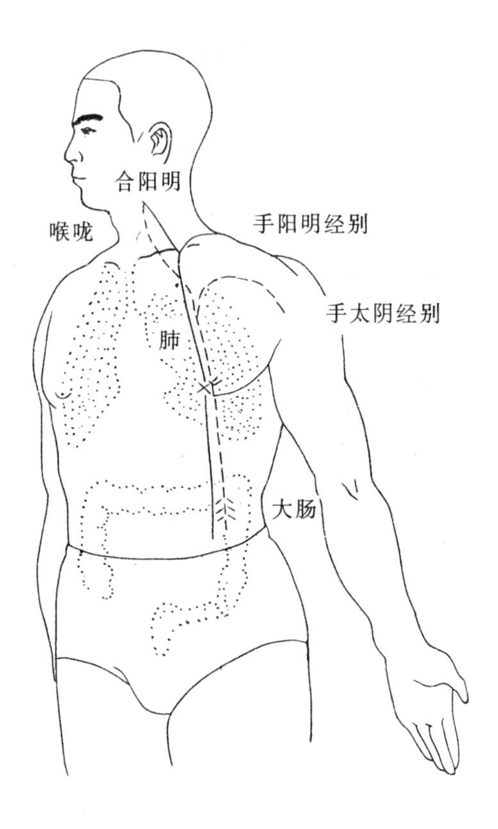

图 1-29 手太阳、手阳明经别循行图

【校勘】

[1]"从手循":《太素》卷九《经脉正别》作一"至"字。

[2]"别":《太素》卷九《经脉正别》此后有"上"字。

[3]"大肠":原作"太阳",据《太素》卷九《经脉正别》改。

[4]"为":原无,据《甲乙》卷二第一下及《太素》卷九《经脉正别》补,与以上诸条合。

【直译】 手阳明大肠经的正经,从手上行沿侧胸乳部之间,别行出于肩髃穴处,入于柱骨,下走至大肠本腑,上属于肺脏,再向上沿喉咙,入于缺盆,与手阳明经相合。手太阴肺经的正经,别行入于渊腋穴手少阴经的前方,入走肺脏,散行至于大肠,上出于缺盆,沿喉咙,再与手阳明大肠经相合。这是手阳明与手太阴表里阴阳相配的第六合。

【按语】 十二经别是十二经脉除去构成整体循环通路以外,另行深入体腔的分支,但又与十二正经不同,故称"别行之正经",简称"经别"。

十二经别有四大特点。

其一，离合出入。指阳经经别从本经脉分出后，深入循行体内，最后又归于本经；阴经经别从本经脉分出后，深入循行体内，最后归于其相表里的阳经。这样，经别的循行路线便与经脉有显著的不同，如足三阳经脉都是从头到足，而足三阳经别则恰恰相反。

其二，六合。经别的循行是阳经与阴经按脏腑的表里关系结成六对配偶偕行，根据原文，归纳如下（表1－6）。

表1－6　六合的内容

六合：
- 足太阳与足少阴下合于腘，上合于项
- 足少阳与足厥阴合于毛际
- 足阳明与足太阴合于髀
- 手太阳与手少阴合于目内眦
- 手少阴与手厥合于完骨之下
- 手阳明与手太阴合于喉咙

其三，无病候记载。因为经别是本经脉所别出，是“别行之正经”，大部分病候已包括于经脉病候之内。

其四，补充了经脉循行之不及。如《灵枢·经脉》在膀胱经疾病中提到了“痔”，但足太阳膀胱经脉并未到达肛门，足太阳膀胱经别才是“下尻五寸，别入于肛”，因此，承山穴能治疗痔疮。

十二经别既有如上特点，其脉气分布范围又广，所以就构成了经络系统中的另一个组成部分，它的作用是加强了十二经脉的表里属络关系，突出了头面部经脉的重要性，使十二经脉的分布和联系的部位趋于周密。

深入地研究经别的循行，对于我们更全面地认识经络系统，及其分布、联系和指导针灸临床，均具有重要意义。

五、十二经筋

十二经筋是附属于十二经脉的筋膜系统，本部分所集各段经文论述了十二筋循行的路线和特点。

【原文】　足太阳之筋，起于足[1]小指[2]上，结于踝，邪[3]上结于膝，其下[4]循足外侧[5]，结于踵，上循跟，结于腘；其别者①，结于腨[6]外，上腘中内廉，与[7]腘中并上结于臀，上挟脊，上项；其支者，别入结于舌本；其直者，结于枕骨，上头下颜，结于鼻；其支者，为目上网[8]，下结于烦[9]；其[10]支者，从腋后外廉，结于肩髃；其支者，入腋下，上出缺盆，上结于完骨；其[10]支者，出缺盆，邪上出[11]于烦。

《灵枢·经筋》

循行见图1－30。

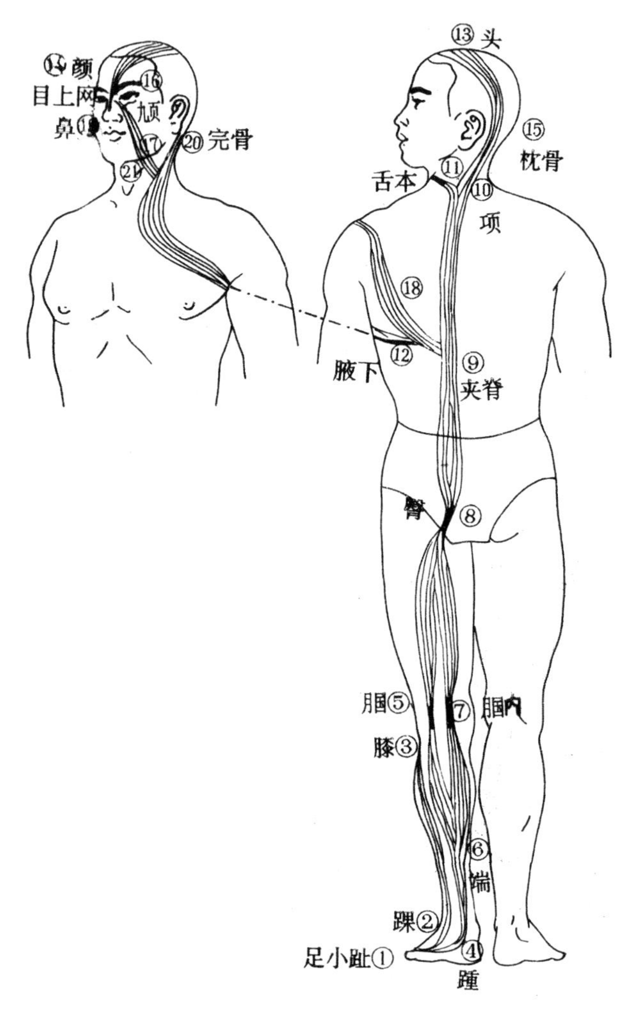

图 1－30 足太阳经筋分布图

【校勘】

[1]"足":《太素》卷十三《经筋》无。此字与本部各条之例不合,故应删除。

[2]"指":《太素》卷十三《经筋》此下有"之"字,似是。

[3]"邪":《甲乙》卷二第六及《圣济总录》卷一九一并作"斜",下同。

[4]"下":《太素》卷十三《经筋》及《甲乙》卷二第六此下均有"者"字,似应据补。

[5]"侧":原作"踝",据胡本改,与《太素》卷十三《经筋》《甲乙》卷二第六合。

[6]"腨":原作"踹",据《太素》卷十三《经筋》《甲乙》卷二第六、《圣济总录》卷一九一及《普济方》卷四百一十二改。

[7]"与":《普济方》卷四百一十二作"于"。

[8]"网":《太素》卷十三《经筋》《甲乙》卷二第六及《圣济总录》卷一九一并作

“纲”。

[9]“烦”:《太素》卷十三《经筋》《甲乙》卷二第六并作“鼽”,下同。

[10]“其”:《甲乙》卷二第六及《太素》卷十三《经筋》此下有“下”字。

[11]“出”:《甲乙》卷二第六作“入”。

【注释】

①“其别者”:张景岳谓,“别为柔软短筋”,下同。

【直译】 足太阳膀胱经的筋,起于足小趾,上行结聚于足外踝,再斜行向上结聚于膝部。它在足蹠下行的那支,沿足外踝的外侧,结聚于踵部,上沿足跟,结聚于腘窝部。它别行的另一支,结聚于腿肚外侧,上行入于膝腘窝的内侧,与前在腘中的筋并行,上行结于臀部,再上行挟脊骨两旁而上至于项。由此分出的支筋,别行入内而结聚于舌根。它直行的那支,上结于枕骨,上行头顶,下至眉上,结聚于鼻的两旁。从鼻分出的支筋,绕目上睫而下行,结聚于颧骨部。它的又一支筋,从腋后外缘,上行结聚于肩髃穴处。由此处分出的支筋,入于腋下,上行而出于缺盆,再上行结聚于耳后的完骨部。再有一支筋,从缺盆别出,斜上出于颧骨部。

【原文】 足少阳之筋,起于小指次指[1],上循外踝,上循胫外廉,结于膝外廉;其支者,别起[2]外辅骨,上走髀,前者结于伏兔之上,后者结于尻;其直者,上乘眇[3],季胁,上走腋前廉,系[4]于膺乳,结于缺盆;直者[5],上出腋,贯缺盆,出太阳之前,循耳后,上额角,交巅上,下走颔,上结于烦;支[6]者,结于目[7]眦为外维①。

《灵枢·经筋》

循行见图1-31。

【校勘】

[1]“次指”:《太素》卷十三《经筋》《甲乙》卷二第六及《千金》卷十一第一此下并有“之上”二字,似是。

[2]“别起”:《太素》卷十三《经筋》作“起于”,《甲乙》卷二第六及《千金》卷十第一此下有“于”字。

[3]“乘眇”:《太素》卷十三《经筋》及《千金》卷十一第一作“眇乘”。

[4]“系”:《千金》卷十一第一作“侠”。

[5]“直者”:《太素》卷十三《经筋》及《甲乙》卷二第六此下并有“其”字,似应据补,以与前后句法一致。

[6]“支”:《太素》卷十三《经筋》此上并有“其”字。

[7]“目”:《太素》卷十三《经筋》此下有“外”字。

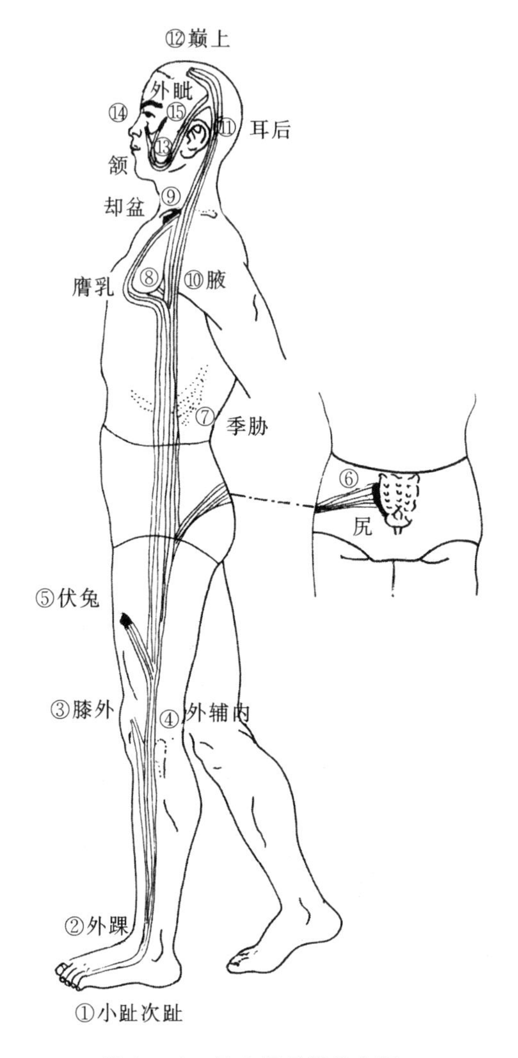

图 1-31　足少阳经筋分布图

【注释】

①"外维":指维系于目外眦之筋。

【直译】　足少阳胆经的筋,起于足第四趾端,上行结聚于外踝,下沿胫骨外侧,结聚于膝部外侧的阳陵泉穴。其从外踝分出的支筋,别走外辅骨,上走髀部,前支结聚于伏兔处,后支结聚于尻部。其直行之筋,向上行至胁下空软处,再上走至腋部的前缘,横过胸乳,结聚于缺盆。又一直行之筋,上出于腋部,贯入缺盆,出足太阳经筋之前,沿着耳后,上至额角,会于头顶,再下行至下巴,上结于颧骨部。由此处分出的支筋,结聚于眼外角,为眼的外维。

【原文】　足阳明之筋,起于中三指[①],结于跗上,邪外上加于辅骨,上结于膝外廉,直上结于髀枢,上循胁,属脊;其直者,上循骭结于膝;其支者,结于外辅骨,合少阳；其直者，上循伏兔，上结于髀，聚于阴器，上腹而布，至缺贫而结，上颈，上挟口，合于烦，下结于鼻，上合于太阳，太阳为目上网[1]，阳明为目下网[2]；其支者，从颊结于耳前。

《灵枢·经筋》

循行见图1-32。

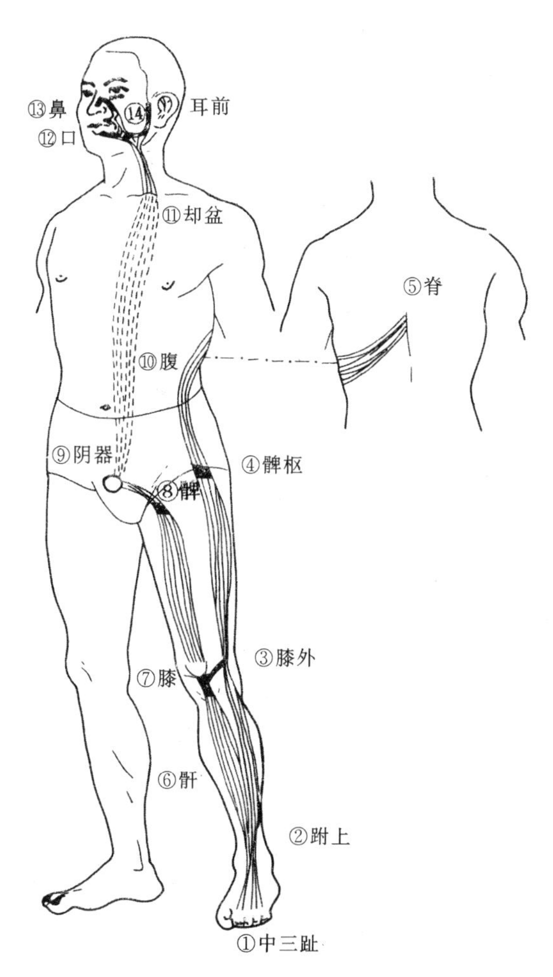

图1-32　足阳明经筋分布图

【校勘】

[1]“网”：《太素》卷十三《经筋》及《甲乙》卷二第六并作“纲”。

【注释】

①“中三指”：《灵枢经校释》谓，“指足次趾，中趾而言，而以次趾为主，连及中趾。”

【直译】　足阳明胃经之筋，起于足次趾外侧。结聚于足背，斜行外侧上方而至辅骨，向上结聚于膝外侧，直上结聚于髀枢部，上沿胁部，连属于脊柱。其直行之筋，从足背上行沿胫骨，结聚于膝。由此分出的支筋，结聚于外辅骨，与足少阳之筋相合。其直行的筋，上沿伏兔，再向上结于髀部，会聚于阴器，再向上行至腹部而散布，至缺盆而重新结聚，再上行通过颈部，挟口两旁，合手颧骨，下结于鼻，上合于足太阳之筋。足太阳是上眼胞的纲维，足阳明是下眼胞的纲维。从颧骨分出的支筋，通过颊部，结聚于耳的前方。

【原文】 足太阴之筋，起于大指之端内侧，上结于内踝；其直者，上结[1]于膝内辅骨，上循阴股，结于髀，聚于阴器，上腹，结于脐，循腹里，结于胁[2]，散于胸中；其内者；著于脊。

《灵枢·经筋》

循行见图1－33。

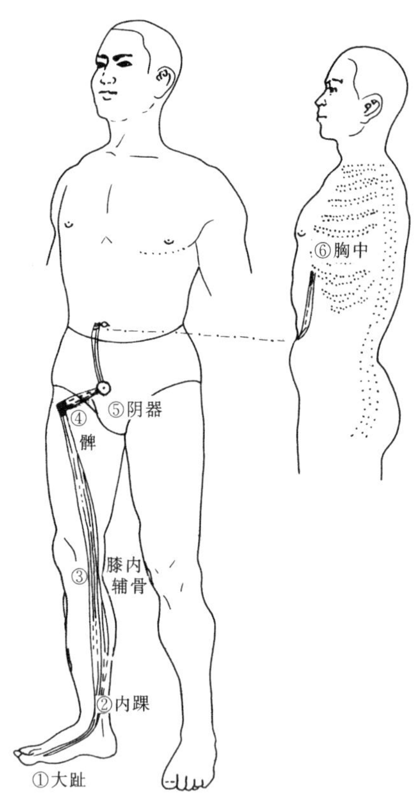

图1－33 足太阴经筋分布图

【校勘】

[1]“上结”：原作“络”，以本经文例言，凡在经脉多称“结”，在经筋多称“结”，故据《太素》卷十三《经筋》、《千金》卷十五上第一及《圣济总录》卷一九一改。

[2]“胁”：原作“肋”，据《太素》卷十三《经筋》《甲乙》卷二第六、《千金》卷十五

上第一及《圣济总录》卷一九一改。

【直译】 足太阴脾经之筋，起于足大趾之端的内侧，上行结聚于内踝。其直行的，上结于膝内辅骨，再向上沿大腿内侧，结聚于髀部，会聚于阴器，又上行至腹部，结于脐中，再沿腹内上行，结于胁部，散布于胸中。其行于内的筋，由阴器上行而附着于脊柱。

【原文】 足少阴之筋，起于小指之下[1]，并足[2]太阴之筋，邪走[3]内踝之下，结于踵，与[4]太阳之筋合而上结于内辅之下，并太阴之筋而上循阴股，结于阴器循，循脊内挟膂，上至项，结于枕骨，与足[5]太阳之筋合。

《灵枢·经筋》

循行见图1-34。

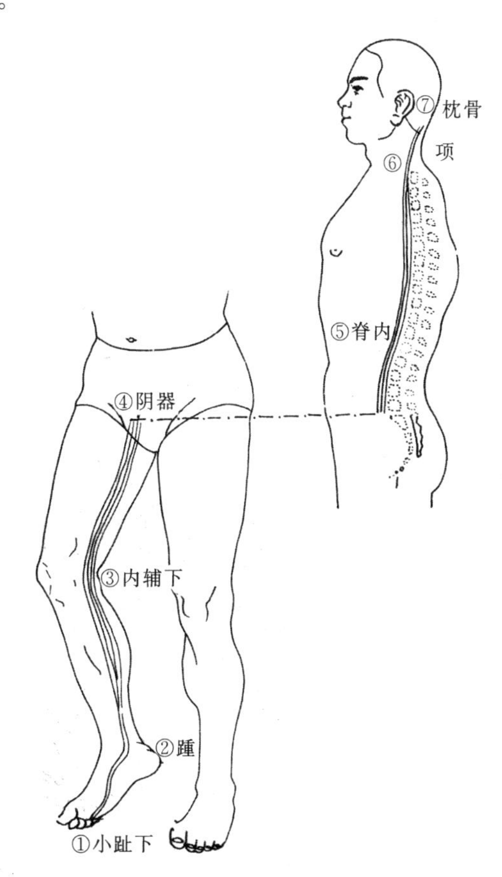

图1-34 足少阴经筋分布图

【校勘】

[1]“之下”：《甲乙》卷二第六及《千金》卷十九第一此下有“入足心”三字。

[2]“足”：《太素》卷十三《经筋》《千金》卷十九第一及《经济总录》第一九一无，似是。

[3]“邪走”:《甲乙》卷二第六及《千金》卷十九第一此上有“而”字。

[4]“与”:《甲乙》卷二第六此上有“则”字。

[5]“足”:《千金》卷十九第一无,似是。

【直译】 足少阴肾经之筋,起于足小趾的下面,与足太阴经之筋相合,斜从上至内踝的下方,结聚于足跟,与足太阳经之筋相合,上行结于内辅骨的下面,与足太阴经之筋相合,沿大腿内侧上行,结于阴器,又沿脊内,夹脊柱骨,上行至项部,结聚于枕骨,与足太阳经之经相合。

【原文】 足厥阴之筋,起于大指之上,上[1]结于内踝之前,上循胫,上结[2]内辅之下,上循阴股,结于阴器,络[3]诸筋[4]。

《灵枢·经筋》

循行见图1-35。

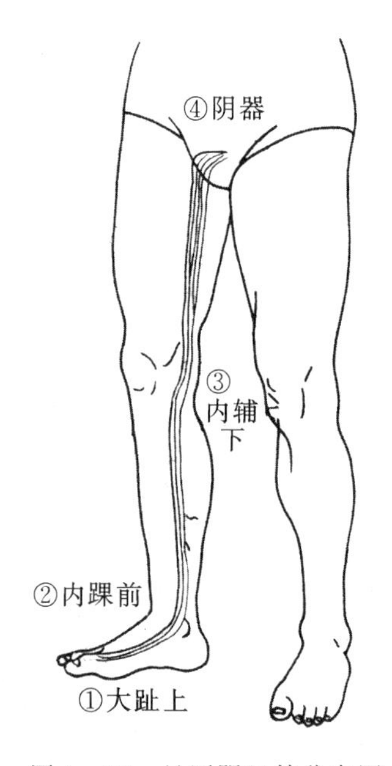

图1-35 足厥阴经筋分布图

【校勘】

[1]“上”:《甲乙》卷二第六无。

[2]“上结”:《太素》卷十三《经筋》此下有“于”字。

[3]“络”:《太素》卷十三《经筋》及《千金》卷十一第一此上并有“结”字。

[4]“筋”:《甲乙》卷二第六作“经”。

【直译】 足厥阴肝经之筋,起于足大趾之上,上行结于内踝之前的中封穴,上沿胫骨,再上结于膝内辅骨的下方,又沿大腿内侧上行,结于阴器,在此与其他经筋相联络。

【原文】 手太阳之筋，起于小指之上，结[1]于腕，上循臂内廉，结于肘内锐骨之后，弹之应[2]小指之上，入[3]结于腋下；其支者，后走腋后廉[4]，上绕肩胛[5]，循颈出足[6]太阳之筋[7]前，结于耳后完骨；其支者，入耳中；直者[8]出耳上，下结于颔[9]，上属目外眦。

《灵枢·经筋》

循行见图1-36。

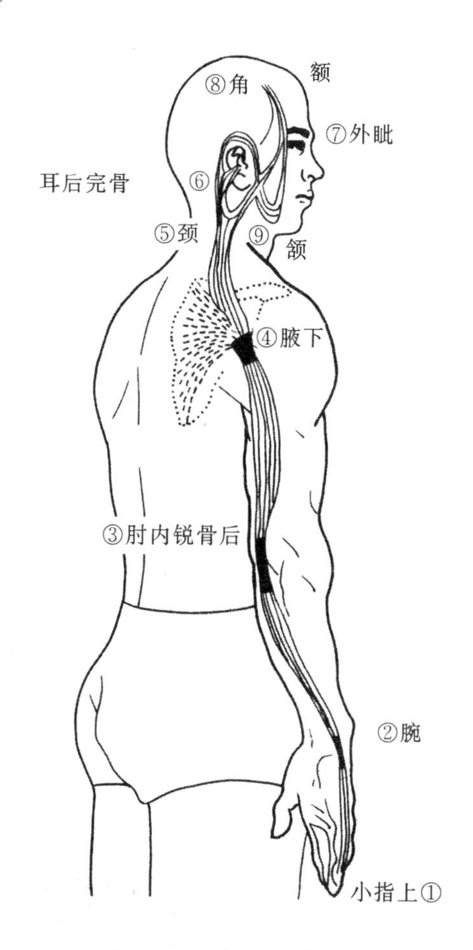

图1-36 手太阳经筋分布图

【校勘】

[1]“结”:《太素》卷十三《经筋》此上有“上”字。

[2]“应”:《太素》卷十三《经筋》此下有“于”字。

[3]“入”:《太素》卷十三《经筋》此上有“上”字。

[4]“后走腋后廉”:《甲乙》卷二第六作“从腋走后廉”。顾氏《校记》云:“‘走’上‘后’字误，当依《圣济总录》作‘别’”。

[5]“上绕肩胛”:《甲乙》卷二第六“绕”下有“臑外廉”三字,“肩”上有“上”字。《甲乙》卷二第六及《千金》卷十三第一“胛”并作“甲”。

[6]“足”:原作“走”,据《甲乙》卷二第六、《太素》卷十三《经筋》及《千金》卷十三第一改。

[7]“筋”:原脱,据《甲乙》卷二第六、《太素》卷十三《经筋》及《千金》卷十三第一补。

[8]“直者”:《太素》卷十三《经筋》“直”上有“其”字,《千金》卷十三第一及《普济方》卷四百一十二“直”下无“者”字。

[9]“颔”:日抄本作“颌”。

【直译】 手太阳小肠经之筋,起于手小指上端,结于手腕部,上沿臂内缘,结于肘内高骨的后面,以手指弹之,会有酸麻感反应到小指上,再上行入结于腋下。其分出的支筋,向后从腋的后侧上行围绕肩胛,沿颈部出于足太阳经筋之前,结于耳后完骨。由此分出的支筋,入于耳中。其直行的筋,出于耳上,下行结于颔部,又上行属于眼外角。

【原文】 手少阳之筋,起于小指次指之端,结于腕,上[1]循臂结于肘,上绕臑外廉,上肩走颈,合手太阳;其支者,当曲颊入系舌本;其支者,上曲牙[2]①,循耳前,属目外眦,上乘颔[3]结于角。 《灵枢·经筋》

循行见图1-37。

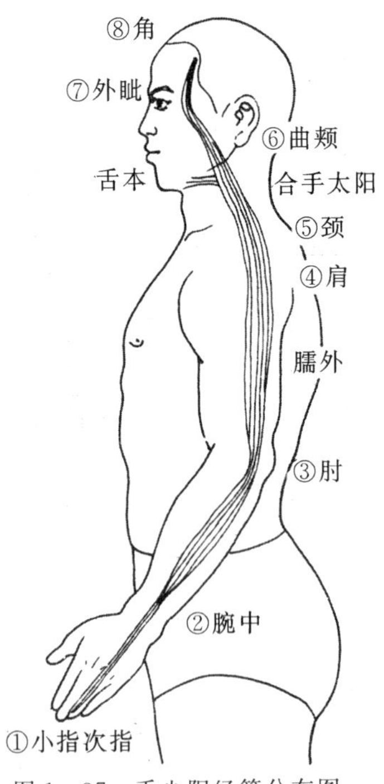

图1-37 手少阳经筋分布图

【校勘】

[1]“上”:原作“中”,据胡本改,与《甲乙》卷二第六、《太素》卷十三《经筋》及《圣济总录》合。

[2]“牙”:《太素》卷十三《经筋》作“耳”。

[3]“颔”:《太素》卷十三《经筋》作“颌”。

【注释】

①“曲牙”:在下颌角上方,颊车穴处。

【直译】 手少阳三焦经之筋,起于无名指之端,结于腕部,向上沿臂结于肘部,又绕臑部的外侧上行,经肩至颈,合于手太阳小肠经之筋。从颈部分出的支筋,当曲颊部深入,系于舌根。由曲颊分出的支筋,上走曲牙处,沿耳前,连属于眼外角,向上经过额部而结于额角。

【原文】 手阳明之筋,起于大指次指之端,结于腕,上循臂,上结于肘外,上[1]臑,结于髃;其支者,绕肩胛,挟脊;直者[2],从肩髃上颈;其支者,上颊,结于頄;直者,上出手太阳之前,上左角,络头,下右颔。 《灵枢·经筋》

循行见图1-38。

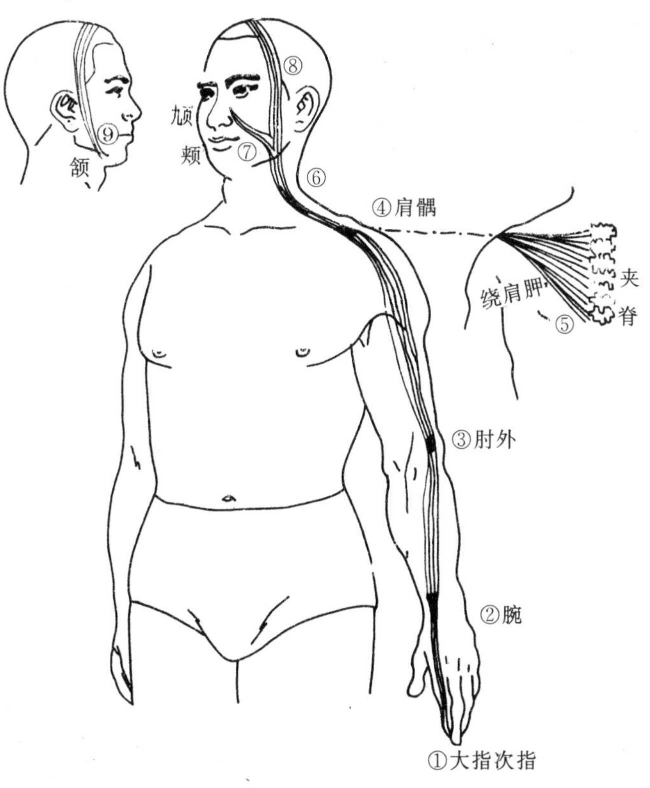

图1-38 手阳明经筋分布图

【校勘】

[1]"上":《甲乙》卷二第六此下有"绕"字

[2]"直者":《甲乙》卷二第六此上有"其"字。

【直译】 手阳明大肠经之筋,起于食指之端,结于腕部,沿臂上行,结于肘部,又上行臑部而结于肩髃;由此分出的支筋,绕过肩胛,挟脊柱两侧。其直行之筋,从肩髃上行至颈部。从颈部分出的支筋,上行颊部,而结于颧骨部。其直行之筋,上行出于手太阳经筋的前方,再上行至左额角,络于头部,下行到右颌。

【原文】 手太阴之筋,起于大指之上,循指上行,结于鱼[1]后,行寸口外侧,上循臂,结[2]肘中,上臑内廉,入腋下,出缺盆,结肩前髃[3],上结缺盆,下结胸里,散贯贲,合贲下[4],抵季胁。 《灵枢·经筋》

循行见图1-39。

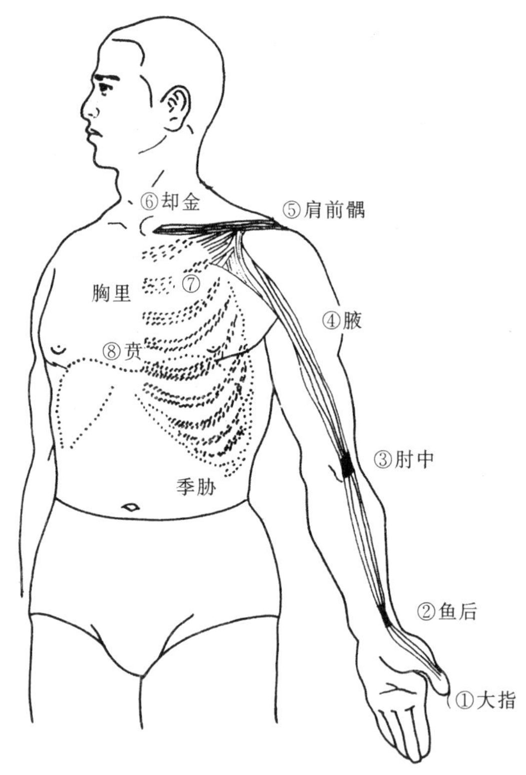

图1-39 手太阴经筋分布图

【校勘】

[1]"鱼":《甲乙》卷二第六此下有"际"字,《圣济总录》卷一九一此下有"际之"二字。

[2]"结":《太素》卷十三《经筋》此下有"于"字。

[3]"前髃":《千金》卷十七第一作"髃前"。

[4]“合贲下”:《甲乙》卷二第六“贲”作“胁”字,《千金》卷十七第一无“合贲”二字,“下”字属上读。

【直译】 手太阴肺经之筋,起于手大指的上端,沿指向胸,结于鱼际之后,又从寸口外侧沿臂上行,结于肘中,上行臑部内侧,入于腋下,上出缺盆,结于肩髃前方,再上结于缺盆,下行络于胸中,分散贯穿贲门下面,下至软肋部。

【原文】 手心主之筋,起于中指,与太阴之筋并行,结于肘内廉,上臂阴,结腋下,下散前后挟胁;其支者,入腋[1]散胸中,结于贲[2]。

《灵枢·经筋》

循行见图1-40。

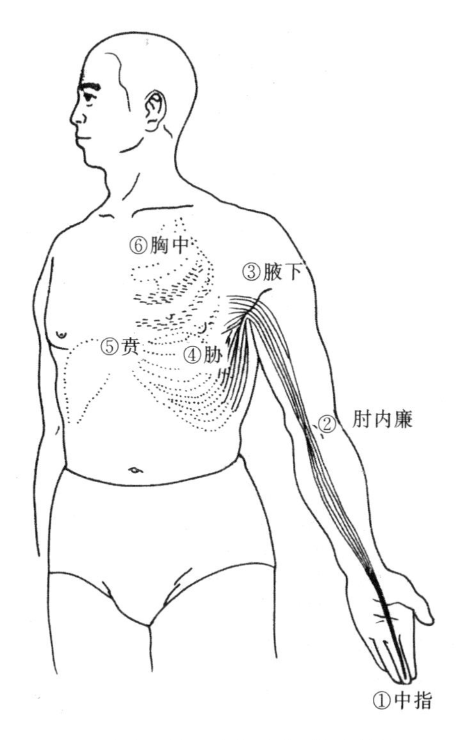

图1-40 手厥阴经筋分布图

【校勘】

[1]“腋”:《太素》卷十三《经筋》此下有“下”字似是。

[2]“贲”:原作“臂”,据《甲乙》卷二第六及《太素》卷十三《经筋》改。

【直译】 手厥阴心包络经之筋,起于中指,与手太阴肺经之筋并行,结于肘内侧,上行臂内侧,结于腋下,下行分散前后而夹胁肋。从胁下分出的支筋,入于腋下,散布于胸中,结于贲门。

【原文】 手少阴之筋,起于小指之内侧,结于锐骨,上结肘内廉,上入腋,交太阴,伏[1]乳里,结于胸中,循贲[2],下系于脐。

《灵枢·经筋》

循行见图 1－41。

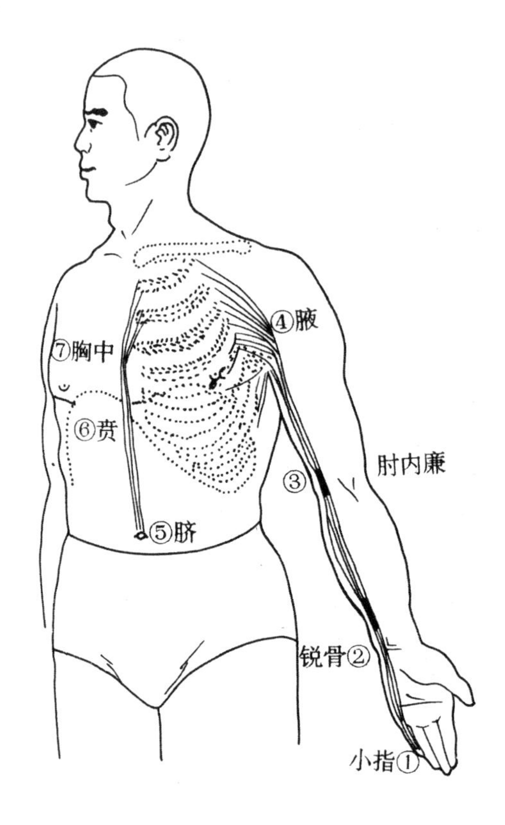

图 1－41　手少阴经筋分布图

【校勘】

[1]“伏”:原作“挟”,据《太素》卷十三《经筋》改。

[2]“贲”:原作“臂”,据《太素》卷十三《经筋》及《甲乙》卷二第六改。

【直译】 手少阴心经之筋,起于小指的内侧,结于锐骨,上行结于肘部内侧,再上行入于腋下,与手太阴肺经之筋交叉,伏行于乳里,结于胸中,沿着贲门,向下与脐部相连。

【按语】 十二经筋是十二经脉在体表的连属部分,它的命名、循行路线与分布大体上与十二经脉一致,只是它重于筋肉的结聚散络,故称“经筋”。

十二经筋的循行分布特点是,起于四肢末端,走向头身。如足三阳经筋起于足趾,循股外上行结于頄(面部);足三阴经筋起于足趾,循股内上行结于阴器(腹部);手三阳经筋起于手指,循臑外上行结于角(头部);手二阴经筋起于手指,循臑内上行结于贲(胸部)。

十二经筋的幅度较十二经脉的幅度要宽,只分布在四肢、躯干、胸腔,并不进入内脏。在循行中,多在关节与肌肉丰厚处“结聚散络”,突出了经络在体表的组织功能。如“结”指经筋在关节、肌肉部位的结合；“聚”指经筋在肌腱部位的聚拢；“散”指经筋在肌肉纹理部位的散布；“络”指经筋对四肢百骸的联络。湖北省慕莲氏的研究表明，十二经筋循行分布恰与体表肌肉肌腱与筋膜连续的纵行分布和循行相一致。从上述情况来看，经筋相似于肌腱系统，其证候也多为肌肉功能异常所致。当然其本质尚待进一步深入研究，才能予以肯定和证实。

六、十二皮部

本部分所集经文讲述了皮部理论的内容及其在临床上的应用。

【原文】 余闻皮有分部①，脉有经纪②……欲知皮部以经脉为纪③者，诸经皆然……。凡十二经络脉者，皮之部也。 《素问·皮部论》

循行见图 1-42。

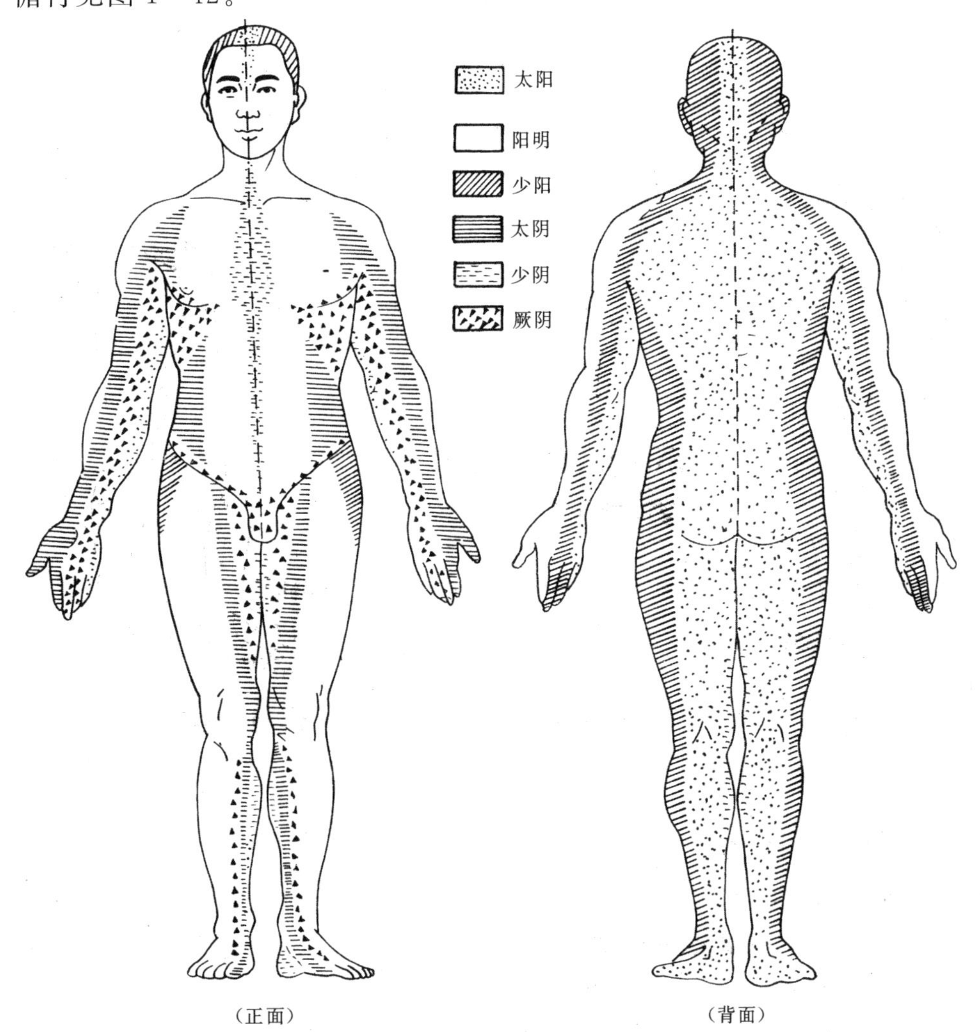

图 1-42 六经皮部分布图

【注释】

①“皮有分部”:《素问校释》谓,“指人体皮肤上有十二经脉分的部位。”

②“脉有经纪”:《素问校释》谓,“凡脉络直行者称为经,横行者称为纪。”张志聪:“言脉络有经之径,横之维也。”

③“经脉为纪”:《素问校释》谓,“皮肤上的分区,是以经脉循行的部位来划分的。”

【直译】 我听说人的皮肤有十二经分属部位,脉络的分布纵横有序……要知道皮肤的所属部位,他是以经脉循行部位为纲纪的,各经都是如此……以上所述这十二经之络脉的各个分部,也就是分属于皮肤的各个分部。

【原文】 皮者,脉之部也①,邪客于皮则腠理开,开则邪入客于络脉,络脉满则注于经脉,经脉满则入舍一腑脏也,故皮者有分部,不与[1]而生大病也。

《素问·皮部论》

【校勘】

[1]“与”:《甲乙》卷二第一下作“愈”。

【注释】

①“皮者,脉之部也”:《素问校释》谓,“皮肤是络脉分属的部位。”

【直译】 皮肤是络脉分属的部位。邪气侵入于皮肤则腠理开泄,腠理开泄则病邪侵入于络脉;络脉的邪气盛,则内注于经脉;经脉的邪气满盛则入舍于腑脏。所以说皮肤有十二经脉分属的部位,若见到病变而不预为治疗,泄气将内传于腑脏而生大病。

【原文】 阳明之阳,名曰害蜚①,上下同法②,视其部中有浮络③者,皆阳明之络也。

《素问·皮部论》

【注释】

①“害蜚”:王冰云,“蜚,生化也;害,杀气也。杀气行则生化耳,故曰害蜚。”吴昆云:“害,与阖同,所谓阳明为合是出。蜚,蠢动也,盖阳明者面也,面者午也,五月阳气蠢动,而一阴气上,与阳始争,是合其阳也,故曰害蜚。”张景岳云:“害,损也;蜚,古飞字……此云害蜚者,飞扬也,言阳盛而浮也。凡盛极者必损,故阳之盛也,在阳明;阳之损也,亦在阳明;是以阳明之阳名曰害蜚。”高士宗云:“阳明之阳行身之前,而主合,合则不开,有害于飞故名害蜚,蜚犹开也。”丹波元简云:“盖害,盍,合,古通用……。”《说文》曰:“合,门扇也,一曰闭也,蜚音扉,害蜚即是合扉,门扇之谓。”《离合真邪论》云:“阳明为合,又相通”。诸注以丹波为优。

②“上下同法”:张景岳云,“上者言手阳明大肠经也,下者言足阳明胃经也。

二经皆属阳明，故视察之法相同。”以下均是上指手经，下指足经，不另释。

③“浮络”：《素问校释》谓，“指浅在的络脉”。下同。

【直译】 阳明经的阳络，名叫“害蜚”，手、足阳明经脉的诊法是一样的，诊它上下分属部位所浮现的络脉，都是属于阳明的络脉。

【原文】 少阳之阳，名曰枢持[1]，上下同法，视其部中有浮络者，皆少阳之络也。

《素问·皮部论》

【注释】

①“枢持”：张景岳云，“枢，枢机也；持主持也；少阳居三阳表里之间，为枢之运，而持其出入之机，故曰枢持。”

【直译】 少阳经的阳络，名叫“枢持”，手、足少阳经的诊法是一样的，诊察它上下分属部位所浮现的络脉。

【原文】 太阳之阳，名曰关枢[1]，上下同法，视其部中有浮络者，皆太阳之络也。

《素问·皮部论》

【注释】

①“关枢”：吴昆谓“关，固卫也；少阳为枢，转布阳气，太阳则约束而固卫其转布之阳，故曰关枢。”即太阳可约束少阳的转枢出入之机。

【直译】 太阳经的阳络，名叫“关枢”，手、足太阳经的诊法是一样的，诊察它上下分属部位所浮现的络脉。

【原文】 少阴之阴，名曰枢儒[1]，上下同法，视其部中有浮络者，皆少阴之络也。

《素问·皮部论》

【注释】

①“枢儒”：诸注不一，儒，《说文》柔也。少阴位于太阴、厥阴之间，具有枢转阴阳之功，与“少阳为枢”之意同，故喻之曰“枢儒”。王冰：“顺也，少阴为三阴开合之枢，而阴柔顺，故名曰枢儒。”吴昆：“儒，当作臑，手少阴之脉，下循臑内后廉，足少阴之脉，上股内后廉，皆柔软肉胜之处，故曰臑，枢臑者，枢机运于臑内也。”高世栻注：“少阴之脉，从踹腘而上，注胸中而止，枢转神机，区别水火，故名曰枢儒，儒犹区也。”《甲乙》“儒”作“檽”。丹波元简从《甲乙》注云：“檽”音软，或作“楆”，又作“栭”。《尔雅》“栭”谓，即“栌”也。《疏》：“谓斗栱”也。《仓颉篇》云：“栌栱，柱上木也。柱上承斗之曲木也。少阴之脉，取名于枢上柱头之檽，故曰枢檽软。”

【直译】 少阴经的阴络，名叫“枢儒”，手、足少阴经的诊法是一样的，诊察它上下分属部位所浮现的络脉，都是属于少阴的络脉。

【原文】 心主之阴，名曰害肩①，上下同法，视其部中有浮络者，皆心主之络也。

《素问·皮部论》

【注释】

①“害肩”：诸注不一，兹兼录之。张景岳：“肩，任也，载也；阳主乎运，阴主乎载，阴盛之极，其气必伤。是阴之盛也在厥阴，阳之伤也亦在厥阴，故曰害肩。”马莳注：“肩者重也，万物从阴而沉，而此阴气有以杀之，故曰害肩。”吴昆云：“心主手厥阴也，其脉上抵腋下，故曰害肩。害阖同，气阖聚阴于肩腋之分，所谓厥阴为阖是也。”

【直译】 厥阴经的阴络，名叫“害肩”，手、足厥阴经的诊法是一样的，诊察它上下分属部位所浮现的络，都是属于厥阴的络脉。

【原文】 太阴之阴，旬曰关蛰①，上下同法，视其部中有浮络者，皆太阴之络也。

《素问·皮部论》

【注释】

①“关蛰”：张景岳谓，“关者固于外，蛰者伏于中，阴主藏而太阴卫之，故曰关蛰。”丹波元简：“盖蛰，是蛰之讹……蛰乃门中橛也。关蛰者，取义于门中橛，左右之扉合处欤。”以丹波之说为长。说明太阴有闭藏的作用，不使阴气外泄。

【直译】 太阴经的阴络，名叫“关蛰”，手、足太阴经的诊法是一样的，诊察它上下分属部位所浮现的络，都是属太阴的络脉。

【按语】 虽然经脉伏行于分肉之间，不在体表皮肤部分，但是由经脉别出的浮络却无处不到。皮毛部分和营养就是靠这些络脉来供给的。所以从生理上可以按不同经脉分出的络脉（浮络）分布区，将体表皮肤分成十二个区，此即十二皮部。它的具体部位，就相当于该经脉的体表分区。诚如《素问·皮部论》所说：“皮部以经脉为记，诸经皆然”。

皮部与络脉色泽变化，可以反映经络的活动及受邪情况与病情变化。同时可以根据皮部病变的部位“明部定经”以确定病在何经。皮部是对外界变化最敏感的部位，是抵御外邪的藩篱外卫，有调节和防卫作用。

经文中列举的“害蜚”“枢持”“害肩”“关蛰”“枢儒”“关枢”在历代医家注说不一，但是可以认为这是开合枢理论在十二皮部中的具体应用。

皮部理论在外科中常根据病痛发生的部位来确定致病之经脉，如腰疽属足少阴肾经等。同时还可以解释某些循经皮肤病与脏腑疾病之间的联系，至于梅花针、火罐、毛刺、半刺的治病机制，以及现代出现的“皮内针经络磁场疗法”等，都可以用皮部与经脉的关系来解释。当然对皮部理论的研究和应用尚有待进一步深化和提高。

第三节 经络的分部关系

一、根结

本部分所集各段经文，论述了三阴三阳经的经气，以四肢末端为“根”，头、胸、腹部为“结”。

【原文】 太阳根[1]①于至阴，结①于命门②。命门者，目也[2]。阳明根于厉兑，结于颡大[3]③，颡大者，钳耳也[4]。少阳根于窍阴，结于窗笼④，窗笼者，耳中也[5]。……太阴根于隐白，结于太仓⑤。少阴根于涌泉，结于廉泉⑥。厥阴根于大敦，结于玉英⑦，络[6]于膻中。

《灵枢·根结》

【校勘】

[1]“根”:《素问·阴阳离合论》“根”下有“起”字。下同，不另校。

[2]“命门者，目也”:《素问·阴阳离合论》及《太素》卷十《经脉根结》均无。

[3]“颡大”:《甲乙》卷二第五作“颃颡”。

[4]“颡大者，钳耳也”:《甲乙》卷二第五作“颃颡者钳大，钳大者耳也”。

[5]“窗笼者，耳中也”:《太素》卷十《经脉根结》无。

[6]“络”:《太素》卷十《经脉根结》作“终”。

【注释】

①“根、结”:马莳谓，“脉气所起为根，所归为结。”《灵枢经校释》:“根在下而结在上。”

②“命门”:指睛明穴。

③“颡大”:指头维穴。

④“窗笼”:指听宫穴。

⑤“太仓”:指中脘穴。《甲乙》:“中脘，一名太仓。”

⑥“廉泉”:指廉泉穴。

⑦“玉英”:指玉堂穴。《甲乙》:“玉堂，一名玉英。”

【直译】 足太阳膀胱经，起于足小趾外侧的至阴穴，归结于命门，即目内眦的睛明穴。足阳明胃经，起于足大趾侧次趾端的厉兑穴，归结于颡大，即钳耳，指额角部的头维穴。足少阳胆经，起于足小趾侧次趾之端的窍阴穴，归结于窗笼，即耳部的听宫穴。足太阴脾经起于足大趾内端的隐白穴，归结于上腹部的太仓。足少阴肾经，起于涌泉，归结于廉泉。

【按语】 《灵枢·根结》最早论述了根结理论，指出足六经的经气，根于下肢末端，分别联系头、胸、腹各部。根部到结部的方向，都是由下肢行向躯干，根均为五输穴的井穴，结均在头、胸、腹的一定部位，这说明了足六经的经气在从下肢末端走向头面胸腹的过程中，渐行渐深，渐行渐大，由此可见肘膝以下井、荥、输、经、合五输穴有出入流注等名称，也是基于根结理论而来的。根结理论在临床上有很重要的指导意义。如足少阳胆经的根穴窍阴配合谷治疗喉痹，足少阴肾经的根穴涌泉配大钟治疗咽中痛、不能进食等举例。如与《灵枢·卫气》篇中所载的十二经标本合并参阅，就可以进一步认识根结标本的作用了。现将足六经的根结列表如下，供参考（表1-7）。

表1-7 足六经根结表

经脉	根部	穴名	结部	穴名
太阳	足小趾	至阴	命门（目）	睛明
阳明	足次趾	厉兑	颡大（钳耳）	头维
少阳	足四趾	窍阴	窗笼（耳中）	听宫
太阴	足大趾内端	隐白	太仓（上腹）	中脘
少阴	足心	涌泉	廉宗（颈喉）	廉泉
厥阴	足大趾外端	大敦	玉英（胸）	玉堂

二、根、溜、注、入

本部分所集各段经文论述了足、手三阳经的根、溜、注、入的部位。

【原文】 足太阳根于至阴，溜[1]于京骨，注于昆仑，入于天柱、飞扬也。足少阳根于窍阴，溜于丘墟，注于阳辅，入于天容[2]、光明也。足阳明根于厉兑，溜于冲阳，注于下陵①，入于人迎、丰隆也。手太阳根于少泽，溜于阳谷，注于小海[3]，入于天窗[4]，支正也。手少阳根于关冲，溜于阳池，注于支沟，入于天牖、外关也。手阳明根于商阳，溜于合谷，注于阳溪，入于扶突、偏历也。此所谓[5]十二经[6]者②，盛络[7]③皆当取之。

《灵枢·根结》

【校勘】

[1]“溜”：《太素》《甲乙》均作“流”。

[2]“天容”：《甲乙》卷三第十二认为天容是“手少阳脉气所发”。马莳、张介

宾皆以为作“天冲”。而《外台秘要》(简称《外台》)、《铜人》及《十四经发挥》(简称《发挥》)等书乃谓天容为“足太阳脉气所发”。《太素》卷十《经脉根结》仍作“天容”。

[3]“小海”:原作“少海”,据《甲乙》卷三第二十九、《素问·气府论》王注改。

[4]“天窗”:《甲乙》校注云“天窗,疑误”。

[5]“谓”:《太素》卷十《经脉根结》此下有“根”字。

[6]“经”:《甲乙》卷二第五此下有“络”字。

[7]“盛络”:《甲乙》卷二第五作“络盛”,《太素》卷十《经脉根结》“络”下有“者”字。

【注释】

①“下陵”:即足三里穴。

②“此所谓十二经者”:手足三阳经左右共十二经。

③“盛络”:指经络中血气盛满。

【直译】 刺直阳之脉上三次,其部位在阳跷申脉穴上,足太阳郄中穴下五寸的承筋穴处,视其左右有络脉横居、血络盛满的,刺出其血。足太阳膀胱经起于至阴(井穴),流于京骨(原穴),注于昆仑(经穴),上入于颈部天柱穴,下入于足部的飞扬(络穴)。足少阳胆经起于窍阴(井穴),流于丘墟(原穴),注于阳辅(经穴),上入于颈部天容穴,下入于足胫部的光明穴(络穴)。足阳明胃经起于厉兑(井穴),流于冲阳(原穴),注于解溪(经穴),上入于颈部的人迎穴,下入于足胫部的丰隆穴(络穴)。手太阳小肠经起于少泽(井穴),流于阳谷(经穴),注于小海(合穴),上入于头部的天窗穴,下入于臂部的支正(络穴)。手少阳三焦经起于关冲(井穴),流于阳池(原穴),注于支沟(经穴),上入于头部天牖穴,下入于外关穴(络穴)。手阳明大肠经起于商阳(井穴),流于合谷(原穴),注于阳溪(经穴),上入于颈部扶突穴,下入于腕后上侧的偏历穴(络穴)。这就是十二经根、流、注、入的部位,凡充盛的脉络,都应当取而泻之。

【按语】 本段经文列举了手足三阳经根、流、注、入的穴位,经气出于“根”,相当于本输穴的“井”穴;流之于“溜”,相当于“原”穴;灌之于“注”,相当于“经”穴与“合”穴;进于“入”,相当于“络”穴和颈项部穴位。

从联系上看,十二经脉,首尾相贯,阴阳交接,“环周不休”。从各经脉气强弱起伏的变化来看也有其共同的规律,均符合“出井,流荥,注俞,行经,入合”的由弱渐强的变化过程,这同由“根”到“流”经脉之气由弱而强的变化是一致的。但阴阳表里交接过程中,脉气强弱变化又有差异。如手三阴经从胸走手,脉气渐弱;手三阳往从手走头,脉气又从弱到强;足三阳经从头走足,脉气由强到弱;足三阴经从足走腹，脉气又从弱变强。如此阴阳变替，强弱起伏，很有规律。掌握根的流注穴的部位及其脉气强弱起伏之规律，对于调节诸经脉气之盛衰时，正确用穴，合理组方等均有一定的指导价值。

三、标本

本部所集经文具体叙述了手足三阴、三阳经的标部，本部所在的部位及其气穴，同时叙述了标本上下虚实所出现的病证。

【原文】 足太阳之本，在跟以上五寸中，标在两络命门，命门者，目也。足少阳之本，在窍阴之间，标在窗笼之前，窗笼者，耳也[1]。足少阴之本，在内踝下上三寸中[2]，标在背腧[3]与舌下两脉也。足厥阴之本，在行间上五寸所，标在背腧也。足阳明之本，在厉兑，标在人迎颊挟颃颡[4]也。足太阴之本，在中封前上四寸之中，标在背腧与舌本也。

手太阳之本，在外踝之后，标在命门之上一寸[5]也。手少阳之本，在小指次指之间上二寸[6]，标在耳后上角下外眦也。手阳明之本，在肘骨中，上至别阳①，标在颜下合钳上[7]②也。手太阴之本，在寸口之中[8]，标在腋内动也[9]。手少阴之本，在锐骨之端，标在背腧也。手心主之本，在掌后两筋之间二寸中[10]，标在腋下三寸也。

凡候此者，下[11]虚则厥，下盛则热[12]，上虚则眩，上盛则热痛。

《灵枢·卫气》

【校勘】

[1]“耳也”：《千金》卷十第一作“耳前上下脉，以手按之动者是也”。本书根结篇“耳”下有“中”字。

[2]“上三寸中”：《太素》卷十《经脉标本》《千金》卷十九第一并做“二寸中”。

[3]“背腧”：《千金》卷十九第一无。

[4]“颊挟颃颡”：《太素》卷十《经脉标本》“颊”下有“下上”二字。《甲乙》卷二第四“颊挟”作“上颊”。

[5]“一寸”：《太素》卷十《经脉标本》《千金》卷十三第一并作“三寸”。《太素》杨注：“其末在目上三寸也”。仍以命门为目。

[6]“二寸”：《甲乙》卷二第四作“三寸”。

[7]“颜下合钳上”：《太素》卷十《经脉标本》“颜”作“颊”，“合”下有“于”字。

[8]“之中”：《千金》卷十七第一此后有“掌后两筋间二寸中”八字。

[9]“腋内动也”：《甲乙》卷二第四“腋”下有“下”字，“动”下有“脉”字。《千金》卷十三第一“内”作“下”。

[10]“二寸中”:《甲乙》卷二第四无。

[11]“下”:《甲乙》卷二第四此上有“主”字。

[12]“热”:《太素》卷十《经脉标本》此下“痛”字。

【注释】

①“别阳”:《太素》卷十《经脉标本》注,“手阳明脉起于大指次指之端,循指上廉至肘外廉骨中,上至背臑。背臑,手阳明络,名曰别阳”。

②“钳上”:《太素》卷十《经脉标本》注,“颊下一寸,人迎后,挟突上,名曰钳。钳,颈铁也,当此铁处,名为钳上”。

【直译】 足太阳经脉之本,在足跟以上五寸处,其标在左右两络命门的睛明穴。命门,指眼。足少阳经脉之本,在窍阴穴,其标在窗笼之前的听宫穴。窗笼,指耳。足少阴经脉之本,在足内踝上二寸处的交信穴,其标在背部肾俞穴及舌下两脉的廉泉穴。足厥阴经脉之本,在行间穴上五寸处的中封穴,其标在背部肝俞穴。足阳明经脉之本,在厉兑穴,其标在颊下夹喉颡处的人迎穴。足太阴经脉之本,在中封穴前方向上四寸处的三阴交穴,其标在背部脾俞穴及舌根处。

手太阳经脉之本,在手外踝之后的养老穴,其标在命门的睛明穴之上一寸处。手少阳经脉之本,在手小指次指之间向上二寸处,其标在耳后上角的角孙穴及下外眦的丝竹空穴。手阳明经脉之本,在肘骨之中的曲池穴,上至臂臑处;其标在额下,与夹耳两旁的头维穴会合。手太阴经脉之本,在寸口中的太渊穴,其标在腋下动脉天府穴。手少阴经脉之本,在掌后锐骨之端的神门穴,其标在背部的心腧穴。手心主经脉之本,在掌后腕上二寸两筋间的内关穴,其标在腋下三寸的天池穴。观察这十二经脉标本虚实的病变,凡本部阳虚的就会发生寒厥,凡本部阳盛的就会发生热厥,凡标部阴虚的就会发生眩晕,凡标部阴盛的就会发生热痛。

【按语】 关于经脉标本的问题,它与邪正标本之说、脏腑标本之说、本病与标病之说的含义完全不同,经脉的标本是从经脉循行的先后次序去论述的。手足三阴经、三阳经的本部都在四肢末端的穴位处,标部大都在躯干、头面部的穴位处。本部是经脉的起始处,标部是经脉的终止处,这是符合经脉标本含义的,从而说经脉循行都是起始于四肢而止于头面。

经脉标本理论说明人体上下是相互呼应的,这与根结理论是一致的,根本为源,标结为流,证候虚实表现为“下虚则厥,下盛则热,上虚则眩,上盛则热痛”,针灸治疗可采用上病取下、下病取上等法,尤其是四肢肘膝以下穴位,容易得气,针感较强,效果较好,不但能治疗局部疾病,而且能治疗头身与内脏疾病,可见经络标本根结是古医家长期临床实践的总结,应进一步研究与探讨。附十二经脉标本表如下(表 1-8)。

表 1-8 十二经标本一览表

经脉	本部	标部
足太阳	跟以上五寸中	命门(目)
足少阳	窍阴之间	窗笼(耳)之前
足阳明	厉兑	人迎,颊,挟颃颡
足少阴	内踝上三寸中	背腧与舌下两脉
足厥阴	行间上五寸所	背腧
足太阴	中封前上四寸之中	背腧与舌本
手太阳	外踝之后	命门之上一寸
手少阳	小指次指之间上二寸	耳后上角下外眦
手阳明	肘骨中上至别阳	颜下合钳上
手太阴	寸口之中	腋内动脉
手少阴	锐骨之端	背腧
手厥阴	掌后两筋之间二寸中	腋下三寸

四、气街

本部分所集经文具体叙述了胸腹头胫四个气街的部位,及胸腹胫三个气街的气穴所在。

【原文】 请言气街①,胸气有街,腹气有街,头气有街,胫气有街。故气在头者,止[1]之于脑。气在胸者[2],止之于膺与背腧。气在腹者,止之背腧[3]与冲脉于脐左右之动脉[4]者。气在胫者,止之于气街与承山,踝上以[5]下。

《灵枢·卫气》

【校勘】

[1]“止”:《甲乙》卷二第四作“上”。

[2]“气有胸者”:《甲乙》卷二第四作“在胸中者”。

[3]“气在腹者,止之背腧”:日抄本无此八字。《太素》卷十《经脉标本》《甲乙》卷二第四“止之”下,并有“于”字。

[4]“脉”:《太素》卷十《经脉标本》无。

[5]“以”:《太素》卷十《经脉标本》无。

【注释】

①“气街”:指经气所集散之处。

【直译】 让我再谈谈气街。胸气有它所行的街道,腹气有它所行的街道,头气有它所行的街道,胫气有它所行的街道。气在头部的,其气终止于脑的百会穴;气在胸部的,其气终止于胸前两膺与背部肺俞穴;气在腹部的,其气终止于背部的脾俞穴与冲脉,以及肚脐左右动脉的肓俞、天枢等穴;气在胫部的,其气终止于气冲穴与承山穴及足踝上下处。

【按语】 气街是经气流注集散的道路。头部气街是头面部经气出入之路，是指头面部与脑部的联系；胸部气街是胸背部经气出入之路径，具体指胸部与颈、背、上肢的联系；腹部气街是腹腰部经气所出，指腹部与腰部的联系；胫部气街是下肢经气所出入之地，是指下肢与下腹部的联系。

因为气街是经气流注集散之道路，所以在治疗时，四气街不但分别主治各自所在部位的病证，更重要的是四气街理论在论述穴位关系的特点是前后对立，这样就突破了在人体纵行用穴的范畴，俞募配穴法大概也是基于此理论。在某些主治功效上，气街划分与神经节段性支配规律基本一致，值得深入探讨。

从《内经》原意来看，气街是既区别于经脉，而又与经脉密切相关的经气之流注集散的另一通路，这就使经络系统的内部沟通和相互联系不但有纵向通路，而且有了“头、胸、腹、胫”的横向沟通，因而使经络的功能更趋完善。

五、四海

本部分所集经文叙述了四海的名称及其气血输注的穴位，并说明了其病证和针刺原则。

【原文】 胃者，水谷之海，其输上在气街[1]，下至[2]三里；冲脉者，为[3]十二经之海，其输上在于大杼，下出于巨虚之上下廉；膻中者，为气之海，其输上在于柱骨之上下[4]，前在于人迎；脑为髓之海，其输上在于其盖，下在风府。

《灵枢·海论》

【校勘】

[1]“街”：马注本、张注本并做“冲”。

[2]“至”：《本草纲目》(简称《纲目》)卷七引作“在”。

[3]“为”：《素问·痿论》《素问·骨空论》王注引并无。

[4]“下”：《针灸向对》卷上“下”字前无“之上”二字。

【直译】 胃是水谷之海，它的输注穴上在气冲穴，下在足三里穴。冲脉是十二经之海，即血海，它的输注穴上在大杼穴，下在上下巨虚穴。膻中是气海，它的输注穴上在颈椎上下的哑门穴和大椎穴，前在人迎穴。脑是髓海，它的输注穴上在脑盖骨顶的百会穴，下在风府穴。

【原文】 气海有余者，气满胸中，悗息面赤；气海不足[1]，则气少不足以言。血海有余，则常想其身大，怫然不知其所病；血海不足，则常想其身小，狭然等不知其所病。水谷之海有余，则腹满[2]；水谷之海不足，则饥不受谷食。髓海有余，则轻劲多力，自过其度；髓海不足，则脑转耳鸣，胫痠眩冒，目无所见，懈怠安卧。

……调之奈何？……审守其输，而调其虚实，无犯其害，顺者得复，逆者必败。

《灵枢·海论》

【校勘】

[1]“气海不足”：《甲乙》卷一第八无“气海”二字，以下“血海”“水谷之海”“髓海”同。

[2]“则腹满”：《甲乙》卷一第八“腹”下有“胀”字。《太素》卷五《四海合》“满”下有“胀”字。

【直译】 气海有余，邪气胜过真气，就会出现胸中气满，呼吸急促，面色赤红；气海不足，就会出现气短，无力说话。血海有余，就会经常自觉身形壅满硕大，郁闷不舒时不知有什么病；血海不足，也会经常想象身体变小，心情不好，也不知有什么病。水谷之海有余，就会腹部胀满；水谷之海不足，就会出现虽然饥饿也不想吃东西的症状。髓海有余，就会觉得身体轻劲有力，超过自身的极限；髓海不足，就会头昏似旋转，耳鸣，小腿发酸，眩晕，眼睛看不见东西，全身懈怠无力，嗜睡。……那么，怎样调治呢？……详尽掌握与四海相连的上下腧穴的作用来调理它们的虚实，不犯虚实的禁忌。能够顺应这个原则的，患者就可恢复健康；违背这个原则的，患者的身体状况就会每况愈下。

【按语】 古人认为大地被东、南、西、北四个海洋包围着，而“人与天地相应也”，故人体也应有四个类似海洋功能的部分，经过临床实践并取类比象，成为理论，就成为在《灵枢·海论》中所见到的四海。

胃为水谷之海，这是因为，一方面营卫气血的化生，有赖于胃贮纳水谷精微，另一方面只有水谷精微不断地供应营养，四肢百骸、五脏六腑才能维持正常的生命活动。

冲脉为十二经之海，是因为冲脉分布广泛，行身之前，行身之后，上至唇口，下到足趾，联络任、督、带脉，注于少阴，合于阳明，及于太阳等，为十二经精血所聚之经，渗灌溪谷，输注五脏六腑，故又称“血海”。

膻中为气海，这里的膻中系指胸中部位，为气的发源地，主一身之气，有“贯心脉而行呼吸”、布散水谷之精气充养周身的功能。

脑为髓海，是因为脑来源于先天之精，在后天之精的充养下发育成长。脑与全身骨髓直接相联系，“诸髓者，皆属于脑”，脑是精神活动的主宰。

四海概念在脏象、奇经八脉中都有论述，但在《灵枢·海论》篇中又有了引申，与腧穴学联系起来。如水谷之海，其上是气冲穴，其下是足三里穴；十二经之海，其上在大杼穴，其下在上巨虚穴和下巨虚穴；气海，其上是天柱穴，其下是人迎穴；髓海，其上是百会穴，其下是风府穴。

四海各有有余不足的病候，治疗时，必须根据病情，谨守与四海相通的上下俞穴，虚则补之，实则泻之，以免犯“虚虚实实”的错误。从目前来看，临床用此理论的穴位来调理四海的病变，已为针灸界所生疏。故仍有认真探讨的必要。

六、六经开、阖、枢

开、阖、枢是三阴三阳经脉之作用，三者之间不是各自为政，而是相互紧密联系，相互协调，机能互补。

【原文】 是故三阳的离合，太阳为开，阳明为阖，少阳为枢①。三阳经者，不得相失也，博而勿浮②，命曰一阳③。……是故三阴之离合也，太阴为开，厥阴为阖，少阴为枢④。三阴经者，不得相失也，博而勿沉，名曰一阴。

《素问·阴阳离合论》

【注释】

①“太阳为开，阳明为阖，少阳为枢”：太阳主表，阳明主里，少阳介于表里之间的意思。张景岳：“太阳为开，谓阳气发开外，为三阳之表也；阳明为阖，谓阳气蓄于内，三阳之里也；少阳为枢，谓阳气在表里之间，可出可入，如枢机也。”

②“博而勿浮”：博音团；博而勿浮，就是结合不散的意思。

③“一阳”：三阳之开、阖、枢。不是各自为政，而是相互密切联系，所以合起来讲，称为一阳。

④“太阴为开，厥阴为阖，少阴为枢”：太阴为开，以太阴为三阴之表；厥阴为阖，以厥阴为三阴之里；少阴为枢，以少阴为太厥、表里出入的户枢。

【直译】 三阳经的离合，分开来说太阳主表为开，阳明主里为阖，少阳介手表里之间为枢，但三者之间，不是各自为政，而是相互紧密的联系着，所以合起来讲称为一阳。三阳经的离合，分开来说，太阴为三阴之表为开，厥阴为三阴之里为阖，少阴位于表里之间为枢；但三者之间，也不是各自为政，而是相互协调，紧密联系着，所以合起来讲称为一阴。

【按语】 三阴三阳经的“开、阖、枢”是对人体经络生理功能、痛理特点及其相互关系的概括，说明经脉离合、互根、转化及脏腑经络气血升降出入传输的一个规律。数十年来，我们遵照《内经》旨意在六经开、阖、枢联私法的应用，创立了一种特殊的经络别通关系，临床应用能有效地治疗许多疾病，且取穴少而精，与我们了解的经络相联共同展示了一幅全新的经络调控图，为临床治疗选方、辨经取穴扩大了思路，并开辟了一条新的内源性途径。

第四节 经络的证候

一、十二经脉证候

本部分所集各段经文依次说明了十二经脉的是动病与所生病。

1.手太阴肺经

【原文】 是动则病① 肺胀满，膨膨而喘咳，缺盆中痛，甚则交两手而瞀②，此为臂厥③。是主肺所生病者①，咳，上气，喘[1]，烦心，胸满，臑臂内前廉痛厥[2]，掌中热。气盛有余，则肩背痛，风寒[3]汗出中风，小便数而欠。气虚则肩背痛、寒、少气不足以息，溺色变[4]。

《灵枢·经脉》

【校勘】：

[1]“喘”：原作“渴”，据《甲乙》卷二第一上、《千金》卷十七第一、《脉经》卷六第七、《图经》第一改。

[2]“厥”：《脉经》卷六第七、《千金》卷十七第一、《图经》卷一、《发挥》卷中并无。

[3]“肩背痛，风寒”：《脉经》卷六第七、《千金》卷十七第一作“肩背痛风”。高武曰：“寒字衍。”

[4]“溺色变”：《脉经》卷六第七、《十四经发挥》卷中此下有“卒遗矢无度”五字，《图经》卷一作“卒遗矢无度”，义长。

【注释】

①“是动则病”：张志聪谓，“夫是动者，病因于外；所生者，病因于内。”《难经》：“经言是动者，气也；所生病者，血也。邪在气，气为是动；邪在血，血为所生病。”张景岳谓：“动，言变也。变则变常面为病也。……凡在五脏，则各言脏所生病。凡在六腑，则或言气，或言血，或脉或筋，或骨或津液，其所生病各有所主。”《经络学》：“是动则病，指本经脉发生异常变化时出现的有关病证。所生病，指本经脉（腧穴）能主治所主方面所发生的病证。”

②“瞀”：指心胸闷乱，视物模糊。

③“臂厥”：是指前臂经脉所过处发生气血逆阻的症状。二是病名，臂气厥逆，两手交叉于胸部且视物不清。

【直译】 由本经脉气所发生的病变，肺部感觉胀满，气不宣畅，喘咳，缺盆里面疼痛，甚者病人就会交叉双手按着胸部，这叫臂厥。从本经所主之疾病来说，容易发生咳嗽，气上逆而喘，口渴，心烦，胸满，归臂部的内侧前缘作痛，手虽厥冷，而掌心发热。本经气盛有余，会出现肩背疼痛，如感冒风寒，为自汗出的中风症，小便次数多而尿量减少。如果气虚不足，也会出现肩背疼痛，怕冷，气短呼吸急促，小便变色。

【附】《帛书经脉》病候

一本：其病，心痛，心烦而噫。诸病此物者，皆炙臂泰阴脉。

二本：是动则病，心滂滂如痛，缺盆痛，甚则交两手而战，此为臂厥。是臂巨阴脉主治其所产病：胸痛，脘痛，心痛，四末痛，瘕，为五病。

2. 手阳明大肠经

【原文】 是动则病齿痛，颈肿。是主津[1]所生病者，目黄，口干，鼽衄，喉痹，肩前臑痛，大指次指痛不用。气[2]有余则当脉所过者热肿，虚则寒慄不复。

《灵枢·经脉》

【校勘】

[1]"津"：此下原有"液"字，因液为手太阳所主，故据《脉经》卷六第八、《太素》卷八首篇、《千金》卷十八第一及《图经》卷一删。

[2]"气"：《甲乙》卷二第一上、《脉经》卷六第八、《太素》卷八首篇及《千金》卷十八第一此下并有"盛"字。

【直译】 由本经脉气所发生的病变，会出现牙齿痛、颈部肿等症状。本经脉主津液所发生的病变，眼睛发黄、口中发干，鼻流清涕或出血，喉头肿痛，肩前与上臂作痛，食指疼痛而不能动。本经气盛有余的，在经脉所过处发热而肿；本经气虚而不足的，会出现发寒战栗，难以恢复温暖。

【附】《帛书经脉》病候

一本：其病，病齿痛，□□□□。诸病此物者，皆炙臂阳明脉。

二本：是动则病，齿痛，朏肿。是齿脉主治。其所产病：齿痛，朏肿，目黄，口干，臑痛，为五病。

3. 足阳明胃经

【原文】 是动则病：洒洒振寒，善伸[1]，数欠、颜黑、病至则[2]恶人与火，闻木声[3]则惕然而惊，心欲动[4]，独闭户塞[5]牖而处，甚则欲上[6]高而歌，弃衣而走，贲响腹胀，是为骭[7]厥①。是主血②所生病者，狂，疟[8]，温淫，汗出，鼽衄，口㖞[9]，唇胗，颈肿，喉痹，大腹水[10]肿，膝膑肿痛，循膺、乳、气街、股、伏兔。骭外廉、足跗上皆痛，中趾不用。气盛则身以前皆热，其有余于胃，则消谷善饥，溺色黄；气不足则身以前皆寒慄，胃中寒则胀满。

《灵枢·经脉》

【校勘】

[1]“伸”:原作“呻”,据《甲乙》卷二第一上、《千金》卷十六第一改。

[2]“则”:《脉经》卷六第六、《千金》卷十六第一并无。

[3]“声”:《素问·阳明脉解》篇作“音”。

[4]“心欲动”:《素问·阳明脉解》篇作“心动”,“欲”字连下读。

[5]“塞”:《素问·阳明脉解》篇无此字。

[6]“上”:《素问·阳明脉解》篇作“登”,《素问·脉解》篇作“乘”。

[7]“骭”:《太素》卷八首篇作“胻”。

[8]“疟”:《甲乙》卷二第一上作“瘈”。

[9]“喎”:《研经言》卷四谓“当为咼”。

[10]“大腹水”:《太素》卷八首篇杨注作“腹外”二字。

【注释】

①“骭厥”:指足胫部气血阻逆。

②“主血”:胃为水谷之海,化生精微,主生营血,即所谓“营出中焦”,其经多气多血,故主血所生病。

【直译】 由本经脉气所发生的病变,会感到发冷战抖,好呻吟,打呵欠,额部暗黑,病发时恶见人与火光,听到木的声音就会害怕,心跳不安,关门闭窗独住屋内,若病发剧烈时,就会登高歌呼,脱衣乱跑,并且有腹胀肠鸣等症状,这叫做骭厥。由本经主血所发生的病变,就会发狂、疟疾,温热过甚,自汗出,鼻流清涕或出血,口角歪斜,口唇生疮,颈肿喉痹,脐以上腹部肿胀,膝盖肿痛,沿侧胸乳部、气街、大腿前缘、伏兔、足胫外侧、足背等处都发痛,足中趾不能屈伸。本经气盛有余的实证,身前胸腹部发热,若气盛有余于胃,消化快,容易饥,小便色黄。本经气虚不足的虚证,身前胸腹部发冷,胃中有寒,发生胀满。

【附】 《帛书经脉》病候

一本:其病,病足中指废,胻痛,膝中肿,腹肿,乳内廉痛,口外肿,頯①痛、鼽衄、数欠、热汗出、脞②瘦、颜寒。诸病此物者,皆灸阳明脉。

二本:是动则病,洒洒病寒,喜伸数欠,颜黑病肿,病至则恶人与火,闻木音则惕然惊,心惕,欲独闭户而处,病甚则欲登高而歌,弃衣而走,此为骭厥。是阳明脉主治其所产病:颜痛,鼻鼽,颔颈痛,乳痛,心与胠③痛,腹外肿,肠痛,膝跳,跗□□,为十病。

【注释】:

①“頯”:音块,又音逵。《经络学》曰:“指颧骨”。

②“脞”:《经络学》谓,“疑‘髀’字之误,即大腿上部与腰相连的部分。”

③“胠”:腋下胁上的部位。

4. 足太阴脾经

【原文】 是动则病舌本强,食则呕,胃脘痛,腹胀善噫,得后与气则快然如衰,身体皆重,是主脾所生病者,舌本痛,体不能动摇,食不下,烦心,心下急痛,溏瘕泄,水闭,黄疸,不能卧[1],强立,股膝内肿[2]厥,足大趾不用。

《灵枢·经脉》

【校勘】

[1]“不能卧”:《甲乙》卷二第一上作“不能食,唇青”。《脉经》卷六第五作“好卧,不能食肉,唇青”。莫文泉曰:“按胃病则不能卧,脾病则好卧”,此论甚佳,应以《脉经》为是。

[2]“肿”:《甲乙》卷二第一上作“肿痛”二字。《脉经》卷六第五作“痛”字。

【直译】 由本经脉气所发生的病变,就会发生舌根强硬,食即呕吐,胃脘疼痛,腹内发胀,常常嗳气。若大便或矢气以后,觉得非常轻快。但是身体都感觉沉重。凡本脏所发生的病证,舌根疼痛,身体不能动摇,食不下,心烦不安,心下痛得厉害,大便溏泄、痢疾,或小便不通、黄疸,不能安睡,勉强站立,股膝部内侧发肿以至厥冷,足大趾不能活动。

【附】 《帛书经脉》病候

一本:其病,病足大指废,胻内廉痛,股内痛,腹痛,腹胀,复□,不嗜食,善噫,心□,善肘①。诸病此物者,皆灸足泰阴脉。

二本:是动则病,上当走心②,使腹胀,善噫,食欲呕,得后与气则快然衰。是巨阴脉主治,其所产病:□□,心烦,死;心痛与腹胀,死;不能食,不能卧,强欠,三者同则死;溏泄,死;水与闭同则死;为十病。

【注释】

①“肘”:疑读为疛。《吕氏春秋·尽数》:“处腹则为张(胀)为疛”。注:“疛,跳动,皆腹疾。”

②“上当走心”:《经络学》谓,“疑指逆气冲心”。

5. 手少阴心经

【原文】 是动则病嗌干,心痛,渴而欲饮,是为臂厥。是主心所生病者,目黄,胁[1]痛,臑臂内后廉痛厥,掌中热痛。

《灵枢·经脉》

【校勘】

[1]“胁”:《甲乙》卷二第一上、《千金》卷十三第一此下有“满”字。

【直译】 由本经所发生的病变,就会出现喉咙发干,心痛,口渴想喝水,这叫做臂厥。本经主心脏所发生的疾病,有眼睛发黄,胁痛,上臂和下臂内侧后缘疼痛、厥冷、掌心热痛等症状。

【附】《帛书经脉》病候

一本:其病,胁痛。诸病此物者,皆灸臂少阴脉。

二本:是动则病,心痛,嗌渴欲饮,此为臂厥。是臂少阴脉主治,其所产病:胁痛,为一病。

6. 手太阳小肠经

【原文】 是动则病嗌痛,颔肿,不可以顾,肩似拔,臑似折。是主液所生病者,耳聋、目黄、颊肿,颈、颔、肩、臑、肘臂外后廉痛。

《灵枢·经脉》

【直译】 由本经脉气所发生的病变,就会出现咽喉疼痛,下颏发肿,不能回顾,肩痛如拔,臂痛如折等症状。本经主液体所发生的疾病,如耳聋、目黄,颊颔肿,沿颈、肩、肘、臂等部的外侧后缘发痛。

【附】《帛书经脉》病候

一本:其病,病臂外廉痛。诸病此物者,皆灸臂泰阳脉。

二本:是动则病,嗌痛,颔肿,不可以顾,肩似脱,臑似折。是肩脉主治,其所产病:颔痛,喉痹,臂痛,肘痛,为四病。

7. 足太阳膀胱经

【原文】 是动则痛冲头痛,目似脱,项如拔,脊痛,腰似折,髀不可以曲[1],腘如结,踹如裂,是为踝厥,是主筋所生病者,痔、疟、狂、癫疾、头囟项痛[2],目黄、泪出、鼽衄、项、背、腰、尻、腘、踹、脚皆痛,小指不用。

《灵枢·经脉》

【校勘】

[1]“曲”:《素问·至真要大论》作“回”。《太素》卷八首篇作“迴”。

[2]“头囟项痛”:《素问·至真要大论》作“头项囟顶脑户中痛”。《甲乙》卷二第一上作“头囟颈项间痛”。《脉经》卷六第十作“头脑顶痛”。

【直译】 由本经脉气所发生的病变,会发生邪气上冲而造成脑后眉骨间疼痛,严重时眼珠好像要脱出,脖子像受到拉拽,脊部痛,腰似折断,大腿不能屈伸,膝腘窝像被结扎，腿肚痛似撕裂，这叫踝厥。本经主筋所发生的病证，如痔疮、疟疾、狂病。癫病，头、囟顶和颈部疼痛，眼睛发黄，流泪，鼻流清涕或出血，项、背、腰、尻、腘、腨、脚等部都发生疼痛，足小趾也不能动弹。

【附】《帛书经脉》病候

一本：其病，病足小指废，踹痛，腘挛，臀痛，生痔，腰痛，夹背痛，□痛，项痛，手痛，颜寒，生聋，目痛，鼽衄，数瘨疾。诸病此物者，皆灸泰阳脉。

二本：是动则病，肿，头痛，□□□□，脊痛，腰似折，髀不可以运，腘如结，踹如裂，此为踝厥。是巨阳脉主治其产病：头痛，耳聋，项痛，耳，疟，背痛，腰痛，尻痛，痔，郄痛，踹痛，足小指痹，为十二病。

8. 足少阴肾经

【原文】 是动则病饥不欲食，面如漆柴[1]，咳唾则有血，喝喝[2]而喘，坐而欲起，目𥆨𥆨如无所见，心如[3]悬若饥状，气不足则善恐，心惕惕如人将捕之，是为骨厥。是主肾所生病者，口热，舌干，咽肿，上气，溢干及痛，烦心，心痛，黄疸，肠澼，脊股内后廉痛，痿厥，嗜卧，足下热而痛。

《灵枢·经脉》

【校勘】：

[1]“面如漆柴”：《太素》卷八、《圣济总录》卷一九一及《十四经发挥》作“面黑如地色”。《甲乙》卷二第一上作“面黑如炭色”。

[2]“喝喝”：《脉经》卷六第九及《千金》卷十九第一作“喉鸣”。

[3]“如”：《脉经》卷六节九及《图经》卷一无。

【直译】 本经主肾脏所发生的病证，口热，舌干，咽肿，气上逆，喉咙干燥而疼痛，心中烦躁而痛，黄疸、痢疾，脊股内侧后面疼痛，足部无力，厥冷，嗜睡，足心热痛。

【附】《帛书经脉》病候

一本：其病，病足热，腨内痛，股内痛，腹街，脊内廉痛，肝痛，心痛，烦心，咽□□□□舌辂旦□尚□□□数喝，牧牧嗜卧以咳。诸病此物者，皆灸足少阴脉。

二本：是动则病，喝喝如喘，坐而起则目如毋见，心如悬，病饥，气不足，善恐，心惕，恐人将捕之，不欲食，面黭①若灺色，咳则有血，此为骨厥。是少阴脉主治其所产病：□□□□□□□舌坼②，嗌干，上气，噎，嗌中痛，瘅，嗜卧，咳，瘖，为十病。

【注释】

①黭：形容面色暗黑如烛灭后焦炭色。

②坼：燥裂之意。

9. **手厥阴心包经**

【原文】 是动则病：手心热，臂肘挛急[1]，腋肿，甚则胸胁支[2]满，心中澹澹[3]大[4]动，面赤，目黄，喜笑不休。是主脉[5]所生病者，烦心，心痛，掌中热。

《灵枢·经脉》

【校勘】

[1]"臂肘挛急"：《素问·至真要大论》新校正引《甲乙》文及《太素》卷八首篇作"肘挛"。

[2]"胁支"：《太素》卷八首篇作一"中"字。

[3]"澹澹"：原作"憺憺"，今据《太素》卷八首篇改。

[4]"大"：原作"火"，据熊本、周本、日抄本、黄校本改，与各书相合。

[5]"主脉"：《太素》卷八首篇此上有一"心"字。《图经》卷二"脉"上有"心包"二字。

【直译】 由本经脉气所发生的病变，就会出现手心发热臂肘拘挛，腋下肿胀，严重时则胸胁满闷，心动不安，面赤，目黄。本经心主脉所生的病证，有心烦、心痛、掌心发热等。

10. **手少阳三焦经**

【原文】 是动则病：耳聋，浑浑焞焞[1]，嗌肿，喉痹。是主气所生病者，汗出，目锐眦痛，颊痛，耳后、肩、臑、肘、臂外皆痛，小指次指不用。

《灵枢·经脉》

【校勘】

[1]"浑浑焞焞"：《脉经》卷六第十一、《诸病源候论》（简称《病源》）卷二十九《耳聋候》《圣济总录》卷一九一"浑浑"作"辉辉"。《太素》卷八首篇"焞焞"作"淳淳"。

【直译】 由本经脉气所发生的病变，会出现耳聋，喉咙肿痛。本经主气所生的病证，有汗出、眼外角痛、颊痛，耳后、肩、臑、肘、臂的外侧都痛，无名指不能活动。

【附】 《帛书经脉》病候

一本：其病，产聋、□痛。诸病此物者，皆灸臂少阳脉。

二本：是动则病，耳聋，浑浑朜朜，嗌肿。是耳脉主治其所产病：目外眦痛、颊痛、耳聋，为三病。

11. 足少阳胆经

【原文】 是动则病：口苦，善太息，心胁痛，不能转侧[1]，甚则面微有尘，体无膏泽，足外反热，是为阳厥。是主骨所生病者①，头痛[2]，颔痛，目锐眦痛，缺盆中肿痛，腋下肿，马刀侠瘿，汗出振寒，疟，胸[3]胁、肋、髀、膝外至胫、绝骨、外踝[4]前及诸节皆痛，小指次指不用。

《灵枢·经脉》

【校勘】

[1]“转侧”：《甲乙》卷二第一上作“反侧”。

[2]“痛”：《太素》卷八首篇作“角”，与“上抵头角”义合。

[3]“胸”：《千金》卷十二第一此下有“中”字。

[4]“踝”：原作“髁”，而周本及张注本均作“踝”。《说文·足部》云：“踝，足踝也，谓之左右隆然环起也。”《骨部》云：“髁，髀骨也。”二字训异，此处作“踝”为是，故改。

【注释】

①“主骨所生病”：全元起认为，“足少阳者肝之表，肝候筋，筋会于骨，足少阳之经气所荣，故云主于骨。”张景岳则认为：“胆味苦，苦走骨，故胆主骨所生病。又骨为干，其质刚，胆为中正之官，其气亦刚，胆病则失其刚，故病及于骨。凡惊伤胆者骨必软，即其明证。”二说各有所据，但亦有牵强之处。

【直译】 本经主骨所生的病证，有头痛、下颌痛、眼外角痛、缺盆中肿痛、腋下肿、马刀侠瘿、自汗出、寒战、疟疾，胸、胁、肋、髀、膝以至胫骨、绝骨、外踝前以及诸关节都痛，足第四趾不能活动。

【附】《帛书经脉》病候

一本：其病，病足小指次指废，胻外廉痛，胻寒，膝外廉痛，股外廉痛，髀外廉痛，胁痛，□痛，产马①，缺盆痛，瘘，聋，枕痛，耳前痛，目外眦痛，胁外肿。诸病此物者，皆灸少阳脉。

二本：是动则病，心与胁痛，不可以反侧，甚则无膏，足外反，此为阳厥。是少阳脉主治，其所产病：□□□，头颈痛，胁痛，疟，汗出，节尽痛，髀外廉痛，□痛，鱼腹痛，膝外廉痛，振寒，足中指痹，为十二病。

【注释】

①“产马”：系发生的马刀挟瘿之病。

12. 足厥阴肝经

【原文】 是动则病：腰痛不可以俯仰，丈夫㿗疝，妇人少腹肿，甚则溢干，面尘脱色。是主肝所生病者：胸满，呕逆，飧泄，狐疝，遗溺，闭癃。

《灵枢·经脉》

【直译】 由本经脉气所发生的病变，会出现腰痛，不能俯仰，男人阴囊肿大，女人少腹部肿胀，病重的咽喉发干，面上如尘，脱去光泽。本经主肝脏所发生的病证，有胸满、呕逆、飧泄、狐疝、遗尿、小便不通等。

【附】 《帛书经脉》病候

一本：其病，病脞瘦，多溺，嗜饮，足胕肿，疾痹。诸病此物者，灸厥阴脉。

二本：是动则病，丈夫㿗疝，妇人则少腹肿，腰痛不可以仰，甚则嗌干，面疵[①]。是厥阴脉主治，其所产病：热中、癃、㿗、偏疝、□□。

【注释】

①"面疵"：《太素》卷八作"面尘"。《灵枢·经脉》则作"面尘脱色"。

【按语】 十二经脉的循行、分布、脏腑络属不同，所以在致病因子作用下反映出的各种症状和体征也各不相同，而且均有自身的特征。古代医家据此，将其归纳成十二经证候，为后世中医分经辨论奠定了基础。

在《灵枢·经脉》篇中，古人把证候看做脏腑经络病变的反映，并据此对复杂的证候作了系统归纳，这就揭示了十二经病证的以下特点。

(1)所表现的病证基本是本经脉循行部位的证候和本脏或本腑的某些主要症状。前者较详而后者较略。

(2)同时也涉及其他经脉、脏器的疾病。其中多见者为心的病证。但是其病因、病机、病位一般与原经脉、原脏腑有关。另外关于肝、肾经的证候牵涉面较广，这可能是由于这两脏在人体生理、病理过程中所占的位置颇为重要。

(3)各类证候，多属气的虚实寒热所引起的病变而致，而且与本脏腑受邪发生疾病所出现的主要症状相符合。

关于是动病，所生病的含义，历代医家众说不一，其代表性的观点，有以下几种。

(1)以气血先后为之说根据。以《难经》为代表，认为是动病为"气先病"，所生病为"血后病"。

(2)否定气血先后的说法。以马莳、张景岳为代表，认为是动病为"变常而为病"，所生病为"某经所生之病耳"。

(3)仍以气血立说，但否定《难经》的先后说法。代表人物是滑寿。

(4)统编教材《经络学》认为：是动病为"本经异常变动表现出的病证"，所生病是"本经腧穴能主治某方面的病证"。

我们综观十二经脉证候，发现，此两者概括的症状，均包括经病与脏腑病，并无规律可循，只是互为补充而已。考虑本书成书年代较早，古人对疾病分类不一定那么明确，又经后世叠加修改、补充，这两个概念实际上已经失去了分类的意义。所以，给是动病、所生病下一个严格的定义，并勉强去区分它们，就会曲解经文本义。

二、奇经八脉证候

本部分所集各段经文记叙了奇经八脉的证候。

1. 督脉

【原文】 督之为病，脊强而厥。

《难经·二十九难》

【直译】 督脉发生病变，会出现脊柱强直而发生昏厥。

【原文】 督脉为病，脊项反折……，此生病，从小腹上冲心而痛，不得前后①，为冲疝②，其女子不孕，癃痔遗溺嗌干③。

《素问·骨空论》

【注释】

①“不得前后”：指二便不通。

②“冲疝”：指临床表现为“从小腹上冲心而痛，不得前后”的疾病。

③“其女子不孕，癃痔遗溺嗌干”：这里指督、任、冲三脉同时发生病变时所产生的证候。

【直译】 督脉发生病变，会引起脊柱强硬反折的症状……督脉发生病变，症状是气从少腹上冲心而痛，大小便不通，称为冲疝，其在女子则不能怀孕，或为小便不利、痔疾、遗尿、咽喉干燥等症。

2. 任脉

【原文】 任之为病，其内苦结①，男子内为七疝②，女子为瘕聚。

《难经·二十九难》

【直译】 任脉发生病变，患者腹内苦于气结不舒，男性容易发生七种疝病，女性容易发生瘕聚病。

【原文】 任脉为病，男子内结七疝，女子带下瘕聚。

《素问·骨空论》

【注释】

①“其内苦结”：患者感觉腹内急结不舒。

②“内结七疝”:《儒门事亲》,“为寒疝、筋疝、水疝、血疝、气疝、狐疝、癞疝”。

【直译】 任脉经发生病变,在男子则腹内结为七疝,在女子则有带下和瘕聚之类疾病。

3. 冲脉

【原文】 冲之为病,逆气而里急。

《难经·二十九难》

【直译】 冲脉发生病变,会使气向上逆而感到腹内胀急疼痛。

【原文】 冲脉为病,逆气里急。

《素问·骨空论》

【直译】 冲脉经发生病变,则气逆上冲,腹中拘急疼痛。

4. 带脉

【原文】 带之为病,腹满,腰溶溶[①]若坐水中。

《难经·二十九难》

【注释】

①“溶溶”:倦怠无力状。

【直译】 带脉发生病变,腹中胀满,腰部弛缓无力好像坐在冷水之中。

5. 阳跷脉

【原文】 阳跷为病,阴缓而阳急。

《难经·二十九难》

【直译】 阳跷脉发生病变,在属阴的内侧弛缓而属阳的外侧拘急。

【原文】 邪客于足阳跷之脉,令人目痛,从内眦始。

《素问·缪刺论》

【直译】 邪气侵入足部的阳跷脉,使人发生眼睛疼痛,从内眦开始。

6. 阴跷脉

【原文】 阴跷为病,阳缓而阴急。

《难经·二十九难》

【直译】 阴跷脉发生病变,在属阳的外侧弛缓而属阴的内侧拘急。

7. 阳维脉

【原文】 阳维为病,苦寒热[①]。

《难经·二十九难》

【注释】

①"苦寒热"：阳维是联系诸阳经的，而三阳经的病变都有寒热症状。

【直译】　阳维脉单独发病，常苦于怕冷发热。

8. 阴维脉

【原文】　阴维为病，苦心痛。

《难经·二十九难》

【直译】　阴维脉单独发病，常苦于心痛。

【按语】　《灵枢》《素问》对奇经八脉证候只记述了冲、任、督、阳跷的疾病，《难经》不但记述了以上四脉的证候，还补充了以上两书所未论及的阴跷、阴维、阳维、带脉的证候。

《灵枢》《素问》对奇经八脉循行路线只记述冲、任、督、阳跷四脉的循行。从此看出八脉的循行与证候。在《内经》时代还未完全有统一见解，到《难经》成书年代，才作了补充修改，有了统一的定论。

奇经证候，实际上就是各条奇经所统辖经脉的综合证候，它提示了在分析病因病机时必须同时联系到性质相关的经脉和内脏。这在疾病诊断上具有重要的指导意义。例如，在妇科，无论生理上，还是病理上，都与奇经之冲、任、带有密切的联系，如《素问·上古天真论》说："二七而天癸至，任脉通，太冲脉盛，月事以时下，故有子。"《素问·骨空论》说："任脉为病，女子带下瘕聚。"徐灵胎说："凡论妇人，先明冲、任之脉。"刘宗厚说："带下以带为病而得名。"从这些论述可以看出，妇科胎、产、经、带疾病，归责于冲、任、带脉气的失调和它们所主的病证，这些疾病在病理上又与脾、肾、心、肝及胞宫各经脉有密切联系，这样，冲、任、带病的性质就包含了这些脏腑及其经脉的综合病变，同时也把妇科病所涉及的有关脏腑、经脉以及它们之间的病理关系，条理清晰地分析出来。

任督二脉有所属的穴位，在任督的主治范围中，包括了其统属经络的合并病证，因此就扩大了穴位主治功用的范围。在具体的配穴处方上，历代医家根据奇经理论做出了范例，如："八脉交会穴""灵龟八法""飞腾八法"等。配穴法的临床运用，均在一定程度上反映了奇经八脉与脏腑经脉在病理、生理方面的特殊联系和相关规律。颇有深入研讨之必要。

三、十二经筋证候

本部分所集各段经文记述了十二经筋的证候。

1. 手太阴经筋

【原文】 其病当所过者支转筋痛，甚成息贲[1]，胁急吐血。

《灵枢·经筋》

【校勘】

[1]“甚成息贲”：《太素》卷十三《经筋》“甚”作“其”，“贲”下有“者”字。《圣济总录》卷一九一及《普济方》卷四百十二引“甚”下并有“则”字。

【直译】 本经之筋所发生的病证：在它循行经过的部位，下肢转筋、疼痛，严重时发展成息贲症，胁下拘急、吐血。

2. 手阳明经筋

【原文】 其病当所过者支痛及转筋，肩不举，颈不可左右视。

《灵枢·经筋》

【直译】 本经之筋所发生的病证：在其筋所经过的部位，发现疼痛、转筋，肩不能举，脖子不能左右顾盼。

3. 足阳明经筋

【原文】 其病足中指支胫转筋，脚跳坚，伏兔转筋、髀前肿、㿗疝、腹筋急，引缺盆及颊，卒口僻，急者目不合，热则筋纵，目不开。颊筋有寒，则急引颊移口；有热则筋弛纵缓，不胜收故僻。

《灵枢·经筋》

【直译】 本经之筋所发生的病证：足中趾及胫部转筋，足背拘急，伏兔部转筋，大腿前部发肿，阴囊肿大，腹筋拘紧，牵引缺盆、面颊和嘴突然歪斜，如寒，眼就不能闭合；如热，筋弛缓，眼就不能睁开。颊筋有寒，就会牵扯面颊，使口不能闭合；颊筋有热，就会使筋弛缓无力，所以发生口角歪斜。

4. 足太阴经筋

【原文】 其病足大指支，内踝痛，转筋痛，膝内辅骨痛，阴股引髀而痛，阴器纽痛，上[1]引脐[2]两胁痛，引膺中[2]脊内痛。

《灵枢·经筋》

【校勘】

[1]“上”：原作“下”。据《甲乙》卷二第六改。

[2]“引脐，膺中”：此二处下应据《太素》卷十三《经筋》各补一“与”字。

【直译】　本经之筋所发生的病证：足大趾和内踝转筋疼痛，膝内辅骨疼痛，大腿内侧牵引髀部作疼，阴器有扭结痛之感，并上引脐部、两胁、胸膺及脊内部疼痛。

5. **手少阴经筋**

【原文】　其病内急，心承伏梁，下为肘网[1]，其病当所过者支[2]转筋，筋痛。

《灵枢·经筋》

【校勘】

[1]“网”：《甲乙》卷二第六作“纲”。

[2]“支”：《太素》卷十三《经筋》此上有一“则”字。

【直译】　本筋是肘部屈伸的纲维，本筋经过的部位，有转筋和疼痛的症状。

6. **手太阳经筋**

【原文】　其病小指支[1]肘内锐骨后廉痛，循臂阴入腋下，腋下[2]痛，腋后廉痛，绕[3]肩胛引颈而痛，应耳中鸣痛，引颔目瞑良久乃得[4]视，颈[5]筋急则为筋瘘[6]颈肿。

《灵枢·经筋》

【校勘】

[1]“其病小指支”：《太素》卷十三“病”下有“手”字，“支”下有“痛”字。《甲乙》卷二第六“支”作“及”。

[2]“腋下”：顾氏《校记》云，“《圣济总录》经脉统论，手太阳小肠经‘腋下’二字不重。”

[3]“绕”：《太素》卷十三《经筋》此下重一“肩”字。

[4]“得”：《太素》卷十三《经筋》作“能”。

[5]“颈”：《圣济总录》卷一九一作“头”。

[6]“瘘”：张注本作“瘘”，《太素》《甲乙》亦均作“瘘”。

【直译】　本经之筋所发生的病证：手小指和肘内锐骨的后缘疼痛，沿臂内侧入腋下也痛，腋后侧也痛，围绕肩胛牵引颈部作痛，耳中鸣痛，并牵引颔部也痛，痛时必须闭目休息一段时间才能看见东西。颈筋拘急，寒热发于颈部的，就是鼠瘘、颈肿一类疾病。

7. **足太阳经筋**

【原文】　其病小指支跟肿[1]痛，腘挛[2]，脊反折，项筋急，肩不举，腋支，缺盆中纽[3]痛，不可左右摇。

《灵枢·经筋》

【校勘】

[1]“肿”:《甲乙》卷二第六作“踵”。

[2]“挛”:《甲乙》卷二第六此下有“急”字。

[3]“纽”:《太素》卷十三《经筋》作“纫”。杨注:“纫，谓转展痛也。”

【直译】 本经筋所发生的病证:足小趾及跟踵部疼痛，膝腘部拘挛，脊背反折，项筋发急，肩不能上举，腋部及缺盆部纽结疼痛，肩部不能左右摇动。

8. 足少阴经筋

【原文】 其病足下转筋，及所过而结者皆痛及转筋。病在此者主痫瘛及痉，在[1]外者不能俯，在内者不能仰。故阳病者腰反折不能俯，阴病者不能仰。

《灵枢·经筋》

【校勘】

[1]“在”:《甲乙》卷二第上此上有“病”字。

【直译】 本经之筋所发生的病证:足下转筋，本经所循行和结聚的部位都感到疼痛和转筋。病在这方面的，以癫痫、拘挛和痉症为主。病在外，腰脊不能前俯;病在内，不能后仰，所以背部苦于拘急，腰就反折而不能前俯，腹部苦于拘急，身体就不能后仰。

9. 手厥阴经筋

【原文】 其病当所过者支转筋，及[1]胸痛息贲[2]。

《灵枢·经筋》

【校勘】

[1]“及”:此上原有“前”字，今据《太素》卷十三《经筋》删。

[2]“贲”:原作“臂”，据《甲乙》卷二第六及《太素》卷十三《经筋》改，张介宾谓“臂”当做“贲”。

【直译】 本经之筋所发生的病证:在其经过的部位出现转筋，胸痛，息贲。

10. 手少阳经脉

【原文】 其病当所过者即[1]支[2]转筋，舌卷。

《灵枢·经筋》

【校勘】

[1]"即":《太素》卷十三《经筋》无,似应删除。

[2]"支":《证治准绳》八册舌类引此下有"痛"字。

【直译】 本经之筋所发生的病证:在经筋所过之处出现转筋、舌卷。

11. 足少阳经筋

【原文】 其病小指次指支转筋,引膝外转筋,不可屈伸,腘筋急,前引髀,后引尻,即上乘眇季胁痛,上引缺盆膺乳颈,维筋急,以左之右,右目不开,上过右角,并跷脉而行,左络于右,故伤左角,右足不用,命曰维筋相交。

【直译】 本经筋所发生的病证:足第四趾转筋,牵引到膝外侧也转侧,膝关节不能屈伸,膝窝中的筋拘急,前面牵引髀部,后面牵引尻部,向上牵及胁下空软处和软肋部疼痛,再向上牵引到缺盆、胸、乳、颈等部位的筋都感到拘紧。如果从左侧向右侧的筋感到拘紧,右眼就不能睁开,本筋上过右头角,与跷脉并行,左侧的筋与右侧相联结,所以,伤了左侧的筋,右脚就不能动,这叫做维筋相交。

12. 足厥阴经筋

【原文】 其病足大指支,内踝之前痛,内辅痛,阴股痛转筋,阴器不用,伤于内则不起,伤于寒则阴缩入,伤于热则纵挺不收。

《灵枢·经筋》

【直译】 本经之筋所发生的病证:足大趾、内踝前和内辅骨等处都感觉疼痛,大腿内侧疼痛并且转筋,前阴器不能使用,如伤于房劳就要阳痿,伤于寒邪则阴器缩入,伤于热邪则阴器挺直不收。

【按语】 十二经筋证候,就是十二经脉所属的筋肉系统的症状群,主要表现为运动功能的障碍,如筋脉的牵引、拘挛、转筋、抽搐,关节的强直、弛缓、屈伸不得利等,这些病候,补充了经脉所未详述的若干筋肉疾患,其特点是:"寒则筋急反折,热则驰纵阴痿,阳急则反折,阴急则俛不伸"。

另外,经筋证候的发病部位,有些超出了经脉循行部位之外。如手阳明经脉止于迎香,而合谷、阳溪都能治疗头部疾患,这正由于手阳明经筋行于头面部,"上在角,络头,下有颌"之故,说明了十二经的主治范畴,有许多并非经脉、经别循行所致,而是经筋循行所及。

四、十五络脉证候

本部分所集各段经文记叙了十五络脉的证候。

1. 手太阴络脉

【原文】 其病实则手锐掌热，虚则欠故，小便遗数。

《灵枢·经脉》

【直译】 本络脉如发生病变，属实的，锐骨和手掌会发热；属虚的，就会张口哈欠，小便不禁或频数。

2. 手少阴络脉

【原文】 其实则支膈①，虚则不能言。

《灵枢·经脉》

【注释】

①“支膈”：《灵枢校释》谓，“胸膜间有支撑不舒的感觉”。

【直译】 如本络脉发生病变，属实的，就会使心膈间支撑不舒；属虚的，就会不能说话。

3. 手厥阴络脉

【原文】 实[1]则心痛，虚则为烦心[2]。

《灵枢·经脉》

【校勘】

[1]“实”：《脉经》卷六第三及《千金》卷十三第一此上有“气”字。

[2]“烦心”：原作“头强”。据《甲乙》卷二第一下、《脉经》卷六第三及《千金》卷十三第一改。

【直译】 如本络脉发生病变，属于心系的实证，就会心痛；属于虚证，就会心烦。

4. 手太阳络脉

【原文】 实则节弛肘废，虚则生疣，小者如指痂疥。

《灵枢·经脉》

【直译】 如本络脉发生病变，属于实的，就会筋力松弛，肘部拘挛；属于虚的，就会出现赘疣，小的就像指间痂疥那样。

5. 手阳明络脉

【原文】 实则龋聋[1]，虚则齿寒痹隔。

《灵枢·经脉》

【校勘】

[1]“龋聋”:《太素》卷九十五《络脉》作“龋耳聋”。《甲乙》卷二第一下作“龋齿耳聋”。《圣济总录》卷一九一作“齿龋耳聋”。

【直译】 如本络脉发生病变,属实的,会出现龋齿、耳聋;属虚的,会出现牙齿发冷,膈间闭塞。

6. 手少阳络脉

【原文】 病实则肘挛,虚则不收。

《灵枢·经脉》

【直译】 如本络脉发生病变,属实的,会出现肘节拘挛;属虚的,会出现肘节弛缓不收。

7. 足太阳络脉

【原文】 实则鼽窒头脊痛,虚则鼽衄。

《灵枢·经脉》

【直译】 如本络脉发生病变,属实的,会出现鼻塞不通,头背部疼痛;属虚的,会出现鼻流清涕或鼻出血。

8. 足少阳络脉

【原文】 实则厥,虚则痿躄①,坐不能起。

《灵枢·经脉》

【注释】

①“痿躄”:下肢痿软无力不能行走。

【直译】 如本络脉发生病变,属实的,会出现厥逆;属虚的,会难以行走,坐不能起。

9. 足阳明络脉

【原文】 其病气逆则喉痹瘁[1]瘖,实则狂巅,虚则足不收,胫枯。

《灵枢·经脉》

【校勘】

[1]“瘁”:张注本作“卒”,与《太素》卷九十五《络脉》及《圣济总录》卷一九一合。

【直译】 属实的，就会癫狂；属虚的，就会足缓不收，胫部肌肉枯萎。

10. 足太阴络脉

【原文】 厥气上逆则霍乱，实则腹[1]中切痛，虚则鼓胀。

《灵枢·经脉》

【校勘】

[1]“腹”：原作“肠”。据《脉经》卷六第五、《太素》卷九十五络脉及《千金》卷十五上第一改。

【直译】 如本络脉发生病变，厥气上逆至于肠胃，必然发生霍乱。属实的，会出现腹中痛如刀切；属虚的，会出现腹胀如鼓。

11. 足少阴络脉

【原文】 其病气逆则烦闷，实则闭癃，虚则腰痛。

《灵枢·经脉》

【直译】 如本络脉发生病变，就会出现气逆烦闷，属实的，会小便不通；属虚的，会腰痛。

12. 足厥阴络脉

【原文】 其病气逆则睾肿[1]卒疝，实则挺长[2]，虚则暴痒。

《灵枢·经脉》

【校勘】

[1]“睾肿”：《太素》卷二十三《缪刺》作“暴痛”，与《图经》卷五蠡沟主治“少腹暴痛合”。

[2]“长”：《甲乙》卷二第一下及《千金》卷十一和第一此下有“热”字。

【直译】 如本络脉发生病变，邪气上逆，就会出现睾丸肿大并突发疝气暴痛；属实的，阴茎挺直而长；属虚的，阴部奇痒。

13. 任脉络脉

【原文】 实则腹皮痛，虚则痒搔。

《灵枢·经脉》

【直译】 如本络脉发生病变，属实的腹皮痛，属虚的谷道搔痒。

14. 督脉络脉

【原文】 实则脊强，虚则头重，高摇之，挟脊之有过者[1]。

《灵枢·经脉》

【校勘】

[1]“高摇之，挟脊之有过者”：《甲乙》卷二第一下校语云“《九墟》无‘高摇之’以下九字。”以无此九字为好。

【直译】 如本络脉发生病变，属实的，脊柱强直，不能俯仰；属虚的，头部沉重。

15. **脾之大络**

【原文】 实则[1]身尽痛，虚则百节尽[2]皆纵。

《灵枢·经脉》

【校勘】

[1]“实则”：《甲乙》卷二第一此下有“一”字。

[2]“节尽”：《甲乙》卷二第一下“节”作“脉”。《太素》卷九《十五络脉》无“尽”字。

【直译】 如本络脉发生病变，属实的，全身都感觉疼痛；属虚的，全身关节弛缓无力。

【按语】 十五络脉循行路线已如前述，本节主要叙述络脉的证候，从十五络脉证候分析。

(1)手足三阴经的络脉为本脏一些证候(只有肺络有络脉循行线上证候)，如手少阴络脉“实则支隔，虚则不能言”；足太阴络脉“厥气上则霍乱，实则肠中切痛，虚则鼓胀”。

(2)手足三阳经络脉，多为本络脉循行线上的证候，如手少阳络脉“病实则肘挛，虚则不收”；足少阳络脉“实则厥，虚则痿，坐不能起”。

(3)任督络脉证为循行线上病变，大包络脉为本脏病。

(4)每条络脉都分述了实证和虚证的不同证候，突出强调了“实证”“虚证”在辨证中的重要性。

(5)列举了足三阴、足阳明等络脉气逆所表现的症状，强调了经络“气血调和”在生理病理上的重要性。

络脉沟通表里两经，其病候亦应概括表里两经的病候，但有许多病候已在十二经病候中论及，所以上述络脉的病候仅仅是提示性举例，在针灸临床上，也很少用它做诊断依据。在治疗上尚有实用价值，如足阳明络脉丰隆，能主治喉痹、狂癫、登高而歌、弃衣而行、腹胀痛等足阳明病候，又能主治面及四肢浮肿(水闭)、烦心、身重、呕吐等足太阴病候；同时因“脾主统血”，并能主治崩漏、月经不调诸证；由于“治痿独取阳明”，又适用于腿足痿软，胫部肌肉萎缩等病证；又固肺胃脉气相通还能主治咳嗽等，这些都是经过临床实践而证实了的。

第五节　经络的功能

一、生理方面

本节所集经文说明：经络具有运行气血，濡养联络的生理功能。

【原文】 黄帝问于岐伯曰：人之血气精神者，所以奉生而周于性命者也。经脉者，所以行血气而营阴阳[1]，濡筋骨，利关节者也。卫气者，所以温分肉、充皮肤、肥[2]腠理、司关[3]合者也。志意者，所以御①精神、收魂魄、适寒温、和喜怒者也。是故血和则经脉流行，营复阴阳②，筋骨劲强，关节清利矣。卫气和则分肉解利③，皮肤调柔，腠理致密矣。志意和则精神专直④，魂魄不散，悔怒不起，五脏不受邪矣。寒温和则六腑化谷，风痹不作，经脉通利，肢节得安矣。

《灵枢·本脏》

【校勘】

[1]“阳”：《云籍七卷》卷五十七第三引此下有“荣气者”三字。

[2]“肥”：《普济方》卷一百二十二《伤寒门恶风》类引作“实”。

[3]“关”：张注本作“开”，《素问·生气通天论》《素问·阴阳应象大论》王注引《灵枢》文亦作“开”。

【注释】

①“御”：驾驭，统率的意思。

②“营复阴阳”：指血脉流动，往复营运于身体的内外，阴阳，这里是指内外而言。

③“解利”：犹言舒利。

④“精神专直”：指精神集中，思维敏达。

【直译】 人的血气精神，供奉着生命的营养而遍及生命的方方面面。人的经脉，是供气血通行和阴阳运行、滋润筋骨、滑利关节的。人的卫气，是温养肌肉，充养皮肤，滋养腠理，掌管皮肤汗孔和腠理开合的。人的志意，是统领精神活动，控制魂魄，调节人体内能以适应寒暑变化，调和喜怒情绪的。因此，血气和调就会使经脉通畅，从而使荣养遍及全身内外阴阳，筋骨强劲，关节润滑灵利；卫气和调就会使肌肉舒展滑利，皮肤柔软且色泽协调，腠理细密。志意和顺就会使精神集中，思维正常，魂魄守身而不散，怨恨愤怒不致发作，如此则五脏不受外邪侵扰；如果能适应寒暑气候变化，就会使六腑正常消化运行所吃的谷物，使得风痹不会发生，经脉通畅，四肢关节的活动平安正常。

【原文】 夫十二经脉者，内属于脏腑，外络于肢节。

《灵枢·海论》

【直译】 人体十二条经脉，在内连接脏腑，在外网络般连接四肢关节。

【原文】 气之不得无行也[1]，如水之流，如日月[2]之行不休，故阴脉荣其脏，阳脉荣其腑，如环之[3]无端，莫知其纪，终而复始。其流溢之气[4]，内溉[5]脏府[6]，外濡腠理。

《灵枢·脉度》

【校勘】

[1]"气之不得无行也"：《难经·三十七难》作"然气之所行也"。

[2]"如水之流，如日月"：《难经·三十七难》作"如水之流，不得息也"。

[3]"之"：本书《邪气脏腑病形》《经水》《营卫生会》及《动输》诸篇均无。

[4]"其流溢之气"：《难经·三十七难》作"其不覆溢人气"。

[5]"溉"：《难经·三十七难》作"温于"。

[6]"脏腑"：马注本、张注本并作"五脏"。

【直译】 脉气的运行是没有停息的，就像水的流动、日月的运行一样，永不休止。所以阴脉运行于五脏，阳脉运行于六腑，如环无端、终而复始地运行着。其流溢的脉气，在内灌溉五脏六腑，在外则濡润肌表皮肤。

【原文】 人受气于谷，谷入于胃，以[1]传于[2]肺[3]、五脏六腑，皆以受[4]气，其清者为营，浊者为卫，营在[5]脉中，卫在[5]脉外，营周不休，五十[6]而复大会①。阴阳相贯，如环无端。

《灵枢·营卫生会》

【校勘】

[1]"以"：《甲乙》卷一第十一作"气"。《难经·三十难》作"乃"。

[2]"于"：原作"与"，张注本改作"于"。

[3]"肺"：《难经·三十难》作"五脏六腑"。

[4]"受"：《难经·三十难》作"受于"。

[5]"在"：《难经·三十难》《甲乙》卷一第十一作"行"。

[6]"五十"：《灵枢略·六气论》此下有"周"字。

【注释】

①"五十而复大会"：五十，营卫在一昼夜各在人身运行五十周次。大会，指营气与卫气的会合。营运脉中，卫行脉外，两者虽属异途循行，但在一昼夜各行五十周次之后，便会合一次。

【直译】 人身的精气，主要依靠五谷，当五谷入胃后，经过消化，它的精微部分就传给了肺脏，五脏六腑都因此而受到了营养，其中清的称为营气，浊的称为卫气，营气流行在脉中，卫气流行于脉外，周流全身，永不休止，营气各循行五十周之后又会合。阴阳相互贯通，如环无端。

【原文】 阳明者，五脏六腑之海，主润[1]宗筋①，宗筋主束骨而利机关②也。冲脉者，经脉之海也，主渗灌溪谷，与阳明合于宗筋，阳阴总③宗筋之会，会于气街，而阳明为之长，皆属于带脉，而络于督脉。故阳明虚则宗筋纵，带脉不引，故足痿不用也。

《素问·痿论》

【校勘】

[1]“润”：原作“闰”，据《太素》改。吴昆：“闰，润同。”

【注释】

①“宗筋”：一指前阴部，一专指阴茎。

②“机关”：指关节。

③“总”：进入的意思。

【直译】 足阳明胃经是五脏六腑营养的源泉，能濡养宗筋，宗筋主管约束骨节，使关节运动灵活。冲脉为十二经气血汇聚之处，输送气血以渗透灌溉分肉肌腠，与足阳明经会合于宗筋，阴经阳经都总汇于宗筋，再会合于足阳明经的气街穴，故阳明经是它们的统领，诸经又都连属于带脉，系络于督脉。所以阳明经气血不足则宗筋失养而弛缓，带脉也不能收引诸脉，就使两足痿弱不用了。

【原文】 黄帝问于岐伯曰：首面与身形也，属骨连筋，同血合[1]气耳①。天寒则裂地凌冰②，其卒寒，或手指懈惰，然而其面不衣，何也？岐伯答曰：十二经脉三百六十五络，其血气皆上于面而走空窍，其精阳气上于目而为睛[2]，其别气走于耳而为听，其宗气上出于鼻而为臭，其浊气出于胃，走唇舌而为味。其气之津液皆上熏于面，而皮又厚，其肉坚，故天气甚寒不能胜之也。

《灵枢·邪气脏腑病形》

【校勘】

[1]“合”：此下原有“于”字，据《太素》卷二十七《邪中》删。

[2]“其阳气上走于目而为睛”：《太素》卷二十七《邪中》“上”下无“走”字，“睛”作“精”。按：作“精”似是。精，明也。与下“听”字为对文。

【注释】

①“同血合气耳”：指头面与身体各处的气血都是一样的。

②“凌冰”：积冰的意思。

【直译】 黄帝向岐伯问道：人的头面和全身形体，连着骨头连着筋，同血和气在一起。当天气突然寒冷、地裂积冰的时候，手足都冻得不灵活，而面部却不用衣服之类御寒，这是什么缘故呢？岐伯回答说：人的十二经脉和三百六十五络脉的气血，全都上注于头面部，而分别入于各个孔窍之中。其精阳之气上注于目，使眼睛能够看。其旁行的经气上达于耳，使耳能够听。其大气上出于鼻，使鼻能有嗅觉。其谷气出于胃而上达于唇舌，使唇舌能有味觉。所有这些气所化的津液都上行熏蒸于面部，而面部的皮肤又厚，肌肉坚实，所以面上的阳热很盛，天气寒冷也不能胜过它。

【原文】 五谷入于胃也，其糟粕、津液、宗气分为三隧①，故宗气积于胸中②，出于喉咙，以贯心肺[1]，而行呼吸焉。营气者，泌其津液，注之于脉，化以为血，以荣血末，内注五脏六腑，以应刻数③焉。卫气者，出其悍气之慓疾，而先行于四末、分肉、皮肤之间，而不休者也，昼日行于阳④，夜行于阴，常从足少阴之分间⑤，行于五脏六腑，含厥气客于五脏六腑则卫气独卫其外，行于阳，不得入于阴。行于阳则阳气盛，阳气盛则阳跷满[2]，不得入于阴，阴虚，故目不瞑。

《灵枢·邪客》

【校勘】

[1]“肺”：原作“脉”，据《甲乙》卷十二第三、《太素》卷十二《营卫气行》改。

[2]“阳跷满”：原作“阳跷陷”，据《甲乙》卷十二第三、《太素》卷十二《营卫气行》改，以与《灵枢·大惑论》“阳气满则阳跷盛”之义相合。

【注释】

①“隧”：地面以下的暗道。《类经》十八卷第八十三注：“隧，道也。糟粕之道，出于下焦；津液之道，出于中焦；宗气之道出于上焦。故分为三隧”。

②“胸中”：此指膻中，为上气海。

③“刻数”：古代一个昼夜，分做一百刻，用以计算时间。自明代以后才有二十四时的分法。一小时约四刻。营气循行于周身，一昼夜为五十周次，恰与百刻之数相应。

④“昼日行于阳”：卫气昼行于阳分，以足太阳膀胱经开始。

⑤“夜行于阴，常从足少阴之分间”：卫气夜行于阴分，以足少阴肾经为起点。

【直译】 五谷进入胃中，它所化的糟粕、津液、宗气，分走三条道路。宗气积聚胸中，出于喉咙，以贯通心肺，使呼吸得以进行。营气分泌津液，渗注于经脉之中，化为血液，外以荣养四肢，内则流注五脏六腑，它一昼夜之间在体内运行五十周，与一昼夜分为百刻的时刻数相应。卫气则发挥着它的浮盛、强悍、滑利的特性，首先在四肢的分肉、皮肤之间无休止地运行着，它白天行于阳分，夜间行于阴分。卫气的入于阴分，常从足少阴经的分间开始，以次行于五脏六腑。如有逆乱之气侵入五脏六腑，卫气只能护卫在脏腑之外，运行于阳分，不能进入阴分。卫气行于阳分，则阳气充盛；阳气充盛，则向上连属于目之内眦的阳跷脉脉气充满；卫气不能入于阴内，则阴虚。所以眼睛不能闭合，难以入睡。

【原文】 经脉者，行血气，通阴阳，以荣于身者也。

《难经·二十三难》

【直译】 经脉具有运行气血，贯通阴阳，滋养脏腑组织的功能。

【原文】 脉有奇经八脉者，不拘于十二经何也？……然：圣人图设沟渠，通利水道，以备不虞[1]①。天雨降下，沟渠溢满，当此之时，雱霈②妄行[2]，圣人不能复图也。此络脉③满溢，诸经不能复拘也。

《难经·二十七难》

【校勘】

[1]“虞”：原作“然”。《脉经·平奇经八脉病第四》作“虞”，意较明，故从改。

[2]“行”：原作“作”，《难经集注》作“行”。据改。

【注释】

①“不虞”：不测的意思。

②“雱霈（pāng 乓 pèi 沛）”：同滂沛，形容大雨的情景。

③“此络脉”：即指奇经。《难经本义》：“即不拘于经，直谓之络脉，亦可也”。

【直译】 经脉中有奇经八脉，它不限制在十二经脉范围之内，是什么道理呢？……答：古代圣明常规划开凿沟渠，通利水道，以防备不测的水灾。如果天降大雨过大，沟渠之水满溢，此时再降大雨大水就会漫野，可见圣明也不能仅靠开通水渠的方法疏导大水。同理人体络脉气血盈满便会流入和蓄藏在奇经，所以奇经八脉不隶属于十二经脉系统。

【原文】 比于圣人图设沟渠，沟渠满溢，流于深湖，故圣人不能拘通也。而人脉隆盛，入于八脉，而不环周①，故十二经亦不能拘之。其受邪气，畜则肿热，砭射之②也。

《难经·二十八难》

【注释】

①“不环周”：《难经经释》谓，“不环周，言不复归于十二经也”。

②“砭射之”：用砭石射刺放血的疗法。

【直译】 譬如圣人计划开挖沟渠通畅水流一样，当沟渠里的水量充满外溢了，就会流入湖泊之中，所以圣人也不能限制水的流通。当人体经脉中的气血充盛时，就会进入奇经八脉，而非需要时不会回入正经周流，所以十二经脉也不能限制它。如果八脉受到病邪的侵袭，蓄积于内就会发生肿、热，可用砭石射刺放血的方法进行治疗。

【按语】 经络的生理功能主要是运行气血、濡养联络。《灵枢·本脏》篇说："经脉者，所以行血气而营阴阳，濡筋骨，利关节者也。"这说明经络有着运行气血、调节阴阳和濡养全身的作用。由于经络能输布营养到周身，因而保证了全身器官正常的功能活动。人体内的任何器官组织所以能维持其正常的功能，都需要"阳气"和"阴液"的供给。阳气是指人体中的元气、宗气、营气、卫气以及脏腑元气等。阴液则主要是指人体内的血液、津液以及精液等。通常所说的气血，便是上述阳气和阴液的简称。气血对维持人体生命活动极为重要，但是气血只有在经络系统正常的情况下，才能通过经络的转输运送到全身发挥作用。

经络之转输气血的作用，还要依赖于真气的功能，其气不仅上行于肺，进出于呼吸道，同时还贯心脉而下行注于气街，经过气街再下注于足，如果真气不能通贯下达，就会出现腿足厥冷的症状。总之，营卫气血之所以能运行于全身，主要靠真气的推动作用，而真气的功能则是经络作用的有力说明。

又如《灵枢·海论》篇说："夫十二经脉者，内属于脏腑，外络于肢节"。指出了经络能沟通表里、联络上下，将人体各部的组织、器官联成一个有机的整体。经络是维持人体正常生命活动的最基本和最必需的联络结构，没有经络便没有生命。

另外，经络还具有抵抗外邪、保护身体的作用。人体生活环境中充满着各种致病因素，即所谓的"六淫""外邪"，但是人体之所以能健康地生活而少受外邪侵犯，主要也是靠经络的作用。经络将抗御外邪的物质——卫气转运到皮肉、筋骨、四肢、百骸以及脏腑，因而得以保卫机体、抗御外邪，保持健康。换言之，卫生充足则肌腠密致，邪不可侵；反之如卫气虚则腠理疏，外邪便得乘虚而入，人即生病。《灵枢·本脏》篇说："卫气者，所以温分肉、充皮肤、肥腠理，司开合者也"，"卫气和，则分肉解利，皮肤柔和，腠理致密矣"。指出卫气是保卫机体、抗御外邪的物质。但是卫气之所以能运行于全身，是靠经络的作用，如《灵枢·营卫生会》篇说："营行脉中，卫行脉外"，总之，由于卫气通过经络的运输作用才得以在全身起到保卫机体、抗御外邪的作用。

并且，经络尚起着维持人体与自然环境的相应关系的作用。人生活在大自然环境之中，因此大自然环境的变化，不能不对人体有一定的影响。正如《灵枢·经别》篇所说："人之合于天道也，内有五脏，以应五色、五色、五时、五位也；外有六腑，以应六律，六律建阴阳诸经，而合之十二月、十二辰、十二节、十二经水、十二时、十二经脉者，此五脏六腑以应天道也。"这就说明经络在通达内外的基础上，同时与大自然环境也建立了相互适应的关系，例如，脉搏春弦、夏洪、秋毛、冬石四时的变化，一日之内十二经气血流注的情况（寅时在肺经，卯时在大肠经，辰时在胃经，巳时在脾经，午时在心经，未时在小肠经，申时在膀胱经，酉时在肾经，戌时在心包经，亥时在三焦经，子时在胆经，丑时在肝经）等，也都说明了人体和自然界的气候、时间的变化有适应关系，近代有关生物钟的研究，便证明了这一点。总之，人体之所以能适应大自然的变化，主要是通过经络的协调作用来实现的。

二、经络与血脉的关系

1.经气与脉的关系

本节内容均出自《灵枢·动输》篇。从手太阴、足少阴、足阳阴三经的动脉为何独动不休这一角度，说明经气与脉的密切关系。

【原文】 黄帝曰：经脉十二，而手太阴、足少阴、阳明[1]独动不休，何也？岐伯曰：足阳[2]明胃脉也。胃为[3]五脏六腑之海，其清[4]气上注于肺，肺[5]气从太阴而行之，其行也，以息往来①，故人一呼脉再动，一吸脉亦再动，呼吸不已，故动而不止。

《灵枢·动输》

【校勘】

[1]“手太阴、足少阴、阳明”：《甲乙》卷二第一下“太阴”下有“之脉”二字，无“足少阴阳明”五字。《千金》卷十七第一、《普济方》卷二十六同。

[2]“足阳”：原作“是”字，据《太素》卷九《脉行同异》篇、《甲乙》卷二第一下、《千金》卷十七第一、《普济方》卷二十六改。

[3]“为”：《太素》卷九《脉行同异》《甲乙》卷二第一下、《千金》卷十七第一、《普济方》卷二十六并作“者”。

[4]“清”：《千金》卷十七第一、《普济方》卷二十六并作“精”。

[5]“肺”：《太素》卷九《脉行同异》无。

【注释】

①“以息往来”：息，一呼一吸谓之一息。以息往来，是指呼吸与脉气的往来运行有密切的关系。

【直译】 黄帝问：十二经脉中，唯独手太阴、足少阴、足阳明三经有动脉搏动不止，是为什么？岐伯说：足阳明是胃脉，而胃是五脏六腑所需营养汇聚于其中的大海。其水谷精微所化的清气由胃向上流注于肺，这气从手太阴开始，运行全身，其运行是随呼吸而上下往来的。所以，人一呼脉就搏动两次，一吸，脉也搏动两次，呼吸不止，脉也就跳动不止。

【原文】 黄帝曰：气之过于寸口也，上十[1]焉息？下八[2]焉伏①？何道从还？不知其极。岐伯曰：气之离[3]脏也，卒然[4]如弓弩之发，如水之下岸[5]，上于鱼以反衰②，其余气[6]衰散以逆上，故其行微。

《灵枢·动输》

【校勘】

[1]"十"：日刻本眉批"十，寸之误也。"《太素》卷九《脉行同异》无"十"字，《甲乙》卷二第一下作"出"。

[2]"八"：日刻本眉批"八，尺之误也。"《太素》卷九《脉行同异》无，《甲乙》卷二第一下"八"作"出"，廖平"当作八"。

[3]"离"：《太素》卷九《脉行同异》《甲乙》卷二第一下此下并"于"字。

[4]"然"：《太素》卷九《脉行同异》篇无。

[5]"如水之下岸"：《太素》卷九《脉行同异》"岸"作"崖"。《甲乙》卷二第一下作"如水岸之下"。

[6]"气"：《太素》卷九《脉行同异》无。

【注释】

①"上十焉息，下八焉伏"：《类经》八卷第十三谓，"寸口，手太阴肺也；上下言进退之势也；十、八喻盛衰之形也；焉，何也；息生长也。上十焉息，言脉之进也其气盛，何所来而生也；下八焉伏，言脉之退也其气衰，何所去而伏也。以其往还之道，真君有难穷其极者。"

②"上于鱼以反衰"：鱼，谓鱼际。此指脉气从寸口上鱼际之后，出现由盛而反衰的现象。

【直译】 黄帝说：手太阴脉气过于寸口，上入肺而息止，下至手的大指端伏藏。它从什么道路返还本脉？我不知其究竟。岐伯说：手太阴脉气离开脏腑达于经脉时，犹如弓弩突然发机，又像是急流下冲堤岸。待到脉气上于手鱼际部而呈现衰象，其所余之气也已衰散而向上逆行，所以气行迟缓微弱。

【原文】 黄帝曰：足之阳明何因而动？岐伯曰：胃气上注于肺，其悍气上冲头者，循咽[1]，上走空窍，循眼系，入络脑，出颇[2]，下客主人，循牙车，合阳明，并下人迎，此胃气别[3]走于阳明者①也。故阴阳上下，其动也若一②。故阳病而阳脉小者为逆，阴病而阴脉大者为逆。故阴阳俱静俱动[4]若引绳，相倾[5]者病。

《灵枢·动输》

【校勘】

[1]“咽”:《甲乙》卷二第一下作“喉”。

[2]“颇”:《太素》卷九《脉行同异》《甲乙》卷二第一下并作“颔”。楼英曰:“颇疑额字之误”。按“颇、颔”二字,音韵可通用。

[3]“别”:《甲乙》卷二第一下无。

[4]“故阴阳俱静俱动”:《太素》卷九《脉行同异》篇“俱动”作“与其动”。《甲乙》卷二第一下作“阴阳俱盛与其俱动”。

[5]“倾”:《太素》卷九《脉行同异》作“顿”。

【注释】

①“此胃气别走于阳明者”:这是说人迎脉搏动的原因,是由于胃气上注于肺,悍气上冲头,循咽,入络脑,下客主人,合阳明,并下人迎的缘故。这种由胃气上注肺的循行与足阳明经脉的循行略有不同,所以说胃气别走于阳明。

②“阴阳上下,其动也若一”:阴阳,是指太阴肺与阳明胃二经。上,谓人迎;下,谓寸口。因两脉的搏动,主要由饮食精微所化生的胃气上注于肺,彼此都以胃气为根本,并相互贯通,两者的搏动是相应的,是一致的,所以说其动也若一。

【直译】 黄帝问:足阳明胃经因何而动?岐伯说:胃气向上流注于肺,它的本经干气上冲于头部的,沿着咽喉上行,走入七窍,又循着眼球深处的脉络向内而幕络于脑,接着又出于颇部,下至客主人穴,再沿牙车,合于足阳明本经,并下行至于人迎。这就是胃气别行而走向足阳明本经的情形。所以,手太阴的寸口脉,与足阳明的人迎脉,阴阳上下相应,其搏动是一致的。因此,阳病而阳脉反而小的,叫做逆,阴病而阴脉反而大的,也叫做逆。所以,寸口脉与人迎脉阴阳应合,静则俱静,动则俱动,就像牵引同一根绳子似的;如果两者之间失去平衡,出现偏象,就会生病。

【原文】 黄帝曰:足少阴何因而动?岐伯曰:冲脉者,十二经[1]之海也,与少阴之大络[2],起[3]于肾下,出于气街,循阴股内廉,邪[4]入腘中,循胫骨内廉[5],并少阴之经,下入内踝之后,入[6]足下。其别者,邪入踝[7],出属跗[8]①上,入大指[9]之间,注诸络,以温足胫[10],此脉之常动者也。

《灵枢·动输》

【校勘】

[1]“经”:《甲乙》卷二第一下此下有“脉”字。

[2]“与少阴之大络”:《素问·阴阳离合论》王注引《灵枢》“少阴”上有“足”字。《太素》卷十《冲脉》篇杨注引《九卷》“大”作“本”。

[3]“起”:《素问·阴阳离合论》王注引此上有“皆”字。大奇论王注:“皆又作

俱”。

[4]“邪”:《素问·奇病论》《素问·大奇论》王注作“斜”。《甲乙》卷二第一下同。按:“邪、斜”二字通。本书《逆顺肥瘦》篇无“邪”字。

[5]“循胫骨内廉”:本书《逆顺肥瘦篇》作“伏行骭骨内”。

[6]“入”:《甲乙》第二卷第一下无。

[7]“踝”:《甲乙》卷二第一下此下有“内”字。

[8]“属跗”:周本及《甲乙》卷二第一下“跗”作“阴”。本书《逆顺肥瘦篇》“属跗”作“跗属”。

[9]“大指”:汪昂注“大指当作小趾”。文献无证,似出臆断。彼盖以《经脉》篇谓:“足少阴之脉,起于小指之下”,故云。但彼篇言正经,此篇明言:“其别者”。若果别脉亦入小践,则与正经何异?

[10]“胫”:《甲乙》卷二第一下作“跗”。

【注释】

①“属跗”:属,据《太素》卷十二《冲脉》注谓“胫骨与跗骨相连之处曰属也”。跗,指足背而言。

【直译】 黄帝问:足少阴肾经因何而动?岐伯说:冲脉是十二经之海,它与足少阴的络脉都起于肾下会阴穴,出于气冲穴,沿大腿内侧斜入于膝腘窝中,再沿小腿内侧,与足少阴肾经相并,向下入足内踝后面,进入脚下。它的另一支脉,斜入踝内,出足跗外侧近踝处,进入足大指之间,渗注于足少阴经在足胫部的诸络脉,以温润足部、胫部。这就是足少阴经脉经常搏动的原因。

【按语】 脉不自行,随气而至。脉搏的跳动是以脏气和经气(或称脉气、经脉之气)的鼓动为动力。

本节内容选自《灵枢·动输》篇。首先,提出十二经脉中为什么手太阴、足少阴、足阳明的动脉独动不休这个问题,并从总体上说,是借助于胃气作为动力。接着具体阐述了手太阴寸口脉搏动是由于肺气的运动随呼吸而往来,所以,“呼吸不已,动而不止”。同时还说明了寸口脉来盛去衰的原因:脉气离开内脏而外行经脉时,像箭离弦一样的迅急,如水冲堤岸一样的迅猛。所以,开始时脉气是强盛的。当脉气上达鱼际后,就呈现由盛而衰的现象,但还要借此衰散之力逆而上行,所以它运行的气势就很微弱了。

而足阳明胃经人迎脉搏动的原因,是由于胃气上注于肺,其中慓悍之气,上冲于头部,再由头部循经下行至人迎,所以促使人迎脉动而不休。

至于足少阴肾经脉搏动的原因,是由于冲脉下行的支脉,和少阴肾经的大络,同起于肾下,出于气冲,循阴股内侧下行,它的循行与肾经相并,注于诸络,以温养足胫部。所以足少阴经脉直接受到冲脉的冲动使足踝部(太溪穴处)脉搏动不休。

人迎、寸口、太溪分别在人身的上、中、下三个部位,对诊察人体经脉的生理和病理变化有一定的作用。当然人身动脉跳动不只是此三处,其他如跗阳脉、太阳脉等。

手太阴经寸口在切脉中具有特殊部位。全身脏腑气血情况都可以在寸口脉上体现出来。换句话说,通过切按寸口脉,可以察知人体内在器官的活动情况、病理变化,推测疾病的转归和预后,在临床诊断上有很高的价值。

人迎为足阴明胃经的动脉,胃为水谷之海,脾胃之气必循经脉过人迎。又人迎位于喉咙两旁,故肺气亦通达其间,所以全身脏腑经脉气血的盛衰情况都可以从人迎脉上反映出来。如《灵枢·营气》说:"营气之道,内谷为宝。谷入于胃,乃传之肺,流溢于中,布散于外。精专者行于经隧,常营无已。"所以人迎也是脉诊常取之部位。

寸口、人迎,一为阴经之脉,一为阳经之脉,阴主里,阳主表,故《灵枢·四时论》说,"气口候阴,人迎候阳"。两者各有侧重,所以诊察二脉之变化以及是否与四时相应,两相比较,孰旺孰衰,可以了解体内阴阳的变化,病之在表在里。如《灵枢·禁服》说:"寸口主中,人迎主外,两者相应,俱往俱来,若引绳大小齐等。春夏人迎微大,秋冬寸口微大。如是者,名曰平人。"这二脉虽然部位不同,但全身脉道之间关系密切,本身就是一个整体,二者保持着一定比例。如寸口、人迎两者相比,脉搏有大小盛衰之不调时即要发生病变。如人迎脉独盛,则病多在三阳之腑;寸口脉独盛,则病多在三阴之脏。此乃太阴行气于三阴,阳明行气于三阳之故。因此杨上善说:"诊病之要,必须上察人迎,下诊寸口,适为脉候。"

至于足踝动脉,也是切脉中不可忽视的部位,尤以应急为最。其具体部位除足少阴太溪脉以外,一般每多用足背切脉趺阳脉。现代医学闭塞性脉管炎切按趺阳脉具有特殊意义。又如当病情危重,寸口脉微欲绝,甚至完全不能触及时,可切按太溪、趺阳等足踝动脉,借以测知正气之存亡、病情之顺逆,不可不察。

2. 十二经气血多少

本节所集经文说明:由于人之先天禀赋不同,十二经脉气血多少有别,故治疗上应用不同的针刺手法。

【原文】 若夫八尺之士[1],皮肉在此,外可度量切循而得之,其死可解剖而视之。其脏之坚脆,府之大小,谷之多少,脉之长短,血之清浊,气之多少,十二经之多血少气,与其少血多气,与其皆多血气,与其皆少血气,皆有大[2]数。其治以针艾[3]，各调其经气，固其常有合乎。

《灵枢·经水》

【校勘】

[1]“士”:《甲乙》林《序》作“躯”。

[2]“大”:《甲乙》卷一第七作“定”。

[3]“艾”:《甲乙》卷一第七作“灸”。

【直译】 对八尺长的躯体来说，有皮肉血脉，如果人活着，可观察探摸，人已死则可解剖而详细看看，那五脏的强弱、六腑的大小、受谷的多少、经脉的长短、血液的清浊、气分的多少，以及十二经脉中有的多血少气，有的少血多气，有的血气都多，有的血气都少，皆有一定的标准。根据这个标准，使用针灸治疗，分别调和经气的虚实，其道理不也是相同的吗?

【原文】 夫人之常数，太阳常[1]多血少气，少阳常多气少血，阳明常多血多[2]气，厥阴常多气少血[3]，少阴常多血少气[4]，太阴常多血少气，此天之常数也[5]。

《灵枢·五音五味》

【校勘】

[1]“常”:日抄本作“当”。《太素》卷十九《知形志所宜》无，下同。

[2]“多”:《太素》卷十《任脉》无。

[3]“厥阴常多气少血”:《太素》卷十九《知形志所宜》无，下同。

[4]“多血少气”:周本、马注本、张注本并作“多气少血”。《素问·血气形态》篇、《太素》卷十九《知形志所宜》并作“少血多气”，与《太素》合。

[5]“此天之常数也”:按，“天”字疑当做“人”，与上“人之常数”相应，否则，一作“天”，一作“人”，前后不合。

【直译】 人体经脉、气血分布有一定比数:太阳经常多血少气，少阳经常多气少血，阳明经常多血多气，厥阴经常多气少血，少阴经常多血少气，太阴经常多血少气，这就是人体经脉气血多少的一定比数。

【原文】 阳明多血多气，太阳多血少气，少阳多气少血，太阴多血少气，厥阴多血少气，少阴多气少血。故曰:刺阳明出血气，刺太阳出血恶气①，刺少阳出气恶血，刺太阴出血恶气，刺厥阴出血恶气，刺少阴出气恶血也。

《灵枢·九针论》

【注释】

①“恶气”:恶，这里有不宜之意。恶气，指针刺时不宜出气。

【直译】 手足阳明经多血多气，手足太阳经多血少气，手足少阳经多气少血，手足太阴经多血少气，手足厥阴经多血少气，手足少阴经多气少血。所以说，针刺阳明经可以出血出气；针刺太阳经，主要是出血，也可泻出其恶气；针刺少阳经，主要是出气，也可泻出其恶血；针刺太阴经，主要是出血，也可泻出其恶气；针刺厥阴经，主要是出血，也可泻出其恶气；针刺少阴经，主要是出气，也可泻出其恶血。

【原文】 夫人之常数，太阳常多血少气，少阳常少血多气，阳明常多气多血，少阴常少血多气，厥阴常多血少气，太阴常多气少血，此天之常数。

《素问·血气形志》

【直译】 人身各经气血多少，是有一定常数的。如太阳经常多血少气，少阳经常少血多气，阳明经常多气多血，少阴经常少血多气，厥阴经常多血少气，太阴经常多气少血，这是先天禀赋之常数。

【按语】 十二经气血多少的论述，并见于《灵枢·五音五味》《灵枢·九针论》及《素问·血气形志》篇。三篇论阳经皆同，而于阴经气血的多少略异。历代医家认为以《血气形志》篇的记载较为正确。如张景岳在《类经》三卷十七注曰："当以《素问·血气形志》篇为是。"而杨上善注两存其说，犹有存疑求是之意，尽管各篇所载有关阴阳经的气血多少的文字不同，但是可以清楚地看出：阴阳经脉所具有的气血不是等量的，而是各有多少的不同，古人是非常重视阴阳经脉各有气血多少的这个学说的。概括地说，阴阳经脉各有气血多少的理论，是祖国医学经络学说的重要组成部分之一，是我国古代医学家长期医疗实践的经验总结。

十二经气血为什么有多少的不同，大多数医家都认为是先天禀赋决定的。如张景岳说："十二经血气各有多少不同，乃天禀之常数。"但也有以脏腑的气血阴阳来解释的。如张志聪说："夫气为阳，血为阴，腑为阳，脏为阴，脏府阴阳，雌雄相合。而气血之多少，自有常数。如太阳多血少气，则少阴少血多气；少阳少血多气，则厥阴多血少气。阳有余则阴不足，阴有余则阳不足，此天地盈虚之常数也。唯阳明则气血皆多，盖气血皆生于阳明也。"然似当以张景岳之说为是。

十二经脉主运行气血，而各经气血的分布又有多有少。十二经脉血气之多少是如何得知的呢？郭城杰认为：首先是古人认识到血气在人身的重要性，《素问·调经论》有"人之所有者，气与血耳"。因此，古人就寻求各经气血多少的证据。古人可能最早是通过体表的动静脉血管观察结果而描述的，因这种方法是最普遍易行的，如《素问·刺志论》上说："脉实则血实，脉虚则血虚，此其常也……"又如《灵枢·骨度》篇上说："其见浮而坚，其见明而大者多血，细而沉者多气。"这些经文说明古人从按摸脉搏跳动强弱作为气血多少的依据。也有从较大静脉血管怒张与收缩而观察气血多少的。《太素》上说："盛则血满脉中，故必见，虚则脉中少血，故必下。”《灵枢・动输》篇上说：“经脉十二，而手太阴、足少阴、阳明独动不休，何也……”《难经・一难》上说：“十二经，皆有动脉。”据此说古人确实做过详细探讨和观察，把有关经行线上能摸到的动脉跳动强弱，作为认识经脉气血多少的证据；又通过尸体观察了动静脉血管血液残留多少，作为他们当时发现各经气血多少唯一的实验结论。由于动物死后，静脉血管多有血液存在，动脉血管多无血液停留，故把静脉作为某经的多血少气，把动脉血管作某经的多气少血而论述。而管遵信则认为十二经气血多少的规律，是在五行八卦方位的指导下推演而产生的。

古人是非常重视“阴阳经脉气血各有多少”这个学说的。因为这个学说有客观的物质基础，还能指导实践。据《灵枢・九针论》所载，血气多少的立论是指导刺法中的“出血”与“恶血”，“出气”与“恶气”的。《灵枢・五音五味》篇还将气血多少与人体的散热与毛发分布联系起来，“血气盛则充肤热肉，血独盛则澹渗皮肤、生毫毛，视其颜色，赤黄者多热气，赤白者少热气，色黑者多血少气”，结合经络分布来说：“美眉者，太阳多血；通髯极须者，少阳多血；美须者，阳明多血”。这种从毛发观察血气的盛衰，在《灵枢・阴阳二十五人》中有更多的讨论。阳明多血多气，自然与热盛、皮肤赤黄等现象相联系。少阳少血多气，可与青白相联系。太阳多血少气，则与黑色相联系。这说明三阳经气的多少，有着一定的规律。从三阳经血气多少结合穴位来谈，如足三阳经的足三里、内庭等穴可以说是多血多气；阳陵泉等穴可以说是少血多气；委中等穴可以说是多血少气。这对掌握穴位的候气有一定的意义。血多者易于出血，气多者易于得气。

血气多少对于针刺的浅深和补泻的运用有一定关系。《灵枢・经水》篇云：“足阳明，五脏六腑之海也，其脉大血多，气盛热壮，刺此者不深弗散，不留不泻也。足阳明刺深六分留十呼……”意指足阳明经血气盛大，只有深刺和久留，才能达到散气泻邪。其余各经足太阳、足少阳、足太阴、足少阴、足厥阴的针刺深度，依次递减为五、四、三、二、一分；留针呼吸数也递减为七、五、四、三、二呼。这种深度大体符合足六经在小腿部深浅情况。

李会庸的《读医心得》，就“阴阳经脉各有气血多少”理论在外科上的论证运用做了证述：经验证明，疮痈生在少气经脉上的难以起发、生在少血经脉上的难以收敛、生在血气而充经脉上的，易起发，易收敛。因此，外科学在治疗原则上提出：疮痈生在多气经脉上的，当用行气法；生在血多经脉上的当用破血法；生在少气经脉上的，当用托补法；生在少血经脉上的，当用养血法；生在气血两多经脉上的，初宜内消法，终则易收。人十二经脉有气血多少之分，多则易愈，少则难愈，外科医生懂得这一点，临床则可测知疮疡痈的始终难易，善恶吉凶，选用恰当的消补之法。《外科理例·痈疽当分二十六》中说："一人年三十，左腿外廉红肿，一人年四十，胁下红肿，二人皆不预防本经少阳少血，孟浪用大黄攻里而死……"亦可知阴阳经气血多少对临床的指导意义。

因此，我们有必要学习和掌握经脉气血多少的理论，但因经络实质未揭示，所以如何理解经络气血的实体，尚属进一步探讨的课题。

附：十二经气血多少异同对照表(表1－9)。

表1－9 十二经气血多少异同对照表

	经脉	五音五味①	九针论②	血气形志③	注
里	少阴	多血少气	多气少血	少血多气	
表	太阳	多血少气	多血少气	多血少气	①表里两径气血多少一致
里	厥阴	多气少血	多血少气	多血少气	②③表里两径气血多少相反
表	少阳	多气少血	多气少血	少血多气	
里	太阴	多血少气	多血少气	多气少血	①②记载一致
表	阳明	多血多气	多血多气	多气多血	①②③记载均一致

3. 十二经脉气血与毛发的关系

本节所集经文主要列举了手足三阳经脉气血的多少对毛发等的影响，从而说明经脉气血的重要性。

【原文】 黄帝曰：夫子之言，脉之上下，血气之候，以知形气奈何？岐伯曰：足阳明之上，血气盛则髯[①]美长；血少气多则髯短；故气少血多则髯少；血气皆少则无髯，两吻多画[②]。足阳明之下，血气盛则下毛美长至胸；血多气少则下毛美短至脐，行则善高举足，足指少肉，足善寒；血少气多则肉而善瘃[③]；血气皆少则无毛，有则稀枯悴，善痿厥足痹。

《灵枢·阴阳二十五人》

【注释】

①"髯"：生在颊部的胡须叫髯。

②"两吻多画"：吻即口角。画，指口角的纹理而言。《类经》四卷第三十二注："吻，口角也；画，纹也。阳明血气不充两吻，故多纹画。"

③"瘃(zhú 竹)"：冻疮。《语文解字(简称《说文》)·病部》："瘃，中寒肿覈。"段玉裁曰："肿覈者，肿而肉中鞕，如果中有核也。"

【直译】 黄帝问：先生说，候察手足三阳经脉上下部的血气，就可知道形气的强弱，是怎样的呢？岐伯说：足阳明经的上部，如血气充盛，则胡须美而长；血少气多，则胡须短；气少血多，则胡须稀少；血气都少，则没有胡须，而且嘴角多皱纹。足阳明经的下部，如血气充盛，则阴毛美而且长，甚至向上衍生直至胸部；血多气少，则阴毛美而短，向上衍生至脐，走路时足举得高，足大指肉少，足部易觉寒冷；血少气多，则下肢肌肉易生冻疮；血气都少，则无阴毛，即使有，也是稀少而枯恶，并且容易发生两足痿厥或痹痛的症状。

【原文】 足少阳之上，气血盛则通髯①美长；血气少则通髯美短；血少气多则少髯；血气皆少则无须，感于寒湿则善痹，骨痛爪枯也。足少阳之下，血气盛则胫毛美长，外踝肥；血多气少则胫毛美短，外踝皮坚而厚；血少气多则胻毛少，外踝皮薄而软；血气皆少则无毛，外踝瘦无肉。

《灵枢·阴阳二十五人》

【注释】

①“通髯”：即俗称连鬓胡须。马莳：“所谓通髯者，乃连鬓而生者也。”

【直译】 足少阳经的上部，如血气充盛，则胡须连鬓而生，美而且长；血多气少，则连鬓胡须美而短；血少气多，则连鬓胡须稀少；血气都少，则无鬓须，感受了寒湿之气，两足容易发生痹痛、骨痛及足指爪甲干枯等症。足少阳经的下部，如血气充盛，则小腿上的寒毛美而且长，足外踝肌肉肥厚；血多气少，则小腿上的寒毛美而短，足外踝的皮硬而厚；血少气多，则小腿上的寒毛稀少，足外踝的皮薄而软；血气都少，则小腿上无寒毛，足外踝瘦而无肉。

【原文】 足太阳之上，血气盛则美眉，眉有毫毛[1]①；血多气少则恶眉②，面多小[2]理③；血少气多则面多肉；血气和则美色。足太阳[3]之下，血气盛则跟肉满，踵坚；气少血多则瘦，跟空④；血气皆少则喜转筋，踵[4]下痛。

《灵枢·阴阳二十五人》

【校勘】

[1]“血气盛则美眉，眉有毫毛”：《病源》卷二十七《令生眉毛候》作“血气盛则眉美有毫”。《图经》卷二补注引“有”上无“眉”字。

[2]“小”：原作“少”，据《甲乙》卷一第十六改。

[3]“阳”：原作“阴”，马注本、张注本、日刻本并作“阳”。《永乐大典》卷三千七引亦作“阳”，据改。

[4]“踵”：《病源》卷二十二《转筋候》此上有“喜”字。

【注释】

①“毫毛”：指眉中的长毛。张志聪：“毫毛者，眉中之长毛，因血气盛而生长。”

②“恶眉”：眉毛枯焦稀疏。张志聪：“恶眉者，无华彩而瘁也。”

③“面多小理”：指面部多有细小之纹理。张志聪：“面多小理者，多细小之纹

理，盖气少而不能充润皮肤也。”

④“跟空”：跟，足后着地处。跟空，形容足跟部瘦，少肉。

【直译】 足太阳经的上部，如血气充盛，则两眉美好，眉中生有长毛；血多气少，则两眉枯悴难看，而且面部有许多细小的纹理；血少气多，则面部多肉；血气和调，则面色美好。足太阳经的下部，如血气充盛，则足跟肌肉饱满而坚实；气少血多，则足跟瘦而无肉；血气都少，则足部易转筋，足跟疼痛。

【原文】 手阳明之上，血气盛则髭①美[1]；血少气多则髭恶；血气皆少则[2]无髭。手阳明之下，血气盛则腋下毛美，手鱼[3]肉以温；气血皆少则手瘦以[4]寒。

《灵枢・阴阳二十五人》

【校勘】

[1]“血气盛则髭美”：《甲乙》卷六第十六“则”下有“上”字。《病源》卷二十七《令生髭候》作“血盛则髭美而长”。

[2]“则”：《甲乙》卷六第十六此下有“善转筋”三字。

[3]“鱼”：《普济方》卷四百十二手阳明大肠经条引作“肤”。

[4]“以”：《图经》卷二补注、《普济方》卷四百十二引无。

【注释】

①“髭”：口上胡须曰髭，口下胡须曰须。《类经》四卷第三十二注：“在口上曰髭，在口下曰须。”

【直译】 手阳明经的上部，如血气充盛，则嘴上边的胡子长得好；血少气多，则嘴上边的胡子长得不好；血气都少，则嘴上边没有胡子。手阳明经的下部，如血气充盛，则腋毛长得好，而且手鱼部多肉、温暖；气血都少，则两手枯瘦、发凉。

【原文】 手少阳之上，血气盛则眉美以长，耳色美；血气皆少则耳焦恶色。手少阳之下，血气盛则手卷[1]多肉以温，血气皆少则寒以瘦[2]；气少血多则瘦以多脉①。

《灵枢・阴阳二十五人》

【校勘】

[1]“卷”：《甲乙》卷一第十六作“拳”。

[2]“血气皆少则寒以瘦”：《图经》卷二补注引“血气”下无“皆”字。《甲乙》卷一第十六“寒以瘦”作“瘦以寒”。

【注释】

①“多脉”：形容因皮肉瘦削而脉络多呈现在外面。另一种解释认为多脉即因皮肉瘦削而出现较多的皱纹。

【直译】 手少阳经的上部，如血气充盛，则眉毛美而且长，耳朵皮肉之色美好；血气都少，则两耳枯悴色恶。手少阳的下部，如血气充盛，则手多肉而温暖；血气都少，则手瘦瘠而发凉；气少血多，则手瘦瘠，脉络显露于外。

【原文】 手太阳之上，血气盛则多须[1]，面多肉以平；血气皆少则面瘦恶[2]色。手太阳之下，血气盛则掌[3]肉充满；血气皆少则掌瘦以寒。

《灵枢·阴阳二十五人》

【校勘】

[1]"血气盛则多须"："则"下原有"有"字，据《甲乙》卷一第十六及《图经》卷二补注删。又《甲乙》卷一第十六"须"作"髯"。《本草纲目》卷四引作"血气盛则颌多须"。

[2]"恶"：《甲乙》卷一第十六作"黑"。

[3]"掌"：《图经》卷二补注引此下有"中"字。

【直译】 手太阳经的上部，如血气充盛，则多生髭须，面部多肉而平正；血气都少，则面瘦而色恶。手太阳经的下部，如血气充盛，则手掌肌肉饱满；血气都少，则手掌枯瘦而发凉。

【原文】 美眉者，足太阳之脉气血多；恶眉者，血气少；其肥而泽者，血气有余[1]；肥而不泽者，气有余[1]，血不足；瘦而无泽者，气血俱不足。审察其形气有余不足而调之，可以知逆顺矣。

《灵枢·阴阳二十五人》

【校勘】

[1]"余"：《针灸素难要旨》(简称《要旨》)卷二下二引此下有"而"字。

【直译】 眉毛长得好的，是由于足太阳经脉，其气血盛多；眉毛长得不好的，也是由于足太阳经脉，其血气都少；肥胖而肤色光润的，是血气都有余；肥胖而肤色不光润的，是气有余而血不足；瘦瘠而肤色没有光泽的，是气血都不足。审察其形气有余、不足的情况，据此对他们加以调治，就可以知道逆与顺的区别了。

【原文】 宦者去其宗筋，伤其冲脉，血泻不复。皮肤内结[1]，唇口不荣，故须不生[2]。黄帝曰：其有[3]天宦者，未尝被伤[4]，不脱于血，然其须不生，其故何也？岐伯曰：此[5]天之所不足也[6]，其[7]任冲不盛，宗筋不成，有气无血，唇口不荣，故[8]须不生。

《灵枢·五音五味》

【校勘】

[1]"皮肤内结"：《太素》卷十《任脉》"皮"作"肉"。孙鼎宜曰："内结来详，或为气结之误。"

[2]"故须不生"：《甲乙》卷二第二作"故无髭须"。

[3]“有”:《太素》卷十《任脉》作“病”。

[4]“未尝被伤”:《证治准绳·唇》类引作“未尝有所伤”。

[5]“此”:《太素》卷十《任脉》作“病”。

[6]“黄帝曰:……此天之所不足也”:《甲乙》卷二第二无此三十五字。

[7]“其”:《甲乙》卷二第二此上有“夫宦者”三字。《古今医统大全》(简称《医统》)卷六十六《髭发门》作“廪”。

[8]“故”:《甲乙》卷二第二此下有“髭”字。

【直译】 宦者割除了睾丸,损伤了冲脉,血泻出后不能恢复正常,皮肤向内收束,唇口得不到气血的荣养,所以不长胡须。黄帝说:有所谓天宦之人,未遭受阉割的损伤,也不像女子那样排出经血,但他们也不生胡须,原因是什么?岐伯说:这是先天性发育不足,这种人的任脉、冲脉不充盛,阴茎、睾丸未能发育起来,有气无血,唇口得不到荣养,所以不长胡须。

【原文】 美眉者太阳多血,通髯极须者少阳多血,美须者阳明多血,此其时然也①。

《灵枢·五音五味》

【注释】

①“此其时然也”:“其”,作“则”字解;“时”,作“常”字解;“然”,作“如此”解;“此其时然也”,乃承接上文,犹言视颜色眉发,而知血气多少,原则常常如此也。或释作一般规律是这样。

【直译】 眉毛美好的,属太阳经多血;须髯连成一片的,属少阳经多血,胡须美好的,属阳明经多血。实际情况,常常就是这样的。

【按语】 本节所集经文列举事实说明十二经脉气血与毛发的密切关系。

阳明经循行在面部不同部位,气血旺盛眉毛长的秀丽,胡子长的华美,耳郭长的对称而色泽好。若多血气少,眉毛、胡子、耳郭较气血旺盛的略差;气血皆少,眉毛长得不好看,也没胡子,即是有也很稀疏,耳郭的色泽不好看,面部皱纹也多。

手三阳经下部的经脉气血旺盛时,手掌的肉丰满而温,反之则手掌瘦小怕冷。足三阳经下部经脉气血旺盛时,阴毛、小腿的毫毛长的既长又黑,足跟肌肉长得丰满有力,足温暖。血多气少时,较上稍差,若气血皆少,则阴毛不生,即有也很枯燥,足跟部肌肉瘦小无力,怕冷,容易出现麻木痿痹。

古人从血液循环旺盛和不旺盛说明眉毛、胡子、耳郭以及身体某部毫毛,手掌足跟肌肉丰满与瘦弱变化的关系。从当时社会科学知识来看,这种理论是具有一定的科学性的,从现在看,眉毛、胡子、阴毛、腋毛、汗毛长的多少及色泽的变化，耳郭形态，手足部的肌肉丰满与人体营养状态、内分泌激素及遗传因子有密切的关系，手足的温暖与血运、植物神经功能关系密切。并观察了太监去掉睾丸后破坏性激素生成而不生胡子的原因，还观察到一些性器官发育不全，不长胡子的原因，虽然论述是从冲任说明原因的，但其详细描述的生理变化是客观而切实的，是值得学习和研究的。

4.经络与五脏营卫的关系

本节所集经文简述了经络、五脏、营卫的生理功能及其相互关系。

【原文】 黄帝曰：五脏者，所以藏精神魂魄者也；六腑者，所以受水谷而行化物者也[1]。其气内于五脏[2]，而外络肢节。其浮气①之不循经者，为卫气；其精气之行于经者，为营气。阴阳相随，外内相贯，如环之[3]无端，亭亭淳淳[4]②乎。孰能穷之。然其分别阴阳，皆有标本虚实所离之处。能别阴阳十二经者，知病之所生。知[5]候虚实之所在者，能得病之高下，知六腑[6]之气街③者，能知解结契绍于门户[7]④。能知虚实之坚软者[8]，知补泻之所在。能知六经标本者，可以无惑于天下。

《灵枢·卫气》

【校勘】

[1]“而行化物者也”：周本、黄校本“行化”并作“化行”。《甲乙》卷二第四“而”下无“行”字。

[2]“内于五脏”：《太素》卷十《经脉标本》“于”作“入于”二字。《甲乙》卷二第四“内”下有“循”字。《太素》作“入”似是，“于”字疑衍。

[3]“之”：《甲乙》卷二第四无。

[4]“亭亭淳淳”：《太素》卷十《经脉标本》“谆”作“混”，作“浑”于义为长，“混”与“浑”通。《淮南子·精神训》：“浑然而往。”高注：“浑，转行貌。”浑转无穷与上“如环无端”，义正相贯。

[5]“知”：原脱。据《太素》卷十《经脉标本》补。

[6]“腑”：《甲乙》卷二第四作“经”。

[7]“能知解结契绍于门户”：《太素》卷十《经脉标本》“能”下无“知”字，“解”下有“经”字。《甲乙》卷二第四“结”下无“契”字。

[8]“虚实之坚软者”：“实”原作“石”，据《太素》卷十《经脉标本》《甲乙》卷二第四及张注本改。《甲乙》卷二第四“软”作“濡”。

【注释】

①“浮气”：卫气浮出于脉外，循行于皮肤分肉之间，故称为浮气。

②"亭亭淳淳":亭亭,在此是远的意思。淳淳,在此是流行不息的意思。亭亭淳淳是形容营气和卫气在人体内流行的即长且远,没有休止。

③"气街":是指气行往来的径路。《类经》七卷第十二注:"街,犹道也。"

④"解结契绍于门户":解结,疏通的意思。契,开的意思。绍,达的意思。解结契绍于门户,形容知道了六腑气街之会,就像会解开绳结,会开达门户一样。另一种解释,认为"契"有"合"的意思,"绍"有"维"的意思。《类经》七卷第十二注:"契,合也。绍,维也。门户,出入要地也。六腑之表皆属阳经,知六腑往来之气街者,可以解其结聚。凡脉络之相合相维,自表自内,皆得其要,故曰契绍于门户。"

【直译】 黄帝说:五脏是藏精神魂魄的,六腑是纳受水谷并且消化、输送它们的。水谷化生之气,内则入于五脏,外则布覆于四肢百节。其中流布浅表、不循经脉而行的浮气,叫做卫气;行于经脉之中的精气,叫做营气。阴阳相互随逐,内外相互贯通,像圆环似的无头无尾,不停息地浑然流动,谁能穷其究竟!然而,它们区分为阴阳,俱都有标有本,有虚有实,各有其循行、经历之处。能辨别阴阳十二经脉,便可了解疾病发生的原因;能候察、诊知虚实所在之处,便可寻找出发病部位在上还是在下;知道六腑之气往来运行的路径,就知道怎样解开结聚,使腧穴畅通;能了解虚实的属坚还是属软,就知道哪里该补,哪里该泻;能知手足六经的标部与本部,便可对天下疾病了然于胸,没有疑惑了。

【原文】 黄帝问于岐伯曰:经脉十二者,外合于十二经水①,而内属于五脏六腑。夫十二经水者,其有[1]大小、深浅、广狭、远近各不同[2],五脏六腑之高下、小大,受谷之多少亦不等,相应奈何?夫[3]经水者,受水而行之;五脏者,合神气魂魄而藏之;六腑者,受谷而行之,受气而扬之;经脉者,受血而营之。

《灵枢·经水》

【校勘】

[1]"有":《太素》卷五十二《水》无。

[2]"同":原作"固",据周本、统本、金陵本、藏本、日刻本改。与《太素》卷五十二《水》合。

[3]"夫":《甲乙》卷一第七此下有"十二"二字。

【注释】

①"经水":《类经》九卷第三十三注,"经水者,受水而行于地也。人之五脏者,所以藏精神魂魄者也。六腑者,所以受水谷,化其精微之气,而布扬于内外者也。经脉犹如江河也,血犹水也,江河受水而经营于天下,经脉受血而运行于周身,合经水之道以施治,则其源流远近固自不同,而刺之浅深、灸之壮数,方当有

所辨也。”十二经水是指清、渭、海、湖、汝、渑、淮、漯、江、河、济、漳等十二水。

【直译】 黄帝向岐伯问道：人体十二经脉，外与大地之十二经水（清、渭、海、湖、汝、渑、淮、漯、江、河、济、漳十二水）相应，内则连属五脏六腑。这十二经水，有大小、深浅、广狭、远近，各不相同，五脏六腑也有上下、大小以及盛受水谷多少的差别，它们是怎样相应的呢？经水受纳大地之水，而流行不息；五脏结合神气魂魄，而收藏于内；六腑受纳水谷，而传导变化，汲取精气而散布于全身内外；经脉受纳血液，而周流全身、营养百体。

【按语】 经脉内属五脏六腑，外络肢节，营运气血；五脏藏精气而含魂魄，营行脉中，卫气循行于经脉之外，外内相贯，循环不休，内荣五脏，外濡筋骨关节。

从本节所集经文可以看出：古人把不同的精神活动归于五脏，如心主神明，肺主悲，肾主恐等。在两千年前，医学知识能达到此种水平，也算相当了不起。认识到六腑为消化系统，同时认为经气来源五脏，从经脉流行的营养物质为营气，在经脉以外浮散的气为卫气。只要营气和卫气能正常运行，人体阴阳应协调，经脉就畅通，机体就健康，如能分别阴阳十二经脉，就能知道病的发生与所在部位；能知道六腑气街，就能达到通经活络、祛邪外出；能知道病的虚实与部位的变异，就能恰当地运用补泻手法。现在临床多不用气街的方法。

从以上内容说明，作为一个医生，必须掌握丰富的基础理论知识，才能对许多疾病作出确实的诊断与治疗，这对我们医务工作的要求来说，也是非常正确和必要的。

三、病理方面

本节所集经文说明经络的病理反应主要有两条，即反映疾候和传注病邪。

【原文】 夫百病之始生也，皆生于风雨寒暑，阴阳喜怒，饮食居处，大惊卒恐，则[1]血气分离，阴阳破败[2]，经络决[3]绝，脉道不通，阴阳相逆，卫气稽留，经脉空虚，血气不次[4]，乃失其常。

《灵枢·口问》

【校勘】

[1]“则”：《太素》卷二十七《十二邪》无。

[2]“败”：熊本、周本、统本、金陵本、藏本、日抄本、张注本并作“散”，《太素》卷二十七《十二邪》同。

[3]“决”：原作“厥”，据《太素》卷二十七《十二邪》改。

[4]“次”：秩序。

【直译】 百病的最初生成，都是由于风雨寒暑的变化，阴阳不调，喜怒无常，饮食起居不良，大惊猝恐等原因引起的。这些原因导致了血气分离，阴阳破散，经络闭塞，脉道不通，阴阳相逆，卫气滞留，经脉虚空，血气运动紊乱，于是身体状况就不正常了。

【原文】 夫圣人之起度数，必应于天地，故天有宿度①，地有经水，人有经脉。天地温和，则经水安静；天寒地冻，则经水凝泣，天暑地热，则经水沸溢；卒风暴起，则经水波涌而陇起②。夫邪之入于脉也，寒则血凝泣，暑则气[1]淖泽，虚邪因而入客，亦如经水之得风也。

《素问·离合真邪论》

【校勘】

[1]"气"：此后《太素》卷二十四《真邪补泻》有"血"字。

【注释】

①"宿度"：指二十八宿在周天之度数。宿，谓二十八宿。度，谓周天之三百六十五度。

②"陇起"：涌起的意思。张隐庵："陇，隆同"，涌起貌。

【直译】 一个有修养的医生，在制定治疗法则时，必定体察于自然的变化。如天有宿度，地有江河，人有经脉，其间是互相影响，可以比类而论的。如天地之气温和，则江河之水安静平稳；天气寒冷，则水冰地冻，江河之水凝涩不流；天气酷热，则江河之水沸腾洋溢；要是暴风骤起，则使江河之水，波涛汹涌。因此病邪侵入了经脉，寒则使血行滞涩，热则使血气滑润流利，虚邪贼风的侵入，也就像江河之水遇到暴风一样。

【原文】 太阳为开，阳明为阖，少阳为枢①，故开折则肉节渎而暴病起矣②，故暴病者取之太阳，视有余不足，渎者皮肉宛膲而弱③也。阖折则气无所止息而痿疾起矣，故痿疾者取之阳明，视有余不足，无所止息者，真气稽留，邪气居之也，枢折即骨繇[1]④而不[2]安于地，故骨繇者取之少阳，视有余不足，骨繇者节缓而不收也，所谓骨繇者摇故也，当穷其本也。

《灵枢·根结》

【校勘】

[1]"繇"：《甲乙》卷二第五作"摇"，下同。《太素》卷十《经脉根结》杨注"繇"亦作"摇"，与《甲乙》合。

[2]"不"：《甲乙》卷二第五此下有"能"字。

【注释】

①"太阳为开，阳明为阖，少阳为枢"：《类经》九卷第二十九注，"此总三阳为

言也。太阳为开，谓阳气发于外，为三阳之表也；阳明为阖，谓阳气畜于内，为三阳之里也；少阳为枢，谓阳气在表里之间，可出可入，如枢机也。”

②“肉节渎而暴病起矣”：《类经》九卷第三十注，“太阳，为阳中之表，故气在肌肉，为肉节渎也。表主在外，邪易入之，故多新暴病也。”

③“渎者皮肉宛膲而弱”：《类经》九卷第三十注，“渎者，其皮肉宛膲而弱，即消瘦干枯之谓。”

④“骨繇”：马莳说，所谓骨繇者，正以其骨缓而不能收，即骨之动摇者也。

【直译】 太阳经好像人身外门的开关，阳明经好像人身外门的门扇，少阳经好像人身外门的枢轴。如果太阳之关失去功能，就会使肉节溃缓而发生暴病，所以诊治暴病，可取足太阳膀胱经，看病的情况，泻有余而补不足。所谓“渎”就是皮肉瘦小憔悴的意思。如果阳明经失去了阖的功能，阳气就会无所止息而发生痿病，所以诊治痿病，可取用足阳明胃经，看病的情况，泻有余而补不足。所谓“无所止息”，是说正气运行不畅，而邪气就留在里边了。如果少阳之枢失掉了功能，就会发生骨摇，不能在地上安然行走，所以诊治骨摇病，可取足少阳胆经，看病的情况，泻有余而补不足。所谓“骨摇”，就是骨节缓纵不收的意思。以上这些病，必须追究它的根源而予以治疗。

【原文】 太阴为开，厥阴为阖，少阴为枢①。故开折则仓廪无所输膈洞②，膈洞者取之太阴，视有余不足，故开折者气不足而生病也，阖折即气驰[1]而喜悲，悲者取之厥阴，视有余不足。枢折则脉有所结而不通，不通者，取之少阴，视有余不足，有结者皆取之[2]。

《灵枢·根结》

【校勘】

[1]“驰”：原作“绝”，《甲乙》卷二第五作“驰”。所谓“气驰”，即气缓也。

[2]“皆取之”：此下原有“不足”二字，据《太素》卷十《经脉根结》及《甲乙》卷二第五删。

【注释】

①“太阴为开，厥阴为阖，少阴为枢”：《类经》九卷第二十九注，“此总三阴而言，亦有内外之分也。太阴为开，居阴分之表也；厥阴为阖，居阴分之理也；少阴为枢，居阴分之中也。开者主出，阖者主入，枢者主出入之间，亦与三阴之义同。”

②“仓廪无所输膈洞”：《太素》卷十《经脉根结》注，“太阴主水谷，以资身肉，太阴脉气关折，则水谷无由得行，故曰仓无输也。以无所输，膈气虚弱，洞泄无禁。”又，马莳：“开折则脾不运化，仓廪无所转输，其病为膈证，为洞泄。”

【直译】 太阴在于人身，好像内门的开关；厥阴在于人身，好像内门的门扇；

少阴在于人身，好像内门的转枢。假如太阴主关的功能失常，就会使脾失去运化的能力，水谷无所转输，而发生膈塞、洞泄的病变。治疗膈塞、洞泄病，可取用足太阴脾经，看病的情况，泻有余而补不足。太阴经主关功能的失常，主要是由于气不足而导致发病的。假如厥阴主阖的功能失常，就会发生气机弛缓，导致多悲之病。治疗多悲之病，可取用足厥阴肝经穴，看病的情况，泻有余而补不足。假如少阴主枢的功能失常，就会发生肾脉结滞而下焦不通。治疗这种结滞不通的病，可取用足少阴肾经穴，看病的情况，泻有余而补不足。凡是经脉有结滞的，都应取用上法刺治。

【原文】 黄帝曰：经脉十二者，别为五行，分为四时，何失而乱，何得而治[1]？岐伯曰：五行有序，四时有分，相[2]顺则治，相逆则[3]乱。

黄帝曰：何谓相顺而治[4]？岐伯曰：经脉十二者，以应十二月，十二月者，分为四时，四时者，春秋冬夏，其气各异，营卫相随，阴阳已和，清浊不相干，如是则顺之而治。

黄帝曰：何谓相[5]逆而乱？岐伯曰：清气在阴，浊气在阳，营气顺脉，卫气逆行，清浊相干，乱于胸中，是谓大悗。

《灵枢·五乱》

【校勘】

[1]“而治”：原脱。据《甲乙》卷六第四补。

[2]“相”：原脱。据《甲乙》卷六第四补。

[3]“则”：《甲乙》卷六第四作“而”。

[4]“而治”：原脱。据《甲乙》卷六第四补。

[5]“相”：原脱。据《甲乙》卷六第四补。

【直译】 黄帝问：人身十二经脉，分属五行，分别与四季相应，违背什么就会导致紊乱，顺应什么就会安定正常？岐伯说：五行有其相生相克的次序，四季变化有其规律，与它们相顺应就会安定正常，与它们相违背就会导致紊乱。黄帝问：什么叫相顺应？岐伯说：十二经脉来对应十二个月，十二个月分为四季，四季就是春秋冬夏。每个季节的气候各不相同，人体的营气和卫气内外相顺，阴阳相和，清浊二气升降不相干扰，像这样就表明经脉与四季气候相顺应，而人体也就健康安定了。黄帝问：什么叫相逆而乱？岐伯说：清气在阴，浊气在阳，营气顺行于阳分，卫气逆行于阴分，清浊之气互相侵犯，在胸中乱搅，这就叫大悗。

【原文】 五脏之道，皆出于经隧①，以行血气，血气不和，百病乃变化而生，是故守②经隧焉。

《素问·调经论》

【注释】

①“经隧”:气血运行的道路,在此指经脉。王冰注:“隧,潜道也。经脉伏行而不见,故谓之经隧也。”

②“守”:保持。

【直译】 五脏相互联系的道路都是经脉,通过经脉以运行血气,人若血气不和,就会变化而发生各种疾病。所以诊断和治疗均以经脉为依据。

【按语】 本节所集经文对经络的病理主要作了以下几个方面的说明。

经络闭塞,脉道不畅通,经脉空虚,气血运行紊乱皆可导致疾病的发生。

孙络和溪谷都是营卫运行的交通要道,若人体感受邪气,邪气循着由表入里的方向传播,先孙络,后经脉,再及全身的络脉,最后至经脉脏腑。

亦从三阴三阳论述了开阖与失调后所出现症状,太阳主表,行卫气为三阳之开;太阴主里主运化,故为三阴之开是有道理的。从临床辨别其脏腑病变关系来说,是值得重视遵循的。但各经所表现的症候,临床多为不用。

经络为病邪侵袭人体由表入内之机转,主要是由于各经的功能失常而致病。

人身十二经脉分属于五行,五行的相互关系具有一定的顺序。四时气候具有寒热温凉的变化规律,而人身脏腑经络,必须与四时五行的变化规律相顺应,才能维持正常生理功能,营气和卫气才能内外相随,循环运转。若表里阴阳平和协调,体内清升浊降,保持其动态平衡。如果这种平衡失调,就会逆乱而为病。以清浊而言,“清气在阴,浊气在阳”反行其位;以营卫而言,“营气顺脉,卫气逆行”,这种病理逆乱反常可出现在不同的部位,如清浊相干,扰乱于胸中,就会出现烦闷等。

五脏是人体的核心,但“五脏之道,皆出于经隧”,因经脉能运行气血,以沟通表里上下五脏六腑,又是病邪传入传出的道路,因此,我们必须认识经脉在人体内的重要作用和精通调治经脉的方法,“是故守经隧焉”。

归纳起来,经络的病理作用不外两方面。

(1)起反应系统的作用。人体如果受“六淫”或“外邪”的侵袭而使脏腑功能活动遭到破坏而发生疾病时,便可在相应经络的特定部位反映出来,如《灵枢·九针十二原》说:“五脏有疾也,应出十二原。十二原各有所出,明知其原,睹其应,而知五脏之害矣。”这就是说,当内脏有病时,通过经络的特殊联系作用,便可在体表的一定部位(例如原穴)反映出来,通过对这些部位的审视或按压等方法,便可以检查出内脏的疾病。又如《灵枢·邪客》说:“肺心有邪,其气留于两肘;肝有疾,其气留于两腋;脾有邪,其气留于两髀;肾有邪,其气留于两腘。”也是具体说明了疾病虽然发生在内脏,但是确能反映到体表相应的部位。再如根据《灵枢·

口问》所指出的“耳者，宗筋之所聚也”和《灵枢·邪气脏腑病形》篇所指出的十二经“其别气皆上走于耳……”的理论而提出的耳穴诊断和耳针疗法等，也都说明了经络起反映系统的作用。

(2)起传导系统的作用。病邪的传注方式可以由表传里，也可以由里达表。当体表遇到病邪侵袭时，可以通过经络而传入内脏，由于内脏之间的经络联系，病邪可以从一个内脏传入到另一个内脏，此即称为“病邪之传变”或称“传经”，即外邪→皮毛→络脉→经脉→脏腑。如《素问·缪刺论》说：“夫邪之客于形也，必先舍于皮毛，留而不去，入舍于孙脉，留而不去，入舍于经脉，内连五脏，散于肠胃。”古代医学在经络传导病邪的总的概念，在一定程度上是符合客观实际的。如外感疾患在出现太阳病证候群时，多见表证症状。表证如果没有及时治愈，以后病情便会发生传经的变化。如太阳病的证候群消失，而出现少阳或阳明的证候群，也可以两经或三经的证候群同时并见，称为并病或合病，其传经的理论根据，是因为三阳经脉脉气相连的关系。由于太阳经脉与少阴经脉有表里关系，在正气虚弱抗病力很差的患者，病邪还可能由表入里，从太阳传入少阴，出现少阴病的证候群，其病情便比较严重，这些都是病邪在各条经脉间传导的实例。

1.经络传注病邪

本节所集经文说明了经络可以成为外邪由表及里的传变途径。

【原文】 夫邪之客于形也，必先舍于皮毛，留而不去，入舍于孙脉，留而不去，入舍于络脉，留而不去，入舍于经脉，内连五脏，散于肠胃，阴阳俱感，五脏乃伤，此邪之从皮毛而入，极于五脏之次也，如此则治其经焉①。

《素问·缪刺论》

【注释】

①“如此则治其经焉”：《类经》二十卷第三十注，“邪气自浅入深，而极于五脏之次者，当治其经，治经者，十二经穴之正刺也，尚非缪刺之谓。”

【直译】 大凡病邪侵袭人体，必须首先侵入皮毛；如果逗留不去，就进入孙脉，再逗留不去，就进入络脉，如还是逗留不去，就进入经脉，并向内延及五脏，流散到肠胃；这时表里都受到邪气侵袭，五脏就要受伤。这是邪气从皮毛而入，最终影响到五脏的次序。像这样，就要治疗其经穴了。

【原文】 是故百病之始生也，必先于皮毛，邪中之则腠理开，开则入客于络脉，留而不去，传入于经，留而不去，传入于腑，廪①于肠胃。

《素问·皮部论》

【注释】

①“廪”：米仓也。引申为积聚的意思。王冰注：“积也，聚也。”

【直译】 因此，百病的发生，必先从皮毛开始，病邪中于皮毛；则腠理开，腠理开则病邪侵入络脉；留而不去，就向内传入于经脉；若再留而不去，就传入于腑，聚积于肠胃。

【原文】 邪之始入于皮也，泝然①起毫毛，开腠理；其入于络也，则络脉盛，色变；其入客于经也，则感虚乃陷下②；其留于筋骨之间，寒多则筋挛骨痛，热多则筋张骨消，肉烁䐃破，毛直而败③。

《素问・皮部论》

【注释】

①“泝（sù 诉）然”：王冰注，“泝然，恶寒也。”《太素》卷九《经脉皮部》注：“流逆上也，谓寒邪逆入腠理也。”

②“感虚乃陷下”：张景岳谓，“感虚乃陷下，言邪所客者，必因虚乃深也。”意思是说，邪气之入客于经，由于经脉之气虚，所以使邪气内陷。

③“毛直而败”：指毛发枯槁的败证。《类经》八卷第三十一注：“液不足而皮毛枯槁也。”

【直译】 病邪开始侵犯皮毛时，使人恶寒而毫毛直起，腠理开泄；病邪侵入络脉，则络脉盛满，其色变异常；病邪侵入经脉，是由于经气虚而病邪乃得陷入；病邪流连于筋骨之间，若寒邪盛时则筋挛急骨节疼痛，热邪盛时则筋弛缓，故软无力，皮肉败坏，毛发枯槁。

【原文】 是故虚邪之中人也，始于皮肤，皮肤缓则腠理开，开则邪从毛发入，入则抵深，深则毛发立，毛发立则淅然，故皮肤痛。留而不去，则传舍于络脉，在络之时，病于肌肉，其病时痛时息[1]，大经乃代①。留而不去，传舍于经，在经之时，洒淅喜惊。留而不去，传舍于输，在输之时，六经不通，四肢则肢节痛[2]，腰脊乃强。留而不去，传舍于伏冲之脉②，在伏冲之时，体重身痛。留而不去，传舍于肠胃，在肠胃之时，贲响腹胀，多寒则肠鸣飧泄，食不化，多热则溏出糜③。留而不去，传舍于肠胃之外，募原之间④，留著于脉，稽留而不去，息而成积⑤。或著孙脉，或著络脉，或著经脉，或著输脉⑥，或著于伏冲之脉，或著于膂筋⑦，或著于肠胃之募原，上连于缓筋[3]，邪气淫泆，不可胜论。

《灵枢・百病始生》

【校勘】

[1]“其病时痛时息”：原作“其痛之时息”，据《甲乙》卷八第二改。

[2]“四肢则肢节痛”：《太素》卷二十七《邪传》作“四支节痛”。《甲乙》卷八第

二作“四节即痛”。按:“肢节”二字衍。本句似应作“四支则痛”。

[3]“上连于缓筋”:“上连”疑当做“或著”,与上文一律。

【注释】

①“大经乃代”:大经指经脉,对络而言。代是替代。大经乃代,指邪气深入,在络脉的邪气,现在已传入经脉,由经脉代其承受邪气了。

②“伏冲之脉”:指冲脉之循行靠近脊柱里面者。《类经》十三卷第二注:“伏冲之脉,即冲脉之在脊者,以其最深,故曰伏冲。”

③“溏出麋”:泛指泄或痢而言。《太素》卷二十七《邪传》注:“糜,黄如糜也。”丹波元简:“麋、糜古通用,及糜烂也。溏出麋,盖谓肠垢赤白带下之属。”

④“募原之间”:“募”与“膜”通,是指胸腹部经气聚结之所在。马元台:“募原之间者,即皮里膜外也。”张志聪说:“募原者,肠外之膏膜。”

⑤“息而成积”:息,生长的意思。言虚邪滞留于脉,逐渐长大而成积病。

⑥“输脉”:指足太阳经脉而言。《太素》卷二十七《邪传》注:“输脉者,足太阳脉,以管五脏六腑之输,故曰输脉。”

⑦“膂筋”:谓附于脊膂之筋。《太素》卷二十七《邪传》注:“膂筋,谓肠后脊膂之筋也。”

⑧“缓筋”:泛指足阳明筋。《太素》卷二十七《邪传》注:“缓筋,谓足阳明筋,以阳明之气主缓。”一指宗筋而言。

【直译】 所以虚邪袭中人体,从皮肤开始。皮肤松弛,则腠理开张,腠理开张,邪气就从毛发侵入;邪气入而渐至深处,使人毛发竖起,森然寒栗,皮肤觉痛;邪气留而不去,就会转而入于络脉,邪气留止络脉时,会使肌肉疼痛,肌肉疼痛有时歇止,于是便由经脉代受邪害;邪气如久留不去,就会转而侵入经脉,邪气留止经脉时,常令人森然寒栗,易受惊吓;邪气如久留经脉而不去,就会转而侵入输脉,邪在输脉时,致使手三阴、手三阳六条经脉不通,四肢疼痛,腰脊僵直,难以屈伸;邪气如仍然留而不去,则转而侵入伏冲之脉,邪在伏冲之脉,则觉身体沉重,且有痛感;邪气如在伏冲之脉久留不去,就会转而侵入于肠胃;邪在肠胃,则腹部虚起发胀,如果多寒,就会肠鸣、泄泻,吃进食物不能消化,如多热,就会大便稀薄,而且有糜烂物随大便排出;邪在肠胃留而不去,则转而侵入肠胃之外的脂膜之间,留止于脂膜的细络中;邪在脂膜稽留不去,就会停在这里形成积块。总之,邪气侵入人体,或留着于孙络,或留着于络脉,或留着于经脉,或留着于输脉,或留着于伏冲之脉,或留着于脊膂之筋,或留着于肠胃外的脂膜并连及缓筋。邪气在体内的浸淫放滥,不可一一论说。

【原文】 故阴气从足上行至头,而下行循臂至指端;阳气从手上行至头,而下行至足。故曰：阳病者上行极而下，阴病者下行极而上。

《素问·太阴阳明论》

【直译】 所以说，阳经的病邪，先上行至极点，再向下行；阴经的病邪，先下行至极点，再向上行。故风邪为病，上部首先感受；湿邪成疾，下部首先侵害。

【原文】 形数惊恐，经络不通，病生于不仁。

《素问·血气形志篇》

【直译】 屡受惊恐的人，经络因气机紊乱而不通畅，病多为麻木不仁。

【原文】 经脉流行不止，环周不休，寒气入经而稽迟，泣而不行，客于脉外，则血少，客于脉中，则气不通，故卒然而痛。

《素问·举痛论》

【直译】 人体经脉中的气血流行不止，如环无端，如果寒邪侵入了经脉，则经脉气血的循行迟滞，凝涩而不畅行，故寒邪侵袭于经脉内外，则使经脉凝涩而血少，脉气留止而不通，所以突然作痛。

【原文】 肺心有邪，其气留于两肘；肝有邪，其气留于两腋；脾有邪，其气留于两髀；肾有邪，其气留于两腘。

《灵枢·邪客》

【直译】 肺脏、心脏有病邪，邪气留止于两肘；肝脏有病邪，邪气留止于两腋；脾脏有病邪，邪气留止于两髀；肾脏有病邪，邪气留止于两腘。

【按语】 古人认为病邪的发生是要经皮毛、孙络、络脉、经脉、腑脏这样途径，但在经过每一个环节中都出现了它的特有症状，根据这些特有症状，去识别疾病的处所，并给予治疗。从现在临床辨证疾病多为表证，半表半里，腑脏，或者在经、在腑、在脏，这样去识别疾病的处所，比较省便，较古人前进了一步。

原文所论述手足三阴三阳经经气所运行的规律，如若六阳经的病邪先上行至顶点而后下行，六阴经的病邪先下行到极点，再向上行的论述，与十二经传注是有矛盾的，应进一步去研究。

在治疗五脏疾病时，要根据经络循行路线，因为经脉内联脏腑。经常受到惊恐的人，经络就不通，气血失养，肌肤就麻木不仁。常受惊恐的人，神经调节功能失常（尤其副交感神经），导致皮肤营养失调，常有感觉异常出现麻木不仁等症，针灸对此症状有较好的疗效。

病邪不仅可以由体表经脉传向内脏，脏腑病变也可通过本脏之经，在肌表某些部位得到反应。这些在临床上诊断脏腑病作为配方取穴的依据非常重要，但其机制尚须进一步探讨。

在病理情况下，疾病的发生和传变与经络有着密切的关系，正如《素问·皮部论》所指出的："故百病之始生，必先于皮毛，邪中之则腠理开，开则入客于经脉，廪于肠胃。"《素问·缪刺论》也指出："邪之客于形也，必先舍于皮毛，留而不去，入舍于孙脉，留而不去，入舍于络脉，留而不去，入舍于经脉，内连五脏，散于肠胃。阴阳俱盛，五脏乃伤……"具体地说明了经络可以成为外邪由表及里的传变途径。同样，如果内在的脏腑发生病变，也会循着经络的通路反映于体表所循行之部位上来。如《素问·脏气法时论》说："肝病者，两胁下痛引少腹……心病者，胸中痛，胁支满……两臂内痛；脾病者……足不收引，善瘈，脚下痛……"这些临床症状的出现，正是内在脏腑的病变，反映在其所属经络的循行部位，因此经络系统能够有规律地反映出若干病候。在临床上可以根据这些病候作为辨证施治的依据。人体感邪发病可因邪气侵入的途径和经脉脏腑的虚实不同，而出现各种不同的症状。

2. 经脉受邪

本节所集经文说明了病邪侵入人体经脉后的一般致病情况。

【原文】 夫"气之在脉，邪气在上"者，言邪气之中人也高，故邪气在上也。"浊气在中"者，言水谷皆入于胃，其精气上注于肺，浊留于肠胃，言寒温不适，饮食不节，而病生于肠胃，故命曰浊气在中也。"清气在下"者，言清湿地气之中人也，必从足始，故曰清气在下也。

《灵枢·小针解》

【直译】 "气之在脉，邪气在上"，是说邪气侵入经脉，虚邪贼风多伤人的头部，所以说"邪气在上"。"浊气在中"，是说水谷皆入于胃，化生的精微之气上注于肺，浊气蓄留于胃肠之中，如果寒温不适宜，饮食无节制，胃肠就会生病，所以说"浊气在中"。"清气在下"，是说清冷潮湿之气伤人，必从足部发起，所以说"清气在下"。

【原文】 黄帝问于岐伯曰：邪气之中人也奈何？岐伯答曰：邪气之中人高也。黄帝答曰：高下有度乎？岐伯曰：身半已上者，邪中之也；身半已下者，湿中之也。故曰：邪之中人也，无有[1]常，中于阴则溜于腑；中于阳则溜于经。

《灵枢·邪气脏腑病形》

【校勘】

[1]"有"：《纲目》卷一《五脏》类引无。《太素》卷二十七《邪中》此下有"恒"字。按：以下文"无有恒常"句例之，此处似应补"恒"字，"恒常"同义复词。

【直译】 黄帝问岐伯说：外邪伤人的情况是怎样的呢？岐伯回答说：邪气伤人分在人体的上部和下部。黄帝又问道：部位的上下，有一定的标准吗？岐伯说：上半身发病的，是受了风邪所致；下半身发病的，是受了湿邪所致。所以说外邪侵犯人体，是没有一定的规律的。如外邪侵犯了阴经，会流传到六腑；外邪侵犯了阳经，就会流传在本经循行通路而发病。

【原文】 黄帝曰：阴之与阳也，异名同类，上下相会，经络之相贯，如环无端。邪之中人，或中于阴，或中于阳，上下左右，无有恒常，其故何也？岐伯曰：诸阳之会，皆在于面，中人也方乘虚时[1]，及新用力，若[2]饮食汗出腠理开，而中于邪。中于面则下阳明，中于项则下太阳，中于颊则下少阳，其中于膺背[3]两胁亦中其经。

《灵枢·邪气脏腑病形》

【校勘】

[1]“中人也方乘虚时”：《太素》卷二十七《邪中》《甲乙》卷四第二上“中人也”并作“人之”二字。孙鼎宜曰：“中人当脱邪之二字。”

[2]“若”：《太素》卷二十七《邪中》《甲乙》卷四第二上此下并有“热”字。

[3]“其中于膺背”：统本、金陵本“于”并作“而”。史崧《音释》：“膺背一作肩背。”

【直译】 黄帝说：阴经与阳经，名称虽然不同，但都属于经络系统，上下互相会合，经络之间互相连贯，就像一个没有头的圆环一样。而病邪侵入人体，有的在阴经发病，有的在阳经发病，或上、或下、或左、或右，没有固定的规律，这是什么道理呢？岐伯说：手三阳经和足三阳经，都会聚在头面部。一般病邪伤人，往往乘经脉空虚，以及劳累之后，或饮食出了汗，腠理开泄，而被邪气所侵入。邪气中于面部，就会下行至足阳明胃经。邪气中于项部，就会下行至足太阳膀胱经。邪气中于颊部，就会下行至足少阳胆经。如果邪气中于胸膺、脊背、两胁，也会分别下行所属的三阳经。

【原文】 黄帝曰：其中于阴奈何？岐伯答曰：中于阴者，常从臂胻始。夫臂与胻，其阴皮薄，其肉[1]淖泽①，故俱受于风，独伤其阴。黄帝曰：此故②伤其脏乎？岐伯答曰：身之中于风也，不必动脏，故邪入于阴经，则其脏气实，邪气入而不能客，故还之于腑。故中阳则溜[2]于经，中阴则溜于府。

《灵枢·邪气脏腑病形》

【校勘】

[1]“肉”：《纲目》卷二《五脏》类引作“血”。

[2]“溜”：《甲乙》卷四第二上作“留”，与其前说同。《太素》卷二十七《邪中》作“溜”，与其前说异。

【注释】

①“淖泽”:湿润的意思。在此作柔软解。

②“故”:此处是“先”的意思。

【直译】 黄帝问道:如果邪气中了阴经,其情况是怎样的呢?岐伯答道:邪气中了阴经,常是从手臂或足胫开始的。因为臂和胫的内侧皮肤较薄,肌肉也较柔弱,风邪容易内侵,所以同样受风,惟独阴经最易受伤。黄帝问道:这种邪气也会伤及五脏吗?岐伯答道:人身受了风邪,不一定都伤及五脏。如果邪气侵入了阴经,而五脏之气很充实,那么邪气入里也留不住,还要回归于腑。因此阳经受了邪,就流传于本经而发病;阴经受了邪,就流传于六腑而发病。

【原文】 此皆常有所伤于湿气,藏于血脉之中,分肉之间,久留而不去。

《灵枢·贼风》

【直译】 这都是曾受到过湿气的伤害,湿邪隐伏在血脉里面与分肉之间,长时滞留不去。

【原文】 黄帝曰:营卫之行也,上下相贯,如环之无端,今有其卒然遇邪气,及逢大寒,手足懈惰,其脉阴阳之道,相输之会,行相失也,气何由[1]还?岐伯曰:夫四末阴阳之会者,此气之大络[2]也,四街者,气之径路也。故络绝则径通,四末解则气从合,相输如环。黄帝曰:善,此所谓如环无端[3],莫知其纪,终而复始,此之谓也。

《灵枢·动输》

【校勘】

[1]“由”:《太素》卷十《冲脉》此下有“得”字。

[2]“络”:疑应作“路”。“络”、“路”声形易误。本节以营卫之通、输之会、气入街为言,是以道、路、街、径譬经脉,故“络”作“路”方合。

[3]“此所谓如环无端”:守山阁校本注云,“按如环无端三句,系八卷《脉度》篇文”。

【直译】 黄帝说:营卫之气的运行,贯通全身上下,像圆环似的难分首尾。如果有人突然遇到邪气,或遭逢大寒,手足懈惰无力,则其经脉阴阳的循行道路,气血相互输注的会合,就会出现混乱失错。那么,气又将从哪里回还而往来运行呢?岐伯说:四肢是阴阳会合的所在,是脉气循行的大络,头、胸、腹、脐是脉气的路径,所以,即使络脉阻塞断绝而经脉仍能通行,四肢虽然懈怠而脉气仍能顺和,像圆环似的相互转输不止。黄帝说:讲得好。所谓如环无端,终而复始,难以测知其纲纪,说的就是这个。

【原文】 营卫稽留于经脉之中,则血泣而不行,不行则卫气从之而不通,壅遏而不得行，故热。

《灵枢·痈疽》

【直译】 营气稽留在经脉之中，血液就凝涩而不能畅行；血凝涩不能畅行，卫气也随之受到壅塞阻遏而不能畅通，因而生热。

【原文】 黄帝曰：营卫寒痹之为病，奈何？伯高答曰：营之生病也，寒热少气①，血上下行②。卫之生病也，气痛时来时去③，怫忾[1]贲响④，风寒客于肠胃之中⑤。寒痹之为病也，留而不去，时痛而皮不仁⑥。

《灵枢·寿夭刚柔》

【校勘】

[1]"忾"：《针灸问对》卷上引作"气"。

【注释】

①"营之生病也，寒热少气"：《类经》二十一卷第三十二注，"营主血，阴气也。病在阴分，则阳胜之，故为寒热往来。阴病则阴虚。阴虚则无气，故为少气。"

②"血上下行"：《类经》二十一卷第三十二注，"邪在血，故为上下妄行。所以刺营者，当刺其血分。"

③"卫之生病也，气痛时来时去"：《类经》二十一卷第三十二注，"卫属阳，为水谷之悍气，病在阳分，故为气痛，气无定形，故时来时去。"

④"怫忾贲响"：《太素》卷二十二《三变刺》注，"怫忾，气盛满貌；贲响，腹胀貌也。"

⑤"风寒客于肠胃之中"：《类经》二十一第三十二注，"风寒外袭，而客于肠胃之间，以六腑属表而阴邪归之，故病亦生于卫气。"

⑥"时痛而皮不仁"：有时疼痛，有时麻木不仁。

【直译】 伯高回答说：营气发病，主要是寒热往来，气短不畅，血上下妄行。卫病，则主要是气痛，时来时去，并且腹部郁胀、鸣叫，这是由于风邪侵入肠胃所致。寒痹之病，是寒邪留于经络之间，长久不去，肌肉时常疼痛，或皮肤麻木不仁。

【原文】 伤寒一日，巨阳受之，故头项痛腰脊强。二日阳明受之，阳明主肉，其脉侠鼻络于目，故身热①目疼而鼻干，不得卧也。三日少阳受之，少阳主骨[1]，其脉循胁络于耳，故胸胁痛而耳聋。三阳经络皆受其病，而未入于脏者，故可汗而已②。四日太阴受之，太阴脉布胃中络于嗌，故腹满而嗌干。五日少阴受之，少阴脉贯肾络于肺，系舌本，故口燥舌干而渴。六日厥阴受之，厥阴脉循阴器而络于肝，故烦满而囊缩③。三阴三阳，五脏六腑皆受病，荣卫不行，五脏[2]不通，则死矣。

《素问·热论》

【校勘】

[1]“骨”:原作“胆”,今本《甲乙》卷七第一上、《太素》卷二十五《热病决》、《病源》卷七《伤寒候》均作“骨”,参以《灵枢·经脉》篇胆足少阳之脉“是主骨所生病者”句,似作“骨”为是,据改。

[2]“五”:《太素》卷二十五《热病决》作“府”。

【注释】

①“身热”:《类经》十五卷第三十九注“伤寒多发热,而独此云身热者,盖阳明主肌肉,身热尤甚者。”

②“三阳经络皆受其病……故可汗而已”:三阳经络皆受邪而发病,是病仍在形体之表,尚未入里入阴,故均可通过发汗而病愈。张志聪注:“脏者,里也,阴也。”

③“烦满而囊缩”:心中烦闷而阴囊收缩。

【直译】 伤寒病一日,为太阳经感受寒邪,足太阳经脉从头下项,挟脊抵腰中,所以头项痛,腰脊强直不舒。二日阳明经受病,阳明主肌肉,足阳明经脉挟鼻络于目,下行入腹,所以身热目痛而鼻干,不能安卧。三日少阳经受病,少阳主骨,足少阳经脉,循胁肋而上络于耳,所以胸胁痛而耳聋。若三阳经络皆受病,尚未入里入阴的,都可以发汗而愈。四日太阴经受病,足太阴经脉散布于胃中,上络于咽,所以腹中胀满而咽干。五日少阴经受病,足少阴经脉贯肾,络肺,上系舌本,所以口燥舌干而渴。六日厥阴经受病,足厥阴经脉环阴器而络于肝,所以烦闷而阴囊收缩。如果三阴三阳经脉和五脏六腑均受病,以致营卫不能运行,五脏之气不通,人就要死亡了。

【按语】 病邪侵入人体后,因病邪属性不同,发病部位也不同。风寒之邪多侵袭人体上部;脾胃功能失常,浊气易导致中焦发病;潮湿之邪多侵犯人体下部,但也不尽然全是固定不变的。病邪虽在五脏,也可导致六腑病变;阳经病也可导致阴经病变。虽然病邪侵犯人体面、背、项、颊、胸等部,但也可根据不同部位的经脉沿经传变,导致经病。所以在临床上,既要注意病邪部位,又要掌握它的传变规律。

营卫之气在人体是相互传注贯通不断运行的,若突然遇到病邪,经脉被阻,致使四肢疲困无力,在这种情况下,人体是如何恢复正常内能的呢?主要靠头、胸、腹、胫的气街开放通行,经脉通则气又复内外相从,表里会合,如环无端,终而复始,往来不息。《灵枢·动输》:“营卫之行也,上下相贯……终而复始,此之谓也。”这段经文具体地揭示了“营卫之行”的奥秘。“营卫之行也,上下相贯,如环之无端”,而营交会的地方主要在四肢,更确切地说在“四街”。所谓“四街”,就是头、胸、腹、胫四部的气街，是“气之径路”（《灵枢·卫气》。“胸气有街，腹气有街，头气有街，胫气有街。”交会的方式是气从脏腑经脉行至络脉，进入更微细的径路——气街，进行交会，然后再从气街回复至络脉，循至表里、内外、上下相会，这样就完成了营卫的交会运行，如此周而复始，相输如环。

“伤寒一日，巨阳受之，故头项痛腰脊强……”列举了热病的传变规律是循太阳、阳明、少阳、太阴、少阴、厥阴六经之序，由表及里，自外而内，并叙述了各经病的一般症状。这对于辨证、诊断、施治和估计病情预后等均有重要的参考价值。

3. 络脉受邪

本节所集经文说明了病邪侵入人体络脉后的一般致病情况。

【原文】 阳络[①]伤则血外溢，血外溢则衄血；阴络[②]伤则血内溢，血内溢则后血。

《灵枢·百病始生》

【注释】

①“阳络”：指在上或属表的络脉。

②“阴络”：指在下或属里的络脉。

【直译】 上行的或浅表的络脉受伤，血液就会外溢，血外溢就会发生鼻出血之类现象；下行的或深内的络脉受伤，血液就会内溢，血内溢，就会造成大便出血。

【原文】 帝曰：络气不足，经气有余，何如？岐伯曰：络气不足，经气有余者，脉口热[①]而尺寒也。秋冬为逆，春夏为从[②]，治主病者。

《素问·通评虚实论》

【注释】

①“脉口热”：指寸口脉滑而言。

②“秋冬为逆，春夏为从”：本证系阴盛阳虚，秋冬属阴，阳虚畏阴盛，故为逆，春夏属阳，故为从。

【直译】 黄帝道：络气不足，经气有余的情况是怎样的？岐伯说：所谓络气不足，经气有余，是指寸口脉滑而尺肤却寒。秋冬之时见这种现象的为逆，在春夏之时就为顺了，治疗必须结合时令。

【原文】 帝曰：经虚络满，何如？岐伯曰：经虚络满者，尺热满脉口寒涩也，此春夏死秋冬生也[①]。帝曰：治此者奈何？岐伯曰：络满经虚，灸阴刺阳；经满络虚，刺阴灸阳[②]。

《素问·通评虚实论》

【注释】

①“此春夏死秋冬生也”：经虚络满，为阳盛阴虚，春夏属阳，阴虚畏阳盛，故为逆，秋冬属阴，故生。

②“络满经虚，灸阴刺阳；经满络虚，刺阴灸阳”：络为阳，经为阴，故络满宜用针刺以泻，经虚宜用灸法以补；经满宜用刺法以泻，络虚宜用灸法以补。

【直译】 黄帝道：经虚络满的情况是怎样的？岐伯说：所谓经虚络满，是指尺肤热而盛满，而寸口脉象迟而涩滞。这种现象，在春夏则死，在秋冬则生。黄帝道：这两种病情应怎样治疗呢？岐伯说：络满宜用针刺以泻，经虚宜用灸法以补；经满宜用刺法以泻，络虚宜用灸法以补。

【原文】 其著孙络之脉而成积者，其积往来上下，臂手[1]孙络之居也；浮而缓[2]，不能句[3]积而止之，故往来移行肠胃之间，水[4]凑渗注灌，濯濯①有音，有寒则䐜䐜满雷引[5]，故时切痛。其著于阳明之经，则挟脐而居，饱食则益大[6]，饥则益小。其著于缓筋也，似阳明之积，饱食则痛[7]，饥则安。其著于肠胃之募原也，痛而外连于缓筋，饱食则安，饥则痛。其著于伏冲之脉者，揣揣[8]应手而动，发手②则热气下于两股，如汤沃③之状。其著于膂筋，在肠后者[9]，饥则积见，饱则积不见，按之不得。其著于输之脉者，闭塞不通，津液不下，孔窍干壅[10]，此邪气之从外入内，从上下也。

《灵枢·百病始生》

【校勘】

[1]“臂手”：《甲乙》卷八第二作“擘手”。孔鼎宜：“擘，读曰辟。《庄子·桑庚楚》释文引崔注：‘辟，相著也。’《史记·扁鹊仓公列传》索隐：‘辟，犹聚也。’居，犹处也，言积聚著于孙络之处，是为经络积也。”据此，则《甲乙》似是。

[2]“浮而缓”：“浮”上似脱“络”字。《太素》卷二十七《邪传》注“孙络浮缓”，似杨所据本有“络”字。

[3]“句”：《甲乙》卷八第二作“拘”，“句”与“拘”通。

[4]“肠胃之间，水”：《甲乙》卷八第二作“肠胃之外”，《太素》第二十七《邪传》作“肠间之水”。

[5]“有寒则䐜䐜满雷引”：周本、日刻本“䐜满”作“胀满”。马注本、张注本、黄校本并不重“䐜”字。《太素》卷二十七《邪传》“则䐜”作“则脉”。《甲乙》卷八第二“则䐜”作“则腹”。

[6]“饱食则益大”：《甲乙》卷八第二无“食”字，下同。按“益”疑误，似应作“脉”。

[7]“痛”：金陵本作“病”。

[8]“揣揣”:原作“揣之”,据《太素》卷二十七《邪传》改。“揣”与“喘”并从耑声,故义相通。《说文·口部》,“喘,疾息也。”引申有脉动疾急之义。脉来疾甚故曰“揣揣”。

[9]“其著于膂筋,在肠后者”:孙鼎宜谓,“‘肠’当作‘背’,膂筋在背,故曰‘在背后’三字疑注文误入经者。”

[10]“壅”:《甲乙》卷八第二无此字。

【注释】

①“濯濯”:水声。

②“发手”:即举手、抬手的意思。

③“沃”:即灌的意思。

【直译】 邪气滞留于孙络聚结而形成积证的,积块可以上下来回地移动,因它聚结附着于孙络,而孙络轻浮,弛缓,不能将它勾留固定,所以它往来移行于肠胃之间,如有水液聚渗注灌,则濯濯有声;如有寒,则腹部胀满,而且腹鸣如雷并有牵引之感,所以常觉剧痛。邪气聚结附着于阳明经,则其积块夹在脐部周围,饱食后其积愈大,饥饿时其积变小。邪气聚着于缓筋时,病状与阳明经的积证相似,饱食后则胀痛,饥饿时反觉舒适。邪气聚着于肠胃的脂膜时,则疼痛外连于缓筋,饱食后痛感就消失,饥饿时疼痛就发作。邪气聚着于伏冲之脉,用手按压其积,则积块应手而动,手离开后,则觉有热气下行两股,像热水浇注似的。邪气聚着于肠后脊膂之筋的,饥饿时积块可见,饱食后则其积不显,以手按摸,也按摸不到。邪气聚着于输脉的,会使脉道闭塞不通,津液不能下行,孔窍干燥堵塞。这些就是邪气自外而内、由上而下伤害人体的一般情况。

【原文】 黄帝问曰:夫络脉之见也,其五色各异,青黄赤白黑不同,其故何也?岐伯对曰:经有常色而络无常变也。帝曰:经之常色何如?岐伯曰:心赤、肺白、肝青、脾黄、肾黑,皆亦应其经脉之色也。帝曰:络之阴阳①,亦应其经乎?岐伯曰:阴络之色应其经,阳络之色变无常②,随四时而行也。寒多则凝泣,凝泣则青黑,热多则淖泽,淖泽则黄赤。此皆常色,谓之无病。五色具见者,谓之寒热。帝曰:善。

《素问·经络论》

【注释】

①“络之阴阳”:即是阴络阳络。阴络指较深的络脉,阳络指较浅的络脉。

②“阴络之色应其经,阳络之色变无常”:《类经》六卷第三十五注,“此言络有阴阳而色与经应亦有异同也。《脉度》篇曰:经脉为里,支而横者为络,络之别者为孙,故合经络而言,则经在里为阴,络在外为阳。若单以络脉为言,则又有大络

孙络在内在外之别。深而在内者是为阴络、阴络近经，色则应之，故分五行以配五脏而色有常也。浅而在外者是阳络，阳络浮显，色不应经，故随四时之气以为进退，而变无常也”。

【直译】 黄帝问道：络脉显露在外面，五色各不相同，有青、黄、赤、白、黑的不同，这是什么缘故呢？岐伯回答说：经脉的颜色经常不变，而络脉则没有常色，常随四时之气变而变。黄帝说：经脉的常色是怎样的呢？岐伯说：心主赤，肺主白，肝主青，脾主黄，肾主黑，这些都是与其所属经脉的常色相应的。黄帝说：阴络与阳络，也与其经脉的主色相应吗？岐伯说：阴络的颜色与其经脉相应，阳络的颜色则变化无常，它是随着四时的变化而变化的。寒气多时则气血运行迟滞，因而多出现青黑之色；热气多时则气血运行滑利，因而多出现黄赤的颜色。这都是正常的，是无病的表现。如果是五色全部显露，那就是过寒或过热所引起的变化，是疾病的表现。黄帝说：好。

【按语】 本节所集经文说明了络脉的病理变化及其诊断。古人的概念，气口一般反映经脉的病变，皮肤则反映络脉的病变。如皮肤热，寸口脉细涩，表示经脉衰而络脉盛(即阳衰于外而阴盛于内，因络脉在外属阳)此诊法目前已少用，并提出了经气盛衰和四时气候变化有关，似与近来时间病理学概念有吻合之处。

络脉受邪而导致本身的病变，表现为循行部位的出血性疾病，由此可见，古人所谓络的形态学基础是小血管，阳络一般指阳经部位分布的浅表小血管，阴络则为内脏或阴经分布处小血管。络脉受邪，传递到经和内部脏腑，引起相应的经脉和内脏病变，而出现各种经证和腑证。

将络脉色泽的望诊作为临床诊断疾病的一种手段，体现了祖国医学的整体观念。祖国医学运用取类比象的五行学说理论，将人体五脏分属五色。如《素问·阴阳应象大论》说：“在脏为肝，在色为苍……在脏为心，在色为赤……在脏为脾，在色为黄……在脏为肺，在色为白……在脏为肾，在色为黑。”临床上根据色泽的变化，对内在脏腑病变的性质进行推敲诊断，构成了中医的一种重要诊疗手段。经脉与脏腑是相通的，因而它的色泽是与五脏相应，而络脉的五色变化，一方面与脏腑有关，另一方面也随四时而变化。同时疾病也可使络脉的色泽发生变化，这就指出临床观察皮肤络脉色泽的变化，即要考虑到内脏的变化，又要考虑到外邪的侵袭，还应考虑到四时气候的变化。

《灵枢·论疾诊尺》中指出：“诊血脉者，多赤多热，多青多痛，多黑为久痹，多赤多热，多青皆见者寒热。”《素问·皮部论》也指出：“视其部中有浮络者，皆阳明之络也。其色多青则痛，多黑则痹，黄赤则热，多白则寒，五色皆见，则寒热也。”后世唐代王超《水镜图诀》的小儿指纹诊法，就是由经络色诊发展而来。

4.经气厥逆

本部分所集各段经文阐述了经气厥逆的病机和十二经厥证的症状。

【原文】 络之与孙络俱输于经,血与气并则为实焉。血之与气并走于上,则为大厥,厥则暴死,气复返则生,不复返则死。

《素问·调经论》

【直译】 人身络脉和孙脉的气血均输注于经脉,如果血与气相并,就成为实了。譬如血与气并,循经上逆,就会发生“大厥”病,使人突然昏厥如同暴死,这种病如果气血能得以及时下行,则可以生,如果气血壅于上而不能下行,就要死亡。

【原文】 巨阳之厥,则肿首头重,足不能行,发为眴仆;阳明之厥则癫疾欲走呼,腹满不得卧,面赤而热,妄见而妄言;少阳之厥,则暴聋颊肿而热,胁痛,骺[1]不可以运;太阴之厥,则腹满䐜胀,后不利,不欲食,食则呕,不得卧;少阴之厥,则口[2]干溺赤,腹满心痛;厥阴之厥,则少腹肿痛,腹胀,泾溲不利,好卧屈膝,阴缩肿[3],骺内热。

《素问·厥论》

【校勘】

[1]“骺”:《千金》作“髀”。按作“髀”是,胆脉循髀阳。《太素》“骺”作“骭”,骭(hāng)与骭(gān)。

[2]“口”:《太素》卷二十六《经脉厥》作“舌”。按作“舌”是,肾脉挟舌本。

[3]“缩肿”:《甲乙》卷四第一中无“肿”字。

【直译】 太阳经厥证,上为头肿发重,下为足不能行走,发作时眼花跌倒。阳明经厥证,可出现疯癫样表现,奔跑呼叫,腹部胀满不得安卧,面部赤热,神志模糊,出现幻觉,胡言乱语。少阳经厥证,可见到突然性耳聋,面颊肿而发热,两胁疼痛,小腿不能运动。太阴经厥证,可见到腹部胀满,大便不爽,不思饮食,食则呕吐,不能安卧。少阴经厥证,可出现口干,小便色赤,腹胀满,心痛。厥阴经厥证,可见到少腹肿痛,腹胀满,大小便不利,喜欢采取屈膝的体位睡卧,前阴萎缩而肿,小腿内侧发热。

【原文】 太阴[1]厥逆,胻急挛,心痛引腹;少阴厥逆,虚满呕变,下泄清[2];厥阴厥逆,挛[3],腰痛,虚满前闭,谵言;三阴俱逆,不得前后,使人手足寒,三日死。太阳厥逆,僵仆呕血善衄;少阳厥逆,机关不利,机关不利者,腰不可以行,项不可以顾,发肠痈不[4]可治,惊者死;阳明厥逆,喘咳身热,善惊,衄呕血。

《素问·厥论》

【校勘】

[1]"太阴":《太素》卷二十六《经脉厥》作"足太阴",以下"少阴"等类推。按作"足太阴"是,与下段经文"手太阴"为对文。

[2]"清":"青"通用,又《太素》"清"作"青"。

[3]"挛":《内经评文》此上有"急"字。

[4]"不":应作"犹"。核《太素》杨注可证。足少阴脉行胁里,出气街,发肠痈犹可治,若厥逆而惊则进伤肝矣,故死。

【直译】 足太阴经的经气厥逆,小腿拘急痉挛,心痛牵引腹部,当取主病的本经腧穴治疗。若足三阴经都发生厥逆,身体僵直跌倒,呕血,容易鼻出血,当取主病的本经腧穴治疗。足少阳经的经气厥逆,关节活动不灵,关节不利则腰部不能活动,颈项不能回顾,如果伴发肠痈,就为不可治的危症,如若发惊,就会死亡。足阳明经的经气厥逆,喘促咳嗽,身发热,容易惊骇,鼻出血,呕血。

【原文】 手太阴厥逆,虚满而咳,善呕沫;手心主、少阴厥逆,心痛引喉,身热死,不[1]可治;手太阳厥逆,耳聋泣出,项不可以顾,腰不可俯仰[2];手阳明、少阳厥逆,发喉痹,嗌肿,痓[3]。

《素问·厥论》

【校勘】

[1]"不":《太素》卷二十六《经脉厥》此下有"热"字。杨上善云:"若身不热,是逆气不周三焦,故可疗之。"

[2]"项不可以顾,腰不可以俯仰":王冰说,"项不可两句,脉不相应,疑者错简文。"

[3]"痓":指颈项强硬之意。

【直译】 手太阴经的经气厥逆,胸中虚满而咳嗽,常常呕吐涎沫,当取本经主病的腧穴治疗。手厥阴和手少阴经的经气厥逆,心痛连及咽喉,身体发热,是不可治的死证。手太阳经的经气厥逆,耳聋流泪,颈项不能回顾,腰不能前后俯仰,当取主病的本经腧穴治疗。手阳明经和手少阳经的经气厥逆,发为喉部痹塞,咽部肿痛,颈项强直,当取主病的本经腧穴治疗。

【按语】 气与血在经脉中相并,则成气血壅盛上行的大厥证,有突然死亡的危险,如果气血能复返回来,生命就能保存。这种情况,相当于肝阳亢盛,火气上逆的中风证,即现代医学的脑血管意外。在两千年前的古人,用此机制论述中风证,且与现代医学也有许多相同之处,颇值得我们认真研讨。

至于三阴三阳经气厥逆所产生的不同腑证与经证,则是从经脉的循行部位,所属脏腑的功能和经气逆乱这几方面加以解释的,现在临床上多不用此法论别疾病了，因为三阴三阳经气厥逆证，亦分别归纳于十二经脉证候之内，故用经络证与脏腑证即可，这里的论述实际是重复，要求对原文的实际含义理解就行了。

5.经气终绝

本部分所集各段经文具体叙述了十二经气终绝的症状，并预测了死亡日期。

【原文】 太阳之脉，其终也，戴眼，反折瘛疭，其色白[1]，绝汗乃出，出则死矣。少阴终者，耳聋百节皆纵，目圜[2]①绝系，绝系[3]一日半死，其死也色先青白，乃死矣。阳明终者，口目动作，善惊妄言，色黄，其上下经盛，不仁[4]，则终矣。少阴终者，面黑齿长而垢，腹胀闭，上下不通而终矣。太阴终者，腹胀闭不得息，善噫善呕，呕则逆，逆则面赤，不逆则上下不通，不通则面黑皮毛焦而终矣。厥阴终者，中热嗌干，善溺心烦，甚则舌卷卵上缩而终矣。此十二经之所败也。

《素问·诊要经终论》

【校勘】

[1]“白”：吴昆本“白”作“黑”。

[2]“目圜”：《甲乙》卷二第一上作“目圜系绝”。据文义应从“目圜系绝”为是。吴昆本“圜”作“环”。

[3]“绝系”：《甲乙》卷二第一上作“系绝”，似是。

[4]“不仁”：《甲乙》卷二第一上作“而不行”，连上句读，义长。

【注释】

①“圜”：吴昆本作“环”，目环者，旋转旁视也，系指直视如惊貌。

【直译】 太阳经脉气绝的时候，患者两目上视，身背反张，手足抽掣，面色发白，出绝汗，绝汗一出，便要死亡了。少阳经脉气绝的时候，患者耳聋，遍体骨节松懈，两目直视如惊，到了目珠不转，一日半便要死了；临死的时候，面色先见青色，再由青色变为白色，就死亡了。阳明经脉气绝的时候，患者口眼牵引歪斜而困动，时发惊惕，言语胡乱失常，面色发黄，其经脉上下所过的部分，都表现出盛燥的症状，由盛燥而渐至肌肉麻木不仁，便死亡了。少阴经脉气绝的时候，患者面色发黑，牙龈瘦削而牙齿似乎变长，并积满污垢，腹部胀闭，上下不相通，便死亡了。太阴经脉气绝的时候，腹胀闭塞，呼吸不利，常欲嗳气，并且呕吐，呕则气上逆，气上逆则面赤，假如气不上逆，又变为上下不通，不通则面色发黑，皮毛枯樵而死了。厥阴经脉气绝的时候，患者胸中发热，咽喉干燥，时时小便，心胸烦躁，渐至舌卷，睾丸上缩，便要死了。以上就是十二经脉气绝败坏的证候。

【原文】 手太阴气绝则皮毛焦，太阴者[1]行气温于[2]皮毛者也。故气不荣[3]则皮毛焦，皮毛焦则津液去，津液去则皮节伤，皮节伤则皮[4]枯毛折，毛折者则气[5]先死。丙笃丁死，火胜金也。

《灵枢·经脉》

【校勘】

[1]"太阴者"：《难经·二十四难》于此下有"肺也"二字。

[2]"于"：《脉经》卷三第四、《千金》卷十七第一、《普济方》卷二十之并无。

[3]"不荣"：《难经·二十四难》《脉经》卷三第四、《甲乙》卷二第一上、《千金》卷十七第一作"弗营"。

[4]"皮"：原作"爪"。据《难经·二十四难》和《千金》卷十七第一改。

[5]"气"：原作"毛"。据《难经·二十四难》和《千金》卷十七第一改。

【直译】 手太阴肺经的脉气竭绝，皮毛就会焦枯。手太阴肺是能够行气柔和皮毛的。所以，气行不畅，就会使皮毛焦枯；皮毛焦枯，就表明津液耗损；津液耗损，就会伤及肌表；肌表受伤，就会使皮枯毛落；毛发脱落，就是肺经脉气先死的征象。因为肺在五行属金，丙丁属火，火能胜金，所以肺病在丙日危笃，在丁日死亡。

【原文】 手少阴气绝则脉不通，少阴者心脉也，心者脉之合也[1]；脉不通则血不流，血不流则髦[2]色不泽，故其面黑如漆柴[3]者，血先死。壬笃癸死，水胜火也。

《灵枢·经脉》

【校勘】

[1]"少阴者心脉也，心者脉之合也"：原脱，据《脉经》卷三第二、《千金》卷十三第一补。

[2]"髦"：《难经·二十四难》无。

[3]"漆柴"：《难经·二十四难》及《甲乙》卷二第一上作"黧"字。

【直译】 手少阴心经的脉气竭绝，脉道就会不通；脉道不通，血液就不能周流；血不周流，面色就无光泽；面色无光泽，就是血脉先死的征象。所以，心病危笃于壬日，死亡于癸日，因为心在五行属火，壬癸属水，水能胜火。

【原文】 足太阴气绝[1]则脉不荣肌肉[2]，唇舌[3]者肌肉之本也，脉不荣则肌肉软，肌肉软则舌萎人中满，人中满则唇反，唇反者肉先死。甲笃乙死，木胜土也。

《灵枢·经脉》

【校勘】

[1]"绝"：此下原有"者"字，据《难经·二十四难》《甲乙》卷二第一上及《千

金》卷十五第一删，使前后文例一致。

[2]“肌肉”：《难经·二十四》《脉经》卷三第三、《甲乙》卷二第一上及《千金》卷十五改为“口唇”。

[3]“唇舌”：《难经·二十四难》《脉经》卷三第三、《甲乙》卷二第一上及《千金》卷十五改为“口唇”。

【直译】 足太阴脾经的脉气竭绝，那经脉就不能滋养肌肉。唇舌是肌肉的根本，经脉不能滋养肌肉，肌肉就不滑润；肌肉不滑润，人中部就会肿满；人中肿满，就会出现口唇外翻；口唇外翻，就是肌肉先死的征象。所以，脾病危笃于甲日，死亡于乙日，因为脾在五行属土，甲乙属木，木能胜土。

【原文】 足少阴气绝则骨枯，少阴者冬脉也，伏行而濡[1]骨髓者也，故骨不濡则肉不能着[2]也，骨肉不相亲则肉软却[3]①，肉软部故齿长而垢，发无泽，发无泽者骨先死。戊笃己死，土胜水也。

《灵枢·经脉》

【校勘】

[1]“濡”：《千金》卷十九第一“濡”下有“滑”字。

[2]“着”：《难经·二十四难》《脉经》卷三第五、《甲乙》卷二第一上及《千金》卷十九第一“着”后有一“骨”字。

[3]“则肉软却”：《难经·二十四难》《脉经》卷三第五、《甲乙》卷二第一上及《千金》卷十九第一并作“即肉濡而却”。

【注释】

①“却”：缩短之意。

【直译】 足少阴肾经的脉气竭绝，就会骨枯。因为足少阴是冬脉（即肾脉），它伏行深部濡养骨髓，所以如果骨髓得不到肾气的濡养，肌肉就不能贴附于骨骼了。骨肉不能相结，肌肉就会软缩；肌肉软缩，牙齿就显得长而枯燥，头发没有光泽；头发没有光泽，就是骨已先死的征象。所以，肾病、骨病一般戊日危笃，己日死亡，因为肾在五行属水，戊己属土，土能胜水。

【原文】 足厥阴气绝则筋骨绝，厥阴者肝脉也，肝者筋之合也，筋者聚于阴气[1]，而脉[2]络于舌本也，故脉弗荣则筋[3]急，筋急则引舌与卵，故唇青舌卷卵缩，则筋先死。庚笃辛死，金胜木也。

《灵枢·经脉》

【校勘】

[1]“气”：《素问·诊要经终论》王注引《灵枢》文作“器”。

[2]“脉”：《难经·二十四难》无。

[3]“筋”:《难经·二十四难》《脉经》卷三第一、《甲乙》卷二第一上及《千金》卷十一第一此下并有一“缩”字。

【直译】 足厥阴肝经的脉气竭绝,就会使筋拘急痉挛。因为足厥阴经是属于肝脏的脉,肝脏外合于筋,而各经筋又聚于阴器,向上联系到舌根,所以,如果肝脏不能营养于筋,就会出现筋缩挛急;筋缩挛急,就会牵引舌卷与睾丸上缩。舌卷与睾丸上缩,就是筋已先死的征象。所以,肝病一般危笃于庚日,死亡于辛日,因为肝在五行属木,庚辛属金,金能胜木。

【原文】 五阴气俱绝则目系转,转则目运,目运者为志先死,志先死则远一日半死矣。六阳气绝则阴与阳相离,离[1]则腠理发泄,绝汗乃出,故旦占夕死,夕占旦死,此十二经之败也[2]。

《灵枢·经脉》

【校勘】

[1]“离”:《难经·二十四难》及《甲乙》卷二第一上此上有“阴阳相”三字。

[2]“此十二经之败也”:原脱,今据《甲乙》卷二第一上补。

【直译】 如果五脏阴经脉气全都竭绝,就会出现目系转动,目系转动就会觉得眼晕。眼晕就是五志先死的征象。五志既已先绝,那形体一天半就必然死亡了。如果六腑阳经的脉气全都竭绝,就会出现阴阳分离。阴阳分离,则腠理不固,精气外泄,绝汗必然流出。凡出现这种情况的,必是朝发夕死,夕发朝死。

【原文】 足少阴气绝,即骨枯。少阴者,冬脉也,伏行而濡于骨髓,故骨髓不濡,即肉不着骨;骨肉不相亲,即由濡而却;由濡而却,故齿长而枯,发无润泽;无润泽者,骨先死。戊日笃,己日死。

《难经·二十四难》

【直译】 足少阴经气竭绝,就会见到骨痿枯槁的症状。足少阴肾经,属于冬藏的经脉,它深伏内行而具有滋养骨髓的作用。所以骨髓得不到肾气的滋养,就会导致肌肉不能附着于骨;骨与肉不相亲和附着,就会肉软而萎缩;牙齿就会变长(牙根外露所致)而色泽枯槁,头发没有光泽;头发没有光泽的,是骨先死的征象。这种病到戊日加重,己日死亡。

【原文】 足太阴气绝,则脉不营其口唇。口唇者,肌肉之本也。脉不营则肌肉不滑泽;肌肉不滑泽,则人中满,人中满,则唇反;唇反,则肉先死。甲日笃,乙日死。

《难经·二十四难》

【直译】 足太阴经气竭绝,则经脉之气不能营养口唇。口唇的状况,是窥测肌肉荣枯的依据。足太阴经脉不能供给营养,则使肌肉不能滑润光泽;肌肉不滑润光泽，就会出现人中沟变浅或消失；人中沟变浅或消失，就会呈现口唇外翻，口唇外翻，是肉先死的征象。这种病到甲日加重，乙日死亡。

【原文】 足厥阴气厥，则筋缩引卵与舌卷。厥阴者，肝脉也。肝者，筋之合也。筋者，紧于阴器而络于舌本。故脉不营，则筋缩急；筋缩急，即引卵与舌；故舌卷卵缩，此筋先死。庚日笃，辛日死。

《难经·二十四难》

【直译】 足厥阴经气竭绝，就会筋脉收缩，牵引睾丸上缩与舌卷。因为足厥阴经是属于肝的经脉。肝脏，是和筋相互联系的。筋，聚合于外生殖器而又联络于舌根。所以足厥阴经脉不能供给营养，便能导致筋脉的收缩拘急；筋脉收缩拘急，就会牵引睾丸与舌本，所以出现舌卷卵缩的症状，这是筋先死的征象。这种病到庚日加重，辛日死亡。

【原文】 手太阴气绝，即皮毛焦。太阴者，肺也，行气温于皮毛者也。气弗营，则皮毛焦；皮毛焦，则津液去；津液去，则皮节伤；皮节伤，则皮枯毛折；毛折者，则毛先死。丙日笃，丁日死。

《难经·二十四难》

【直译】 手太阴经气竭绝，就会出现皮毛憔悴。因为手太阴经是属于肺的经脉，能敷布精气以湿润皮毛。肺气不能营养皮毛，就会使皮毛憔悴；皮毛憔悴，是由于津液消耗；津液消耗，就会使皮毛、关节受到损伤；皮毛、关节受到损伤，就会出现皮肤枯槁、毫毛断折的症状；毫毛断折，是毫毛先死的征象。这种病到丙日加重，丁日死亡。

【原文】 手少阴气绝，则脉不通；脉不通，则血不流；血不流，则色泽去；故面色黑如黧，此血先死。壬日笃，癸日死。

《难经·二十四难》

【直译】 手少阴经气竭绝，则经脉不能畅通；经脉不畅通，则血液就不能周流运行；血液不能周流运行，则色泽失去正常的光彩；所以面部呈现黑里带黄的颜色，这是血先死的征象。这种病到壬日加重，癸日死亡。

【原文】 三阴气俱绝者，则目眩转目瞑；目瞑者，为失志；失志者，则志先死。死，即目瞑也。

六阴气俱绝者，则阴与阳相离；阴阳相离，则腠理泄，绝汗乃出，大如贯珠，转出不流，即气先死。旦占夕死，夕占旦死。

《难经·二十四难》

【直译】 手足三阴经的经气都已竭绝，就会眼花视物不清、眼球向上翻转，眼睛闭合；眼睛闭合的，是失去神志主宰的缘故；失去神志主宰的，是神志已死亡。人已死亡,即眼睛闭合。

六阳经的经气都竭绝的,则阴气与阳气就互相隔离,阴之气互相隔离,则阳气外脱而腠理开泄,绝汗就排出,如大连串的珠子一般,转动出于皮肤而凝滞不流,就是气先死征象。如在早晨出现,可以预测晚上就会死亡,晚上出现可以预测次晨就会死亡。

【按语】 本节首段经文论述了十二经脉气终绝时的症状,指出其原因是脏腑经气先行衰竭,不能营养经脉,当某一脏腑有了严重病变时,则和脏腑相关联的经气就终绝,而出现临死的症状。另外,经脉与脏腑一表一里密切关联,脏腑病竭影响经脉,经脉病竭也影响脏腑,所以张景岳说:“十二经脉,即十二脏之气也。”经终的症状是古代医学家长期实践的经验总结,对于我们分析疾病的严重程度,及时采取抢救措施和判断病证预后均有重大的意义。十二经脉相连,一经气绝,则经经气绝,故任何一经绝之症见,则为凶兆。十二经脉气终绝的证候,是由于十二经脉的循行部位以及经脉脏腑功能所决定,掌握了这一规律,对十二经终的规律就不难理解。

后面几段经文列举了五阴经脉经气绝时的一些证候,并预定死亡日期。在叙述五阴经气绝的证候时,主要是以皮、肉、筋、脉、骨“五体”的变化和毛发、面、唇、齿、舌、目等五脏之外应来诊察说明;在预定死亡日期时,则是根据脏气和疾病合于五行的生克规律来说明的。当然尚有待进一步的探讨和确证。

第二章

腧穴

第一节　腧穴概述

本节所集经文说明了腧穴的含义和作用。

【原文】　凡三百六十五穴，针之所由行也。

《素问·气穴论》

【直译】　以上共计三百六十五穴都是针刺的部位。

【原文】　节之交，三[1]百六十五会①，知其要者，一言而终，不知其要，流散无穷，所言节者，神气之所游行出入也，非皮肉筋骨也。

《灵枢·九针十二原》

【校勘】

[1]“三”：《甲乙》卷五第四此上有“凡”字。

【注释】

①“节之交，三百六十五会”：节，指关节肌肉等各种部分而言。节之交，即人体关节等各部相交接之外，尤指其交接处的间隙，这些间隙共有三百六十五个，为经脉中的气血渗灌各部位的会合点。

【直译】　人体关节等部位的相交，共有三百六十五个会合处，都是脉络之气聚结的地方，即气穴。知道这些要妙所在，一句话就可说明白，否则就无法说了。这里所说的节，是血气游行出入的部位，而不是指皮肉筋骨。

【原文】　节之交，三百六十五会者，络脉之渗灌①诸节者也。

《灵枢·小针解》

【注释】

①“渗灌”：即灌输渗透之意。

【直译】　“节之交三百六十五会”，是说周身三百六十五穴，是脉络中的气血渗灌各部的通会之处。

【原文】　帝曰：余已知气穴之处，游针之居①，愿闻孙络溪谷②，亦有所应乎？岐伯曰：孙络三百六十五会，亦经应一岁，以溢[1]奇邪③，以通荣卫，荣卫稽留，卫散荣溢[2]，气竭[3]血著④，外为发热，内为少气，疾泻无怠，以通荣卫，见而泻之，无问所会。

帝曰：善。愿闻溪谷之会也。岐伯曰：肉[4]之大会为谷，肉之小会为溪，肉分之间，溪谷之会，以行荣卫，以会[5]大气⑤。邪溢气壅，脉热肉败，荣卫不行，必将为脓，内销骨髓，外破大䐃[6]⑥，留于节凑[7]⑦，必将为改。积寒留舍，荣卫不居，卷肉[8]缩筋，肋肘[9]不得伸，内为骨痹，外为不仁，命曰不足，大寒留于溪谷也。溪谷三百六十五穴会，亦应一岁。其小痹⑧淫溢，循脉往来，微针所及，与法相同。

《素问·气穴论》

【校勘】

[1]"溢"：《甲乙》卷三第一作"洒"。《太素》卷十一《气穴》作"洫"。

[2]"荣卫稽留，卫散荣溢"：《太素》卷十一《气穴》作"稽留营洫"。

[3]"竭"：《太素》卷十一《气穴》作"浊"。

[4]"肉"：此前《太素》卷十一《气穴》有"分"字。

[5]"会"：《甲乙》卷三第一作"舍"。

[6]"䐃"：原作"腘"，据《太素》卷十一《气穴》改。

[7]"凑"：《太素》卷十一《气穴》作"腠"，义同。

[8]"卷肉"：新校正引全元起本作"寒肉"。《太素》卷十一《气穴》作"塞肉"。《素问识》云："新校正全本作'寒肉'，疑是'搴'讹，搴亦缩也。"

[9]"肋肘"：《太素》卷十一《气穴》作"肘"，义长。

【注释】

①"游针之居"：即施行针刺的处所。《类经》七卷第八注："针游行之处也。"

②"孙络溪谷"：孙络，即络脉别出的小络。溪谷，《类经》七卷第八注："肉之会依乎骨，骨之会在乎节，故大节小节之间，即大会小会之所，而溪谷出乎其中。凡分肉之间，溪谷之会，皆所以行荣卫大气者也。"宋均曰："无水曰谷，有水曰溪。故溪谷之在天地，则所以通风水，在人身则所以通气血。"

③"以溢奇邪"：指邪气自皮毛而入客于孙络，泛溢于大络而生奇病。《类经》七卷第八注："溢，注也，满也。奇，异也，邪自皮毛溢于络者，经左注右，以右注左，其气无常处而不入于住，是为奇邪。"

④"气竭血著"：意指卫气耗散，营血流滞不得畅行。"著"同"着"，凝结而不流也。

⑤"大气"：指宗气。

⑥"内销骨髓，外破大䐃（jūn 菌）"：指邪气壅滞为热，内则销骨烁髓，外则坏肉破䐃。䐃，大肉。

⑦“凑(còu 腠)”:理也,与“腠”通。

⑧“小痹”:即邪在孙络,尚未深入于里的痹证。

【直译】 黄帝说道:我已经知道气穴的部位,即是行针刺的处所,还想听听孙络与溪谷是否也与一岁相应呢?岐伯说:孙络与三百六十五穴相会以应一岁,若邪气客于孙络,溢注于络脉而不入于经就会产生奇病。孙络是外通于皮毛,内通于经脉以通行营卫,若邪客之则营卫稽留,卫气外散,营血满溢,若卫气散尽,营邪留滞,外则发热,内则少气,因此治疗时应迅速针刺用泻法,以通畅营卫。凡是见到有营卫稽留之处,即泻之,不必闻其是否是穴会之处。

黄帝说:好。我想听听溪骨之会合是怎样的。岐伯说:较大的肌肉与肌肉会合的部位叫谷,较小的肌肉与肌肉会合的部位叫溪。分肉之间,溪谷会合的部位,能通行营卫,会合宗气。若邪气溢满,正气壅滞,则脉发热,肌肉败坏,营卫不能畅行,必将郁热腐肉成脓,内则销烁骨髓,外则可溃大肉,若邪流连于关节肌腠,必使髓液皆溃为脓,而使筋骨败坏。若寒邪所客,积留而不去,则营卫不能正常运行,以致筋脉肌肉卷缩,肋肘不得伸展,内则发生骨痹,外则肌肤麻木不仁这是不足的证候,乃由寒邪流连溪骨所致。溪谷与三百六十五穴相会合,以应于一岁。若是邪在皮毛孙络的小痹,则邪气随脉往来无定,用微针即可治疗,方法与刺孙络是一样的。

【原文】 脏俞五十穴,腑俞七十二穴,热俞五十九穴,水俞五十七穴。头上五行,行五,五五二十五穴。中䏶两傍各五,凡十穴。大椎上两傍各一,凡二穴。目瞳子浮白二穴。两髀厌分中二穴,犊鼻二穴,耳中多所闻二穴,眉本二穴,完骨二穴,项中央一穴,枕骨二穴,上关二穴,大迎二穴,下关二穴,天柱二穴,巨虚上下廉四穴,曲牙二穴,天突一穴,天府二穴,天牖二穴,扶突二穴,天窗二穴,肩解二穴,关元一穴,委阳二穴,肩贞二穴,瘖门一穴,脐一穴,胸俞十二穴,背俞二穴,膺俞十二穴,分肉二穴,踝上横二穴,阴阳跻四穴,水俞在诸分,热俞在气穴,寒热俞在两骸厌中二穴,大禁二十五,在天府下五寸。凡三百六十五穴,针之所由行也。

《素问·气穴论》

【直译】 五脏各有井荥输经合五输,五五二十五,左右共五十穴;六腑各有井荥输原经合六输,六六三十六,左右共七十二穴;治热病的有五十九穴,治诸水病的有五十七穴。在头部有五行,每行五穴,五五二十五穴。五脏在背部脊椎两旁各有五穴,二五共十穴。环跳二穴,犊鼻二穴,听宫二穴,攒竹二穴,完骨二穴,风府一穴,枕骨二穴,上关二穴,大迎二穴,下关二穴,天柱二穴,上巨虚,下巨虚左右共四穴,颊车二穴,天突一穴,天府二穴,天牖二穴,扶突二穴,天窗二穴,肩井二穴，关元一穴，委阳二穴，肩贞二穴，哑门一穴，神阙一穴，胸腧左右共十二穴，大杼二穴，膺腧左右共十二穴，分肉二穴，交信、跗阳左右共四穴，照海，申脉左右共四穴。治诸水病的五十七穴，皆在诸经的分肉之间；治热病的五十九穴，皆在精气聚会之处；治寒热之腧穴，在两膝关节的外侧，为足少阳胆经的阳关左右共二穴。大禁之穴是天府下五寸处的五里穴。以上共计三百六十五穴都是针刺的部位。

【原文】 人有大谷十二分①，小溪②三百五十四名[1]，少十二俞③，此皆卫气之所留止，邪气之所客也，针石缘而去之④。

《素问·五脏生成》

【校勘】

[1]“小溪三百五十四名”：王冰曰，“小络所会，谓之小溪也，然以三百六十五小络言之者，除十二俞外，则当三百五十三名，经言三百五十四名者，传写行书误以‘三’为‘四’也。”

【注释】

①“大谷十二分”：《类经》八卷第二十一注，“大谷者，言关节之最大者也。节之大者无如四肢，在手者，肩、肘、腕；在足者，踝、膝、髋各有二节，是为十二分。分，处也。”

②“小溪”：指肉之小会为溪，也就是俞穴。

③“十二俞”：指十二脏腑在背部的腧穴，即心俞、肝俞、脾俞、肺俞、肾俞等十二背俞穴。

④“针石缘而去之”：缘，因也。为邪气所客，针石因而取之，以去邪也。

【直译】 全身有大谷十二处，小溪三百五十四处，这里面减除了十二脏腑各自的腧穴数目。这些都是卫气留止的地方，也是邪气客居之所。治病时，可循着这些部位施以针石，以祛除邪气。

【原文】 夫十二经脉者，皆络三百六十五节，节有病，必被①经脉，经脉之病，皆有虚实。

《素问·调经论》

【注释】

①“被”：波及之意。

【直译】 况且十二经脉又都联络三百六十五节，节有病也必然波及经脉，经脉所发生的疾病，又都有虚有实。

【按语】 “腧”和“俞”在古典医籍中与“输”字通用。“输”字当运输、转输讲。“腧穴”两字合起来的含义，是表示这个“孔隙”与经络之气有着密切的联系，它既能加强输转经气温煦濡润于脏腑之气，同时脏腑之气也可借此输转反映于体表，因此，腧穴对于诊断疾病常提供依据，对于治疗疾病又有调整偏盛偏衰的作用。

腧穴又称为气穴、孔穴、穴道、穴位等，虽无确凿的起始时代，但可能是从无定经和无定名的基础上逐步认识到的，并由少到多逐渐发展起来的。从《灵枢·经脉》篇“以痛为输”的经文，就可以看出它的雏形。《素问》专论腧穴的有《气穴论》《气府论》《骨空论》《水热论》等四篇，从其定名与定位实际数字计算为160个穴。

内经时代对腧穴的定位、定名、穴数、归经是不完整的。

《素问·六节脏象论》说：“计人有三百六十五节”。很可能是古人在天人合一的指导思想下对穴数所做的推论，为365穴。又如《素问·气穴论》，“帝曰：余已知气穴之处……与法相同。”这段经文说明穴位都分布在肌肉之间，人体只有三百六十五个是为了相应一年三百六十五天的原因，从《灵枢》所载的穴位总共160个，双侧加任督共二百九十五个穴，直至目前为止，经穴还没有达到三百六十五个。为什么要提这么多的穴位呢？这是在古人天人合一的理论指导下产生的，从孙络三百六十五处，也说明了这种论述。同时古人认为体表的小静脉和穴位、溪谷，都是邪气侵入的部位，从而阻滞了经脉的流通，导致经脉不能畅通，致使气血壅遏而发病。这种论述从目前看是符合一些疾病的发展规律，如细菌从人体皮肤侵入所发痈疖等。

本节所集《素问·气穴论》“脏腑俞五十六……在于府下五寸”一段，言“凡三百六十五穴”。注家对此注释考订甚多，然其数则多少不一，经查核，据其穴名与穴数相加，其数与“三百六十五”相符，但其多重复，如头上五行、行五，在热俞五十九穴；脏俞中的三里、委中、太冲、复溜、阴谷，亦与热俞、水俞重复；膺俞中的云门、中府，亦在热俞中。据此则当共减三十九穴，计实有三百二十六穴，其中单穴十六，双穴一百五十五，左右三百一十穴。若再与《素问·气穴论》前一部分所列天突、十椎、胃脘、关元等去其重复者相加，其数为三百二十八，穴名数实为一百七十三，而与三百六十五之数难符，所以张介宾说：“去左既远，相传多失，欲考其详数不能也。”

到晋代，皇甫谧撰著的《针灸甲乙经》详细记载了腧穴名称和部位，共349穴。宋代王惟一写的《铜人针灸腧穴图经》和元代滑伯仁的《十四经发挥》均记载有354穴。明代杨继洲编著的《针灸大成》始有359穴。建国后，编写的高等院校针灸讲义，根据《素问》王冰注，收中枢穴补入督脉，急脉穴补入足厥阴经，现只有361穴。

腧穴的作用：腧穴是人体脏腑之气输注的所在，也可以说是机体的一个反应点，经脉是机体的反应系统，体表的病变可以通过腧穴经络内导，内脏的疾病也可以通过经脉反应到有关穴位上，如《内经》所云，腧穴是“脉气之所发，神气所游行出入”的部位，所以是诊断内脏疾病及针灸治疗疾病的重要内容之一。“凡三百六十五穴，针之所由行也”也说明了腧穴是针刺治疗的部位。

腧穴的研究简要

(1)腧穴作用的研究：近年来许多学者用现代科学的研究方法对腧穴进行了大量的实验观察。例如针刺健康人与胃病患者的足三里，发现胃弛缓时针刺使之收缩加强，胃紧张时针刺使之弛缓，并可解除幽门痉挛；针刺消化不良患者的足三里穴，可使低下的胃游离酸、总酸度、胃蛋白酶、胃脂肪酶活性迅速升高；针刺人或动物足三里，可促使白细胞吞噬指数上升。用胆囊造影剂研究针刺对胆囊动力的影响，发现针刺无胆囊疾患的健康人阳陵泉，可使大部分(75%)人的胆囊影像明显缩小，表明针刺能强加胆囊的运动和排空力量。

(2)腧穴电阻抗的研究：从 20 世纪 60 年代开始用电阻抗研究腧穴已经积累了大量资料，近几年来这方面的研究仍在继续。其认为腧穴处电阻抗值小但影响因素多，为了排除一些干扰，腧穴测示装置不断革新。大多数脉冲电均有敏感点，大多是低电阻，这与过去用直流和交流电所测出的穴位处低电阻有相似之处。同时测穴位四周(相距 lcm)对照点的电流信号，结果发现穴位处的阻抗值均低于 4 个对照点，说明腧穴在体表上可能有其特殊的结构，应做深入的研究和观察。

(3)腧穴通路的研究：①从全息途径研究了穴位的通路，认为腧穴不仅有区域性全息通路的规律性，还有穴“点”全息通路的规律性。这种规律性构成了阴阳平衡，整体调整的重要关系，这种极其复杂又极其灵活的联系，既不能用大脑皮层兴奋扩散来解释，也不能用外周神经分布来说明。由这个实验结果设想，人类是最高级的多细胞生物。从进化论的观点分析多细胞生物是从单细胞生物演化而来的，那么人体每一个细胞是否仍然保留着单细胞的原始功能，以及它独立的信息传递和适应内外环境变化的调整功能，是否在多细胞生物(包括人)机体处于某种不利情况下，这种原始功能就会显现出区域全息和穴“点”全息的规律性来。至于经穴之间，依靠什么物质为基础，这可能涉及细胞遗传甚至分子水平的联系，现在还很难解释。②腧穴声信息传导的研究，发现在健康人和肩周炎患者及实验动物家兔身上，均能检测到“经穴声信息”。说明“经穴声信息”在机体中存在的普遍性和可重复性。以健康人体肩周炎患者曲池穴处检测到的“经穴声信息”分别与肩周炎患者曲池穴处检测到的“经穴声信息”进行比较，发现有非常显著的差异。动物实验结果表明家兔的“经穴声信息”与阻断血流后进行比较，无明显的差异性。

以上研究虽然没有得出确切的结论，但逐渐可表明腧穴确有它独特的现象存在。随着医学科学的发展，相信人们会逐渐揭开腧穴的奥秘。

第二节　腧穴分类

一、十四经穴

本节所集经文主要选自《素问·气府论》篇，旨在说明腧穴的名称、归经和定位。其中未专门提及足太阴和手厥阴的腧穴。

1. 足太阳经

【原文】 足太阳脉气所发者七十八穴[1]：两眉头各一①，入发至顶[2]三寸半，傍五，相去三寸[3]②，其浮气③在皮中者心五行、行五、五五二十五④，项中大筋两傍各一⑤，风府两傍各一⑥，侠脊以下(背)至尻尾二十一节十五间各一⑦，五脏之俞各五⑧，六腑之俞各六[4]⑨，委中以下至足小指傍各六俞⑩。

《素问·气府论》

【校勘】

[1]“七十八穴”：《太素》卷十一《气府》作“七十三穴。”王冰注：“当言九十三穴，非七十八穴也。正经脉会发者七十八穴，浮薄相通者一十五穴，则其数也。”吴昆注作“九十一穴”。

[2]“顶”：原作“项”。新校正云：“所以言入发至顶者，目入发囟会穴至顶百会凡三寸。自百会后至后顶又三寸，故云入发至顶三寸。傍五者为兼四行傍数有五行也，相去三寸者，盖谓自百会顶中数左右前后各三寸有五行、行五共十五穴也。后人误认，将‘顶’为‘项’。今据改。”

[3]“相去三寸”：《太素》卷十一“气府”作“相去二寸”。

[4]“五脏之俞各五，六腑之俞各六”：《太素》卷十一“气府”无此十二字。

【注释】

①“两眉头各一”：指攒竹穴。

②“入发至顶三寸半，傍五，相去三寸”：高士宗注，“顶，前顶穴也。自攒竹入发际至前顶，其中有神庭、上星、囟会，故上三寸半。前顶在中行，次两行，外两行，故旁五，言自中及旁有五行也。”

③“浮气”：指经脉浮于头部巅顶之气。《类经》七卷第七注：“浮气者，言脉气之浮于顶也。”

④“五行、行五，五五二十五”：《太素》卷十一《气府》注，“二十五穴者，面上五脉上头，并入发一寸以上，周通高处，当前横数于五脉上，凡有五处，处各五穴，当前为亚（按：‘当’为古‘囟’字误）会、前顶、百会、后顶、强间五也。督脉两傍足太阳脉，五处、承光、通天、络却、玉枕左右十也。足太阳两傍足少阳脉，临泣、目窗、正营、承灵、脑空左右（十穴）也。太阳为二阳之总，故皆太阳所营。”据此足太阳脉气所发者，在此左右仅十穴。

⑤“项中大筋两傍各一”：指天柱二穴。

⑥“风府两傍各一”：王冰注，“谓风池二穴也。”新校正云：“按《甲乙经》风池足少阳、阳维之会，非太阳之所发也。”据此当于七十八穴中减之。

⑦“侠脊以下至尻尾二十一节十五间各一”：王冰注，“十五间各一者，今《中诰孔穴图经》所存者十三穴，左右共二十六，谓附分、魄户、神堂、譩譆、鬲关、魂门、阳纲、意舍、胃仓、肓门、志室、胞肓、秩边十三也。”按：十五间各一，左右当得三十穴，故王氏据《中诰孔穴图经》谓“所存者十三穴”，今有补膏者，承扶者，盖膏肓穴。晋汉而上尚未见此俞，而承扶亦不在脊傍，补此二穴似不妥，故仍从王注。

⑧“五脏之俞各五”：指肺俞、心俞、肝俞、脾俞、肾俞五穴，左右凡十穴，为五脏之俞。

⑨“六腑之俞各六”：指胆俞、胃俞、三焦俞、大肠俞、小肠俞、膀胱俞六穴，左右凡十二穴，为六腑之俞。

⑩“委中以下至足小指傍各六俞”：指委中、昆仑、京骨、束骨、通谷、至阴六穴，左右凡十二穴。指，古亦为趾。

【直译】 足太阳膀胱经脉气所发的有七十八个腧穴：在眉头的陷中左右各有一穴，自眉头直上入发际，当发际正中至前顶穴，有神庭、上星、囟会三穴，其浮于头部的脉气，运行在头皮中的有五行，即中行、次两行和外两行，每行五穴，共行五行，五五二十五穴；下行至项中的大筋两旁左右各有一穴；夹脊自上而下至骶尾骨有二十一节，其中十五个椎间左右各有一穴；五脏肺、心、肝、脾、肾的俞穴，左右各有一穴；自委中以下至足中趾旁左右各有井、荥、输、原、经、合六个俞穴。

【原文】 中脂两傍各五，凡十穴①，大椎上两旁各一，凡二穴②……眉本二穴③……委阳二穴④……背俞二穴⑤……踝上横二穴⑥，阴阳骄四穴⑦。

《素问·气穴论》

【注释】

①“中脂两傍各五，凡十穴”：“脂”同“膂”。即脊柱两侧的肺俞、心俞、脾俞、肾俞、肝俞两侧共十穴。

②“大椎上两旁各一，凡二穴”：考其经穴大椎上两旁无穴，现经外奇穴有定

喘穴。

⑧“眉本两穴”：即攒竹穴。

④“委阳二穴”：足太阳经穴，在委中穴外侧，平行。

⑤“背俞二穴”：指大杼穴。

⑥“踝上横二穴”：即肾经交信穴和膀胱经的跗阳穴。

⑦“阴阳骄四穴”：指阴跷的照海穴、阳跷的申脉穴，左右共四穴。

【直译】 五脏在背部脊椎两旁各有五穴，二五共十穴。……攒竹二穴……委阳二穴……大杼二穴，膺俞左右共十二穴，分肉二穴，交信、跗阳左右共四穴，照海、申脉左右共四穴。

2. 足少阳经

【原文】 足少阳脉气所发者六十二[1]穴：两角上各二①，直目上发际内各五[1]②，耳前角上各一③，耳前角下[3]各一④，锐发下各一[4]⑤，客主人各一⑥，耳后陷中各一[5]⑦，下关各一⑧，耳下牙车之后各一⑨，缺盆各一⑩，腋下三寸，胁下胠人间各一⑪，髀枢中，傍[6]各一⑫，膝以下至足小指次指各六俞⑬。

《素问·气府论》

【校勘】

[1]“六十二”：《太素》卷十一《气府》作“五十二”。

[2]“直目上发际内各五”：《太素》卷十一《气府》无此八字。

[3]“角下”：新校正云，“按后手少阳中云，角上，此云，角下，必有一误。”

[4]“耳前角下各一，锐发下各一”：《太素》卷十一《气府》无此十一字。

[5]“耳后陷中各一”：《太素》卷十一《气府》无此六字。

[6]“中，傍”：《素问释义》云，“中傍二字衍。”

【注释】

①“两角上各二”：指在头角上各有天冲、曲鬓二穴。

②“直目上发际内各五”：指瞳孔直上之发际内有临泣、目窗、正营、承灵、脑空五穴左右凡十穴。

③“耳前角上各一”：指颔厌二穴。《类经》七卷第九注：“耳前角，曲角也。角上各一，颔厌二穴也。”

④“耳前角下各一”：指悬厘二穴。

⑤“锐发下各一”：指和髎二穴。王冰注：“谓和髎二穴也。在耳前锐发下横动脉，手足少阳二脉之会。”锐发，即耳前鬓发，俗称鬓角。

⑥“客主人各一”：指上关二穴。

⑦“耳后陷中各一”：指翳风二穴。《类经》七卷第九注：“耳少阳翳风二穴也，手足少阳之会。”

⑧“下关各一”：即是阳明经的下关二穴。《类经》七卷第九注：“足阳明穴也，足少阳、阳明之会。”

⑨“耳下牙车之后各一”：王冰注，“谓颊车二穴也”。《太素》卷十一《气府》注作“大迎”。高士宗注：“耳下颊车之后天容二穴。”按：此文历代医学家注释各异，考“牙车”亦称“辅车”，或曰“颔车”，亦曰“颐”。《释名》：“颐，或曰辅车，其骨强可以辅持其口，或谓牙车，牙所载也，或谓颔车也。”即牙下骨之名，今谓下颌骨，据此则高氏之注其义较长。

⑩“缺盆各一”：王冰注，“缺盆，穴名也。在肩上横骨陷者中，足阳明脉气所发。”

⑪“腋下三寸，胁下至胠，八间各一”：王冰注，“腋下，谓渊液、辄筋、天池。胁下至胠，则日月、章门、带脉、五枢、维道、居髎九穴也，左右共十八穴也。……所以谓之八间者。自腋下三寸至季肋八肋骨。”按：王冰之左右十八穴，马莳、张介宾、张志聪等注均同，《太素》卷十一《气府》注为二十二穴，即“居髎”作“上髎”，并有大横、腹哀余均同王冰注，考以上诸穴，虽在腋下，但与经文之“八间各一”不符，姑从王冰。

⑫“髀枢中，傍各一”：《太素》卷十一《气府》注，“环跳居髎左右四穴。”王冰注：“谓环跳二穴也。”新校正云：“王冰为环跳穴。又《甲乙》云：‘环跳在髀枢中。’今云：‘髀枢中傍各一者，盖谓此穴在髀枢中也。傍各一者，渭左右各一穴也，非渭环跳在髀枢中傍也。”姑从王冰。

⑬“膝以下至足小指次指各六俞”：指阳陵泉、阳辅、丘墟、临泣、侠溪、窍阴六穴，左右凡十二穴。

【直译】 足少阳胆经脉气所发的有六十二穴：头两角上各有两穴；两目瞳孔直上的发际内各有五穴；两耳前角上各有一穴；上关左右各一穴；两耳后的陷凹中各有一穴；下关左右各有一穴；两耳下牙车之后各有一穴；缺盆左右各有一穴；腋下三寸，从胁下至胁，八肋之间左右各有一穴；髀枢中左右各一穴；膝以下至足第四趾的小趾侧各有井、荥、输、原、经、合六穴。

【原文】 目[1]瞳子浮白二穴①，两髀厌分中二穴②……完骨二穴……枕骨二穴③，上关二穴④……肩解二穴⑤……分肉二穴⑥。

《素问·气穴论》

【校勘】

[1]“目”：吴昆改“目”字为“值”，注云，“值瞳子者言浮白二穴在耳后入发际

一寸与前瞳子相值也。”

【注释】

①“目瞳子浮白二穴”:指瞳子髎、浮白二穴。

②“两髀厌分中二次”:指环跳穴。

③“枕骨二穴”:枕骨一名窍阴,在浮白穴下,乳突根部。足太阳、少阳之会。

④“上关二穴”:在颧弓上缘,下关穴直上,手足少阳、足阳明之会。

⑤“肩解二穴”:指肩井穴。

⑥“分肉二穴”:诸论指阳辅穴。王冰认为是“在足外踝上绝骨之端,同身寸之三分筋肉之间”,并未指明穴位。

【直译】 瞳子髎、浮白二穴,环跳二穴……完骨二穴……枕骨二穴,上关二穴……肩井二穴,阳辅二穴。

3. 足阳明经

【原文】 足阳明经脉气所发者六十八穴[1]:额颅发际傍各三①,面鼽骨空各一②,大迎之骨空各一③,人迎各一,缺盆外骨空各一④,膺中骨间各一⑤,侠鸠尾之外,当乳下三寸,侠胃脘各五⑥,侠脐广三寸[2]各三⑦,下脐二寸[3]侠之各三[4]⑧,气街动脉各一⑨,伏兔上各一⑩,三里以下至足中指各八俞⑪,分之所在穴空⑫。

《素问·气府论》

【校勘】

[1]“六十八穴”:《太素》卷十一《气府》作“六十二穴”。

[2]“侠脐广三寸”:新校正云,“按《甲乙经》天枢在脐傍各二寸,上曰滑肉门,下曰外陵,是三穴者去脐各二寸也。今此经注云:广三寸,《素问》《甲乙经》不同,然《甲乙经》分寸与诸书同,特此经为异也。”今皆从《甲乙》。

[3]“二寸”:《素问直解》改为“三寸”。

[4]“三”:《太素》原文为“下脐二寸,侠之各六”。

【注释】

①“额颅发际傍各三”:《太素》卷十一《气府》注,“头维、本神、曲差左右六穴也。”王冰注:“谓悬颅、阳白、头维左右共六穴也。”高士宗注:“从额颅入发际有本神、头维、悬颅,两旁各三,凡六穴。”按,此注各异,姑从高注。

②“面鼽(qiu 求)骨空各一”:指四白穴,左右凡二穴。鼽,在此者义均同頄。面鼽骨,即颧骨。面鼽骨空,即指眶下空。王冰注:“鼽,頄也。頄,面颧也。”

③“大迎之骨空各一”:指大迎穴,左右凡二穴。高士宗注:“大迎在颊车下,

承浆傍，穴在骨间，故曰大迎之骨空。"

④"缺盆外骨空各一"：指天髎穴，左右凡二穴。

⑤"膺中骨间各一"：指气户、库房、屋翳、膺窗、乳中、乳根六穴，左右凡十二穴。

⑥"侠胃脘各五"：指不容、承满、梁门、关门、太乙五空，左右凡十穴。

⑦"侠脐广三寸各三"：指滑肉门、天枢、外陵三穴，左右凡六穴。

⑧"下脐二寸侠之各三"：王冰注，"下脐二寸，则外陵下同身寸之一寸，大巨穴也。各三者，谓大巨、水道、归来也。"

⑨"气街动脉各一"：指气冲穴，左右共二穴。

⑩"伏兔上各一"：指髀关穴，左右凡二穴。

⑪"三里以下至足中指各八俞"：王冰注，"谓三里、上廉、下廉、解溪、冲阳、陷谷、内庭、厉兑八穴也，左右言之，则十六俞也。"

⑫"分之所在穴空"：吴昆注，"分之所在穴空者，言上文六十八穴，皆阳明部分所在之穴孔也。"

【直译】 足阳明胃经脉气所发的有六十八穴：额颅发际旁各有三穴；颧骨骨空中间各有一穴；大迎穴在颌角前至骨空陷中，左右各有一穴；在结喉之旁的人迎，左右各有一穴；缺盆外的骨空陷中左右各有一穴；膺中的骨空间陷中左右各有一穴；挟鸠尾之外，乳下三寸，挟胃脘左右各有五穴；挟脐横开三寸左右各有三穴；气冲在动脉跳动处左右各一穴；在伏兔上左右各有一穴；足三里以下到足中趾内间，左右各有八个输穴。以上每个穴都有它一定的空穴。

【原文】 犊鼻二穴……大迎二穴，下关二穴①……巨虚上下廉四穴②，曲牙二穴③。

《素问·气穴论》

【注释】

①"下关二穴"：颧弓与下颌切迹之间的凹陷中，闭口有孔，张口即闭。足阳明、少阳之会。

②"巨虚上下廉四穴"：即上巨虚、下巨虚左右共四穴。

③"曲牙二穴"：即颊车穴，左右各一。

【直译】 犊鼻二穴……大迎二穴，下关二穴……上巨虚、下巨虚左右共四穴，颊车二穴。

4. 手太阳经

【原文】 手太阳脉气所发者三十六[1]穴，目内眦各一①，目外各一②，鼽骨下各一③，耳郭上各一④，耳中各一[2]⑤，巨骨[3]穴各一⑥，曲掖上骨穴各一⑦，柱骨上[4]陷者各一⑧，上天窗四寸各一⑨，肩解各一⑩，肩解下三寸各一⑪，肘以下至手小指本各六俞⑫。

《素问·气府论》

【校勘】

[1]"三十六穴"：《太素》本"三十六"作"廿六"。杨上善注："三十错为二十字也。"

[2]"目外各一……耳中各一"：《太素》卷十一《气府》无此十八字。

[3]"骨"：此下《太素》卷十一《气府》有"下骨"二字。

[4]"上"：《太素》卷十一《气府》作"出"。

【注释】

①"目内眦各一"：指睛明穴，左右凡二穴。王冰注："谓睛明二穴也，在目内眦，手足太阳、足阳明、阴骄、阳骄五脉之会。"

②"目外各一"：高士宗注，"目外，谓目外眦，两瞳子髎穴。"

③"鼽骨下各一"：指颧骨下颧髎穴，左右凡二穴。

④"耳郭上各一"：指在两耳郭上的角孙穴，左右凡二穴。"郭"亦作"廓"，凡四周及外部皆曰郭。《孟子·公孙丑》，"三里之城，七里之郭。"

⑤"耳中各一"：指听宫穴，左右凡二穴。

⑥"巨骨穴各一"：《类经》七卷第九注："手阳明经二穴也。"

⑦"曲掖上骨穴各一"：指臑俞穴，左右凡二穴。"掖"，"腋"同。张志聪注："谓臑俞二穴，挟肩臑后大骨下，胛上廉陷中，举臂取之。"

⑧"柱骨上陷者各一"：指肩井穴，左右凡二穴。丹波元简谓："肩井，在肩上陷者中，即是项骨外傍，安得言项骨上陷者，此必别有新指，诸注并同，今无可考。"

⑨"上天窗四寸各一"：王冰注，"谓天窗，窍阴四穴也。"

⑩"肩解各一"：高士宗注，"肩外解分之处，两秉风穴也。"肩解，即肩胛与肱骨交会分解之处。

⑪"肩胛下三寸各一"：指天宗穴，左右凡二穴。

⑫"肘以下至手小指本各六俞"：指小海、阳谷、腕骨、后溪、前谷、少泽六穴，左右凡十二穴。小指本，指经脉起于小指之端，故曰小指本。

【直译】 手太阳小肠经脉气所发的有三十六穴：目内眦各有一穴；目外侧各有一穴；颧骨下各有一穴；耳郭上各有一穴；耳中珠子旁各有一穴；巨骨穴左右各一；曲腋上各有一穴；柱骨上陷中各有一穴；两天窗穴之上四寸各有一穴；肩解部

各有一穴；肩解部之下三穴处各有一穴；肘部以下至小指端的爪甲根部各有井、荥、输、原、经、合六穴。

【原文】 耳中多所闻[①]二穴……天窗二穴……肩贞二穴。

《素问·气穴论》

【注释】

①“多所闻”：即听宫穴。

【直译】 听宫二穴……天窗二穴……肩贞二穴。

5. 手阳明经

【原文】 手阳明脉气所发者二十二穴：鼻空外廉，项上各二[①]，大迎骨空各一，柱骨之会各一[②]，髃骨之会各一[③]，肘以下至手大指次指本各六俞[④]。

《素问·气府论》

【注释】

①“鼻空外廉，项上各二”：高士宗注，“鼻孔外廉，迎香穴也。项上，扶突穴也。左右各二，凡四穴。”杨上善论：“迎香，天窗左右四穴，天窗去手阳明络近，故得其气也。”以高注义长。

②“柱骨之会各一”：指天鼎穴，左右凡二穴。高士宗注：“柱骨，项骨也。柱骨之会，谓项肩相会之外，两天鼎穴。”

③“髃骨之会各一”：指肩髃穴，左右凡二穴。髃骨，指肩端之骨罅。髃骨之会，谓肩髃在肩臂相会处的骨罅中。

④“肘以下至手大指次指本各六俞”：指曲池、阳溪、会谷、三间、二间、商阳六穴，左右凡十二穴。

【直译】 手阳明大肠经脉气所发的有二十二穴：鼻孔的外侧各有一穴；项部左右各有一穴；大迎穴在下颌骨空间左右各有一穴；主骨之会左右各有一穴；髃骨之会左右各有一穴；肘部以下至十指端的爪甲根部左右各有井、荥、输、原、经、合六穴。

【原文】 扶突二穴……大禁二十五，在天府下五寸[①]。

《素问·气穴论》

【注释】

①“大禁二十五，在天府下五寸”：指手阳明大肠经的五里穴。王冰注：“谓五里穴也。所以谓之大禁者，谓其禁不可刺也。”《针经》曰：“迎之五里，中道而上，五至而已，五注而脏之气尽矣。故五五二十五而竭其俞矣。盖谓此也。”

【直译】 扶突二穴……大禁之穴是天府下五寸处的五里穴。大禁乃手五里穴之别名。

6.手少阳经

【原文】 手少阳脉气所发者三十二穴：鼽骨下各一①，眉后各一②，角上各一③，下完骨后各一④，项中足太阳之前各一⑤，侠[1]扶突各一⑥，肩贞各一，肩贞下三寸分间各一⑦，肘以下至手小指次指本各六俞⑧。

《素问·气府论》

【校勘】

[1]"侠"：《太素》卷十一《气府》无。

【注释】

①"鼽骨下各一"：《类经》七卷第九注，"手太阳颧髎二穴也，手少阳之会，重出。"此与手太阳脉气所发者重。

②"眉后各一"：指丝竹穴，左右凡二穴。

③"角上各一"：诸注不一，尚无定论。王冰注："谓悬厘二穴也。"高士宗注：头角之上，两天冲穴也。《太素》卷十一《气府》注："颔厌左右二穴也。"角上，指耳的前角上。前文足少阳脉中有"耳前角上各一"，王冰注："谓颌厌二穴也。"据此则《太素》为是，故新校正曾对王冰提出疑议云："按足少阳脉中言角下，此云角上，疑此误。"

④"下完骨后各一"：指天牖穴，左右凡二穴。高士宗注："下完骨后，谓完骨之下，完骨之后，两天牖穴。"完骨，一指骨名，即今之所谓"乳突"，一指穴名，即在乳突后下方陷中的完谷穴，在此应为骨名。又杨上善谓："天容左右二穴。"可参。

⑤"项中足少阳之前各一"：王冰注，"谓风池二穴也。"《素问释义》云：即足少阳内池二穴，重出。此与足太阳脉气所发者重。

⑥"侠扶突各一"：指天窗穴，左右凡二穴。《类经》七卷第九注："手太阳天窗二穴也，重出。"此与手太阳脉气所发者重。

⑦"肩贞下三寸分间各一"：《太素》卷十一《气府》注，"肩髎、臑会、销烁左右六穴。"

⑧"肘以下至手小指次本各六俞"：王冰注，"谓天井、支沟、阳池、中渚、液门、关冲六穴也。左右言之，则十二俞也。"

【直译】 手少阳三焦经脉气所发的有三十二穴：颧骨下各有一穴；眉后各有一穴；耳前角上各有一穴；耳后完骨后下各有一穴；项中足太阳经之前各有一穴；侠扶突之外侧各有一穴；肩贞血左右各一；在肩贞穴之下三寸分肉之间各有三穴；肘部以下至手无名指之端爪甲根部各有井、荥、输、原、经、合六穴。

【原文】 天牖二穴……

《素问·气穴论》

【直译】 天牖二穴……

7. 足少阴经

【原文】 足[1]少阴舌下①。

《素问·气府论》

【校勘】

[1]"足":此前《太素》卷十一《气府》有"五脏之俞各五,凡五十穴"十字。

【注释】

①"足少阴舌下":王冰注,"足少阴舌下二穴,在人迎前陷中动脉前,是日月本,左右二也。足少阴脉气所发,刺可入同身寸之四分。"按:此句吴昆谓左右无穴名,马莳、张介宾、高士宗均以任脉廉泉释之。《素问识》云:"《刺疟论》云,'舌下两脉者,廉泉也。'《根结》篇云:'少阴根于涌泉,结于廉泉。知是任脉廉泉之外,有肾经廉泉。'故王云:'是少阴舌下二穴。'"考廉泉王注有二处,均谓:"在颔下结喉上舌本下、阴维、任脉之会,刺可入同身寸之三分,留三呼,若灸者可灸三壮。"据此可见本句所注之异,故不应混为一谈,此穴或名"日月本",然惜诸书未载,已为之佚之俞,故当仍从王冰。

【直译】 足少阴肾经脉气所发在舌下有二穴。

【原文】 胸俞十二穴①。

《素问·气穴论》

【注释】

①"胸俞十二穴":指俞府、彧中、神藏、灵墟、神封、步廊,以上左右共十二穴。

【直译】 胸腧左右共十二穴。

8. 足厥阴经

【原文】 厥阴毛中急脉各一①。

《素问·气府论》

【注释】

①"厥阴毛中急脉各一":《类经》七卷第九注,"急脉在阴毛之中。凡疝气急病者,上引小腹,下引阴丸,即急脉之验,厥阴脉气所发也"。高士宗注:"厥阴毛中,曲骨穴也。……足厥阴合督脉而交于任脉,从长强至曲骨,交任脉,上下相交,脉气往来,不容稍缓,故曰:急脉。"

【直译】 肝足厥阴在毛际中左右各有一穴。

9. 手少阴经

【原文】 手少阴各一①。

《素问·气府论》

【注释】

①“手少阴各一”：王冰注，“谓手少阴郄穴也。在腕后同身寸之半寸，手少阴郄也。”

【直译】 手少阴左右有一穴。

10. 手太阴经

【原文】 天府二穴。

《素问·气穴论》

【直译】 天府二穴。

【原文】 膺俞穴十二穴①。

《素问·气穴论》

【注释】

①“膺俞十二穴”：指云门、中府、周荣、胸乡、天溪、食窦，以上左右共十二穴。云门为手太阴脉气所发。中府为手足太阴之会。余均为足太阴脉气所发。

【直译】 云门、中府、周荣、胸乡、天溪、食窦，以上左右共十二穴。

11. 督脉

【原文】 督脉气所发者二十八[1]穴：项中央二[2]①，发际后中八②，面中三[3]③，大椎以下至尻尾及傍十五穴[4]④。至骶下凡二十一节，脊椎法也。

《素问·气府论》

【校勘】

[1]“八”：《太素》卷十一《气府》作“六”。

[2]“二”：《太素》卷十一《气府》作“三”。

[3]“面中三”：《太素》卷十一《气府》无此三字。

[4]“尾及傍十五穴”：《太素》卷十一《气府》作“二十节间各一”。

【注释】

①“项中央二”：指风府、哑门二穴。杨上善注云：“项中央者，项内也非唯当中也。故项内下行瘖门一、天柱二，为三也。上行风府一、风池二，为三。总有六

穴位。”

②“发际后中八”:《类经》七卷第九注,“前发际以至于后,中行凡八穴,谓神庭、上星、囟会、前顶、百会、后顶、强间、脑产也。”

③“面中三”:《类经》七卷第九注,“素髎、水沟、兑端三穴也。”

④“大椎以下至尻尾及傍十五穴”:王冰注,“脊椎之间有大椎、陶道、身柱、神道、灵台、至阳、筋缩、中枢、脊中、悬枢、命门、阳关、腰俞、长强、会阳十五俞也。”按:会阳穴在阴尾骨两旁,凡二穴则十六俞也,吴昆注无中枢穴,与“十五穴”之数合,当是。

【直译】 督脉之经气所发的有二十八穴:项中央有二穴;前发际向后中行有八穴;面部的中央从鼻至唇有三穴;自大椎以下至尻尾旁有十五穴。自大椎至尾骨共二十一节,这是脊椎穴位的计算方法。

12. 任脉

【原文】 任脉之气所发者二十八穴[1]:喉中央二①,膺中骨陷中各一[2]②,鸠尾下三寸,胃脘五寸,胃脘以下至横骨六寸半[3]一[4]。腹脉法也③。下阴别一④,目下各一⑤,下唇一⑥,龈交一⑦。

《素问·气府论》

【校勘】

[1]“二十八穴”:《太素》卷十一《气府》作“十八穴”。王冰注:“今少一穴。”今据王氏所注之俞,计单穴二十五个,双穴一个,共二十七,实与此“二十八穴”之数不符,故王氏谓“今少一穴”。

[2]“膺中骨陷中各一”:《太素》卷十一《气府》无此七字。

[3]“六寸半”:《太素》卷十一《气府》作“八寸一”。

[4]“一”:新校正云,“详一字凝误。”《素问·释义》云:“‘一’字上,脱‘各’字。”

【注释】

①“喉中央二”:指廉泉、天突二穴。

②“膺中骨陷中各一”:指胸膺中行之骨陷中有璇机、华盖、紫宫、玉堂、膻中、中庭六穴。

③“鸠尾下三寸……腹脉法也”:《类经》七卷第九注,“鸠尾,心前蔽骨也。胃脘,言上脘也。自蔽下至上脘三寸。”故曰鸠尾下三寸胃脘。自脐上至上脘五寸,故又曰五寸胃脘,此古经颠倒文法也。又自脐以下至横骨长六寸半。《骨度》篇曰:“髑骬以下至天枢长八寸,天枢以下至横骨长六寸半,正合此数。一,谓一寸

当有一穴，此上下共十四寸半，故亦有十四穴。即鸠尾、巨厥、上脘、中脘、建里、下脘、水分、脐中、阴交、气海、丹田、关元、中极、曲骨是也。”此内腹脉之法。

④“下阴别一”：《类经》七卷第九注，“自曲骨之下，别络两阴之间，为冲、督之会，故曰阴别。一，谓会阴穴也。”

⑤“目下各一”：指承泣穴，左右凡二穴。

⑥“下唇一”：指承浆穴。

⑦“龈交一”：指督脉的龈交穴，为任脉之会。

【直译】 任脉之经气所发的有二十八穴：喉部中行有二穴；胸膺中行之骨陷中有六穴；自蔽骨之上脘是三寸，上脘至脐中是五寸，脐中至横骨是六寸半，计十四寸半，每寸一穴，计十四穴，这是腹部取穴的方法。自曲骨向下至前后阴之间有会阴穴；两目之下各有一穴；下唇下有一穴；上齿缝有一穴。

【原文】 天突一穴……关元一穴……脐一穴①。

《素问·气穴论》

【注释】

①“脐一穴”：指神厥穴。

【直译】 天突一穴……关元一穴……神阙一穴。

13.冲脉

【原文】 冲脉气所发者二十二穴，侠鸠尾外各半寸至脐寸一①，侠脐下傍各五分至横骨寸一②。腹脉法[1]。

《素问·气府论》

【校勘】

[1]“冲脉气所发者二十二穴……腹脉法也”：《太素》卷十一《气府》无此段文字。

【注释】

①“侠鸠尾外各半寸至脐寸一”：指鸠尾之旁各五分至脐每寸一穴。王冰注：“谓幽门、通谷、阴都、石关、商曲、肓俞六穴，左右则十二穴也。幽门侠巨厥两傍相去各同身寸之半寸陷者中，下五穴各相去同身寸之一寸，并冲脉足少阴二经之会。”

②“侠脐下傍各五分至横骨寸一”：指挟脐之两旁各五分横骨一寸一穴，即中注、四满、气穴、大赫、横骨五穴，左右凡十穴，皆属冲脉与足少阴之会也。

【直译】 冲脉之经气所发的有二十二穴：挟鸠尾旁开五分向下至脐一寸一穴，左右共十二穴；自脐旁开五分向下至横骨一寸一穴，左右共十穴。这是腹脉取穴的方法。

14. 阴阳跷脉

【原文】 阴阳跷各一①。

《素问·气府论》

【注释】

①"阴阳跷各一"：王冰、吴昆、张介宾、张志聪均谓阴跷郄交信，阳跷郄跗阳。杨上善、马莳、高士宗均谓阴跷所生照海，阳跷所起申脉，左右四穴。今从后说。

【直译】 阴跷、阳跷左右有一穴。

【按语】 从腧穴分类，十四经穴的穴名分经统计如下。

(1)足太阳经

本经经文提出双侧共七十八穴，实有穴名为六十三个，内有胆经头部五穴(临泣、目窗、正营、承灵、脑空)。项一穴(风池)。督脉五穴(囟会、前项、百会、后顶、强间)除去它经之穴(胆经双侧12穴，督脉5穴)双侧共17穴外，膀胱经双侧只剩46穴。从单侧穴名看，其实有23个穴名，现膀胱经只有67穴名，左右共134穴。

(2)足少阳经

《气府论》经文提出本经共有六十二穴，内有三焦经4穴(和髎、翳风)；胃经6穴(下关、颊东、缺盆)；心包经2穴(天池)；胆经2穴(章门)；除去它经14穴外，本经只剩48穴，实有单侧穴名24个。在《气穴》篇除去重复穴名外，又补充4穴(瞳子髎、浮白、完骨、枕骨)两篇穴名相加共28穴，现本经共有44个穴名左右共88穴。

(3)足阳明经

经文提出本经共六十八穴，但实有五十六穴(双)，除去胆经的四穴(阳白、悬颅)及三焦经二穴(天髎)，实有五十穴。但又在《素问·气穴》篇补充大迎、下关、颊车、犊鼻八穴，则得五十八穴，以单侧计二十九穴，现在胃经共有45个穴，左右共90穴。

(4)手太阳经

从经文记载手太阳小肠经三十六穴，实有三十四穴，除去膀胱经二穴(睛明)、足少阳经六穴(瞳子、肩井、窍阴)、大肠经二穴(巨骨)、三焦经二穴(角孙)，计十二穴外，本经双侧实有二十二穴，单侧仅有穴名11个，但《素问·气穴》篇补充了一穴(肩贞)共12穴，现小肠经共十19穴，左右38穴。

(5)手阳明经

经文提出大肠经22穴，实有穴20个，单侧计仅有10个穴位。经文"柱骨之会各一"新指穴的定位概念不清，但《黄帝内经素问百活解》注释为天鼎穴，从经文看恐非此穴。《素问·气府》篇给本经补充了五里及天府2穴，计双侧24个穴，现在本经为 20 穴，左右共 40 穴。

(6)手少阳经

经文指出手少阳三焦经有 32 穴，但指出确切穴名者是 14 对 28 穴，除去归入本经的小肠经颧髎，胆经颔厌、风池 6 穴外，本经实有穴数为 23 个。现在三焦经经穴共 23 个，左右共 46 穴。

(7)足少阴经

本经文提出 2 穴(金津、玉液)，《素问·气穴》篇又补充胸部 6 穴(俞府、彧中、神藏、灵墟、神封、步廓)共 8 穴。后代医家认为经文"舌下"二字是指金津、玉液，《刺痛论》篇："刺舌下出血，舌下两脉者廉泉也。"此处古人可能将金津、玉液名曰廉泉，有待考证，现肾经计 27 穴，左右共 54 穴。

(8)足厥阴经

肝经双侧共 28 穴，经文只提出双侧 2 穴。

(9)手少阴经

手少阴心经双侧，现只有 18 穴，经文只提出阴郄穴。

(10)手太阴经

手太阴肺经在《气府论》篇与《气穴论》篇均未提及，只是在《气穴论》内记述了"天府"2 穴，"膺俞十二"。王冰注膺俞十二，即云门、中府、周荣、胸乡、天溪、食窦。所记述的穴位中，仅在天府、云门、中府三穴为肺经穴，其他四穴均属脾经。从这两篇经文看，当时还无肺经的概念，同时穴位的归经亦较混乱。现肺经为 11 穴，左右共 22 穴。

(11)督脉

经文提出本经 28 穴，实有亦为 28 穴，是经文论述经穴确切的一条经脉。现督脉亦有 28 穴，这与《素问·气府论》篇所载相符。

(12)任脉

经文指出任脉 28 穴外，实有穴位为 27 穴，除去胃经 2 穴(承泣双侧)、督脉 1 穴(龈交)外本经实有穴名为 24 个，与现在任脉 24 穴相符合。

(13)冲脉

经文指出冲脉是有 11 个是穴位，位于任脉旁开 5 分之冲脉循行线上，上腹部有 6 穴(幽门、通谷、阴郄、石关、商曲、肓俞)，下腹部有 5 穴(中注、四海、气穴、大赫、横骨)。现在冲脉上、下腹部的穴位已归入肾经，冲脉仅有循行线而无经穴。

(14)阴阳跷脉

阴阳跷脉现只有经行线而无穴位，历代医家所提出的"交信"穴已归属肾经。

按:《气府论》篇与《气穴论》篇记载的经名有足三阳经、手三阳经、手足少阴经、足厥阴经和督脉、任脉、冲脉、阴阳跷,但未记载足太阴脾经及手厥阴心包经。手太阴肺经亦未记载,但记述了肺经的天府穴。以上说明在这两篇经文中对经名的概念还是不太完全的,但在《灵枢·经脉》篇中叙述很详细。

《气府论》篇提出穴名双侧为331穴,从所能找到穴名的双侧穴为308个,以单侧计为184个,《气穴论》篇给手太阳经补充1穴,阳明经补充2穴,肾经补充6穴。两篇穴名相加,去掉重复者外,单侧共193穴。

《气穴论》篇记述173穴,除去5个重得穴外,实有穴名168个,与近代针灸书籍所载内经经穴为160个不符。

《气穴论》篇论,述热穴59穴,水穴57穴,为治热病及水病之穴。现在临床治疗该病多不用古人所记述的穴位。所论脏俞是指五脏的井、荥、输、经、合,腑穴是六腑的井、荥、输、原、经、合,现称上述穴位为五行输,称脏腑俞为背俞,即肝胆俞、大小肠俞等。

从以上经文看,对十四经脉概念记述尚不完善,对穴位的认识也不完整,而且比较混乱,只提到某经有多少穴,但实无其详数,只强调天人合一的观点,一年为365天,应人体穴,但值得注意的是对四肢经行线上所分布的五行输记述还是很完整的,这是需要进一步研究的。

二、特定穴

该处收载了《内经》《难经》对八会穴、俞募穴、下合穴、十二原穴、五输穴的有关论述。

1. 八会穴

本节收载《难经·四十五难》,说明八会穴的部位和主治。

【原文】 四十五难曰:经言八会者,何也?然:腑会太仓①,脏会季胁②,筋会阳陵泉,髓会绝骨,血会鬲俞,骨会大杼,脉会太渊,气会三焦外一筋直两乳内③也。热病在内者,取其会之气穴也[1]。

《难经·四十五难》

【校勘】

[1]"气会三焦……气穴也":《史记正义》引作"气会三焦,此谓八会也",无外一筋以下二十字。

【注释】

①"太仓":作为胃的别名,这里指中脘穴。

②“季胁”:原为软肋部的统称,这里指章门穴。

③“两乳内”:指两乳中间的膻中穴。

【直译】 四十五难问:医经上说,人体有八会,是指的什么?答:六腑之气会聚在中脘穴,五脏之气会聚在章门穴,筋会聚在阳陵泉穴,髓会聚在绝骨穴,血会聚在膈俞穴,骨会聚在大杼穴,脉会聚在太渊穴,气会聚在两乳中间的膻中穴。凡热邪引起内热病变,都可以取它们精气会聚的穴位进行治疗。

【按语】 “八会”作为一组腧穴的称号,首见于《难经·四十五难》,但八会穴的起源可能还要早些。《难经》称“经言八会”,则知在此之前已有经典提到了“八会”。此“经”何所指,却难考证,然在《灵枢·海论》中有一段与八会似有一定联系的论述,即“人有髓海,有血海,有气海,有水谷之海,凡此四者,以应四海也……胃者水谷之海……冲脉者为十二经之海……膻中者为气之海……脑为髓之海。”《灵枢》提出的四海,与《难经》中“八会”的会聚含义是有共同性的,其中八会穴与四海理论几乎一致,可见二者是有密切关系的。

八会是脏、腑、筋、骨、髓、脉、气、血八者的精气在运行过程中的会聚之处,这八个会聚点都是经脉中的腧穴,故亦称八会穴(见表 2-1)。八会穴与其所属的八种脏器组织的生理功能有密切关系。如章门为脏之会穴,因五脏皆禀于脾,为脾之募穴;中脘为腑之会穴,因六腑皆禀于胃,为胃之募穴也;膻中为气之会穴,因其为宗气之所聚,为心包之募穴也;膈俞为血之会穴,因其位于心肝腧穴之间,心主血,肝藏血故也;大杼为骨之会穴,因其近于椎骨(柱骨之根)故也;阳陵泉为筋之会穴,因其位于膝下,膝下筋之府也;太渊为脉之会穴,因其为手太阴经之原,居于寸口为脉之大会也;绝骨为髓之会穴,因其位于胆经,胆主骨所生病,骨生髓故也。因此,在治疗方面,凡与此八者有关系的病证均可选用相关的八会穴来治疗。另外,《难经·四十五难》又说,“热病在内者,取其会之气穴也”,说明八会穴还能治某些热病。

表 2-1 八会穴表

八会	穴名	经属
脏会	章门	脾之募穴,肝经穴
腑会	中脘	胃之募穴,任脉穴
气会	膻中	心包之募穴,任脉穴
血会	膈俞	膀胱经穴
筋会	阳陵泉	胆经合穴
脉会	太渊	肺经输穴
骨会	大杼	膀胱经穴
髓会	绝骨	胆经穴

2. 俞、募穴

本节所集经文提出了俞、募穴的含义。说明了五脏背俞穴名称和定位。

【原文】 六十七难曰：五脏募皆在阴，俞皆[1]在阳者，何谓也？然：阴病行阳，阳病行阴①，故令募在阴，俞在阳世。

《难经·六十七难》

【校勘】

[1]“皆”：原无，据《难经句解》补。

【注释】

①“阴病行阳，阳病行阴”：《难经本文》注，“阴阳经络，气相交贯，藏腹腑腹背，气相通应，所以阴病有时而行阳，阳病有时而行阴也。”

【直译】 六十七难问：五脏募穴都在属阴的胸腹部，而五脏俞穴都在属阳的腰背部，这是什么道理呢？答：内脏或阴经的病气常出行于阳分的俞穴，体表或阳经的病气常入行于阴分的募穴。所以募穴都在属阴的胸腹部，俞穴都在属阳的腰背部。

【原文】 黄帝问于岐伯曰：愿闻五脏之腧出于背者。岐伯曰：胸[1]中大腧在杼骨之端①，肺腧在三椎[2]之傍[3]，心腧在五椎之傍[4]，膈腧在七椎之傍，肝腧在九椎之旁，脾腧在十一椎之傍，肾腧在十四椎之傍，皆[5]侠脊相去三寸所，则欲得而验之[6]，按其处，应在[7]中而痛解②，乃其腧也。灸之则可，刺之则不[8]可。

《灵枢·背腧》

【校勘】

[1]“胸”：日刻本、马注本、张注本，《类经》七卷第十一、《要旨》卷二下第六十七并作“背”。《太素》卷十一《气穴》篇作“胸”，《太素》杨注云：“杼骨一名大杼，在于五脏大腑输上，故是胸之膻中气之大输者也。”明清注家改“胸”为“背”误。

[2]“椎”：原作“焦”，据《太素》卷十一《气穴》《甲乙》卷三第八、《素问·血气形志》篇，王冰注引《灵枢》及《中诰孔穴图经》（简称《中诰》）文改，下文所有“椎”字俱同。

[3]“傍”：原作“间”，据《素问·血气形志》篇王注引《灵枢》及《中诰》文改，下文所有“傍”字俱同。

[4]“膈腧在七椎之傍”：《素问·血气形志》篇王冰注引无。按：本文论五脏之俞，肺俞似无所附，疑为后人补窜。

[5]“皆”：原作“背”，据胡本改。

[6]“则欲得而验之”:《太素》卷十一《气穴》“则”作“即”,无“得”字。

[7]“在”:《太素》卷十一《气穴》无。

[8]“不”:《太素》卷十一《气穴》无,似是。

【注释】

①“胸是大腧在杼骨之端”:大腧指大杼穴。在背俞穴之中,大杼的穴位高居于五脏六腑各俞穴之上,所以称为大腧。杼骨之端,是指项后第一椎棘突下两旁,距督脉大椎穴左右各旁开一寸半。

②“应在中而痛解”:有两种意思 ,一指用手指按压在穴位上,患者感到酸胀痛的即是穴位;一指原有疼痛的地方用手按压后疼痛缓解,病人感觉欣快的即是穴位。

【直译】 黄帝问岐伯道:我想知道五脏的俞穴都出于背的什么部位。岐伯说:背中大俞在项后第一椎骨下的两旁,肺俞在第三椎骨的两旁,心俞在第五椎骨的两旁,膈俞在第七椎骨的两旁,肝俞在第九椎骨的两旁,脾俞在第十一椎骨的两旁,肾俞在第十四椎骨的两旁,这些俞穴都是挟持脊柱两旁彼此相距三寸。如果想检验穴之所在,就用手按压其部位,患者感到里面酸痛,或是原有酸痛,通过按压此处而缓解,就是俞穴所在。用俞穴治病,可以使用灸法,不可贸然使用针刺之法。

【按语】 背俞穴,首见于《灵枢·背腧》篇,载有五脏背俞穴名称和位置。《素问·气府论》提出“六府之俞各穴”,但未列出穴名。《脉经》才明确了肺俞、肾俞、肝俞、心俞、脾俞、大肠俞、膀胱俞、胆俞、小肠俞。胃俞等十个背俞穴的名称和位置。此后《甲乙》又补充了三焦俞,《千金方》又补充了厥阴俞而臻完善(见表2-2)。

募穴始见于《素问·奇病论》:“胆虚气上溢而口为之苦,治之以胆募俞。”《难经·六十七难》有“五脏募在阴而俞在阳”的记载,但无具体穴名,至《脉经》才明确了期门、日月、巨厥、关元、章门、太仓(中脘)、中府、天枢、京门、中极等十个募穴的名称和位置。《甲乙》又补充了三焦募石门,后人又补充了心包募膻中,始臻完备(见表2-2)。

俞穴(痛俞穴)皆位于腰背部脊柱两旁,募穴皆位于胸腹部,二者的穴位多数与脏腑所在部位相对应,故以脏腑而命名。

表2-2 俞穴与募穴

脏腑	肺	大肠	胃	脾	心	小肠	膀胱	肾	心包	三焦	胆	肝
俞穴	肺俞	大肠俞	胃俞	脾俞	心俞	小肠俞	膀胱俞	肾俞	心包俞	三焦俞	胆俞	肝俞
募穴	中府	天枢	中脘	章门	巨阙	关元	中极	京门	膻中	石门	日月	期门

俞募穴的功能："俞"有输转的含义，是各经脏腑之经气向背部转输散布的处所，也是风寒外邪由背部侵入，或脏腑功能失调在背部出现压痛等异常现象的部位；"募"与幕相通，有聚集的含义，是各经脏腑之经气在胸腹部聚集之处，也是脏脏功能失调在胸腹部出现压痛等异常现象的部位。因而俞穴、募穴均有疏调脏脏经气的作用。《素问·金匮真气论》篇曰："背为阳，腹为阴。"《难经·六十七难》说："阴病行阳，阳病行阴，故令募在阴，俞在阳。"

其临床应用：在诊断方面，《灵枢·背俞》篇说："按其处应在中而痛解"，就是指按压背部俞穴时会出现一些敏感现象，疼痛缓解，患者感到欣快。近代临床上检查内脏病证时，往往在背俞穴上探索到压痛点、皮下组织变异、皮肤知热感度减低及导电量变化等。可以用来作为诊断疾病的参考。募穴也有类似的情况。

在治疗方面，《素问·长刺节论》说："迫脏刺背"，就是指刺背部俞穴其作用能直接迫内脏。如肝俞穴，不但可以治肝脏病，还可以治眼病和筋肉运动方面的疾病。

俞、募穴在临床应用上确有卓效，说明祖国医学不愧为我国文化遗产中的宝藏。

3. 下合穴

本节所集经文介绍了六腑下合穴的名称、取穴法和主治。

【原文】 六腑皆出足之三阳，上合于手者也。

《灵枢·本输》

【直译】 六腑的脉气都出于足太阳、足阳明、足少阳，上与手之三阳经相合。

【原文】 黄帝曰：余闻五脏六腑之气，荥输①所入为合，令何道从入，入安连过②，愿闻其故。岐伯答曰：此阳脉之别入于内，属于府者也。黄帝曰：荥输与合，各有名乎？岐伯答曰：荥输治外经，合治内府。黄帝曰：治内府奈何？岐伯曰：取之于合。黄帝曰：合各有名乎？岐伯答曰：胃合足三里；大肠合入于巨虚上廉；小肠合入于巨虚下廉；三焦合入于委阳；膀胱合入于委中央；胆合入于阳陵泉。黄帝曰：取之奈何？岐伯答曰：取之三里者，低跗；取之巨虚者，举足；取之委阳者，屈伸而索之；委中者，屈[1]而取之；阳陵泉者，正[2]竖膝予之齐③，下至委阳之阳④取之；取诸外经者，揄申而从之[3]。

《灵枢·邪气脏腑病形》

【校勘】

[1]"屈"：《甲乙》卷四第二下此有"膝"字。

[2]"正"：《太素》卷十一《府病合输》《甲乙》卷四第二下此并有"立"字。

[3]“揄申而从之”：统本、金陵本“揄”并作“腧”。《太素》卷十一《府病合输》“申”作“伸”。《甲乙》卷四第二下“从”作“取”。

【注释】

①“荥输”：五输穴中的荥穴和输穴。

②“入安连过”：意为进入合穴之后，又从何处经过且与哪些脏器连属。《灵枢集注》注：“谓从荥输所入为合之气血，从何道而入，入安所连而为合，安所行过而相连。”

③“正竖膝予之齐”：即正身蹲坐，使两膝齐平的意思。

④“委阳之阳”：即委阳的外侧。

【直译】 黄帝说：我听说六腑的脉气，从荥输入而为合，其气血是从哪条经脉进入合穴的？进入后又是怎样从这条经脉和别的经脉相连通的呢？希望听听其中的道理。岐伯回答说：这就是手足各阳经由别络进入内部，而又属于六腑的。黄帝问：荥输与合穴，在治疗上有什么不一样呢？岐伯回答说：针刺荥输，可治外部经脉的病；针刺合穴，可治内部六腑的病。黄帝问：治疗六腑的病，该怎样呢？岐伯回答说：当取三阳经脉之合穴。黄帝问：合穴各有它的名称吗？岐伯回答说：胃的合穴在三里；大肠的合穴在巨虚上廉；小肠的合穴在巨虚下廉，三焦的合穴在委阳，膀胱的合穴在委中；胆的合穴在阳陵泉。黄帝问：合穴如何取法？岐伯回答说：取三里穴应该足背低平，取巨虚穴应该举足，委阳穴应该用屈股伸足的姿势取穴，委中穴屈膝即可取穴，阳陵泉要正坐使两膝相齐，在委阳的外侧取穴。凡是在外的经脉荥输各穴，或用摇或用伸的方法即可取穴。

【原文】 三焦下[1]腧①，在于足大指[2]之前，少阳之后，出于腘中外廉[3]名曰委阳，足太阳络也[4]。手少阳经也。三[5]焦者，足少阳太阴（一本作“阳”）之所将[6]太阳之别也，上踝五寸，别[7]入贯腨肠②，出于委阳[8]并太阳之正[9]，入络膀胱，约下焦[10]实则闭癃[11]，虚则遗溺，遗溺则补之[12]，闭癃则泻之。

《灵枢·本输》

【校勘】

[1]“下”：《素问·气穴论》王注《甲乙》卷三第三十五此下并有“辅”字。

[2]“大指”：《太素》卷十一《本输》《甲乙》卷三第三十五、《千金》卷二十九、《外台》卷三十九“大指”并作“太阳”。周学海曰：“考《邪气脏府病形》篇曰，三焦病者，候在足太阳之外大络，在太阳少阳之间，取委阳。于大指何涉，就作太阳。”

[3]“外廉”：《甲乙》卷三第三十五、《医心方》卷二此下并有“两筋间”三字。

[4]“是太阳络也”：《甲乙》卷三第三十五“是”作“此足”。《太素》卷十一《本输》“是”作“此”，“太阳”下有“之”字。《素问》王注、《甲乙》“太阳”下并有“别”字。

按：太阳别络以“手少阳经”承之，似不合。《甲乙》置此于“足太阳”条内，如据之移“三焦下腧”三十字，于原文上文“足太阳也”之后，于前后各经文次，亦不一律，疑有错倒。

[5]“三”：《太素》卷十一《本输》《素问·金匮真言论》《素问·宣明五气》篇王注引“三”上并有“足”字，《此事难知》引同。杨上善曰：“……下焦即膀胱也，原气太阳，络于膀胱，节约膀胱，使溲便调也，以此三焦原气行足，故名曰足三焦也。”

[6]“足少阳太阴之所将”：《太素》卷十一《本输》无“足少阳”三字。“太阴”作“太阳”。《景岳全书·遗溺类》引“少阳”作“少阴”。罗树仁《素问灵枢针灸合纂》：“按肾合三焦，膀胱则三焦为足少阴、太阳之所将。少阳太阴必系少阴、太阳之误刊无疑。”周学海曰：“太阴之阴，原注一本作阳，今寻本篇文义，非‘阴’，误‘阳’，乃‘太’，误‘少’也。”

[7]“别”：《太素》卷十一《本输》此上有“而”字。

[8]“上踝五寸……出于委阳”：《此事难知》引无此十二字。

[9]“正”：《此事难知》引作“证”。

[10]“约下焦”：《太素》卷十一《本输》无“约”字。“下焦”二字连上读。

[11]“实则闭癃”：《太素》卷十一《本输》“实”作“盛”。《素问·宣明五气》篇：“膀胱不利为癃。”

[12]“之”：《太素》卷十一《本输》无“之”字。下同。

【注释】

①“三焦下腧”：是三焦脉气下行气聚之处。《太素》卷十一《本输》注：“上焦如雾，中焦如沤，下焦如渎。”此三焦之气，上下皆通。故上腧在背第十三椎下两旁，各一寸半。下腧在此太阴之间，出腘外廉足太阳络，三焦下行气聚之处，故曰下腧也。

②“腨肠”：就是足腹，俗称“小腿肚”的部位。马莳：“腨肠即是足腹也。”

【直译】 三焦的脉气，与足少阳、少阴两经相互联系，是足太阳经的别络，它的脉气，由踝上五寸入贯于腿肚，出于委阳穴，并足太阳经的正脉，入络膀胱，以约束下焦。三焦的实证，会出现小便不通畅的闭癃病；三焦的虚证，会发生小便失禁的遗溺病。治疗之时，遗溺病当用补法，闭癃病当用泻法。

【原文】 ……复下三里三寸，为巨虚上廉，复下上廉三寸，为巨虚下廉也，大肠属上，小肠属下①，足阳明胃脉也，大肠小肠皆属胃……

《灵枢·本输》

【注释】

①“大肠属上，小肠属下”：大肠的经气在上巨虚与阳明胃合，故曰大肠属上；

小肠的经气在下巨虚与阳明胃合，故曰小肠属下。《太素》卷十一《本输》注："胃阳明脉，行此虚中，大肠之气在上廉中与阳明合，小肠之气在下廉中与阳明合，故曰大肠属上，小肠属下也。"黄载华曰："大肠小肠，受盛胃府水谷之余，济必别计，而生津液，故皆属于胃，是以大肠受胃府之经气，而属于巨虚上廉，小肠属巨虚下廉。"

【直译】 ……从三里下行三寸，是巨虚上廉，再下行三寸，是巨虚下廉，大肠属于上廉，小肠属于下廉，都是和阳明胃脉相关的，同属于胃脉……

【原文】 大肠病者，肠中切痛而鸣濯濯①，冬日重感于寒即泣，当脐而痛②，不能久立，与胃同候③，取巨虚上廉。

《灵枢·邪气脏腑病形》

【注释】

①"濯濯(zhuo 浊)"：为肠鸣音。《太素》卷十一《府病合输》注："肠中水声。"

②"当脐而痛"：大肠正当脐之部位，故当脐而痛为大肠症状之一。《太素》卷十一《府病合输》注："当脐痛者，回肠，大肠也，大肠当脐，故病当脐痛也。"

③"与胃同候"：指大肠与胃有密切联系，大肠气与胃气俱合于上巨虚，所以大肠病可取胃的巨虚穴来治疗。

【直译】 大肠发病，肠中剧痛，并发出一阵阵肠鸣，如是在冬天再感受寒邪，就会出现腹泻和脐部疼痛，甚至不能久立。因为大肠连属于胃，与胃同候，治疗时应取巨虚上廉穴。

【原文】 胃病者，腹䐜胀①，胃脘当心而痛上支两胁，膈咽不通，食欲不下，取之三里也。

《灵枢·邪气脏腑病形》

【注释】

①"䐜胀"：《说文·肉部》，"䐜，起也。"䐜胀，指胀满膨起。

【直译】 胃部发病，会出现腹胀满闷，胃脘当心而痛，向上支撑两胁作痛，胸膈和食道阻滞不通，饮食不下，可取足三里穴进行治疗。

【原文】 小肠病者，小腹痛，腰脊控睾而痛，时窘之后①，当耳前热，若寒甚，若独肩上热甚，及手小指次指之间热，若脉陷者，此其候也。手太阳病也，取之巨虚下廉。

《灵枢·邪气脏腑病形》

【注释】

①"时窘之后"：指痛甚窘急而欲大便。马莳："痛时窘甚，而欲去后也。"

【直译】 小肠发病，小腹作痛，腰脊牵引睾丸疼痛，时常感到苦恼，又觉得耳前发热或发冷，只是眉上有热感，以及手小指与无名指之间发热，如果脉象虚陷不起，这就是小肠经病变的证候，治疗时取巨虚下廉穴就可以了。

【原文】 三焦病者，腹（胀[1]）气满，小腹尤坚，不得小便，窘急，溢则（为[2]）水，留即为胀，候在足太阳之外大络，大络在太阳、少阳之间，赤[3]见于脉，取委阳[4]。

《灵枢·邪气脏腑病形》

【校勘】

[1]"胀"：原脱，据《脉经》卷六第六十一、《甲乙》卷九第九、《千金》卷二十章四补。

[2]"为"：原脱，据《太素》卷十一《府病合输》《脉经》卷六第十一、《甲乙》卷九第九及《千金》卷二十第四补。

[3]"赤"：原作"亦"，据《脉经》卷六第十一改。

[4]"委阳"：《甲乙》卷九第九作"委中"。

【直译】 三焦发病，腹胀气满，小腹结硬，小便不通，感到窘迫难受，水溢于皮肤就成为水肿，留在腹部就成为胀病。三焦病候会呈现在足太阳外侧的大络上，这大络在太阳经和少阳经之间，如三焦有病，此脉即呈红色，可取委阳穴进行治疗。

【原文】 膀胱病者，小腹偏肿而痛，以手按之，即欲小便而不得，肩[1]上热若脉陷，及足小指外廉及胫踝后背热，若脉[2]陷取委中[3]。

《灵枢·邪气脏腑病形》

【校勘】

[1]"肩"：《甲乙》卷九第九作"眉"。

[2]"若脉"：《甲乙》卷九第九无。

[3]"中"：此下原有"失"字。《脉经》卷云第十、《甲乙》卷九第九、《千金》卷十二第一并无，据删。

【直译】 膀胱发病，小腹偏肿而痛，用手按之，就想小便，但又尿不出来，肩部发热，如发现陷脉，以及足小指外侧、胫骨、踝骨后都发热，应取委中穴来进行治疗。

【原文】 胆病者，善太息、口苦、呕宿汁、心下（澹澹①），恐人将捕之，嗌中吩吩②然，数唾，在[1]足少阳之本末③，亦视其脉之陷下者，灸之，其寒热者取阳陵泉。

《灵枢·邪气脏腑病形》

【校勘】

[1]"在"：《太素》卷十一《府病合输》《脉经》卷六第二、《甲乙》卷九第五、《千

金》卷十二第一此上并有“候”字。

【注释】

①“澹澹”:跳动的意思。丹波无简:“‘澹’与‘憺’同,为跳动貌。”即“淡淡”之意。

②“吤吤(jiè 音介)”:喉中有异物感。

③“足少阳之本末”:指足少阳经的起止而言。

【直译】 胆经发病,经常叹气,口苦,呕吐清水,心中跳动不安,好像有人要来逮捕他一样,喉咙中感觉有物作梗,频频咳嗽,吐唾沫,这都属于足少阳经脉本末的病变,也要看看络脉出现阳陷于阴的现象,这就必须用灸法;如出现寒热往来的情况,应取阳陵泉穴进行治疗。

【按语】 “下合穴”:是指六腑相合于下肢阳经的穴位,归属于特定穴的范畴。即:胃合于足三里,膀胱合于委中,胆合于阳陵泉,大肠合于上巨虚,小肠合于下巨虚,三焦合于委阳,因为手足三阳都合于下肢,所以称“下合穴”亦称“六合穴”(见表 2-3)。

“下合穴”:始见于《灵枢·四时气》“邪在腑,取之合”。《素问·咳论》:“治脏者,治其俞,治腑者,治其合。”说明六腑的疾病,临床可取合穴予以治疗。《灵枢·邪气脏腑病形》:“荥输治外经,合治内腑。”这是从五输穴的分布再确定其治疗范围的。荥穴和输穴在肢体远端,经气表浅,宜治脏腑之外经脉及所属器官的病证;而合穴所在部位较荥输为近,经气正盛深入脏腑,宜治脏腑病证。上述经文从临床的角度指出了合穴的治疗范围。这里所指的“合穴”我们认为是六阳经之下合穴,因为手三阳经虽有上肢的合穴,但对内腑疾病影响不大。晋·皇甫谧在《针灸甲乙经》中对下合穴的部位、治疗范围以及针灸的方法,作了较为详细的论述。以后历代医家对下合穴治疗的疾病又有所发挥。

手三阳经各有其合穴,为什么又在足三阳经下设下合穴呢?这是因为手阳明大肠经、手太阳小肠经、手少阳三焦经,其经气不直接深入内腑,仅作用于头面、上肢等部位,如上所述他的合穴对内脏影响不大,故《灵枢·本输》篇在叙述手三阳之五输穴时皆提及“上合”就是此意。而足三阳经的经气除作用于头面、躯干在表的循行部位外,其经气还由合穴之处别入内脏和本腑相通,或为治疗腑病的主要经脉因而另设下合,就有了上合、下合之分。

手三阳经为何将其下合设于足三阳经之上巨虚、下巨虚、委阳三穴?这应从祖国医学对脏腑功能的认识来看待此问题。《灵枢·本输》:“大肠属上,小肠属下,足阳明胃脉也,大肠小肠皆属于胃,是足阳明也。”这里强调了胃与大肠、小肠在生理功能上是相互资助,共同完成食物的消化、吸收和排泄的功能。在生理情况下，三者必然互相影响，大肠经气在上巨虚与胃合，小肠经气在下巨虚与胃合，因此，手阳明经与手太阳经下合穴分别设于足阳明经膝下的一定腧穴。手少阳三焦经下合于足太阳膀胱经膝下的委阳穴，也是因三焦和膀胱在生理功能上联系密切。《素问・灵兰秘典论》："三焦者，决渎之官，水道出焉。膀胱者，州都之官，津液藏焉，气化则能出矣。"说明三焦主疏通水道，主人体水液代谢。膀胱在人体下部是三焦水液聚会之处，下焦气化正常，则水道通利，从而维持水液代谢的相对稳定。在病理情况下必然相互影响。临床上小便不利，水液代谢失调，常责之于三焦。委阳穴是足太阳经别行之络的起点，为三焦下腧，三焦气上行于腘中外侧，合并于足太阳经脉，因此，手少阳三焦经下合于足太阳膀胱经委阳穴。从经脉分布上来说，六腑均居腹部与足经联系密切，其作用上下相承。人体上为阳，下为阴，阳根于阴，故手三阳经合于下，又称"手三阳下输。"《灵枢・本输》所说"六腑皆出足三阳"便是其意。

应用"下合穴"治疗六腑疾病效果较好，特别是对一些急腹证如阑尾炎、胆囊炎、胆道蛔虫、急性胃炎等，均能起到即时缓解疼痛的作用，为针灸治疗急腹症提供了依据。

下合穴是六腑气血汇集的部位，不仅在治疗腑症方面收效较好，而且在辅助诊断方面，临床应用亦颇广，如肠痈患者按压上巨虚穴处常出现异常感，胆道疾患按阳陵泉部位常出现疼痛感，但必须结合辨证，灵活掌握。对一些比较顽固性的腑证和一些急腹症的保守治疗期，常配合郄穴以通经活络，行气祛瘀，对缓急止痛每收卓效。

表 2-3　下合穴简表

手足三阳		六腑	下合穴
手三阳	太阳	小肠	下巨虚
	阳明	大肠	上巨虚
	少阳	三焦	委阳
足三阳	太阳	膀胱	委中
	阳明	胃	足三里
	少阳	胆	阳陵泉

4. 十二原穴

本节所集经文说明了原穴的名称和主治。

【原文】 六十六难曰：经言肺之原，出于太渊；心之原①，出于大[1]陵；肝之原，出于太冲；脾之原，出于太白；肾之原，出于太溪；少阴之原，出于兑骨②；胆之原，出于巨墟；胃之原，出于冲阳；三焦之原，出于阳池；膀胱之原，出于京骨；大肠之原，出于合谷；小肠之原，出于腕骨。五脏皆以俞为原者，何也？然五脏俞者，三焦之所行，气之所留止也。三焦所行之俞为原者，何也？然：齐下肾间动气③者，人之生命也，十二经之根本也，故名曰原。三焦者，原气之别使④也，主通行三气⑤，经历于五脏六腑。故原者，三焦之尊号也，故所止辄为原。凡五脏六腑之有病者，皆取其原也。

《难经·六十六难》

【校勘】

[1]"大"：原作"太"。据《灵枢·九针十二原》篇改。

【注释】

①"心之原"：指心包络之原。

②"兑骨"：掌后锐骨，即尺骨小头。这里指神门穴。

③"肾间动气"：《难经集注》杨注，"齐下肾间动气者，丹田也。丹田者，人之根本也，精神之所藏，五气之根元。"即指命门真阳之气为人身真气之根本。

④"原气之别使"：别使，《古本难经阐注》注，"分别致使。"《难经经释》："言根本原气，分行诸经，故曰别使。"即指三焦是将原气运行于诸经的别府。

⑤"三气"：指上、中、下三焦之气。

【直译】 六十六难问：医经上说，手太阴肺经的原穴，在太渊；心（系手厥阴心包络经）的原穴，在大陵；足厥阴肝经的原穴，在太冲；足太阴脾经的原穴，在太白；足少阴肾经的原穴，在太溪；手少阴心经的原穴，在掌后锐骨端的神门；足少阳胆经的原穴，在丘墟；足阳明胃经的原穴，在冲阳；手少阳三焦经的原穴，在阳池；足太阳膀胱经的原穴，在京骨；手阳明大肠经的原穴，在合谷；手太阳小肠经的原穴，在腕骨。手足十二经都把输穴作为原穴，是什么道理呢？答：因为五脏各经脉的原穴，是三焦之气所运行和停留的地方。问：三焦之气所运行和停留的地方称为原穴，是什么道理呢？答：因为脐下的肾间动气，是维持人体生命的动力，也是十二经的根本，所以把它称为原气。三焦，是将原气运送于人体全身的使者，能贯通运行上、中、下三焦之气，输布到五脏六腑。原，是三焦的尊号，所以把三焦之气运行停留的穴位称为原穴。当五脏六腑有病的时候，都可取用各经的原穴。

【原文】 五脏有六腑，六腑有十二原，十二原出于四关①，四关主治五脏，五脏有疾，当取之十二原，十二原者，五脏之所以禀三百六十五节气味也。五脏有疾也应出十二原，十二原各有所出，明知其原，睹其应，而知五脏之害矣。

《灵枢·九针十二原》

【注释】

①"四关"：即两肘两膝之关节。《类经》八卷第十五注："四关者，即两肘两

膝，乃周身骨节之大关也，故凡井、荥、输、原、经、合穴，皆手不过肘，脚不过膝，而此十二原者，故可以治五脏之疾。”

【直译】 五脏有在外的六腑，六腑之外有十二原，十二原穴出于四关（即两肘两膝），四关原穴主治五脏病变。所以五脏有病，就应该取十二原穴。因为十二原穴是五脏聚三百六十五节经气而集中的地方。五脏发生病变，就反应到十二原，而十二原各有所属的内脏，明了各原穴的特性，透察它的反应，就可知道五脏受病的情况。

【原文】 阳中之少阴[1]，肺也，其原出于太渊，太渊二。阳中之太阳，心也，其原出于大陵、大陵二。阴中之少阳，肝也，其原厚出于太冲，太冲二。阴中之至阴，脾也，其原出于太白，太白二。阴中之太阴[2]，肾也，其原出于太溪，太溪二。膏之原，出于鸠尾，鸠尾一。肓之原，出于脖胦①，脖胦一。凡此十二原者，主治五脏六腑之有疾者也。

《灵枢·九针十二原》

【校勘】

[1]“少阴”：《素问·六节脏象论》作“太阴。”

[2]“太阴”：《素问·六节脏象论》作“少阴。”新校正云：“按全元起本并《甲乙经》《太素》‘少阴’作‘太阴’，当作太阴，肾在十二经，虽为少阴，然在阴分之中，当为太阴。”尤怡《医学读书论》卷上云：“《素》以肺为太阴，肾为少阴者，举其经之名；《灵》以肺为少阴，肾为太阴者，以肺为阴脏，而居阳位，肾为阴脏而居阴位也，二经之不同如此。”

【注释】

①“脖胦”：指气海而言。又丹波元简曰：“案《玉篇》，脖胦，脐也。犹天枢即脐，而其穴则在挟脐两旁各一寸。”可参。

【直译】 心、肺位于膈上，属于阳位。肺是阳部的阴脏，为阳中之少阴，它的原穴是太渊左右二穴。心是阳部的阳脏，是阳中之太阳，它的原穴，是大陵左右二穴。肝、脾、肾位于胸膈以下，属于阴位。肝是阴部的阳脏，为阴中之少阳，它的原穴，是太冲左右二穴。脾是阴部的阴脏，为阴中之至阴，它的原穴是太白左右二穴。肾是阴部的阴脏，为阴中之太阴，它的原穴，是太溪左右二穴。膏的原穴是鸠尾，属任脉，只有一穴。肓的原穴是气海，属任脉，只有一穴。这十二原穴，是脏腑经络之气运行交通的关键所在，能够治疗五脏六腑的各种疾病。

【原文】 心者，君主之官，神明出焉，可刺手少阴之源①。肺者，相傅之官，治节出焉，可刺手太阴之源。肝者，将军之官，谋虑出焉，可刺足厥阴之源。胆者，中正之官，决断出焉，可刺足少阳之源。膻中者，臣使之官，喜乐出焉，可刺心包络所流②。脾为谏议之官[1]，知周[2]出焉③，可刺脾之源。胃为仓廪之官，五味出焉，可刺胃之源。大肠者，传道之官，变化出焉，可刺大肠之源。小肠者，受盛之官，化物出焉，可刺小肠之源。肾者，作强之官，伎巧出焉，刺其肾之源。三焦者，决渎之官，水道出焉，刺三焦之源。膀胱者，州都之官，精液[3]藏焉，气化则能出矣。刺膀胱之源。凡此十二官者，不得相失也。是故刺法有全神养真之旨，亦法有修真之道。

《素问·刺法论》

【校勘】

[1]“脾为谏议之官”：《灵兰秘典论》无脾官一条，脾与胃合为一官。

[2]“知周”：《三因方》卷八内所因论作“公正”。

[3]“精液”：《灵兰秘典论》作“津液”。

【注释】

①“可刺手少阴之源”：马莳注，“凡刺各经之原者，皆所以补之也。”“源”，在此与“原”义同。

②“可刺心包络所流”：高士宗注，“手少阴心既刺其源，故心包络，刺其所流。”

③“脾为谏议之官，知周出焉”：《类经》二十八卷第四十三注，“脾藏意，神志未定，意能通之，故为谏议之官，虑周万事，皆由乎意故智周出焉。知，作智解。”

【直译】 心之职能，比如君主，神明由此而出，可以刺手少阳脉的原穴“神门”。肺的职能，比如相傅，治理与调节的作用，由此而出，可以刺手太阴脉的原穴“太渊”。肝的职能，比如将军，深谋远虑，由此而出，可以刺足厥阴脉的原穴“太冲”。胆的职能，比如中正，临事决断，由此而出，可以刺足少阳脉的原穴“丘墟”。膻中的职能，比如臣使，欢喜快乐，由此而出，可以刺心包络脉所流的荥穴“劳宫”。脾的职能，比如谏议，智慧周密，由此而出，可以刺脾足太阴脉的原穴“太白”。胃的职能，比如仓廪，饮食五味，由此而出，可以刺足阳明脉的原穴“冲阳”。大肠的职能，比如传导，变化糟粕，由此而出，可以刺大肠手阳明脉的原穴“合谷”。小肠的职能，比如受盛，化生精微，由此而出，可以刺小肠太阳脉的原穴“腕骨”。肾的职能，比如作强，才能技巧，由此而出，可以刺肾足少阴脉的原穴“太溪”。三焦的职能，比如决渎，水液隧道，由此而出，可以三焦少阳脉的原穴“阳池”。膀胱的职能，比如州都，为精液储藏之处通过气化，才能排出，可以刺膀胱足太阳脉的原穴“京骨”。以上这十二脏器的职能，不得相失，因此刺法有保全神气调养真元的意义，也具有修养真气的道理。

【按语】 十二经脉在腕、踝关节附近各有一个重要经穴，是脏腑原气经过和留止的部位，称为“原穴”，又名“十二原”。

原穴名称，在《灵枢·九针十二原》中提出了五脏原穴：肺原出于太渊，心原出于大陵，肝原出于太冲，脾原出于太白，肾原出于太溪。《灵枢·本输》又补充了六腑原穴：大肠原过于合谷，胃原过于冲阳，小肠原过于腕骨，膀胱原过于京骨，三焦原过于阳池，胆原过于丘墟。并指出了各原穴的位置，但其尚缺心经原穴神门，原由《甲乙》补齐（见表2-4）。阴经五脏之原穴即是五输穴中的输穴，所谓“阴经之输并于原”（《类经图翼》），就是“以输代原”。这与阳经六腑输穴之外另有原穴有别。

《难经·六十六难》所列十二经原穴名称与《灵枢·九针十二原》篇有所不同。《灵枢·九针十二原》篇是将五脏经脉的左右两侧作为两个穴位计算，得十穴，加“膏之原出于鸠尾”，“肓之原出于脖胦”共十二穴。《难经·六十六难》则是五脏六腑经脉，各以一穴计算，共为十一穴。

晋代皇甫谧的《针灸甲乙经》中，明确列出了手少阴心经的五输穴，这样，十二经的井、荥、输、原、经、合才臻完备。目前临床应用，即本于《甲乙》。

至于五脏六腑有病，为什么都可以取十二经原穴治疗？其原理是：所有原穴都为三焦之气运行和留止的所在。三焦是原气的别使，原气即脐下肾间动气，它是人体维持生命的动力，也是十二经的根本。三焦通行原气以达周身，能促进脏腑的功能；针刺原穴，可调整脏腑的活动，以达到治疗疾病的目的。《灵枢·九针十二原》篇说：“五脏有疾，当取之十二原，十二原者，五脏之所以禀三百六十五节气味也。”《难经》提出了三焦是“原气之别使”的新观点，强调了三焦之气与原穴的关系，这对后世针灸治疗的发展有一定的影响。目前一般都把原穴作为特定穴的一部分，在治疗内脏疾病方面确具有一定的作用。

《素问·刺法论》篇：“心者，君主之官，神明出焉，可刺手少阴之源……有修真之道。”强调了原穴在治疗本经疾病中的重要作用，这种作用主要通过调节神（即机体的正常功能活动）而产生的。

现在测定某经虚实时，就在原穴上用经络测定仪测定，说明原穴在本经经穴上占有重要地位；我国和日本都根据经穴处皮肤电的变化，制成经络探测仪。通过测定经穴处，特别是原穴处皮肤电的异常变化，得知疾病在何脏何腑。这从中医理论来讲，也符合“五脏有疾者，应出十二原”之说。当五脏六腑有病时，其经络穴位上出现敏感点或压痛点，治疗时取此点最有效，如阑尾炎之刺上巨虚（或阑尾穴）即是。因十二原穴与脏腑关系极为密切，所以取十二原穴治疗五脏六腑之病，是较为有效的。

表 2-4 十二原穴表

经脉	穴位		
手三阴经脉	太阴肺经—太渊	少阴心经—神门	厥阴心仓—大陵
手三阳经脉	阳明大肠经—合谷	太阳小肠经—腕骨	少阳三焦经—阳池
足三阴经脉	太阴脾经—太白	少阴肾经—太溪	厥阴肝经—太冲
足三阳经脉	阳明胃经—冲阳	太阳膀胱经—京骨	少阳胆经—丘墟

5. 五输穴

本节所集经文说明了五输穴的含义、定位、主治以及和五行的关系。

(1)五输穴的含义

【原文】 黄帝曰:愿闻五脏六腑所出之处[①]。岐伯曰:五脏五腧,五五二十五腧,六腑六腧,六六三十六腧。经脉十二,络脉十五,凡二十七气以上下,所出为井[②],所溜为荥[③],所注为腧[④],所行为经[⑤],所入为合[⑥],二十七气所行,皆在五腧也。

《灵枢·九针十二原》

【注释】

①"五脏六腑所出之处":指脏腑各自联属的经脉脉气所出之处。

②"所出为井":《类经》八卷第十四注,"脉气由此而出,如井泉之发,其气正深也。"

③"所溜为荥":《类经》八卷第十四注,"急流曰溜,小水曰荥,脉出于井而流于荥,其气尚微也。"

④"所注为腧":《类经》八卷第十四注,"注,灌注也。腧,输运也。脉注于此而输于彼其气渐盛也。"

⑤"所行为经":《类经》八卷第十四注,"脉气大行,经营于此,其气正盛也。"

⑥"所入为合":形容其脉气汇合之处。《类经》八卷第十四注:"脉气至此,渐为收藏,而入合于内也。"

【直译】 岐伯说:五脏经脉,各有井、荥、输、经、合五个输穴,五五共二十五个输穴;六腑经脉,各有井、荥、输、原、经、合六个输穴,六六共三十六个输穴。人体脏腑有十二经脉,每经各有一络脉,加上任脉之络、督脉之络、脾之大络,共计十五路。这二十七脉之气周行全身,出入于上下手足之间,所出为井,所流为荥,所注为输,所行为经,所入为合。二十七气流注于五输,昼夜不息。

【原文】 六十二难曰:脏井荥[①]有五,腑有六者,何谓也?然,腑者,阳也。

三焦行于诸阳，故置一俞，名曰原[2]。腑有六者，亦与三焦共一气也[3]。

《难经·六十二难》

【注释】

①“井荥”：这里是指井、荥、输、经、合五穴的总称。

②“故置一俞，名曰原”：“原”指原穴。言六府多置了一个穴位，叫原穴。《难经集注》杨注：“原者，元也。元气者，三焦之气也。其气尊大，故不应五行，所以六府有六俞，亦以应六合于乾道也。”

③“亦与三焦共一气也”：指六阳经之井、荥、输、原、经、合也，与三焦元气相通。《难经正义》注：“三焦为阳气之根，六腑属阳，其气皆三焦所出，故曰其一气也。”

【直译】 六十二难问：五脏经脉各有井、荥、输、经、合五穴，而唯独六腑经脉各有六穴，这是什么道理呢？答：六腑的经脉，是属阳的。三焦之气运行在各阳经之间，因此添置了一个穴位，名叫原穴。六腑的阳经各有六穴，也就和三焦贯通共成一气了。

(2)五输穴与五行的关系

【原文】 六十三难曰：《十变》[1]言，五脏六腑荥合，皆以井为始者，何也？然：井也，东方春也。万物之始生。诸蚑行喘息[2]，蜎飞蠕动[3]，当生之物，莫不以春而生。故岁数始于春，日数始于甲[4]，故以井为始也。

《难经·六十三难》

【注释】

①“《十变》”：《古本难经阐注》注，“古经名也。”

③“蚑(qi 歧)行喘息”：蚑，可泛指一切生物的活动。《说文》：“蚑，徐行也，凡生之类，行皆曰‘蚑’，‘行’举首行也。”喘息，徐灵胎注：“言有气以息，即呼吸气息。非指喘息之病，蚑行喘息即生物逢春，开始活动之意。”

③“蜎(xuan 喧)飞蠕动”：“蜎”本为蚊子幼虫，此作为飞翔貌。蠕，虫爬行貌。蜎飞蠕动即虫类缓慢飞舞活动之意。《难经正义》注：“蚑虫行喘息，蜎虫飞舞蠕动，皆春气发生之义耳。”

④“日数始于甲”：《难经正义》注，“谓东方属甲乙，为干之首也。”

【直译】 六十三难问：《十变》说，五脏六腑各经脉的荥、合等五输穴，都以井穴作为起始的穴位，这是什么道理呢？答：井穴，好像日出的东方和欣欣向荣的春天一样，是万物开始萌芽生长的象征。各种虫类开始呼吸行动，爬行飞翔，一切应当在春天恢复生机的生物，没有哪一种不是到春天重新恢复生机的。所以一年的时序开始于春季，计日的次序开始于甲干，因此也以井穴作为起始的穴位。

【原文】 六十五难曰:经言所出为井,所入为合,其法奈何?然:所出为井,井者,东方春也,万物之始生,故言所出为井也。所入为合,合者,北方冬也,阳气入藏,故言所入为合也。

《难经·六十五难》

【直译】 六十五难问:医经上说,经气所发出的地方称为井穴,经气所深入的地方称为合穴。它的机制是什么?答:把经气所发出的地方称为井穴,因为井穴,好像东方和春天一样,万物开始发生,所以说所出为井。把经气所深入的地方称为合穴,因为合穴,好像北方和冬天一样,阳气收敛内藏,所以说所入为合。

【原文】 六十四难曰:《十变》又言,阴井木,阳井金;阴荥火,阳荥水;阴俞土,阳俞木;阴经金,阳经火;阴合水,阳合土,阴阳皆不同,其意何也?然:是刚柔之事[①]也。阴井乙木,阳井庚金。阳井庚,庚者,乙之刚[②]也。阴井乙,乙者,庚之柔[③]也。乙为木,故言阴井木也;庚为金,故言阳井金也,余皆仿此。

《难经·六十四难》

【注释】

①"刚柔之事":即阴阳相配,刚柔相济之意。《古本难经阐注》注:"经言刚柔者,谓阴井木,阳井金,庚金为刚,乙木为柔。"

②"庚者,乙之刚":庚金属阳,为乙木属阴之刚。刚柔相济之意。以十二天干,配属阴经阳经。庚属阳干,乙属阴木,阳性刚,阴性柔,故庚为乙之刚、庚之所以相配,又按五行相克之理金克木之意。

③"乙者,庚之柔":即乙木属阴,庚金属阳,乙木为庚金之柔。《难经正义》注:"如此配合,则刚柔相济,然后气血流行而不息,仍见人身经穴脏腑,俱有五行配合,天时不交也。"

【直译】 六十四难问:《十变》又说,阴经的井穴属木,阳经的井穴属金;阴经的荥穴属火,阳经的荥穴属水;阴经的输穴属土,阳经的输穴属木;阴经的经穴属金,阳经的经穴属火,阴经的合穴属水,阳经的合穴属土。阴经阳经五输穴所属的五行都不相同,它的意思是什么呢?答:这是有关阳刚阴柔相互配合的事理。例如阴经的井穴配合属于阴的乙木,阳经的井穴配合属于阳的庚金。阳经井穴配庚金,因为庚金属阳,是属阴乙木的刚;阴经井穴配乙木,因为乙木属阴,是属阳庚金的柔。乙为阴木,所以说阴经的井穴属木;庚为阳金,所以说阳经的井穴属金。其余各穴的阴阳刚柔配合,都可仿照这样的方法类推。

(3)五输穴的名称

【原文】 肺出于少商,少商者,手大指端风侧也,为井木;溜于鱼际,鱼际者,手鱼①也，为荥；注于太渊，太渊，鱼后一寸陷者中也，为腧；行于经渠，经渠，寸口中也，动而不居②，为经；入于尺泽，尺泽，肘中之动脉也，为合手太阴经也。

《灵枢·本输》

【注释】

①“手鱼”：在手腕之前，大指关节之间，其肥肉隆起形如鱼也，统称为鱼。《太素》卷十一《本输》注：“腕前大节之后，状若鱼形，故曰手鱼也。”

②“动而不居”：就是动而不停息的意思。《太素》卷十一《本输》注：“居，停也。太阴之脉动于寸口不息，故曰不居。”

【直译】 肺经的脉气出于少商穴，少商穴位于大指端的内侧，称之为井木；脉气由此流向鱼际穴，鱼际在手鱼之后，称之为荥；脉气由此注入太渊穴，太渊位于鱼后一寸陷者之中，称之为输；脉气由此通过经渠穴，经渠在寸口之陷中，动而不止，称之为经；脉气由此入归于尺泽穴，尺泽即肘中的动脉，称之为合。这就是手太阴肺经所属的五输穴。

【原文】 心出于中冲①，中冲，手中指之端也，为井木；溜于劳宫，劳宫，掌中中指本节之内间也，为荥；注于大陵，大陵，掌后两骨之间方下②者也，为腧；行于间使，间使之道[1]，两筋之间，三寸之中也，有过则至，无过则止为经；入于曲泽，曲泽，肘内廉③下陷者之中也，屈而得之，为合。手少阴经[2]也。

《灵枢·本输》

【校勘】

[1]“间使之道”：《太素》卷十一《本输》“使”下无“之”字。按：《太素》无“之”字是，但“间使道”于文不通，似应作“间使者”。“道”，“者”二字，传写致误，后人不审，妄增“之”字，以成其义。

[2]“经”：原脱。据前后文例并参考《太素》卷十一《本输》补。此前“手少阴”《太素》作“手心主”。

【注释】

①“心出于中冲”：中冲为手厥阴心包经脉气所发，而却说是少阴心经，这是因为少阴无输，其输出于心包络的缘故。下劳宫、大陵、间使、曲泽义皆同。《类经》八卷第十六注：“按此下五腧，皆属于厥阴之穴，而本经直指为心腧者，皆在于心之包络，包络者，心主之脉也。《邪客》二篇：‘手少阴之脉独无腧’，正此之谓。”

②“方下”：是正当两骨之下的意思。

③“廉”：侧边曰廉。

【直译】 心经的脉气出于中冲，中冲位于手中指之端，称之为井木；脉气由此流入劳宫穴，劳宫在掌中央中指本节的内间，称之为荥；脉气由此注入大陵穴，大陵在掌后两骨之间陷中，称之为输；脉气由此通过间使穴，间使在掌后三寸两筋之间陷中，如果此脉有病就会有反应，无病脉气就很平静，称之为经；脉气由此入归于曲泽穴，曲泽在肘内侧陷中，屈肘即可得穴，称之为合。这是手少阴心经所属的五输穴。

【原文】 肝出于大敦，大敦者，足大指之端，及三毛之中也，为井木；溜于行间，行间，足大指间也，为荥；注于太冲，太冲，行间上二寸陷者之中也，为腧；行于中封，中封，内踝之前一寸半[1]，陷者之中，使逆则宛①，使和则通，摇[2]足而得之，为经；入于曲泉，曲泉，辅骨之下，大筋之上也，屈膝而得之，为合。足厥经[3]也。

《灵枢·本输》

【校勘】

[1]"内踝之前一寸半"：《太素》卷十一《本输》"内"上有"在"字，"踝"下无"之"字。《甲乙》卷三第三十一、《千金》卷二十九、《外台》卷三十九、《图经》卷一、《医心方》卷二"一寸半"并作"一寸。"

[2]"摇"：《甲乙》卷三第三十一、《千金》卷二十九、《外台》卷三十九并作"伸"。

[3]"经"：原脱，据《太素》卷十一《本输》补。

【注释】

①"使逆则宛"：逆其气则郁滞不通的意思。《太素》卷十一《本输》注，"气行曰使，宛，不伸也，塞也。"

【直译】 肝经的脉气出于大敦穴，大敦位于足大指的外侧和三毛中间，称之为井木；脉气由此流于行间穴，行间在足大指次指间动脉陷中，称之为荥；脉气由此注入太冲穴，太冲在行间穴上两寸陷中，称之为输；脉气由此通过中封穴，中封在内踝之前一寸陷中，该穴针刺时，逆使脉气就会阻塞，和则脉气通畅，伸足即可得穴，称之为经；脉气由此入归于曲泉穴，曲泉在膝内辅骨之下，大筋上小筋下，屈膝可得穴，称之为合。这是足厥阴肝经所属的五输穴。

【原文】 脾出于隐白，隐白者，足大指之端内侧也，为井木；溜于大都，大都，本节之后下陷者之中也，为荥；注于太白，太白，核[1]骨之下也，为腧；行于商丘，商丘，内踝之下陷者之中也，为经；入于阴之陵泉，阴之陵泉，辅骨之下，陷者之中也，伸而得之，为谷，足太阴经[2]也。

《灵枢·本输》

【校勘】

[1]"核"：原作"腕"，据《甲乙》卷三第三十、《太素》卷十一《本输》《千金》卷三十九、《图经》卷一、《外台》卷三十九及《素问·气穴论》王注改。

[2]“经”:原脱,据《太素》卷十一《本输》补。

【直译】 脾经的脉气出于隐白穴,隐白位于足大指端的内侧,称之为井木;脉气由此流到大都穴,大都在足大指本节后内侧陷中,称之为荥;脉气由此注入太白穴,太白在足内侧核骨之下,称之为输;脉气由此通过商丘穴,商丘在足内踝下微前陷中,称之为经;脉气由此入归于阴陵泉,阴陵泉在膝内侧辅骨下陷中,伸足即可得穴,称之为合。这是足太阴脾经所属的五输穴。

【原文】 肾出于涌泉,涌泉者,足心也,为井木;溜于然谷,然谷,然骨之下者也,为荥;注于太溪,太溪,内踝之后,跟骨之上,陷中者也,为腧;行于复溜,复溜,上内踝二寸,动而不休,为经;入于阴谷,阴谷,辅骨之后,大筋之下,小筋之上也,按之应手①,屈膝而得之,为合。足少阴经也。

《灵枢·本输》

【注释】

①“按之应手”:按之有动脉应手。《太素》卷十一《本输》注:“按应手,谓按之手下觉异也。”

【直译】 肾经的脉气出于涌泉穴,涌泉位于足心,称之为井木;脉气由此流于然谷,然谷在足内踝前大骨陷中,称之为荥;脉气由此注入太溪穴,太溪在足内踝后,跟骨之上陷中,称之为输;脉气由此行于复溜穴,复溜在足内踝上二寸,有动脉跳动不止,称之为经;脉气由此入归于阴谷穴,阴谷在膝内侧辅骨之后大筋之上,小筋之下,按之动脉应手,屈膝即可在腘横纹内侧端两筋之间得穴,称之为合。这是足少阴肾经所属的五输穴。

【原文】 膀胱出于至阴,至阴者,足小指之端也,为井金;溜于通谷,通谷,本节之前外侧也,为荥;注于束骨,束骨,本节之后陷者中也,为腧;过于京骨,京骨,足外侧大骨之下[1],为原;外于昆仑,昆仑,在外踝之后,跟骨之上,为经;入手委中,委中,腘中央[2],为合[3]。委而取之,足太阳经[4]也。

《灵枢·本输》

【校勘】

[1]“足外侧大骨之下”:《太素》卷十一《本输》“足外侧大骨”作“外踝”。《甲乙》卷三第三十五“大骨”下无“之”字,有“赤白肉际陷者中”七字。《素问·气穴论》王注同。

[2]“央”:《太素》卷十一《本输》作“也”。《甲乙》卷三第三十五、《千金》卷一十九、《医心方》卷二、《图经》卷一、《资生经》“央”下并有“得文中动脉”五字。

[3]“为合”:此二字似应在“委而取之”下。例如本篇手少阴曲泽“屈而得之”,为合;足厥阴曲泉“屈膝而得之”,为合;足太阴阴之陵泉“伸而得之”,为合;

足少阴阴谷“屈膝而得之”，为合；手太阳小海“伸臂而得之”，为合；手阳明曲池“屈臂而得之”，为合，均可证。“为合”二字在下，方与前后一律。至足少阳阳之陵泉、足阳明冲阳、手少阳天井，其“为合”、“为原”亦均属误例，并应易正。

[4]“经”：原脱。据《太素》卷十一《本输》补。

【直译】 膀胱的脉气出于至阴穴，至阴在足小指的外侧，称之为井金；脉气由此流于通谷穴，通谷在足小指外侧本节之前陷中，称之为荥；脉气由此注入束骨穴，束骨在足小指外侧本节后陷中，称之为输；脉气由于通过京骨穴，京骨在足外侧大骨下赤白肉际陷中，称之为原；脉气由此行于昆仑穴，昆仑在足外踝之后、跟骨之上的陷中，称之为经；脉气由此入归于委中穴，委中在膝腘后横纹中央，可屈而得穴，称之为合。这是足太阳膀胱经所属的五输穴和原穴。

【原文】 胆出于窍阴，窍阴者，足小指次指之端也，为井金；溜于侠溪，侠溪，足小指次指之间也，为荥；注于临泣，临泣，上行一寸半陷者中也，为腧；过于丘墟，丘墟，外踝之前下，陷者中也，为原；行于阳辅，阳辅，外踝之上[1]，辅骨之前，及绝骨之端[2]也，为经；入于阳之陵泉，阳之陵泉在膝[3]外陷者中也，为合，伸而得之。足少阳经[4]也。

《灵枢·本输》

【校勘】

[1]“上”：《甲乙》卷三第三十四、《外台》卷三十九、《图经》卷一此下并有“四寸”二字。按《素问·骨空论》王注、《千金》卷二十九、《医心方》卷二无“四寸”二字。

[2]“端”：《甲乙》卷三第三十四、《千金》卷二十九、《资生经》此下并有“如前三分，去丘墟七寸”九字。《图经》卷一“端”下有“如前三分”四字。

[3]“在膝”：《太素》卷十一《本输》作“外膝”。《甲乙》卷三第三十四此下有“下一寸，䯒外廉”六字。《千金》卷二十九、《医心方》卷二、《图经》卷一、《资生经》并与《甲乙》同，惟无“䯒”字。

[4]“经”：原脱，据《太素》卷十一《本输》补。

【直译】 胆经的脉气出于窍阴穴，窍阴在足第四指尖端的外侧，称之为井金；脉气由此流于侠溪穴，侠溪在足小指次指歧骨间，称之为荥；脉气由此贯注于临泣，临泣在侠溪上行一寸半陷凹处，称之为输；脉气由此过于丘墟穴，丘墟在足外踝前面陷中，称之为原；脉气由此行于阳辅，阳辅在足外踝上四寸绝骨之端，称之为经；脉气由此入归于阳陵泉穴，阳陵泉在膝下一寸外辅骨的陷中处，伸足即可得穴。这是足少阳胆经所属的五输穴和原穴。

【原文】 胃出于厉兑，厉兑者，足大指内次指之端也，为井金；溜于内庭，内庭,次指外间也,为荥;注于陷谷,陷谷者,上[1]中指内间,上行二寸陷者中也,为腧;过于冲阳,冲阳,足跗上五寸陷者中也,为厚,摇足而得之;行于解溪,解溪,上冲阳一寸半陷者中也,为经;入于下陵,下陵,膝下三寸,骺骨外[2]三里也,为合;复下三里三寸而为巨虚上廉,复下上廉三寸,为巨虚下廉也,大肠属上,小肠属下,足阳明胃脉也,大肠小肠皆属于胃,是足阳明经[3]也。

《灵枢·本输》

【校勘】

[1]“上”:《太素》卷十一《本输》无。

[2]“外”:《甲乙》卷三第三十三、《外台》卷三十九、《医心方》卷二、《资生经》“外”下并有“廉”字。

[3]“经”:原脱。据《太素》卷十一《本输》补。

【直译】 胃经的脉气出于厉兑穴,厉兑在足第二指尖端的外侧,称之为井金;脉气由此流于内庭,内庭在足第二指的外间本节陷中,称之为荥;脉气由此注入陷谷穴,陷谷在中指内间内庭上二寸陷凹中,称之为输;脉气由此过于冲阳穴,冲阳在脚面上五寸骨间动脉应手处,摇足取穴,称之为原;脉气由此行于解溪穴,解溪在冲阳上一寸半脚面关节上陷中,称之为经,脉气由此入归于下陵穴,下陵即膝下三寸胫骨外缘的三里穴,称之为合;从三里下行三寸,是巨虚上廉,再下行三寸,是巨虚下廉,大肠属于上廉,小肠属于下廉,都是和阳明胃脉相关的,同属于胃脉。以上是足阳明胃经所属的五输穴和原穴。

【原文】 三焦者,上合手少阳①,出于关冲,关冲者,手小指次指之端也,为井金,溜于液门,液门,小指次指之间也,为荥;注于中渚,中渚,本节之后陷者中也,为腧;过于阳池,阳池,在腕上陷者之中也,为原,行于支沟,支沟,上腕三寸,两骨之间陷者中也,为经;入于天井,天井,在肘外大骨之上陷者中也,为合,屈肘乃得之[1]。

《灵枢·本输》

【校勘】

[1]“为合,屈肘乃得之”:《甲乙》卷三第二十八、《外台》卷三十九“为合”二字,并在“屈肘”句下,依前后例,似应据之易正。

【注释】

①“上合于手少阳”:三焦的气化功能出于肾,游行于上中下三部,其脉气在上与手少阳相合。《类经》八卷第十六注:“按诸经皆不言上合,而此下三经独言之者,盖以三焦并中下而言,小肠大肠俱在下,两经则属手,故皆言上合某经也。”

【直译】 三焦的脉气运行,上与手少阳经相合,出于关冲穴;关冲在小指侧无名指之端，称之为井金；脉气由此流于液门，液门在小指与无名指之间，称之为荥；脉气由此注入中渚，中渚在小指与无名指本节后两骨间陷中，称之为输；脉气过于阳池，阳池在手腕上横纹陷中，称之为原；脉气由此行于支沟穴，支沟在腕上三寸两骨之间陷中，称之为经；脉气由此入归于天井穴，天井在肘外大骨之上，屈肘可以得穴，称之为合。

【原文】 手太阳小肠者，上合于[1]太阳，出于少泽，少泽，小指之端也，为井金；溜于前谷，前谷，在手外廉本节前[2]陷者中也，为荥；注于后溪，后溪者，在手外侧[3]本节之后也，为腧；过于腕骨，腕骨，在手外侧腕骨之前，为原；行于阳谷，阳谷，在锐骨之下陷者中也，为经；入于小海，小海，在肘内[4]大骨之外，去[5]端半寸陷者中也，伸臂而得之[6]，为合，手太阳经也。

《灵枢·本输》

【校勘】

[1]"于"：《太素》卷十一《本输》"于"下有"手"字。

[2]"在手外廉本节前"：《太素》卷十一《本输》无"在"字，"外廉"作"小指"，《甲乙》卷三第二十九同。《医心方》卷二"七节前"作"本前后"。

[3]"在手外侧"：《太素》卷十一《本输》无。《甲乙》卷三第二十九、《外台》卷三十九、《图经》卷一、《资生经》《医心方》卷二"手"下并有"小指"二字。

[4]"内"：《针灸大成》卷六小肠经穴"内"作"外"。

[5]"去"：《太素》卷十一《本输》《甲乙》卷三第二十九、《千金》卷二十八、《图经》卷一、《资生经》、《医心方》卷二此下并有"肘"字。

[6]"伸臂而得之"：《太素》卷十一《本输》杨注引《明堂针灸图》（简称《明堂》）、《甲乙》卷三第二十九、《外台》卷三十九"伸臂"并作"屈肘"。《资生经》引甄权云"屈手向头取之"。

【直译】 小肠的脉气运行，上合于手太阳经，出于少泽穴，少泽在手小指尖端的外侧，称之为井金；脉气由此流于前谷穴，前谷在手外侧小指本节前陷中，称之为荥；脉气由此注于后溪穴，后溪在手外侧小指本节后陷中，称之为输；脉气由此过于腕骨穴，腕骨穴在手外侧腕骨之前陷中，称之为原；脉气由此行于阳谷穴，阳谷在手外侧腕中，锐骨下陷中，称之为经；脉气由此入归于小海穴，小海在肘外侧大骨的外缘陷中，离肘尖半寸处，伸臂屈肘向头取之，称之为合。这就是手太阳小肠经所属的五输穴和原穴的情况。

【原文】 大肠上合手阳明，出于商阳，商阳，大指次指之端也，为井金；溜于本节之前二间，为荥；注于本节之后三间，为腧；过于合谷，合谷在大指岐骨[1]之间，为原；行于阳溪，阳溪，在[2]两筋间陷者中也，为经；入于曲池，在肘外辅骨陷者中，屈臂而得之[3]，为合，手阳明也。

《灵枢·本输》

【校勘】

[1]“大指岐骨”：《太素》卷十一《本输》“大指”下无“岐骨”二字。《甲乙》卷三第二十七、《千金》卷二十九、《资生论》“大指”下并有“次指”二字。《素问·三部九候论》王注：“大肠脉，在手大指次指岐骨间合谷之分，动应于手。”与《甲乙》合。

[2]“在”：《甲乙》卷三第二十七、《千金》卷二十九、《图经》卷一、《资生经》此下并有“腕中上侧”四字。

[3]“屈臂而得之”：《太素》卷十一《本输》“臂”作“肘”。《甲乙》卷三第二十七作“以手按胸取之。”《素问·气府论》王注、《资生经》并作“经手拱胸取之。”

【直译】 大肠的脉气运行，上合于手阳明经，脉气出于商阳穴，商阳在手大指食指尖端的内侧，称之为井金；脉气由此流于食指内侧本节前的二间穴，称之为荥；脉气由此注于食指本节后面陷中的三间穴，称之为输；脉气由此过于合谷穴，合谷在手大指和食指的歧骨中间，称之为原；脉气由此行于阳溪穴，阳溪在手腕上两筋中间的陷凹中，称之为经；脉气由此入归于曲池穴，曲池在肘外辅骨横纹头陷中，屈肘横肱取之，称之为合。这就是手阳明大肠经所属的五输穴和原穴。

【原文】 黄帝曰：手少阴之脉独无腧①，何也？岐伯曰：少阴，心肺也。心者，五脏六腑之大主也，精神之所舍也。其脏坚固，邪弗能容也，容之则伤心，心伤则神去，神去则死矣。故诸邪之在于心者，皆在于心包络。包络者，心主之脉②也，故独无腧焉。

《灵枢·邪客》

【注释】

①“手少阴之脉独无腧”：十二经脉本来各有特定的输穴（井、荥、输、经、合），但据《本输》篇记载，心经所取的输穴，实际是心包络经之所属。因此，这里有“手少阴之脉独无腧”的提问。《类经》二十卷第二十三注：“手少阴，心经也；手厥阴，心包络经也。经虽分二，藏实一原。凡治病者，但治包络之腧，即所以治心也。故少阴一经，所以独腧焉。”

②“心主之脉”：包络为心的外卫，而受心所主宰，所以称包络为心主之脉。

【直译】 黄帝问：手少阴经脉独无输穴，这是为什么？岐伯说：手少阴是心脏的经脉，心脏是五脏六腑的大主宰，是精神的藏居之处，它的器质坚固，外邪不能侵入，如外邪侵入，心脏就会受到伤害，心脏为外邪所伤，则精神离去，精神离去则人死亡。所以，各种外邪留止于心脏的，实则都是留止于心包络，心包络是心脏所主宰的经脉，既然有手厥阴心包络经代替手少阴心经受邪，所以手少阴经脉独无输穴。

(4)五输穴的主治作用

【原文】 病在脏者,取之井;病变于色者,取之荥;病时间时甚者,取之输;病变于音者,取之经;经满而血者,病在胃及以饮食不节得病取之合[1]。

《灵枢·顺气一日分为四时》

【校勘】

[1]"取之合":原作"取之于合",据《甲乙》卷一第二删"于"字,以与上文律齐。

【直译】 疾病在五脏的,取井穴针刺;疾病显现在气色上的,取荥穴针刺;病情时轻时重的,取输穴针刺;疾病影响声音变化的,取经穴针刺,特别是在经脉盛满而有瘀血的情况下;疾病在胃,以及由于饮食不加节制所致的病,取合穴针刺。

【原文】 六十八难曰:五脏六腑,各有井、荥、俞、经、合,皆何所主?然经所出为井,所流为荥,所注为俞,所行为经,所应为合。井主心下满,荥主身热,俞主体重节痛,经主喘咳寒热,合主逆气而泣。此五脏六腑其井荥俞经合所主病也。

《难经·六十八难》

【直译】 六十八难问:五脏六腑的经脉都有井、荥、输、经、合穴,这些穴位是主治什么病证的呢?答:医经上说,经气发出的地方,称为井穴;经气小流的地方,称为荥穴;经气灌注的地方,称为输穴;经气畅流的地方方,称为经穴;经气深入的地方,称为合穴。井穴主治心下胀满,荥穴主治身体发热,输穴主治身体困重、关节疼痛,经穴主治气喘、咳嗽、怕冷、发热,合穴主治气逆和下泄。这就是五脏六腑十二经脉的井、荥、输、经、合穴所主治的病证。

【原文】 治脏者,治其俞;治腑者,治其合;浮肿者治其经。

《素问·咳论》

【直译】 治五脏的咳,取其输穴;治六腑的咳,取其合穴;凡咳而浮肿的,可取有关脏腑的经穴而分治之。

【原文】 荥输治外经,合治内腑。

《灵枢·邪气脏腑病形》

【直译】 针刺荥输,可治外部经脉的病;针刺合穴,可治内部六腑的病。

【原文】 病在阴之阴①者,刺阴之荥输;病在阳之阳者[1],刺阳之合;病在阳之阴②者,刺阴之经;病在阴之阳者[2],刺络脉。

《灵枢·寿夭刚柔》

【校勘】

[1]"病在阳之阳者":似应作"病在阴之阳者"。阴之阳,"谓病在内之六腑,

故当取腑经之合穴。”

[2]“病在阴之阳者”:似应作“病在阳之阳者”。阳之阳,“谓病在外之皮肤,故应刺络脉。”

【注释】

①“阴之阴”:谓在内之五脏。

②“阳之阴”:指筋骨。

【直译】 因此,病变在阴中之阴的,应当针刺阴经的荥输(五输穴);病变在阳中之阳的,应当针刺阳经的合穴;病变在阳中之阴的,应当针刺阴经的经穴;病变在阴中之阳的,应当针刺阳经的络穴。

【按语】 五输穴是一种要穴归类法。历代针灸家从人体几百个穴中精选,为了以少代多,便于临床应用,总结了许多简便选穴归类法。但这种归类法的应用,早在《内经》中已经提出了,这就是五输穴。

五输穴的名称最早见于《内经》,其中《灵枢·九针十二原》叙述了五输穴的意义以及它与脏腑的关系。《灵枢·本输》篇重点讨论了五脏六腑与经脉之气在肘膝关节以下出入流注之所在,并指出了五输穴的名称与部位。《难经·六十二》至《难经·七十九难》又进一步详细解释了穴的使用方法。

十二经在肘膝关节以下各有五个重要经穴,分别名为井、荥、输、经、合,合称“五输”。有关记载首见于《灵枢·九针十二原》:“以上下所出为井,所溜为荥,所注为腧,所行为经,所入为合。”但并未指出具体穴名和部位。古人把经气运行过程用自然界的水流由小到大,由浅入深的变化来形容,把五输穴按井、荥、输、经、合的顺序,从四肢末端向肘,膝方向依次排列。“井”穴多位于手足之端,喻作水的源头,是经气所出的部位,即“所出为井”。“荥”穴多位于掌指或跖趾关节之前,喻作水流尚微,萦迂未成大流,是经气流行的部位,即“所溜为荥”。“输”穴多位于掌指或跖趾关节之后,喻作水流由小而大,由浅注深,是经气渐盛,由此注彼的部位,即“所注为输”。“经”穴多位于腕踝关节以上,喻作水流变大,畅通无阻,是经气正盛运行经过的部位,即“所行为经”。“合”穴位于肘膝关节附近,喻作汇河水流汇入湖海,是经气由此深入,进而会合于脏腑的部侠,即“所入为合”。

五输穴从源到流,由四肢末端向肘膝方向排列,这对手三阳与足三阴经还说得通,而对手三阴与足三阳经如何解释?这个问题历代医家没有明确提得,细审《内经》原文,五输穴是以标本作用方向排列。十二经脉原气皆以四肢末端为根本,向上传于头面、躯干为“标”。此种关系在《灵枢》均有明确阐述。“本”是经气作用所出的地方;“标”是经气影响所得的部位;“根”即四肢末端;“结”即头面、躯干有关部位。根结是说明经气循行两极相连的关系,而标本是说明经气弥散的影响，气街是全身各部隶属于标本的根结的范围，是经脉之气会集的通道，它们相互贯通。经脉内属脏腑，外络肢节，沟通内外，贯通上下，构成了完整的机体；而标本、根结、气街则说明经脉的两极相连及经气集中与布散的关系，进一步说明机体内能的多种性。五输穴的应用，就是标本、根结、气街理论的具体体现。这些都说明十二经脉的原气由四肢末端始发，四肢末端对经气的接通有着重要的作用。五输穴是经气外发于四肢的重要部位，因此五输穴的排列并非同经脉循行一致就是这个道理。

各经的根结概念由《灵枢·根结》提出，而“标本”的内容则是由《灵枢·卫气》提出。故可说《灵枢·根结》《灵枢·卫气》两篇为腧穴的理论来源提供了一些线索。“标本根结”都反映了经络气血在人体流注的情况，从而给予运用穴位主治的选择性、特异性，头面、躯干穴主治的临近性（临近的内脏器官、组织），广泛性以理论上的说明。

五输穴又配属五行，《灵枢·本输》提出阴经的井穴属木，阳经的井穴属金；《难经·六十四难》补全了阴阳各经脉五输穴的五行属性，即“阴井木，阳井金；阴荥火，阳荥水；阴俞土，阳俞木；阴经金，阳经火；阴合水，阳合土”均依五行相生规律而来。同时，又按阴阳相合，刚柔相济的关系，将阴井乙木与阳井庚金配合起来，成为子午流注针法按时取穴及合日互用开穴规律的理论基础。

阴经与阳经的五行排列都是相递而生的，表明五输如水流的连续性；阳经对阴经的五行排列是相克的，这种制中有生，阴阳刚柔对临床循经取穴有着重要的指导意义。

五输穴为什么以“井”为始？《难经·六十六难》：“井者，东方春也，万物之始生，故言所出为井也。”本难把井比象为春，来解释它在五输中居首之因。这里的春与东方可以理解为阳气生发之处，以比象脉气如水有源；四方东以为始，四季以春为首来比象井，荥输经合依次排列其后。

《灵枢·本输》详细地阐明了各经井、荥、输、经、合各穴的名称和具体位置，唯独没有手少阴心经的五输穴。《灵枢·邪客》则说明了手少阴治疗时不取输穴的道理：因为手少阴是心脉，心是五脏六腑之主，主藏神，其脏坚固，邪不能伤害，如邪气伤了心脏，则心伤而神空，神去则死。因此，凡邪侵入心的，都是侵入心之包络，故凡治病，但取包络之输，就是治心，所以手少阴不取输。

后来，《甲乙经》备载少阴之输，补出少冲为井，少府为荥，神门为输，灵道为经，少海为合，这样十二经才各有其五输穴。

五输穴早在《内经》中不但提出了名称和含义，并对它的功效也明确提及，如《灵枢·邪气脏腑病形》：“荥输治外经，合治内腑。”说明荥穴、输穴部位较浅，用于治疗体表和经脉病证，合穴位置较深，用于治疗脏腑病证。《灵枢·顺气一日分为四时》："病在脏者，取一井，病受于色者，取之荥；病时间时甚者，取之输；病受于音者，取之经；经满而血者，病在胃及以饮食不节得病者，取之于合。"进一步提到了五输穴的应用，以后《难经》又作了补充，《难经·六十八难》："井主心下满，荥主身热，俞主体重节痛，经主喘咳寒热，合主逆气而泣。"五输穴的这些主治功效是根据五行的相生相克理论合五脏六腑功能而确定的。

五输穴在阳经与阴经中五行排列不同而为何主治皆同？这里因为五输的主治以出现证候为依据，如"井主心下满"，因井在阴经尾木以应肝，邪在肝可乘脾（木克土），故出现心下满治之于井不令木乘土，治之于阳经井者不令金刑木。"荥主身热"，因荥属火以应心，邪在心，心火灼肺（火克金）故身热，治之于荥不令火乘金，治之于阳经荥者不令水克火。余皆类同。综上所述，不论阴经阳经，只要出现心下满证候取井穴以治疗，出现身热取荥穴等是。这种以证候主治为使用标准，更显得五输分类的扼要性。

五输穴是常用要穴，为古今医家所重视。临床上如井穴可用于治疗神志昏迷热病；荥穴可用于治疗热病；输穴可用于治疗关节痛；经穴可用于治疗喘咳；合穴可用于治疗六腑病证等，就是《难经·六十八难》所说的"井主心下满……合主逆气而泣"的具体运用。

还有根据季节因时而刺的记载，如《难经·七十四难》指出："春刺井，夏刺荥，季夏刺俞，秋刺经，冬刺合。"

五输穴是十二经脉之气出入的处所，因而脏腑有疾皆可取五输穴治疗。五输穴分属五行，排列方法非常严谨，在临床具体应用上起着指导的作用，其常用方法有二：①对症选穴法。是以证候作为选穴标准，如胃经病变出现心下满症状，取本经井穴厉兑；若兼体重节痛，再取本经输穴陷谷；以此类推。"合主逆气而泣"凡气逆津液外泄症状，皆取合穴：如肺虚咳逆气喘而泣，取肺经合穴尽津以外肺降逆，并可配胃经合穴足三里使土旺生金，此乃崇土补母之法，只有掌握好五行生克制化之理，才能针对病证灵活选用五输穴。②补母泻子法。是根据五行相生规律制定的五输刺法，就是《难经》所谓"虚则补其母，实则泻其子"。当脏腑或某经出现虚证可取本经母穴或母经母穴；实则取本经子穴或子经的子穴。如肝虚取肝经水穴曲泉或肾经水穴阴谷；肝经实证取本经火穴行间或心经火穴少府，必要时还可对症选取配穴，以加强疗效。

上述五输穴用法仅是一般常用规律，如遇特殊情况还需灵活掌握，如《难经》谈到泻井刺荥法就是以荥代井。元代滑伯仁又补充了补"合"代替补"井"等，都可作为临床应用时的借鉴。

五输穴见表2－5、2－6。

表2－5 阴经五输穴

五输 / 意义 / 主治 / 阴经	井(本)	荥(火)	输(土)	经(合)	合(水)
意义	所出	所溜	所注	所行	所入
主治	心下满	身热	体重节痛	喘行寒热	逆气而泄
肺(金)	少商	鱼际	太渊	经渠	尺泽
脾(土)	隐白	大都	太白	商丘	阴陵泉
心(火)	少冲	少府	神门	灵道	少海
肾(水)	涌泉	然谷	太溪	复溜	阴谷
心包(相火)	中冲	劳宫	大陵	间使	曲泽
肝(木)	大敦	行间	太冲	中封	曲泉

表2－6 阳经五输穴

五输 / 意义 / 主治 / 阴经	井(金)	荥(水)	输(木)	原总刺	经(火)	合(土)
意义	所出	所溜	所注	所过	所行	所入
主治	心下满	身热	体重节痛	脏腑病	喘咳寒热	逆气而泄
大肠(金)	商阳	二间	三间	合谷	阳溪	曲池
胃(土)	厉兑	内庭	陷谷	冲阳	解溪	足三里
小肠(火)	少泽	前谷	后溪	腕骨	阳谷	小海
膀胱(水)	至阴	通谷	束骨	京骨	昆仑	委中
三焦(相火)	关冲	液门	中渚	阳池	支沟	天井
胆(木)	窍阴	侠谷	临泣	丘墟	阳辅	阳陵泉

特定穴是腧穴的不同归类，腧穴除十四经归类以外，还有一些物殊的归类，《内经》腧穴的内容都是以不同穴位组群形式出现，例如《素问·气穴论》篇的365穴；《灵枢·经脉》篇的十五络穴；《灵枢·本输》篇的五输穴；《灵枢·九针十二原》篇的十二原穴；《灵枢·邪气脏腑病形》篇的下合穴；《灵枢·海论》篇的四海穴；《灵枢·背输》篇的背俞灸穴；《素问·刺热病》篇的背俞热穴；《灵枢·寒热病》篇的天牖五穴；《灵枢·本输》篇的七次脉穴；《素问·水热穴论》篇的热病五十九俞、《素问·水热穴论》篇的水俞五十七处等等。穴位群归类可根据不同经脉以经分类如十四经穴，还可根据不同的特定部位如五脏五俞、六腑六俞、十二原穴、下合穴、背俞穴。根据穴、四海穴、气街穴等等；还依据疾病性质不同以病分类，如热病五十九穴、水病五十七穴、背热病气穴等；不可以经络深浅分为三百六十五经穴和十五络穴。组群都有相应理论加以说明，名组穴之间相互联系、相辅相成，为临床针灸处方及配穴提供依据。

第三节　腧穴定位及取法

本节所集经文论述了腧穴的定位方法。对骨度法论述较详。亦简要地介绍了其他的有关取穴法。

一、骨度法

本节集《灵枢·骨度》全文，系统地介绍了人体各部骨骼的度数。

【原文】 黄帝问于伯高曰：脉度[1]言经脉之长短，何以立之？伯高曰：先度其骨节之大小广狭长短，而脉度定矣。

《灵枢·骨度》

【校勘】

[1]“脉度”：指经脉的长度，此处以骨节的大小、广狭、长短，来确定经脉的长度。

【直译】 黄帝向伯高问道：脉度讲经脉的长短，是怎样确定的呢？伯高说：首先度量出骨节的大小、宽窄、长短，然后就可测定经脉的长短了。

【原文】 黄帝曰：愿闻众人之度①，人长七尺五寸者②，其骨节之大大小长短各[1]几何？伯高曰：头之大骨围③二尺六寸，胸围④四尺五寸，腰围⑤四尺二寸，发所复者⑥，颅处项[2]尺二寸，发以下至颐长一尺，君子参[3]折⑦。

《灵枢·骨度》

【校勘】

[1]“各”：《甲乙》卷二第七此上有“知”字。

[2]“项”：《太素》卷十三《骨度》此下有“长”字。

[3]“参”：原作“终”，据《甲乙》卷二第七、《太素》卷十三《骨度》及《圣济总录》卷一九一改。《太素》杨注：“参，三也”，义较“终”字为长。

【注释】

①“众人之度”：指通常人或多数人的身体长度。

②“人长七尺五寸者”：此云人长七尺五寸，而《经水》篇谓“八尺之士”皆为概数。

③“头之大骨围”：即头盖骨周围，以前与眉平，后与枕骨平为计算标准。《太素》卷十三《骨度》杨注：“自颈项骨以上为头颅骨，以为头大骨也。为其粗处以绳围之。”《灵枢·识》篇按“头骨于耳尖上周围而度之。”

④“胸围”：一平乳部绕胸一周的长度。

⑤“腰围”：在平脐部位绕身一周的长度。

⑥“发所复者”:人在仰卧时,自前发际纵行向后度量至后发际,头被发所盖之处的长度。

⑦“君子参折”:君子,此指体格匀称、五官端正的人。参折,是将前发际以下至下颔端一尺长的面部折分三份,三份长度相等。马莳:“言士群子之面部三停齐等,可以始、中、终而三折之也,众人未必然耳。”按:三停,从前发际到眉中为一停,从眉中至鼻端为二停,从鼻端到颐端为三停。三停的长度相等。

【直译】 黄帝说:我希望能听听一般人的骨度。以人长七尺五寸作为标准,他全身骨节的大小长短,应该是多少呢?伯高说:头盖骨周围长二尺六寸,胸围四尺五寸,腰围四尺二寸,头发所覆盖的部位,从头颅的前发际到颈项后发际长一尺二寸,从前发际下至颐长一尺,明智之人还要参校计算。

【原文】 结喉①以下至缺盆中长四寸,缺盆以下至髑骬②去九寸,过则肺大,不满则肺小③,以下至天枢长八寸,过则胃大,不满[1]则胃小④。天枢以下至横骨长六寸半,过则回[2]肠广大,不满则狭短⑤。横骨长六寸半,横骨上廉以下至内辅之上廉长一尺八寸,内辅之上廉以下至下廉长三寸半,内辅下廉下至内踝长一尺三寸,内踝以下至地长三寸,膝腘以下至跗属⑥长一尺六寸,跗属以下至地长三寸,故骨围大则太过,小则不及。

《灵枢·骨度》

【校勘】

[1]“不满”:原作“不及”,据《太素》卷十三《骨度》及《圣济总录》卷一九一改,使前后句法一致。

[2]“回”:《甲乙》卷二第七作“胃”。

【注释】

①“结喉”:系喉头隆起处。

②“髑骬(heyu 合于)”:胸骨下端之蔽心骨,也叫鸠尾骨,现称剑突。

③“过则肺大,不满则肺小”:《类经》八卷第十八注,“缺盆之下,鸠尾之上,是为之胸,肺脏所居,故胸大则肺亦大,胸小则肺亦小也。”

④“过则胃大,不满则胃小”:《类经》八卷第十八注,“自髑骬之下,脐之上,是为中焦胃之所居,故上腹部大者胃亦大,上腹部短小者,胃亦小也。”

⑤“过则回肠广大,不满则狭短”:《类经》八卷第十八注,“自天枢以下至横骨,是为下焦回肠所居也,故小腹部长大者回肠亦大,小腹部短狭者回肠亦小也。”

⑥“跗属”:跗,跟骨结节;跗属,指跟骨结节的连属组织,即跟腱下端。

【直译】 从喉头隆起下至左右缺盆穴中间长四寸,缺盆向下至胸骨剑突长九寸，超过九寸的为肺脏大，不满九寸的为肺脏小。由胸骨剑突下至天枢穴长八寸，超过八寸的胃大，不满八寸的胃小。天枢往下至耻骨长六寸半，超过六寸半的，回肠就会又广又长，不满六寸半的，回肠又狭又短。横骨的长度是六寸半。从横骨上缘至股骨内侧的上缘长一尺八寸，股骨内侧的上缘到下缘长三寸半。膝骨下缘至内踝骨长一尺三寸。内踝以下到地长三寸。膝腘以下至跗属，长一尺六寸。跗属以下到地长三寸。所以骨围大的身长就超过七尺五寸，小的就不足七尺五寸。

【原文】 角以下至柱骨①长一尺，行腋中不见者②长四寸，腋以下至季胁长一尺二寸，季胁以下至髀枢长六寸，髀枢以下至膝中③长一尺九寸，膝以下至外踝长一尺六寸，外踝以下至京骨④长三寸，京骨以下至地长一寸。

《灵枢·骨度》

【注释】

①“角以下至柱骨”：角，额角。柱骨，肩胛上颈骨隆起处。

②“行腋中不见者”：指自柱骨下行至腋横纹头隐伏不见之处。马莳：“自柱骨行于腋下之隐伏处”。

③“膝中”：即膝盖外侧中点。

④“京骨”：足小趾本节后外侧突出的半圆骨。

【直译】 从额角以下至柱骨长一尺。行于腋中看不见的，为从柱骨向下至腋横纹处，长四寸。腋向下至季胁长一尺二寸。季胁以下至髀枢长六寸。髀枢以下至膝中，长一尺九寸。膝盖骨外侧中点到外踝长一尺六寸。外踝以下到京骨长三寸。京骨以下到地长一寸。

【原文】 耳后当完骨者广九寸①。耳前当耳门②者广一尺三寸，两颧之间相去七寸，两乳之间广九寸半③，两髀之间④广六寸。

《灵枢·骨度》

【注释】

①“耳后当完骨者广九寸”：指两侧耳后完骨间的距离为九寸。

②“耳前当耳门者”：耳门，此指听宫穴部位。耳前当耳门者，指两听宫穴经面部鼻尖的长度。

③“两乳之间广九寸半”：指两乳之间的长度为九寸半，考它书所载尺寸与本经有出入。小板营升：“按滑氏《发挥》曰，‘自膻中横至神封二寸，神封至乳中二寸左右，合而得八寸也。’《图翼》《医统》《针方六集》等俱当折‘八寸’”。

④“两髀之间”：髀骨，即股骨，也叫大腿骨。两髀之间，即两股骨之间的距离。

【直译】 耳后当两完骨之间,宽九寸。耳前当两听宫处,宽一尺三寸。两颧骨之间相距七寸。两乳之间,宽九寸半。两股之间,横骨两头尽处宽六寸半。

【原文】 足长一尺二寸,广四寸半。肩至肘长一尺七寸,时至腕长一尺二寸半,腕至中指本节①长四寸,本节至其末长四寸半。

《灵枢·骨度》

【注释】

①“本节”:手部的掌指关节或足部的跖趾关节均称本节,这里指前者。

【直译】 足长一尺二寸,宽四寸半。肩端至肘长一尺七寸。肘至腕长一尺二寸半。腕至中指末节根部长四寸。从本节至指尖,长四寸半。

【原文】 项发以下至膂[1]骨①长三[2]寸半,膂骨②以下至尾骶二十一节长三尺,上节长一寸四分分之一,奇分在下③,故上七节[3]至于膂骨九寸八分分之七。

《灵枢·骨度》

【校勘】

[1]“膂”:原作“背”,据《太素》卷十三《骨度》及《圣济总录》卷一九一改,与下文合。

[2]“三”:原作“二”,据《甲乙》卷二第七及《太素》卷十三《骨度》改。

[3]“七节”:《甲乙》卷二第七、《太素》卷十三《骨度》及《圣济总录》卷一九一此下有“下”字。

【注释】

①“项发以下至膂骨”:项后发际至六椎之间。

②“膂骨”:即脊骨,此处指大椎而言。

③“奇分在下”:奇分,是有余不尽的分数。奇分在下,是说背部折算法,自大椎至尾骶共二十一节,共长三尺。上七节各去一寸四分一厘,共长九寸八分七厘。其有余不尽的分数,都在下部诸节中计算。

【直译】 从项后发际到大椎,长二寸半。从脊骨的大椎穴向下至尾骶骨共二十一节,长三尺。上节每节长一寸四分一厘,奇零分数,在七节以下计算。所以从上七节到膂骨,共长九寸八分七厘。

【原文】 此众人之骨[1]度也,所以立经脉之长短也。是故视其经脉之在于身也,其见浮而坚,其见明而大者,多血;细而沉者,多气也。

《灵枢·骨度》

【校勘】

[1]“之骨”:原作“骨”,据《太素》卷十三《骨度》改。

【直译】 以上就是一般人的骨度,也是确定经脉长短的依据。因此观察经络在人身体的情况，呈现浮浅而坚实的是络脉，呈现明显而粗大的，为多血；细小而沉伏的，是多气。

二、其他取穴法

本节所集经文介绍了一些穴位的定位取穴方法。

【原文】 欲知背俞①，先度②其两乳间，中折之，更以他草度去半已，即以两隅相柱③也，乃举以度其背，令其一隅居上，齐脊大椎，两隅在下，当其下隅者，肺之俞也。复下一度，心之俞也④。复下一度，左角肝之俞也，右角脾之俞也。复下一度，肾之俞也。是谓五脏之俞，灸刺之度也。

《素问·血气形志》

【注释】

①“背俞”：即五脏之俞，因为均在背部的足太阳经，故总称为背俞。

②“度”：量度的意思。

③“两隅相柱”：即两个交边相互支撑的意思，本文两隅相柱，指三根草而相互支撑组成一个三角形。隅，有角落或边的意思。高士宗注：“两隅，就言两边。”

④“复下一度，心之俞也”：指三角形的上角至底的直线长度，作为一度。《类经》七卷第十一注：“复下一度，谓以上隅齐三椎，即肺俞之中央，其下两隅，即五椎之间，心之俞也。”

【直译】 要想知道背部五脏俞穴的位置，先用草一根，度量两乳之间的距离，再从正中对折，另一草与前草同样长度，折掉一半之后，拿来支撑第一根草的两头，就成了一个三角形，然后用它量病人的背部，使其一个角朝上，和脊背部大椎穴相平，另外两个角在下，其下边左右两个角所指部位，就是肺俞穴所在。再把上角移下一度，方在两肺俞连线的中点，则其下左右两角的位置是心俞的部位。再移下一度，左角是肝俞，右角是脾俞。再移下一度，左右两角是肾俞。这就是五脏俞穴的部位，为刺灸取穴的法度。

【原文】 胸[1]中大腧在杼骨之端①，肺腧在三椎[2]之傍[3]，心腧在五椎之傍，膈腧在七椎之傍[4]，肝腧在九椎之傍，脾腧在十一椎之傍，肾腧在十四椎之傍，皆[5]挟脊相去三寸②所，则欲得而验之，按其处，应在[6]中而痛解③，乃其腧也。

《灵枢·背腧》

【校勘】

[1]“胸”：日刻本、马注本、张注本《类经》七卷第十一、《要旨》卷二下第六十七并作“背”。《太素》卷十一《气穴》篇作“胸”，《太素》杨注云：“杼骨一名大杼，在于五脏六腑输上，故是胸之膻中气之大输者也。”明清注家改“胸”为“背”误。

[2]“椎”:原作“焦”,据《太素》卷十一《气穴》《甲乙》卷三第八、《素问·血气形志》篇王注引《灵枢》及《中诰》文改,下文所有“椎”字俱同。

[3]“傍”;原作“间”,据《素问·血气形志》篇王注引《灵枢》及《中诰》文改,下文所有“傍”字俱同。

[4]“膈腧在七椎之傍”:《素问·血气形志》篇王注引无。按:本文论五脏之俞,膈俞似无所附,疑为后人补窜。

[5]“皆”:原作“背”,据胡本改。

[6]“在”:《太素》卷十一《气穴》无。

【注释】

①“胸中大腧在杼骨之端”:大腧指大杼穴。在背俞穴之中,大杼的穴位高居于五脏六腑各俞穴之上,所以称为大俞。杼骨之端,是指项后第一椎棘突下两旁,距督脉大椎穴左右各旁开一寸半。

②“三寸”:现按1.5寸取穴。

③“应在中而痛解”:有两种意思,一指用手指按压在穴位上,患者感到酸胀痛的即是穴位;一指原有疼痛的部位用手指按压后使疼痛缓解,患者感觉快然的即是穴位。

【直译】 背中大杼在项后第一椎骨下的两旁,肺俞在第三椎骨的两旁,心俞在第五椎骨的两旁,膈俞在第七椎骨的两旁,肝俞在第九椎骨的两旁,脾俞在第十一椎骨的两旁,肾俞在第十四椎骨的两旁,这些腧穴都是挟持脊柱两旁彼此相距三寸。如果想检验穴之所在,就用手按压其部位,患者感到里面酸痛,或是原有酸痛,通过按压此处而缓解,就是腧穴所在。

【原文】 缺盆之中,任脉中,名曰天突,一次任脉侧之动脉[1],足阳明也,名曰人迎;二次脉手阳明也,名曰扶突;三次脉手太阳也,名曰天窗;四次脉足少阳也,名曰天容[2];五次脉手少阳也,名曰天牖;六次脉足太阳也,名曰天柱;七次脉颈[3]中央之脉,督脉也,名曰风府。腋内动脉,手太阴也,名曰天府[4]。腋下三寸,手心主也,名曰天池。

《灵枢·本输》

【校勘】

[1]“一次性任脉侧之动脉”:《太素》卷十一《本输》“次”上无“一”字,“侧之”二字互易,《太素》卷十四《人迎脉口诊》、卷二十六《寒热杂说》杨注并同。

[2]“天容”:马莳曰,“按天容系手太阳经,非足少阳经,疑是天冲穴。”丹波元简曰:“天冲虽为足少阳经穴,然在耳上如前三分,无属颈部之理,马注不可据。”另《类经》七卷第十注:“耳下曲颊后,亦似是指手太阳之天容穴,此非足少阳之

穴，意者左以此穴属足少阳经脉。亦可备一说。”

[3]“颈”：《太素》卷十《本输》作“项”。按：《素问·气府论》“项中央二”。王注：“是谓风府，哑门二穴也，悉在项中”。据此，以作“项”似是。

[4]“腋内动脉，手太阴也，名曰天府”：《灵枢·寒热》篇作“腋下动脉，臂太阴也，名曰天府”。

【直译】 在左右两缺盆的中间是任脉的天突穴。次于第一行，而近任脉之侧的动脉应手处，是足阳明经的人迎穴。次于第二行，属于手阳明经的叫做扶突穴。次于第三行，是属于手太阳经的天窗穴。次于第四行，是属于足少阳经的天容穴。次于第五行，是属于手少阳经的天牖穴。次于第六行，是属于足太阳经的天柱穴。次于第七行，居于项之中央，属于督脉，叫做风府。腋下动脉，是属于手太阴的天府穴。腋下三寸，是属于手心主的天池穴。

【原文】 足阳明，挟喉之动脉①也，其腧在膺中[1]②；手阳明，次在其腧[2]外，不至曲颊一寸。手太阳当曲颊③。足少阳在耳下曲颊之后；手少阳出耳后，上加完骨之上④；足太阳挟项大筋之中发际⑤。

《素问·本输》

【校勘】

[1]“足阳明……其腧在膺中”：《太素》卷十一《本输》无此十四字。

[2]“腧”：《太素》卷十一《本输》无。

【注释】

①“挟喉之动脉”：指人迎而言。《类经》七卷第十注：“此下乃重言上文六阳经脉，以明其详也。挟喉动脉，即是阳明人迎也。”

②“其腧在膺中”：膺，就是胸前两侧高起处，足阳明胃经的俞穴和库房、屋翳等分布其中。马莳曰：“胸之两旁，谓之膺也。”《类经》七卷第十注：“自挟喉而下行于胸膺，凡气户、库房之类，皆阳明之腧，故曰其腧在膺中。”

③“曲颊”：颊，是面之两旁，牙下骨称颊车，因其屈而向前，故称为曲颊。《太素》卷十一《本输》注：“手太阳循颈上颊。颊，曲颊也，近牙车是也。”

④“上加完骨之上”：此言天牖穴的部位。《太素》卷十一《本输》注：“手少阳上项挟耳后，故直上出耳上角，完骨在耳后，故上加完骨上是也。”《类经》七卷第十注：“此复言天牖穴也。”

⑤“足太阳挟项大筋之中发际”：此言天柱穴部位。《太素》卷十一《本输》注：“两大筋中发际，此太阳腧也。”《类经》七卷第十注：“此复言天柱穴，挟后项大筋中发际也。”

【直译】 足阳明经的人迎穴位于挟结喉两旁的动脉应手处，脉气下行于胸膺。手阳明经的扶突穴，在足阳明经动脉人迎穴之外，不到曲颊，离曲颊一寸之处。手太阳经的天窗穴，则正当曲颊之下，扶突后一寸。足少阳经的天冲穴，在曲颊之后，耳朵之下。手少阳经的天牖穴在耳后，其上有足少阳胆经的完骨穴。足太阳经的天柱穴，挟项后在大筋外侧陷中的发际处。

【原文】 刺上关者，呿①不能欠②呿，刺下关者，欠不能呿；刺犊鼻者，屈不能伸；刺两关③者，伸不能屈。

《灵枢·本输》

【注释】

①“呿”(qū 区)：张口。

②“欠”：合口。按“欠”疑误，似应作“合欠”。“欠”乃“合欠”之坏字。“合欠”通“合”。

③“两关”：指内关、外关而言。

【直译】 针刺上关穴，要张口而不能合口；针刺下关穴，要合口而不能张口。针刺犊鼻穴，要屈足而不能伸足；针刺内关、外关，要伸手而不能弯曲。

【原文】 颈侧之动脉人迎。人迎，足阳明也，在婴筋①之前。婴筋之后，手阳明也，名曰扶突。次脉，手[1]少阳脉也，名曰天牖。次脉，足太阳也，名曰天柱。腋下[2]动脉，臂[3]太阴也，名曰天府。

《灵枢·寒热病》

【校勘】

[1]“手”：原作“足”，据《太素》卷二十六《寒热杂说》及杨注改。与《本输》篇合。

[2]“下”：《本输》篇作“内”。

[3]“臂”：《本输》篇作“手”。

【注释】

①“婴筋”：颈侧之筋，相当于胸锁乳突肌之前缘部。

【直译】 颈侧的动脉上的穴位叫人迎。人迎穴属于足阳明经，在颈筋的前面。颈筋后面的穴位，属于手阳明经，叫做扶突。再后的经脉是足少阳经，上面的穴位叫做天牖。再后的经脉是足太阳经，上面的穴位名叫天柱。腋下动脉是手太阴经，上面的穴位叫做天府。

【按语】 针灸取穴的分寸，不是采用任何一种度制的尺寸，而是根据骨度为基础。将人体各部折合成一定的尺度，作为取穴时应用的基准。这种按人体部位折寸的方法，称为“骨度穴法”。其所定的尺寸，称为“同身寸。”同身寸的长短，不是固定的，人身长则寸长，人身短则寸短，随着人体的长短而比例增减，所以有

"同身寸"的名称。如前发际的长度，折成一尺二寸，不论大人、小孩，头大、头小，概作一尺二寸折算。不但如此，即在同一人身上，由于部位的不同，同身寸的长短也有所差别。如前发际折长一尺二寸，肘至腕，足长，腋至季胁均是折长一尺二寸，但这四个一尺二寸，并不等长。如果用头部一尺二寸中的一寸施三于手臂或胁旁去量取穴位，就不准确了。所以同身寸是各部有各部的分寸度，只能在本部应用。这种取穴法在一些无明显标志的部位是一种比较准确的方法，现在临床还用此种取穴法。

骨度法的记载，最早见于《灵枢・骨度》篇，其所测量的人体高度为七尺五寸，其横度(两臂外展，两手伸直，以中指端为准)也为七尺五寸。

常用骨度分寸是根据《灵枢・骨度》并在医疗实践中经过修改和补充而来的。如肘至腕，《灵枢・骨度》为12.5寸，固其与总横度75寸不合，故改为12寸；两乳之间，《灵枢・骨度》之横寸为9.5寸，据《甲乙》腧穴分寸改为8寸；天枢以下至横骨，《灵枢・骨度》为6.5寸，据《甲乙》腧穴分寸改为5寸；季胁以下至髀枢，《灵枢・骨度》为6寸，据《甲乙》腧穴分寸改为9寸；膂骨以下至尾骶二十一节，《灵枢・骨度》作30寸，公以脊椎棘突作标志为依据，不作分寸折算。另外，前额两发角之间，据《甲乙》腧穴分为9寸。以上骨度分寸，不论男女老幼和形体高矮胖瘦均折算成同样的长度和宽度，作为量取腧穴定位的标准。

第四节　水热穴论述

【原文】 水俞五十七穴①。

《素问・气穴论》

【注释】

①"水俞五十七穴"：治疗水疾的穴位共五十七个。其为督脉的脊中、悬枢、命门、腰俞、长强共五穴。足太阳膀胱经大肠俞、小肠俞、膀胱俞、中膂俞、白环俞，左右共十穴。旁开督脉三寸膀胱经胃仓、肓门、志室、胞肓、秩边，左右共十穴；肾经脉气所发有中注、四海气穴、大赫、横骨，左右共十穴。足阳明胃经外陵、大巨、水道、归来、气冲，左右共十穴。足少阴肾经复溜、阴谷、照海、交信、筑宾、太冲，左右共十二穴。以上总计五十七穴。

【直译】 治疗水疾的穴位共五十七个。

【原文】 热俞五十九穴①。

《素问・气穴论》

【注释】

①“热俞五十九穴”：刺热证的腧穴共五十九穴。头部五行，每行各五穴，中行为上星、囟会、前顶、后顶、百会；次两旁为五处，承光、通天、络却、玉枕（左右共十穴）；又次两旁临泣、目窗、正营、承灵、脑空（左右共十穴）；以上共二十五穴。另外尚有大杼、膺俞（即中府穴）、缺盆、背俞（即风门穴），左右共八穴。又有气冲、三里、上巨虚、下巨虚，左右共八穴。又有云门、髃骨、委中、腰俞，左右共八穴。又有魄户、神堂、魂门、意舍、志室，左右共十穴。总计五十九穴。

【直译】 治热病的有五十九穴。

【原文】 脏俞五十穴①。

《素问·气穴论》

【注释】

①“脏俞五十穴”：五脏各有井、荥、输、经、合，五五二十五穴，左右相加，共五十穴。

【直译】 五脏各有井、荥、输、经、合，五五二十五穴，左右相加，共五十穴。

【原文】 腑俞七十二穴①。

《素问·气穴论》

【注释】

①“腑俞七十二穴”：六腑各有井、荥、输、原、经、合，六六三十六穴，左右相加，共七十二穴。

【直译】 六腑各有井、荥、输、原、经、合，六六三十六，左右共七十二穴。

【按语】 五脏输穴井、荥、输、经、合，共五十穴；六腑输穴井、荥、输、原、经、合，共五十六穴，其理何也。《难经·六十二难》：“脏有五，腑独有六者，……然，腑者阳也，三焦行于阳，故置一输名曰原，……亦与三焦共一气也。”中医基础理论认为三焦为原气之别名，原又为三焦的尊称，原气借三焦与经脉相通，输布全身，调和内外，宣上导下，完成人体气化功能，三焦为阳经之腑，把各阳经三焦气化所过之处置一原穴。原气并非只通于阳，也通于阴，所以阳经有原与输并列，阴经有原以输代之。

【原文】 帝曰：水俞五十七处者，是何主也？岐伯曰：肾俞五十七穴，积阴之所聚也，水所从出入也。尻上五行行五者①，此肾俞[1]②。故水病下为胕肿大腹，上为喘呼，不得卧者，标本俱病，故肺为喘呼，肾为水肿，肺为逆不得卧，分为相输③，俱受者[2]水气之所留也。伏兔上二行行五者④，此肾之街[3]也⑤，三阴之所交结于脚也⑥。踝上各一行行六者⑦，此肾脉之下行也，名曰太冲⑧。凡五十七穴者，皆脏之阴络[4]，水之所客也⑨。

《素问·水热穴论》

【校勘】

[1]“此肾俞”:《太素》卷十一《气穴》作“此皆肾俞也”。

[2]“分为相输,俱受者”:《太素》卷十一《气穴》作“分之相输受者”。

[3]“此肾之街”:《太素》卷十一《气穴》作“此肾所街也”。

[4]“络”:《太素》卷十一《气穴》作“络”。

【注释】

①“尻上五行行五者”:即尻骨向上,共分五行,每行五穴,计中行督脉气所发者,脊中、悬枢、命门、腰俞、长强。次挟督脉足太阳脉气所发者,大肠俞、小肠俞、膀胱俞、中膂内俞、白环俞。又次两行足太阳脉气所发者,胃仓、肓门、志室、胞门、秩边。以上共二十五穴。

②“此肾俞”:《太素》卷十一《气穴》注,“尻上五行,合二十五俞者,有非肾脉所发,皆言肾俞,以其近肾并在肾部之内,肾气所得,故皆称肾俞也。”

③“分为相输”:《类经》二十一卷第三十八注,“言水能分行渚气,相为输应,而俱受病者,正以水气同类,水病则气应,气病则水应,留而不去即为病。”

④“伏兔上各二行行五者”:王冰注,“伏兔上各二行行五者,腹部正俞侠中行任脉两旁冲脉足少阴之会者,有中注、四满、气穴、大赫、横骨当其处也。次侠冲脉,足少阴两傍足阳明脉气所发者,有外陵、大巨、水道、归来、气街当其处也。”

⑤“此肾之街也”:肾气通行的道路。

⑥“三阴之所交结于脚也”:即肝、脾、肾三阴之经相交于足胫的意思。

⑦“踝上各一行行六者”:王冰注,“有太冲、复溜、阴谷三穴,阴跷脉有照海、交信、筑宾三穴。”张志聪注为照海、水泉、大钟、太溪、然谷、涌泉六穴。高士宗注为三阴交、漏谷、商五、公孙、太白、大都六穴。三说不一,姑从王注。

⑧“名曰太冲”:《太素》卷十一《气穴》注,“冲脉之出于颃颡,下者注少阴大络,以下伏行出跗循跗,故曰肾脉下行,名曰太冲。”

⑨“皆脏之阴络,水之所客也”:指以上所述五十七穴皆是阴脏所络部位的腧穴,也是水气所居的地方。

【直译】 黄帝问道:治疗水病的腧穴有五十七个,它们属哪脏所主?岐伯说:肾腧五十七个穴位,是阴气所积聚的地方,也是水液从此出入的地方。尻骨之上有五行,每行五个穴位,这些是肾的腧穴。所以水病表现在下部则为浮肿、腹部胀大,表现在上部为呼吸喘急、不能平卧,这是肺与肾标本同病。所以肺病表现为呼吸喘急,肾病表现为水肿,肺病还表现为气逆,不得平卧;肺病与肾病的表现各不相同,但二者之间相互输应、相互影响着。之所以肺肾都发生了病变,是由于水气停留于两脏的缘故。伏兔上方各有两行，每行五个穴位，这里是肾气循行的重要道路和肝脾经交结在脚上。足内踝上方各有一行，每行六个穴位，这是肾的经脉下行于脚的部分，名叫太冲。以上共五十七个穴位，都隐藏在人体下部或较、深部的脉络之中，也是水液容易停聚的地方。

【原文】 水俞五十七穴者，尻上五行，行五①，伏兔上两[1]行，行五②，左右各一行[2]，行五③，踝上各一行，行六穴④。髓空⑤在脑后三分[3]，在颅际锐骨之下⑥，一在断基[4]下⑦，一在项后[5]中复骨下⑧，一在脊骨上空在风府上。脊骨下空，在尻骨下空⑨数[6]髓空在面侠鼻⑩，或[7]骨空[8]在口下当两肩⑪。两髆骨空，在髆中之阳。臂骨空在臂阳，去踝四寸两骨空之间⑫。股骨上空在股阳，出上膝四寸。骺骨空在辅骨之上端⑬。股际骨空在毛中动脉[9]下⑭。尻骨空在髀骨之后，相去四寸⑮。扁骨有渗理凑[10]⑯，无髓孔，易髓无空⑰。

《素问·骨空论》

【校勘】

[1]"两"：此前《水热穴论》有"各"字。

[2]"一行"：《素问直解》作"二行"。《素问识》云："考下篇《水热穴论》，若'一行'则不合五十七之数。"《素问直解》义长。

[3]"三分"：《素问释义》作"五分"。《太素》卷十一《骨空》肖延平按"三分"，赵府本《素问》作"五分"。

[4]"断基"：《太素》卷十一《骨空》作"新篡"。

[5]"后"：《太素》卷十一《骨空》无。

[6]"数"：《素问释义》，"数字疑有误。"

[7]"或"：《素问释义》，"或字疑有误。"

[8]"空"：《太素》卷十一《骨空》无。

[9]"脉"：原无。据《太素》卷十一《骨空》补。

[10]"凑"：《太素》卷十一《骨空》无。

【注释】

①"尻上五行，行五"：即尻骨向上，共分五行，每行五穴。详见《水热穴论》。

②"伏兔上两行，行五"：指伏兔上腹部有二行，每行五穴。详见《水热穴论》。

③"左右各一行，行五"：指伏兔上腹部又左右各有一行，每行五穴，详见《水热穴论》。

④"踝上各一行，行六穴"：指内踝上各有一行，每行六穴，详见《水热穴论》。

⑤"髓空"：即骨空，为通髓之处，精髓气血由此出入。

⑥"颅际锐骨之下"：意指在颅后锐骨之下的风府穴。

⑦“齗(yin 银)基下”:王冰注,“当颐下骨陷中有穴容豆。《中诰》名下颐。”《类经》八卷第十九注:“唇内上齿缝中曰齗交,则下齿缝中当为‘齗基’下者,乃颐下正中骨罅也。”“齗”,同“龈”。

⑧“复骨下”:指大椎之上,伏而不显之椎下的哑门穴。王冰注:“瘖门穴也。”《类经》八卷第十九注:“即大椎上骨节空也。复当作伏,盖项骨三节不甚显。”复,《素问识》云:“然伏复通用,骨蒸复连,或作伏连。一伏时,本是一复时。”

⑨“尻骨下空”:指长强穴。新校正云:“按《甲乙经》长强在脊骶端,正在尻骨下。”

⑩“数髓空在面侠鼻”:《类经》八卷第十九注,“数,数处也。在面者,如足阳明之承泣、巨髎,手太阳之颧骨髎,足太阳之睛明,手少阳之丝竹空,足少阳之瞳子髎、听会。侠鼻者,如手阳明之迎香等处。皆在面之骨空也。”

⑪“或骨空在口下当两肩”:王冰注,“谓大迎穴也。”按《甲乙》卷三第十云:“大迎一名髓孔,在曲颔前一寸三分骨陷中。”故大迎处亦为髓空。

⑫“臂骨空在臂阳,去踝四寸两骨空之间”:指在前臂背侧,尺骨茎突之上四寸,尺骨与桡骨之间的三阳络。踝,指尺骨茎突。

⑬“在辅骨之上端”:指足阳明之犊鼻穴。

⑭“毛中动脉下”:张志聪注,“股际者,谓两大腿骨之上小腹下之横骨,在两股骨之间,毛中动脉之下。”

⑮“髀骨之后,相去四寸”:王冰注,“是谓尻骨八髎也。”

⑯“扁骨有渗理凑”:《类经》八卷第十九注,“扁骨者,对圆骨而言,凡圆骨内皆有髓,有髓则有髓空,若扁骨则但有血脉渗灌之理而内无髓。”“凑”与“腠”通。

⑰“易髓无空”:指扁骨无髓空,以渗腠理而代髓之功,故无空。

【直译】 治疗水病的腧穴有五十七个:尻骨上有五行,每行各五穴;伏兔上方有两行,每行各有五穴;其左右又各有一行,每行各五穴;足内踝上各一行,每行各六穴。髓穴在脑后分为三处,都在颅骨边际锐骨的下面,一处在龈基的下面,一处在项后正中的复骨下面,一处在脊骨上空的风府穴的上面,脊骨下空在尻骨下面孔穴中。又有几个髓空在面部侠鼻两旁,或有骨空在口唇下方与两肩相平的部位。两肩膊骨空在肩膊中的外侧。臂骨的骨空在臂骨的外侧,离开手腕四寸,在尺、桡两骨的空隙之间。股骨上面的骨空在股骨外侧膝上四寸的地方。尻骨的骨空在辅骨的上端。骨际的骨空在阴毛中的动脉下面。尻骨的骨空在尻骨的后面距离四寸的地方。扁骨有血脉渗灌的纹理聚合,没有直通骨髓的孔穴,骨髓通过灌的纹理内外交流,所以没有骨空。

【原文】 帝曰:夫子言治热病五十九俞,余论其意,未能领别其处,愿闻其处，因闻其意。岐伯曰：头上五行行五①者，以越诸阳之热逆也。大杼、膺俞②、缺盆、背俞③，此八者，以泻胸中之热也④。气街、三里、巨虚上下廉，此八者，以泻胃中之热也⑤。云门、髃骨、委中、髓空⑥，此八者，以泻四肢之热也。五脏俞傍五⑦，此十者，以泻五脏之热也。凡此五十九穴者，皆热之左右也⑧。

《素问・水热穴论》

【注释】

①“头上五行行五”：指中行上星、囟会、前顶、百会、后项，次两旁有五处、承光、通天、络却、玉枕，又次两旁在临泣、目窗、正营、承灵、脑空。

②“膺俞”：即中府穴。

③“背俞”：即风门穴。

④“以泻胸中之热也”：以此八穴，前后近胸，故泻胸中之热。

⑤“以泻胃中之热也”：以此八穴，皆为足阳明胃经之腧穴，故能泻胃中之热。

⑥“髓空”：《太素》卷十一《气穴》注，“髓空在腰，一名腰俞。”张志聪：“髓空即横骨空，所谓股际骨空，在毛中动脉下，属足少阴肾经。”按：腰俞只有一穴，与“此八者”之数不合，故从张注。

⑦“五脏俞傍五”：指背部五脏俞之傍五穴，即魄产、神堂、魂门、意舍、志室五穴。

⑧“皆热之左右也”：《太素》卷十一《气穴》注“皆热病左右之输也。”吴昆注：“左右习近也。”今从《太素》注，乃概言五十九穴皆注热病左右之俞穴。

【直译】 黄帝道：先生说过治疗热病的五十九个腧穴，我已经知道其大概，但还不知道这些腧穴的部位，请告诉我它们的部位，并说明这些腧穴在治疗上的作用。岐伯说：头上有五行，每行五个穴位，能泄越诸阳经上逆的热邪。大杼、膺俞、缺盆、背俞这八个穴位，可以泻除胸中的热邪。气街、三里、上巨虚和下巨虚这八个穴位，可以泻出胃中的热邪。云门、肩髃、委中、髓空这八个穴位，可以泻出四肢的热邪。以上共五十九个穴位，都在治疗热病的腧穴。

【原文】 所谓五十九刺①者，两手外内侧各三，凡十二痏②；五指间各一③，凡八痏，足亦如是；头入发一寸傍三[1]，各三，凡六痏；更入发三寸边五，凡十痏；耳前后口下者各一，项中一，凡六痏；巅上一，囟会一发际一④，廉泉一，风池二，天柱二。

《灵枢・热病》

【校勘】

[1]“傍三”：此下原有“分”字。《甲乙》卷七第一中校语注云：“《灵枢》无‘分’字。”刘衡如《灵枢经》校勘本校语谓：“应据《甲乙》卷七第一中校语删，以复林亿

等所见《灵枢》之旧。”其说为是，故据删。

【注释】

①“五十九刺”：指治热病可刺之五十九穴，两手手指端外侧各三穴是少泽、关冲、商阳；内侧各三穴是少商、少冲、中冲；手五指本节后备一穴是后溪、中渚、三间、少府（手太阴、厥阴二经本节后无穴位）；足五趾本节后各一穴是束骨、临泣、陷谷、太白（足少阴经脉不行于趾，足厥阴经本节后无穴）；头部入前发际一寸旁三各三穴是五处、承光、通天；更入发际三寸每边各五穴是临泣、目窗、正营、承灵、脑空；耳前后备一穴是听会、完骨、口下一穴是承浆，项中一穴是哑门；巅顶一穴是百会，囟会一穴是囟会，前发际一穴是神庭；原发际一穴是内府，再加上廉泉、二风池、二天柱，共合五十九穴。

②“痏（wei委）”：指针瘢，针孔。此指针刺的穴位。《类经》二十一卷第四十注：“有刺必有瘢，故即以痏为数。”

③“五指间各一”：《类经》二十一卷第四十注，“五指间者，总言手五指也。各一者，本节之后各一穴也。……如手经则太阳之后谿，少阳之中渚，阳明之三间；独少阴之在本节后者，则少府之荥也。”

④“发际一”：指前后发际各一。

【直译】 所谓治疗热病的五十九个穴位，就是在两手外侧和内侧各三穴，共十二穴；手五指间各有一穴，共八穴；脚也如此；头部入发际一寸中行督脉旁三分，左右各有三穴，共六穴；进一步再深入发际三寸，两边各有五穴，共十穴；耳前后各一穴，口下一穴，项中一穴，共六穴；巅顶上一穴，囟会一穴，后发际一穴，廉泉一穴，风池二穴，天柱二穴。

第三章

刺法灸法

第一节　刺灸法的来源及针具

一、刺灸法的来源

本节收集的经文主要说明不同自然环境、地域、生活条件与砭石、灸焫、针的起源有一定关系。

【原文】 故东方之域，天地之所始生①也，鱼盐之地，海滨傍水，其民食鱼而嗜咸，皆安其处，美其食，鱼者使人[1]热中②，盐[2]者胜血③，故其民皆黑色踈理，其病皆为痈疡[3]，其治宜砭石，故砭石者，亦从东方来。

《素问·异法方宜论》

【校勘】

[1]“使人”：按“使人”二字衍。“鱼者热中”与“盐者胜血”对文。《本草衍义》卷十七引无“使人”二字。

[2]“盐”：按“盐”误，应作“咸”。“咸胜血”与《素问·宣明五气》篇“咸走血”义合。

[3]“痈疡”：《甲乙》卷六第二“疡”作“肿”。按《太素·知针石》篇“制大小”句杨注引作“肿”，与《甲乙》合。

【注解】

①“始生”：王冰说“法春气”。

②“热中”：谓热邪滞留在肠胃里。

③“盐者胜血”：咸入血，多食伤血。

【直译】 故东方之域，天地之所始生也，鱼盐之地，海滨傍水。其民食鱼而嗜咸，皆安其处，美其食。鱼者使人热中，咸者胜血，故其民皆黑色疏理，其病皆为痈疡，其治宜砭石。故砭石者，亦从东方来。

【原文】 北方者，天地所闭藏之域也，其地高陵居，风寒冰冽[1]，其民乐野处而乳食①，藏寒生满病②其治宜灸焫③，故灸焫者，亦从北方来。

《素问·异法方宜论》

【校勘】

[1]“冽”:原意为冷。

【注释】

①“乐野处而乳食”:高世栻说,“处,暂处也。乐野处而乳食,盖是一种游牧生活。”

②“藏寒生满病”:姚止庵说,“藏既寒矣,气闭不行,以致中满胸腹肠藏之间,膨胀如鼓,所以然者,地气寒而藏又寒也。”

③“灸焫”:“焫”音“弱”,“灸焫”是用艾烧灼皮肤治病。

【直译】 北方者,天地所闭藏之域也,其地高陵居,风寒冰冽。其民乐野处而乳食,脏寒生满病,其治宜炙芮。故灸芮者,亦从北方来。

【原文】 南方者,天地之所长养①,阳之所盛处[1]也,其地下[2],水土弱②,雾露之所聚也,其民嗜酸而食胕[3]。故其民皆致理而赤色,其病挛痹,其治宜微针③。故九针者,亦从南方来。

《素问·异法方宜论》

【校勘】

[1]“阳之所盛处”:俞樾说,“应作‘盛阳之所处,传写错之’。”

[2]“地下”:《太素》“地”下有“污”字。《医心方》有“洼”字。按“污”、“洼”异文同义。《广雅·释诂》:“洼,污也。”

[3]“胕”:《甲乙》作“臊”。

【注释】

①“长养”:王冰说“法夏气”。是说南方的气候水土,适宜于长养万物。

②“水土弱”:孙鼎宜说,“谓土薄水浅风土弱也。”“弱”引申有脾湿之意。

③“微针”:孙鼎宜说,“微针即下文九针,比砭石为细小,故曰微针。”

【直译】 南方者,天地所长养,阳之所盛处也,其地下,水土弱,雾露之所聚也。其民嗜酸而食腐,故其民皆致理而赤色,其病挛痹,其治宜微针。故九针者,亦从南方来。

【按语】 以上三段原文给我们指出了砭石、艾焫、针的最早发源地域,同时还说明了不同地域,其疾病特点不同。随着科学技术的发展,特别是医学地理学的兴起,人们自身与土质、水文、地磁、气候等的密切关系已得到一定的解释,因此本文的论述有一定道理。

二、九针的起源、名称、形状及应用

本节所集经文阐述了九针的起源、命名、形状及应用。

【原文】 众多博大矣，余犹不能寤，敢问九针焉生？何因而有名？九针者，天地之大数也①，始于一而终于九。故曰：一以法天，二以法地，三以法人，四以法时，五以法音，六以法律，七以法星，八以法风，九以法野②。黄帝曰：以针应九之数奈何？岐伯曰：夫圣人起天地之数，一而九之，故以立九野，九而九之，九九八十一，以起黄钟③数焉，以针应数也。

《灵枢·九针论》

【注释】

①“天地之大数也”：指推演天地间阴阳动静等变化现象时在计算上所用的基本数字。即从一到九。

②“九以法野”：野，是分野，也是划分区域的意思。法野，是取法于九州分野的意思。

③“黄钟”：六律之一，是古代矫区音律的一种乐器。

【直译】 九针之学，内容丰富，博大精深，我还有弄不明白的地方。请问九针是怎样产生的？各自因何而得名？九针之“九”，是天地间的大数，数开始于一，而终止于九。所以九针的创制，第一种针是取法于天，第二种针是取法于地，第三种针是取法于人，第四种针是取法于四时，第五种针是取法于五音，第六种针是取法于六律，第七种针是取法于七星，第八种针是取法于八风，第九种针是取法于九野。

【原文】 黄帝曰：针之长短有数[1]乎？岐伯曰：一曰镵针者，取法于巾针[2]，去末半寸[3]，卒锐之①，长一寸六分，主热在头身也。二曰员针，取法于絮针②，筩其身而卵其锋，长一寸六分，主治分间气[4]。三曰鍉针，取法于黍粟之锐，长三寸半，主按脉取气，令邪出。四曰锋针，取法于絮针，筩其身，锋其末[5]，长一寸六分，主泻热出血。五曰铍针，取法于剑锋，广二分半，长四寸，主大痈脓，两热争者也。六曰员利针，取法于氂针[6]，微大其末，反小其身，令可深内也，长一寸六分，主取痈痹者也。七曰毫针，取法手毫毛，长一寸六分，主寒痛痹在络者也。八曰长针，取法于綦针③，长七寸，主取深邪远痹者也。九曰大针，取法于锋针，其锋微员，长四寸，主取大气不出关节者也。针形毕矣。此九针大小长短之法也。

《灵枢·九针论》

【校勘】

[1]“数”：覆刻《太素》卷二十一《九针》系作“法”，义长。下文结语谓“此九针大小长短之法也”，正与此相应。

[2]“巾针”：史崧音释，“一本作布针。”《甲乙》卷五第二、《圣济总录》卷一九二及《医心方》卷二第五正作“布针”。

[3]“半寸”:原作“寸半”,据《甲乙》卷五第二、《医心方》卷二第五改。丹波元简:“此针通计长一寸六分,其寸半而卒锐之。则其余有一分,岂有此理,当《甲乙》作半寸。”

[4]“分间气”:黄校本“分”下有“肉”字。

[5]“锋其末”:《甲乙》卷五第二此下有“其刃三隅”四字。

[6]“氂针”:覆刻《太素》卷二十一《九针》《圣济总录》卷一九二及《医心方》卷二第五“氂”下并无“针”字。考《九针十二原》篇“员利针者,大如氂”及本篇前段“令失如氂”,“氂”字可能并非针名,故无针字为妥。

【注释】

①“卒锐之”:指镵针在相距末端约半寸许,就尖锐突出,状如箭头。丹波元简:“卒,暴也。此针之制,长一寸六分,其去末五分之所暴锐之,其刺浅而泻表阳气也。”

②“絮针”:孙鼎宜,“絮针,古者缝絮之针也。”

③“綦(qi 其)针”:即缝纫用的长针。《说文·金部》:“鉥(shu),綦针也。”《管子·轻重乙》:“一女必有一刀、一锥、一箴、一鉥。”房注:“鉥,长针也。”

【直译】 黄帝问:各种针的长短,有一定分寸吗?岐伯答:第一种针叫镵针,它仿效巾针的式样,在距离针尖半寸处就陡然锐利起来,针长一寸六分,主治热邪在头身的病。第二种针叫员针,它仿效絮针的式样,针身圆直如筒,针尖椭圆如卵,长一寸六分,主治邪气在分肉间的疾病。第三种针叫鍉针,它仿效黍粒、谷粒的样子,圆而微尖,针长三寸半,用以按脉取气。第四种针叫锋针,它仿效絮针的式样,针身直圆,末端锋利,长一寸六分,主要用于泻热出血。第五种针叫铍针,它仿效剑的锋刃,针宽二分半,针长四寸,主治痈肿大脓及寒热两气相搏形成的疾病。第六种针叫员利针,它仿效氂毛的样子,针尖稍大,针身反小,使它可以深刺,针长一寸六分,主治痈证、痹证。第七种针叫毫针,它仿效毫毛的样子,长一寸六分,主治病邪留滞经络而形成的寒热痛痹。第八种针叫长针,它仿效綦针的式样,针长七寸,主治因病邪滞留深部而形成的久痹证。第九种针叫大针,它仿效锋针,锋刃微圆,针长四寸,主治大气不能通过关节的疾病。针的形制已讲解完毕,这就是九针大小长短的法式。

【原文】 一曰镵针①,长一寸六分……镵针者,头大末锐,主[1]泻阳气。

《灵枢·九针十二原》

【直译】 第一种叫做镵针,长一寸六分……镵针,针头大而针尖锐利,适于浅刺以泻皮肤之热。

【校勘】

[1]“主”:原作“去”,据覆刻《太素》卷二十一《九针所象》改。

【注释】

①“镵针”：《广雅·释诂四》，“镵，锐也。”因其针尖锐，古名镵针。

【原文】 病在皮肤无常处者①，取以镵针于病所，肤白勿取。

《灵枢·官针》

【注释】

①“病在皮肤无常处者”：《太素》卷二十二《九针所主》注，“皮肤痛无常处，阳气盛也。”

【直译】 病在皮肤浅表而无固定的地方，可以用镵针治疗；如果患部皮肤苍白，就不能够用鍉针了。

【原文】 刺热者，用镵针。

《灵枢·刺节真邪》

【直译】 刺热邪的病当用镵针。

【原文】 二曰员针，长一寸六分……员针者，针如卵形[1]，楷摩分[2]间，不得伤肌肉，以泻分气[3]。

《灵枢·九针十二原》

【校勘】

[1]“针如卵形”：覆刻《太素》二十一《九针所象》“针”作“锋”，《太素》改后较妥。

[2]“分”：《要旨》卷二上第四引此下有“肉”字。

[3]“以泻分气”：《九针论》作“主治分间气”。

【直译】 第二种叫做员针，长一寸六分……员针，针尖如卵，适于摩擦分肉之间，既不会损伤肌肉，又能够疏泄分肉的邪气。

【原文】 三曰鍉针①，长三寸半……鍉针者，锋如黍粟之锐，主按脉勿陷[1]，以致其气。

《灵枢·九针十二原》

【校勘】

[1]“主按脉勿陷”：《要旨》卷二上第四引此下有“令邪气勿陷”五字。按：《九针论》论鍉针，凡两见，一云“令可以按脉勿陷，以致其气，令邪气独出”，一云“主按脉取气令邪出”。均与《要旨》引异，岂高氏移《九针论》文于此，而复改“独出”为“勿陷”或别有据耶？待考。

【注释】

①“鍉针”：丹波元简《灵枢识》，“鍉，时时，又音低。镝也，箭镞也。”因其针形似箭而得名。

【直译】 第三种叫做鍉针；长三寸半……鍉针，针尖像黍粟之粒，适于按压经脉，以导引正气，从而排除邪气。

【原文】 病在脉，气少当补之者，取以鍉针于井荥分输。

《灵枢・官针》

【直译】 病在经脉，气不足当用补法的。应用鍉针压按井、荥，分输各穴。

【原文】 四曰锋针，长一寸六分……锋针者，刃三隅，以发痼疾。

《灵枢・九针十二原》

【直译】 第四种叫做锋针，长一寸六分……锋针，三面有刃，用来治疗积久难治的疾病。

【原文】 病在经络痼痹者，取以锋针。

《灵枢・官针》

【直译】 病在经络，久而形成痼痹的，应用锋针来治疗。

【原文】 病为大脓者，取以铍针。

《灵枢・官针》

【直译】 患较重脓疮的，应该用铍针排脓治疗。

【原文】 六曰员利针，长一寸六分……员利针者，尖[1]如氂①，且员且锐[2]，中身微大以取暴气。

《灵枢・九针十二原》

【校勘】

[1]"尖"：原作"大"据本书《九针论》及《甲乙》卷五第二改。

[2]"锐"：《针尖摘英集・九针式》作"利"。

【注释】

①"氂"：一读 li(厘)，一读 mao(毛)，义同；指长毛。

【直译】 第六种叫做员利针，长一寸六分……员利针，针尖如同长毛，圆而锐利，针身略粗，用以治疗暴痹。

【原文】 病在痹气暴发者，取以员利针。

《灵枢・官针》

【直译】 对急性发作的痹证，可以用员利针治疗。

【原文】 七曰毫针，长三寸六分……毫针者，尖如蚊虻喙①，静以徐往，微以入留，正气因之，真邪具往，出针[1]而养，以取痛痹。

《灵枢・九针十二原》

【校勘】

[1]"正气因之，真邪俱往，出针"：原作一"之"字，文义不贯，据本书《九针论》及《甲乙》卷五第二在"之"字前补"正气因"三字，"之"字后补"真邪俱往，出针"六

字使前后一致。《九针论》作“正气因之”。《太素》卷二十二《九针所主》杨注作“留之养神。”

【注释】

①“蚊虻喙”：指蚊子、虻虫的嘴。虻，亦吸血小飞虫，如牛虻等均属此类。

【直译】 第七种叫做毫针，长三寸六分……毫针，针尖形如蚊虻之嘴，徐缓地刺入皮肉，留针养神，以治疗痛痹。

【原文】 病痹气痛而不去者，取以毫针。

《灵枢·官针》

【直译】 患痹病而疼痛不止的，可用毫针治疗。

【原文】 刺寒者，用毫针也。

《灵枢·刺节真邪》

【直译】 刺寒邪的病当用毫针。

【原文】 七针益精。

《素问·针解》

【直译】 毫针补益精气。

【原文】 八曰长针，长七寸……长针者，锋利身薄，可以取远痹。

《灵枢·九针十二原》

【直译】 第八种叫做长针，长七寸……长针，针尖锐利，针体较长，可以治疗日久不愈的痹证。

【原文】 八风邪人，内舍于骨解腰脊节腠理之间，为深痹也，故为之治针，必长其身，锋其末，可以取邪远痹。

《灵枢·九针论》

【直译】 八个节气的虚邪之风伤害人，侵入、留滞于骨缝、腰脊关节之间，就形成深部的痹证。所以，为治疗这种疾病，制作了第八种针——长针，这种针针身一定要长，末端一定要锋利，可以用它来针刺深藏的邪气，治愈为时已久的痹证。

【原文】 九曰大针，长四寸……大针者，尖如梃[1]，其锋微员，以泻机关之水也。

《灵枢·九针十二原》

【校勘】

[1]“梃”：胡本、熊本、周本、统本、金陵本、藏本、日抄本、日刻本并作“挺。”《太素》卷二十二《九针所主》作“筵”。按：本书《九针论》“梃”作“挺”，与改本等合。《后汉书·方术传序》注：“挺，专折竹卜也。”“尖如挺”谓尖如折竹之锐。若

作“梃”则“梃”训为杖。杨注作“筵”与“挺”义近。

【直译】 第九种叫做大针，长四寸……大针，像折竹一样锐利，针尖稍圆，可用来泻去关节郁积的滞水。

【原文】 病水肿不能通关节者，取以大针。

《灵枢·官针》

【直译】 患水肿而关节间气滞不通的，可以用大针治疗。

【原文】 九针通九窍，除三百六十五节气。

《素问·针解》

【直译】 九针通利九窍，祛除周身三百六十五节间的邪气。

【原文】 一者，天也。天者阳也，五脏之应天者肺也，肺者五脏六腑之盖也。皮者，肺之合也，人之阳也。故为之治针，必以大其头而锐其末，令无得深入而阳气出。

【直译】 一是比象于天，天属阳，人的五脏，与天相应的是肺。肺在五脏六腑中位置居上，是脏腑的顶盖。皮肤在最外层，内与肺脏相应合，是人的体表。所以，为治疗生于皮肤的疾病而制作了第一种针——镵针，这种针一定要针头大，末端锋利，使它不能深刺，以防因刺得过深而使阳气泄漏。

【原文】 二者，地也。人之所以应土者肉也①，故为治针，必筩其身而员其末，令无得伤肉分，伤则气得竭。

《灵枢·九针论》

【注释】

①“人之所应土者肉也”：肌肉属于脾，脾属土，因脾能运化饮食物的精微，充实肌肉以营养四肢百骸，其作用像土地一样能滋养万物。脾与肌肉有内外相配的关系。所以说人之所以土者肉也。

【直译】 二是比象于地，人体与地土相应的是肉。所以，为治疗生于肌肉的疾病而制作了第二种针——员针，这种针针身一定要直，末端一定要圆，使它不能损伤肌肉，损伤了肌肉会导致阳气衰竭。

【原文】 三者，人也。人之所以成生者，血脉也。故为之治针，必方其身而员其末，令可以按脉勿陷，以致其气，令气独出。

《灵枢·九针论》

【直译】 三是比象于人，人赖以维持生命的，是不断运行着的血脉。所以，为治疗生于血脉的疾病而制作了第三种针——鍉针，这种针针身一定要大，末端一定要圆，使它可以按揉脉络而不致过深地陷进肌肉，以招来正气而使邪气单独排出。

【原文】 四者，时也。时者，四时八风之客于经络之中，为痼病者也。故为之治针，必筩其身而锋其末，令可以泻热出血，而痼病竭。

《灵枢·九针论》

【直译】 四是比象于四时，四季中的八方不正之风侵入于经络之内，就会形成久治不愈的痼证。为治疗这种疾病，所以制作了第四种针——锋针，这种针针身要圆直，末端要锋锐，使它可以泻热出血，痼疾得除。

【原文】 五者，音也。音者，冬夏之分，分于子午①，阴与阳别。寒与热争，两气相搏[1]，合为痈脓者也。故为之治针，必令其末如剑锋，可以取大脓[2]。

《灵枢·九针论》

【校勘】

[1]“搏”：原作“薄”。据胡本、周本、统本、金陵本、明本、藏本、日抄本改。《甲乙》卷五第二、《灵枢略·六气》并作“薄”，“薄”与“搏”通，亦可作改“抟”为“搏”之据。

[2]“脓”：《甲乙》卷五第二此下有“出血”二字，与《素问·针解》篇王注合。

【注释】

①“音者，冬夏之分，分于子午”：音，指五音。冬至阴极阳生，月建在子；夏至阳极阴生，月建在午，所以说，“冬夏之分，分于子午”。五音比象五数，位于一到九的中间。根据九宫数的位置，一为坎官，位于北方，其时令为冬至，地支在子；九为离宫，位于南方，其时令为夏至，地支在午。五数位居中宫，正当坎离二宫之间，阴阳由此可分。

【直译】 五是比象于五音。五在从一到九的数列内，位置居中。在九宫的顺序里，一为冬至节所属的北方叶蛰宫，九为夏至节所属的南方上天宫，五为中央招摇宫，五既把阴寒的冬至与阳热的夏至分开，也把北方子与南方午分开。人体与季候节令相应合，如果体内阴与阳乖违不和，寒热相争，两气相互搏击，就会形成痈肿。为治疗这种疾病，所以制作了第五种针——铍针，这种针的尖端应如剑刃一般锋利，可以用来破痈排脓。

【原文】 六者，律也。律者，调阴阳四时而合十二经脉。虚邪客于经络为暴痹者也。故为之治针，必令尖如氂，且员且锐，中身微大，以取暴气。

《灵枢·九针论》

【直译】 六是比象于六律。律吕是调和阴阳四时的，律吕各六，合为十二，人的十二经脉同它相应。如果虚邪侵入于经络，就会形成急性发作的痹证。所以，为治疗这种疾病而制作了第六种针——员利针，这种针一定要针尖如氂毛，圆而且锐利，针身略粗，以便用它来刺治因虚邪骤然侵入经络而形成的痹证。

【原文】 七者，星也。星者，人之七窍①。邪之所客于经，舍于络，而为痛痹[1]者也。故为之治针，铳尖如蚊虻喙，静以徐往，微以久留，正气因之，真邪俱往，出针而养者也。

《灵枢·九针论》

【校勘】

[1]“舍于络，而为痛痹”：原作“而为痛痹，舍于经络”八字，文义不顺，据《甲乙》卷五第二改。

【注释】

①“星者，人之七窍”：北差斗有七星，古多据为典例。天有七星比拟人有七窍，其义可引申为：天空星辰密布，人的通身空窍也很多。

【直译】 七是比象于七星，七星比合人的七窍。如外邪侵入经络，并且留而不去，就会形成痛痹。所以，为治疗这种疾病，制作了第七种针——毫针，要使针头纤细锐利像蚊虻的嘴，进针要平稳而徐缓，而且要留针少时，使正气借此得以充实，经气邪气同时受到了针刺的影响，出针后要较长时间按住针孔，使正气不致外泄。

【原文】 八者，风也。风者，人之股肱八节①也。八正之虚风②，八风[1]伤人，内舍于骨解腰脊节腠理之间，为深痹也。故为之治针，必薄[2]其身，锋其末，可以取深邪远痹。

《灵枢·九针论》

【校勘】

[1]“八风”：《甲乙》卷五第二、《圣济总录》卷一九二均无，疑为后人粘注。

[2]“薄”：原作“长”，据《甲乙》卷五第二改，与本节《九针十二原》篇“锋利身薄”义合。

【注释】

①“八节”：马莳，“人之手足，各有股肱关节计八，故谓八节。”按：这里所指的八节，有概括通身关节的含义。

②“八正之虚风”：八正，即立春、立夏、立秋、立冬、春分、秋分、夏至、冬至等八个节气。虚风，就是四时八节反常的气候。

【直译】 八是比象于风，风从八方来，比合于人体股肱的八节。八个节气的虚邪之风伤害人，侵入、留滞于骨缝、腰脊关节之间，就形成深部的痹证。所以，为治疗这种疾病，制作了第八种针——长针，这种针针身一定要长，末端一定要锋利，可以用它来针刺深藏的邪气，治愈为时已久的痹证。

【原文】 九者，野也。野者，人之节解皮之间也[1]。淫邪流溢于身，如风水之状，而溜[2]不能过于机关大节者也。故为之治针，令尖如梃[3]，其锋微员，以取[4]大气之不能过于关节者也。

《灵枢·九针论》

【校勘】

[1]"人之节解皮肤之间也":《甲乙》卷五第二作"人之骨解,虚风伤人,内舍于骨解皮肤之间也"。

[2]"而溜":《甲乙》卷五第二无。

[3]"梃":原作"挺",据本书《九针十二原》篇改,以求前后一致。

[4]"以取":《甲乙》卷五第二作"以泻机关内外"。

【直译】 九是比象于九野,九野比合于人身的关节皮肤。病邪势盛放滥,如风如水,流溢于身,因不能通过某些大关节而壅塞滞留。所以,为治疗这种疾病,制作了第九种针——大针,要使针尖像小破竹,锋刃要略圆,用它来通利关节,使大气流通来至,以去除壅滞的病邪。

【原文】 虚实之要,九针最妙者,为其各有所宜也。

《素问·针解》

【直译】 虚实补泻的关键,在于巧妙地运用九针,因为九针各有不同的特点,适宜于不同的病证。

【原文】 九针之名,各有不同形者,针穷其所当补泻也。

《素问·针解》

【直译】 九针的名称不同,形状也各有所异,根据治疗需要,充分发挥各自的补泻作用。

【原文】 余闻九针,上应天地四时阴阳,愿闻其方,令可传于后世以为常也。夫一天,二地,三人,四时,五音,六律,七星,八风,九野,身形亦应之,针各有所宜,故曰九针。

《素问·针解》

【直译】 我听说九针与天地四时阴阳相应合,请你讲讲其中的道理,以使其能流传于后世,作为治病的常法。一天、二地、三人、四时、五音、六律、七星、八风、九野,人的形体也与自然界相应,针的式样也是根据其所适应的不同病证制成的,所以有九针之名。

【原文】 故一针皮,二针肉,三针脉,四针筋,五针骨,六针调阴阳,七针益精,八针除风,九针通九窍,除[1]三百六十五节气,此之谓各有所主[2]也。

《素问·针解》

【校勘】

[1]"除":据《太素》杨注当做"应"。

[2]"主":《太平圣惠方》引"主"作"立"。

【直译】 所以九针之中,一(镵)针刺皮,二(员)针刺肉,三(鍉)针刺脉,四(锋)针刺筋,五(铍)针刺骨,六(员利)刺调和阴阳,七(毫)针补益精气,八(长)针驱除风邪,九(大)针通利九窍,祛除周身三百六十五节间的邪气。这就叫做不同的针有不同的功用和适应证。

【原文】 官针奈何?刺痈者用铍针;刺大①者用锋针;刺小②者用员利针;刺热者用,镵针,刺寒者用毫针也。

《灵枢·刺节真邪》

【注释】

①"大":指大邪。

②"小":指小邪。

【直译】 针刺五邪,怎样选用针具?刺痈邪的病当用铍针,刺实邪的病当用锋针,刺虚邪的病当用员利针,刺热邪的病当用镵针,刺寒邪的病当用毫针。

【原文】 黄帝曰:其已有脓血而后遭乎[1],不导之以小针治乎[2]?岐伯曰:以小治小者其功小,以大治大者多害[3],故其已成脓血[4]者,其唯砭石铍锋之所取也[5]。

《灵枢·玉版》

【校勘】

[1]"其已有脓血而后遭乎":《太素》卷二十三《痈疽逆顺刺》"乎"作"子"。《甲乙》卷十一第九下"已"下有"成"字,无"而后遭乎"四字。《甲乙》较妥。

[2]"不导之以小针治乎":周本"导之"作"道乎"。守山阁校本注云:"'不'下衍'导之'二字,甚为费解,今据文义删改。"《太素》卷二十三《痈疽逆顺刺》"不导之"作"可造"。按:《太素》作"可"与《甲乙》卷十一第九下合,惟"造"字疑衍。

[3]"以大治大者多害":《甲乙》卷十一第九下"多害"作"其功大",下有"以小治大者多害大"八字。丹波元简曰:"原文义难通,得《甲乙》其旨甚晰,盖以大治大,谓以砭石铍针取脓血也。"

[4]"血":《太素》卷二十三《痈疽逆顺刺》无。

[5]"砭石铍针之所取也":《太素》卷二十三《痈疽逆顺刺》"砭"作"砚","铍"作"铫",《甲乙》卷十一第九下同。

【直译】 黄帝说:痈疽已有了脓血之后才治疗,可不可以用小针刺治而予以引导、排脓呢?岐伯说:用小针刺治小痈疽,功效小;用大针刺治大痈疽,功效大;用小针刺治大痈疽,往往会因为疗效微小而给疾病造成损害。所以,已成脓血的,只有取用砭石或铍针、锋针来排脓。

【按语】 九针的产生,无疑是建立在长期医疗实践的基础上。为什么古人将针具数确定为“九”,而不是八或十等其他针数,这与古人对数理规律的识认有关。古人认为数之起是一,数之终是九,九加一为十,又变成新的起点,由一至九是自然发展的普遍规律,故产生了“九针”。古人在长期医疗实践中发现,针具的形状不同,在疾病的治疗上是有差别的,如就《内经》所载,古人在这方面的认识可以归纳如下:①病变部位不同,所用针具不同,如皮肤病变用镵针,肌肉病变用长针。②病邪性质不同所用针具不同,寒证用毫针,热证用镵针,刺大邪用锋针,刺小邪用员利针。③病证不同所器具不同,精气虚用毫针,痈疽用铍针,阴阳不和用员利针。④病程不同,所用针具不同,经络痼病用锋针,病气暴发用员利针。至于《灵枢·九针论》所云:“一以法天,二以法地,三以法人,四以法时,五以法五音,六以法六律,七以法七星,八以法八风,九以法九野。”笔者以为并非第一针就取之于天法,第二针取之于地法等等,而是古人当时对天、地、四时、五音、六律、七星、八风、九野这些自然界九方面的事物有一定的认识,把他们认识到的这九个方面与九针相对应起来,从而体现古人朴素的整体观。

九针的命名、形状及应用在《内经》中有较详细的叙述。但是九针发展到今天无论是在名称上还是在形状或应用上都与《内经》所述的不尽相同,其具体沿革如下:

镵针为第一针,属于一种浅刺针具,后人又称箭头针,近代已演变为皮肤针和滚刺筒。民间有些地方还利用为种针具将药末嵌入皮下,故称为添针。治疗热病及浅表痛证,这与目前临床相符。但是,皮肤针实际用途现在已十分广泛,除实热外,也用于某些虚寒病证,如:痿证、贫血等。

员针是第二针,为体表楷摩按压的一种针具,治肌表分肉气滞,不易损伤组织,故较安全。目前很少运用此种针具,而代之以指压或用针柄按压的方法。

鍉针是第三针,和员针类似,亦为体表楷摩按压的针具,近人又称为椎针,仍用于临床。据载,均认为鍉针主要用于经气虚弱之证。《古经医经》云:“鍉针……脉气少宜之。”近代临床多用于某些疼痛性虚证以及属于气分的病证。有人还将它和电刺激结合而产生电鍉针,在临床上亦有较好的疗效。

锋针为第四针,已演变为现在的三棱针,用以刺血泻络,方法有点刺、挑刺、丛刺等。对某些急性炎症,高热、昏迷及扭挫伤、头痛疖肿等的治疗或辅助治疗,有较好的疗效。

铍针为第五针,后人亦有称剑针的,和员利针并为外科刀具,近代已改为小眉刀,用于放血排脓,刺络拔罐,其适应证与锋针者类似。

员利针为第六针,与铍针在治疗上有相同处,同为外科所用以治疗痈肿之急痹，近代已少为应用。

毫针为第七针，其作用按《内经》描述，为主治寒痛痹，扶养正气，补养阴精，治疗范围较之其他针具为广，后人通过临床，更有发展，如吴氏《尊经集》所说："毫针又名小针，取用滋多，获布帛、获粟为日用所急需也。"毫针发展到今天，已是应用得最广泛的针具了。

长针为第八针，针身很长，实际上我们可以理解为是毫针的加长，后人又称为环跳针，用以治疗肌肉深厚处的痹痛等证，近代人在此基础上发展成芒针，芒针粗细与毫针一样（28～32），长度则从 5 寸到 2 尺不等。今天长针主要用于治疗某些顽固性、慢性疾患，如精神病、性功能紊乱、肠胃病及风湿痹痛等，但一般不作首选针具。

大针为九针最后一种，《内经》描述其主要治疗疾病是风痹水邪所引起的关节及周围组织浮肿、积液等症，但近人认为，大针实际上是毫针的加粗，近代的赤医针演于此针，赤医针治疗范围较广，适宜于各种病证。另外，大针和长针结合，演变成了巨针，因它有刺激强，透穴多，取穴少，感应大等特点，故多用于瘫痪和痹证的治疗。不过，应用还不太广泛。

第二节　针具的重要性及选择

一、针具的重要性

本节主要说明了针具在外治法中的重要性。

【原文】 黄帝曰：余以小针为细物也，夫子乃言上合之于天，下合之于地，中合之于人，余以为过针之意矣，愿闻其故。岐伯曰：何物大于天乎？夫大于针者，惟五兵者焉。五兵[①]者，死亡备也，非生之具。且夫人者，天地之镇[②]也，其不可不参乎？夫治民者，亦唯针焉，夫针之与五兵，其孰小乎？

《灵枢·玉版》

【注释】

①"五兵"：是指五种兵器。文献记载名称不一，《太素》卷二十三《痈疽逆顺刺》注："兵有五者，一弓，二殳，三矛，四戈，五戟。"《类经》十八卷八十九注："五兵即五刃，刀、剑、矛、戟、矢也。"

②"夫人者，天地之镇"：镇，重之意思。这里是说在天地万物之中，人是最宝贵最重要的。

【直译】 黄帝说：我以为用九针治疗疾病是小道，先生却说它上合于天，下合于地，中合于人，我觉得这恐怕是过于夸大了针的作用，请讲讲其中道理。岐伯说：什么东西比针更大呢？比针大的，有各种兵器，但兵器是为杀人而准备的，不是治病救人的工具。而人是天地间最可宝贵的，怎可不与天地相参伍呢？治理人民之事，针是不可缺少的。那么，针与各种兵器相比，究竟哪个小呢？

【原文】 虚实之要，九针最妙者，为其各有所宜也。补泻之时者，与气开阖相合也。九针之名，各不同形者，针穷其所当补泻也。

《素问·针解》

【直译】 虚实补泻的关键，在于巧妙地运用九针，因为九针各有不同的特点，适宜于不同的病证。针刺补泻的时间，应该与气的来去开阖相配合：气来时为开可以泻之，气去时为阖可以补之。九针的名称不同，形状也各有所异，根据治疗需要，充分发挥各自的补泻作用。

【原文】 针各有所宜，各不同形，各任其所为。

《灵枢·九针十二原》

【直译】 九针各有不同的功能，形状也各不相同，要根据病情分别选用。

【原文】 凡刺之要，官针①最妙。九针之宜，各有所为，长短大小，各有所施，不得其用，病弗能移。

《灵枢·官针》

【注释】

①“官针”：指大家公认的针具和操作方法。

【直译】 针刺之紧要，以用针最为关键。九针的使用，各有它适应的范围，长的、短的、大的、小的，各有应用之法。如果用不得法，病就不能治好。

【原文】 夫子之言针甚骏①，以配天地，上数天文，下度地纪，内别五脏，别次六腑，经脉二十八会②，尽有周纪。

《灵枢·玉版》

【注释】

①“骏”：是大的意思。毛传：“骏，大也。”

②“经脉二十八会”：是指手足经脉，左右共二十四脉，再加上左右跷脉，以及任督二脉，共二十八脉。

【直译】 针这东西极不寻常，与天地相配合，上取法于天文，下取法于地理；针刺的道理，要内可辨别五脏，外可次第六腑，知道二十八经脉的会合，都有其循环周转的条理。

【原文】 当今之世，必其毒药攻其中，(镵)石针艾治其外也。

《素问·汤液醪醴论》

【直译】 现在的人和中古时代又不同了，一有疾病，必定要用药物内服，砭石、针灸外治，其病才能痊愈。

二、刺灸的意义及作用

本节主要说明了刺灸的意义及作用。

【原文】 既明天元①，顺穷刺法，可以析郁扶运，补弱全真，泻盛蠲②余，令除斯苦。

《素问·刺法论》

【注释】

①“天元”：事物发展的自然规律。高士宗云：“天元，天无纪大论也。”

②“蠲”：祛除的意思。

【直译】 既明白了天地六元之气的变化，还必须深知刺法，它可以折减郁气，扶助运气，补助虚弱，保全真气，泻其盛气，除去余邪，使其消除此种疾苦。

【原文】 用针之要，在于知调阴阳，调阴与阳，精气乃光[1]，合形与气，使神内藏……必审五脏变化之病，五脉之应，经络之虚实，皮之柔粗，而后取之也。

《灵枢·根结》

【校勘】

[1]“光”：《甲乙》卷五第六作“充”。

【直译】 所以说，在运用针刺时若不知道逆顺的道理，补泻反用，必然导致正气邪气相搏争。如实证反用补法，就会使阴阳都太盛了，胃肠邪气充满，肝肺内胀，阴阳之气互相错乱。如虚证反用泻法，就会使经脉空虚，血气枯竭，胃肠衰弱无力，皮肤涩薄干瘦着骨，毛腠也因而焦枯，这就可断定接近死期了。因此说用针的关键，在于懂得调和的道理。调和了阴阳，精气就可以充沛，形气合一，使神气内藏。所以说高明的医工能够平气，一般的医工能够治脉，拙劣的医工则耗气危害生命。所以说用针不可不慎重啊！一定要审察五脏的变化，五脏之脉与病的相应情况，经络的虚实情况，皮肤的柔粗情况，然后取用适当经穴针刺就可以了。

【原文】 余欲勿使被毒药，无用砭石，欲以微针通其经脉，调其血气，营其逆顺，出入之会。

《灵枢·九针十二原》

【直译】 我想叫他们不服苦药，不用砭石，只是用细小之针，刺入肌肤，就可达到疏通经脉，调和血气，使气血的运行在经脉中起到逆顺往来的相合作用。

【原文】 可使行针艾，下血气而调诸逆顺，察阴阳而兼诸方。

《灵枢·官能》

【直译】 可以教他们针法、灸法，以理正血气，调治各种逆乱不顺的病证，并教他们观察阴阳变化以及各种医疗方法。

【原文】 针所不为，灸之所宜，上气不足，推而扬之；下气不足，积而从之[①]，阴阳皆虚，火自当之[②]。

《灵枢·官能》

【注释】

①"上气不足……积而从之"：《太素》卷十九《知官能》注，"上气不足，谓膻中气少，可推补令盛。扬，盛也。下气不足，谓肾间动气少者，可补气聚。积，聚也。从，顺也。"另，《类经》十九卷第十注："推而扬之，引致其气，以补上也；积而从之，留针随气，以实下也。"两义可并参。

②"阴阳皆虚，火自当之"：马莳，"阴阳皆虚，而针所难用，则用火以灸之。"

【直译】 有些病不可用针刺治疗，而适合用灸法治疗。上部之气不足，当用推补的针法引致其气，使上气充盛；下部之气不足，当留针使气来从，以充实下气；阴阳都虚的病，则宜用灸法治疗。

【原文】 今夫五脏之有疾也，譬犹刺也，犹污也，犹结也，犹闭也。刺虽久，犹可拔也；污虽久，犹可雪也；结虽久，犹可解也；闭虽久，犹可决也。或言久疾之不可取者，非其说也。夫善用针者，取其疾也，犹拔刺也，犹雪污也，犹解结也，犹决闭也，疾虽久，犹可毕也，言不可治者，未得其术也。

《灵枢·九针十二原》

【直译】 五脏发生病变，就好比肌肉上扎了刺，物体被污染，绳索打了结，河流发生淤塞一样。但是，刺虽然扎了好多天，还可以拔掉；物体污染虽久，还可以洗净；绳结虽然拴了许久，还可以解开；河流淤塞时间虽长，还可以疏通。有人认为久病痼疾不可针治而愈，这种说法是不正确的。善于用针的医生，治病就像拔刺、涤污、解结、浚淤一样。得病时日虽久，还是可以达到治愈效果的。那些说久病不可治愈的，是因为没有掌握针刺的技术。

【按语】 刺法是用针刺治疗疾病的一种方法，又称针法。灸法是用以艾绒材料熏灼体表某部位来治疗疾病的另一种方法。刺与灸均属外治法，两者相辅相成，《灵枢·官能》说："针所不为，灸之所宜。"

刺灸之所以能治病，在于他们都能调阴阳，通经脉，扶正祛邪，这也是古人对针灸治病机制的阐述。今天，人们利用现代科学知识和技术对针灸的作用机制，特别是针刺的作用机理做了深入的研究，从而进一步证明了针灸理论的科学性。如有实验证明，针刺能促使偏离正常值的 cAMP 和 cGMP 趋于正常，阴阳的平衡与环核苷酸的活动有密切关系，而环核苷酸能改变酶的活力，传递激素信息到细胞内，促进其他激素或神经递质的合成与释放，以此来调节机体代谢活动。古人认为“不通则痛”，“通则不痛”，而现代研究证明，针刺可以激发脑内释放镇痛物质，如脑腓肽等。在针刺祛病邪，增强机体抵抗力方面，也做了大量的研究，其结果表明，针刺可以增强免疫系统的免疫能力，如增加白细胞的数目和吞噬能力以及对体液免疫的显著影响等。由此可见，针刺的作用机制是有物质基础的。

三、进针与出针

【原文】 持针之道，坚者为宝。正指直刺，无针左右。

《灵枢·九针十二原》

【直译】 持针的准则，精神坚定至为重要，对准穴位，垂直而刺，针要不偏左右。

【原文】 ……所谓有见如入者，谓左手见气来至乃内针，针入见气尽乃出针，是谓有见如入，有见如出也。

《难经·八十难》

【直译】 ……所谓有见如入，有见如出，就是说先用左手压穴，指下显现经气来到时，然后推针刺入，当针入后显现经气已散时，然后出针。这就是所谓有见如入、有见如出的意思。

【原文】 刺家不诊，听病者，在头，头疾痛，为藏①针之，刺至骨病也，上无伤骨肉及皮，皮者道也。

《素问·长刺节论》

【注释】

①“藏”：王冰解为“深”，这里理解为“平刺或透刺”。

【直译】 精通针术的医家，在尚未诊脉之时，还需听取患者的自诉。病在头部，且头痛剧烈，可以用针刺治疗（在头部取穴），刺至骨部，病就能痊愈，但针刺深浅须恰当，不要损伤骨肉与皮肤。

【原文】 义无邪①下者，欲端以正也。

《素问·针解》

【注释】

①“邪”：斜也。

【直译】 针刺手法要正确，端正直下，不可歪斜。

【原文】 右主推之，左持而御之。

《灵枢·九针十二原》

【直译】 右手主推而进针，左手佐助而护针身。

【按语】 进针和出针，在《内经》和《难经》中论述得不多，但是后世医家对此有较大的发展。目前针灸临床上采用的进针法有单手进针法、双手进针法和管针进针法。其中双手进针法又分为爪切进针法、夹持进针法、舒张进针法及提捏进针法这四种。出针多采用将针缓提于皮下，再迅速提出的方法，即杨继洲在《针灸大全》中云："出针贵缓，急则多伤。"杨氏认为："指拔者，凡持针欲出之时，待针下气缓不沉紧，便觉轻滑，用指捻针，如拔虎尾之状也。"总之，进针要以不痛为原则，出针要以无伤为原则。

此外，后世医学在进针的角度、进针的方向以及进针时押手的作用上都有所论述。

四、针刺的深浅与留针

本节主要论述了针刺深浅与人体部位、病证、饮食、季节、年龄等情况的关系。

【原文】 黄帝曰：愿闻刺浅深之分。岐伯对曰：刺骨者无伤筋，刺筋者无伤肉，刺肉者无伤脉，刺脉者无伤皮，刺皮者无伤肉，刺肉者无伤筋，刺筋者无伤骨。

刺骨者无伤筋者，针至筋而去，不及骨也；刺筋无伤肉者，至肉而去，不及筋也；刺肉无伤脉者，至脉而去，不及肉也；刺脉无伤皮者，至皮而去，不及脉也。

所谓刺皮无伤肉者，病在皮中，针入皮中，无伤肉也；刺肉无筋者，过肉中①筋也；刺筋无伤骨者，过筋中①骨也，此之谓反也②。

《素问·刺齐论》

【注释】

①"中"："中"与上下文"伤"字异文同义。《淮南·原道》高注："中，伤也。"

②"此之谓反也"：金元起说，"刺如此者，是谓伤，此皆过，过必损其血气，是谓逆也，邪必因而入也。"

【直译】 黄帝问道：我想了解针刺浅深不同要求。岐伯回答说：针刺骨，就不要伤筋；针刺筋，就不要损伤肌肉；针刺肌肉，就不要损伤脉；针刺脉，就不要损伤皮肤（以上四句指的是，应该深刺，则不能浅刺）；针刺皮肤，则不要伤及肌肉；针刺肌肉，则不要伤及筋；针刺筋，则不要伤及骨（以上三句指的是，应该浅刺，则不能深刺）。

黄帝说：我不明白其中的道理，希望能听听对此的解释。岐伯说：所谓刺骨不要伤害筋，是说需刺骨的，不可在仅刺到筋而未达骨的深度时，就停针或拔出；刺筋不要伤害肌肉，是说需刺至筋的，不可在仅刺到肌肉而未达筋的深度时，就停针或拔出；刺肌肉不要伤害脉，是说需刺至肌肉深部的，不可在仅刺到脉而未达肌肉深部时，就停针或拔去；刺脉不要伤害皮肤，是说需刺至脉的，不可在仅刺到皮肤而未达脉的深度时，就停针拔去。所谓针刺皮肤不要伤及肌肉，是说病在皮肤之中，针就刺至皮肤，不要深刺伤及肌肉；刺肌肉不要伤及筋，是说针只能刺至肌肉，太过就会伤及筋；刺筋不要伤及骨，是说针只能刺至筋，太过就会伤及骨。以上这些，是说若针刺深浅不当，就会带来不良后果。

【原文】 黄帝曰：刺之有道乎？岐伯答曰：刺此者，必中气穴①，无中肉节②。中气穴则针游[1]于巷③，中肉节即皮[2]肤痛。

《灵枢·邪气脏腑病形》

【校勘】

[1]“游”：原作“深”，“深”字后并有校语“一作游”三字。据此，及《甲乙》卷五第一改为“游”。

[2]“即皮”：张注本“即”作“则肉”。

【注释】

①“气穴”：即腧穴。

②“肉节”：《类经》二十卷第二十四注，“肉有节界，是谓肉节。”

③“中气穴则针游于巷”：是形容针刺得当，刺中穴位后，针感即沿经脉循行路线出现。

【直译】 黄帝问：针刺有一定的法则吗？岐伯回答说：针刺时，一定要刺中气穴，不可刺中肉节。刺中气穴，针气就行于孔穴之内，经脉就相通了。如果刺中肉节，皮肤就会疼痛。

【原文】 脉实者，深刺之，以泄其气；脉虚者，浅刺之，使精气无得出，以养其脉，独出其邪气，刺诸痛者[1]，其脉皆实。

《灵枢·终始》

【校勘】

[1]“刺诸痛者”：《太素》卷二十二《三刺》及《甲乙》卷五第五，此下均有“深刺之，诸痛者”六字。

【直译】 脉气盛实的，应当用深刺的方法，向外泄去邪气；脉气虚弱的，就应当用浅刺的方法，使精气不至于外泄，而养其经脉，仅将邪气泄出。针刺各种疼痛的病证，大多用深刺的方法，因为痛证的脉象都坚实有力。

【原文】 针太深则邪气反沉者，言浅浮之病，不欲深刺也，深则邪气从之入，故曰反沉也。皮肉筋脉各有所处者，言经脉各有所主也。取五脉者死，言病在中，气不足，但用针尽大泻其诸阴之脉也。取三阳之脉者，惟言尽泻三阳之气，令病人恇然不复也。夺阴者死，言取尺之五里五往者也，夺阳者狂，正言也。

《灵枢·小针解》

【直译】 “针太深则邪气反沉”，是说邪气在浅层而轻微的病，不应刺得过深，如果太深，就会使邪气随针深入，加重病情，所以说为“反沉”。“皮肉筋脉，各有所处”，是说皮肉筋脉各有一定的部位，也就是说经络各有主治的地方。“取五脉者死”，是说病在内脏而元气不足的，如用针大泻五脏的腧穴，就会导致死亡。“取三阳之脉”，是说如误用针泻尽六腑腧穴之气，会使患者形神虚怯，不易复元。“夺阴者死”，是说针刺尺泽后的五里穴而泻至五次，脏阴之气泻尽就会死亡。“夺阳者狂”，是说泻夺了三阳的正气，会使患者精神变化而成狂证。

【原文】 刺之害中而不去，则精泄，害中而去，则致气。精泄则病益其甚而恇，致气则生为痈疡。

《灵枢·九针十二原》

【直译】 针刺的要害，刺已中病而不出针就会伤气，不中病而出针，就会使邪气留滞不去。伤气会使病势加重而使人虚弱，邪气滞则容易发生痈疡。

【原文】 刺急者，深内而久留之。刺缓者，浅内而疾发针，以去其热，刺大者，微泻其气，无出其血。刺骨者，疾发针而浅内之，以泻其阳气而去其热。刺涩者，必中其脉，随其逆顺而久留之，必先按而循之，已发针，疾按其痏，无令其出血，以和其脉。

《灵枢·邪气脏腑病形》

【直译】 针刺急脉的病变时，进针要深些，留针时间要长些。针刺缓脉的病变，进针要浅些，而且发针要快。针刺大脉的病变，要微泻其气，不使出血。针刺滑脉的病变，要快发针、浅刺，以泻其阳气，排除热邪。针刺涩脉的病变，一定要刺中经脉，随着气行的逆顺方向行针，长时留针，还要先用手摸循经脉通路，使气舒畅，出针后，马上按住针孔，不能让它流出血来，以调和经脉。

【原文】 夫经水之应脉也，其远近浅深水血之多少各不同，合而以刺之奈何？岐伯答曰：足阳明，五脏六腑之海也，其脉大血多，气盛热壮，刺此者不深弗散，不留不泻也。足阳明[1]刺深六分，留十乎①。足太阳[2]深五分，留七呼。足少阳[3]深四分，留五呼。足太阴[4]深三分，留四呼。足少阴[5]深二分，留三呼。足厥阴[6]深一分，留二呼。手之阴阳，其受气之道近，其气之来疾，其刺深者皆无过二分，其留皆无过一呼②。其少长大小肥瘦，以心撩[7]之③，命曰法天之常，灸之亦然。灸而过此者得恶火，骨枯脉涩[8]；刺而过此者，则脱气。

《灵枢·经水》

【校勘】

[1]“足阳明”：《素问·血气形志》新校正引《甲乙》文，此下有“多血多气”

四字。

[2]“足太阳”:《素问·血气形志》新校正引《甲乙》文,此下有“多血多气,刺”五字。

[3]“足少阳”:《素问·血气形志》新校正引《甲乙》文此下有“少血多气,刺”五字。

[4]“足太阴”:《甲乙》卷一第七此下有“多血少气,刺”五字。

[5]“足少阴”:《甲乙》卷一第七此下有“少血多气,刺”五字。

[6]“足厥明”:《甲乙》卷一第七此下有“多血气,刺”五字。

[7]“撩”:《甲乙》卷一第一作“料”。史宋公《音释》云:“一本作以意料之。”《太素》卷五《十二水》注:“撩,取也。”

[8]“则骨枯脉涩”:《太素》卷五十《十二水》“则”作“即”,“涩”作“绩”,“绩”字难解,杨注作“溃”。

【注释】

①“留十呼”:《类经》九卷第三十三注,“出气曰呼,入气曰吸,曰十呼,七呼之类,则吸在其中矣,盖一呼即一息也。但刺有补泻之异,呼吸有先后之分。故凡用泻者,必候病者之吸而入针,再吸转针,候呼出针;凡用补者,必因其呼而入针,再呼转针,候吸出针。故《针赋》曰:‘补者先呼后吸,泻者先吸后呼。’正此义也。”呼即呼吸,一呼即呼吸一次,这里指呼吸一次所需的时间。

②“手之阴阳……其留皆无过一呼”:《类经》九卷第三十三注,“手之六经皆在手上,肌肉薄而溪谷浅,故刺不宜深。经脉短而气易泄,故留不宜久。”

③“以心撩之”:撩,与“料”通,是料度的意思。以心撩之,指医者针刺治病时,应该心中有数,因人而异,做适当的处理。

【直译】 经水与经脉相应,它们两者之间的远近浅深以及气血的多少,各不相同,这两者结合起来应用到针刺上是怎样的呢?岐伯回答说:足阳明胃经,是五脏六腑之海,其经脉最大,而且血多,气盛、热壮,针刺时,不深刺则邪不能散,不留针则邪不能泻。足阳明经,针刺六分深,留针的时间是十呼。足太阳经,针刺五分深,留针的时间是七呼。足少阳经,针刺四分深,留针五呼。足太阴经,针刺三分深,留针四呼。足少阴经,针刺二分深,留针三呼。足厥阴经,针刺一分深,留针二呼。手的三阴三阳经脉,由于它们接受脏气的道近,气行也快,针刺的深度,一般不超过二分,留针的时间,一般不超过一呼。但人有老少、长短、肥瘦的不同,还必须根据具体情况,使之合乎自然之理。灸法也是这样的。灸而过度,可成恶火,造成骨髓枯槁、血脉凝涩。刺而过度,会发生气脱,使正气受伤。

【原文】 膏梁[1]菽藿①之味,何可同也?气滑则[2]出疾,其气涩[3]则出迟,气悍[4]则针而入浅，气涩则针大而入深，深则欲留，浅则欲疾。以此观之，刺[5]布衣者，深以留之，刺[6]大人者，微以徐之，此皆因气[7]慓悍滑利也。

《灵枢·根结》

【校勘】

[1]“膏梁”:《太素》卷二十二《刺法》及《甲乙》卷五第六此上有“夫”字。

[2]“则”:原作“即”，据《太素》卷二十二《刺法》及《甲乙》卷五第六改。

[3]“气涩”:此上原有“其”字，据《太素》卷二十二《刺法》及《甲乙》卷五第六删。

[4]“气悍”:“悍”字疑为“滑”字之误。上文言“气滑”、“气涩”之出针，此复言“气滑”、“气涩”之入针，相对成文，如作“气悍”，似不合。“悍”字，熊本作“滑”，犹可看出“滑”字初误为“悍”之迹。

[5]“刺”:《甲乙》卷五第六此上有“故”字。

[6]“刺”:《甲乙》卷五第六此下有“王公”二字。

[7]“气”;《甲乙》卷五第六此上有“其”字，此下有“之”字。《医统》卷七《刺王公布衣条》《要旨》卷上十及《针灸大成》卷一并作“其”。

【注释】

①“膏梁菽藿”:膏，指肥肉；梁，细粮；菽，豆类的总称；藿，豆叶。

【直译】 吃脂膏厚味的人和吃菽藿薄味的人，在针刺时，怎能一样呢？针刺之时，气滑的出针要快，气涩的出针要慢；气滑的用小针浅刺，气涩的用大针深刺；深刺的要留针，浅刺的要快出针。由此看来，针刺劳动人民要深刺并且要留针，针刺王公贵人要浅刺并且慢进针，这是因为他们的气血剽悍滑利的缘故。

【原文】 故针陷脉①则邪气出，针中脉则浊气出，针太深则邪气反沉，病益。故曰：皮肉筋脉，各有所处。

《灵枢·九针十二原》

【注释】

①“陷脉”:有两种解释。一指体征的凹陷处穴位。张景岳：“诸经孔穴，多在陷者之中，故凡欲去寒邪，须刺各经陷脉。”又一指头部凹陷处穴位。张志聪：“陷脉，额颅之脉，显陷于骨中，故针陷脉，则阳气之表邪去矣。”

【直译】 如果针刺头部骨陷孔穴，就会使阳邪得以泄出；针刺阳明之脉，就会使浊气得以外出。病在浅表而针刺太深，会引邪入里，加重病情。所以说，皮肉筋脉各有自己的部位。

【原文】 所谓三刺①，则谷气②出者，先浅刺绝皮③，以出阳邪，再刺则阴邪出者，少益深[1]，绝皮致肌肉，未入分肉间也；已入分肉之间，则各气出。故《刺法》

曰：始刺浅之，以逐邪气[2]，而来血气[3]；后刺深之，以致阴气之邪；最后刺极深之，以下谷气。此之谓也。

《灵枢·官针》

【校勘】

[1]“深”：《圣济总录》卷一百九十二此下有“之”字。

[2]“以逐邪气”：《甲乙》卷五第二作“以逐阳邪之气”。

[3]“而来血气”：《甲乙》卷五第二无。

【注释】

①“三刺”：指以针刺的深度分为三种不同程度的刺法。后世所谓天、地、人三法，就是演于此。

②“谷气”：这里指针感。

③“绝皮”：绝，透过之义。绝皮，就是透过皮肤的浅刺方法。

【直译】 所谓“三刺”则是谷气出的刺法，是先从浅处刺透皮肤，以宣泄卫分的邪气；再刺是宣泄营分的邪气，稍微刺深一点，透过皮肤，接近肌肉，而不在分肉之间；最后到达分肉之间，谷气就会泻出。所以《刺法》上说：开始浅刺，可以驱逐卫分的邪气而使正气畅通；接着深刺，以宣散阴分的邪气；最后刺到极深，即可得见谷气。这就是一刺之中有三刺的方法。

【原文】 凡刺之属，三刺至谷气，邪僻妄合，阴阳易居，逆顺相反，沉浮异处，四时不得，稽留淫泆，须针而出。故一刺则阳邪出，再刺则阴气出，三刺则谷气至，谷气至而止。所谓谷气至者，已补而实，已泻而虚，故以知谷气至也。邪气独出者，阴与阳未能调，而病知愈也。故曰补则实，泻则虚，痛虽不随针，病必衰去矣。

《灵枢·终始》

【直译】 大凡针刺应注意的是采用三刺法使正气到来。病邪不正之气与血气混合，导致阴阳紊乱，内阴僭越于外，外阳沉陷于内，气血运行逆顺颠倒，脉象沉浮异常，脉气与四时不相适应，血气或有稽留壅遏，或有淫佚过度，这些都必须用针刺来排除。因此，初刺浅层，使阳邪排出；再刺稍深，使阴邪排出；最后深刺至分肉之间，待正气来到，就可出针了。所谓谷气至，是说已经用了补法，正气就充实些，已经用了泻法，病邪就衰退了一些，由此即可知谷气已至。起初，只是邪气被排除了，而阴与阳的气血还没有调和，但是已能知道病就要痊愈了。所以说正确地运用补泻方法，正气虚的补之使实，邪气实的泻之使虚，痛苦虽不能随针而去，但病势是必然减轻了。

【原文】 脉实者，深刺之，以泻其气；脉虚者，浅刺之，使精气无得出，以养其脉,独出其邪气。

《灵枢·终始》

【直译】 脉气盛实的,当用深刺法,以泄其邪气;脉气虚弱的,当用浅刺法,使精气不致外泄,以养其经脉,且排出邪气。

【原文】 浅而留之,微而浮之,以移其神气至乃休。

《灵枢·终始》

【直译】 用针时,要浅刺留针或微捻提针,以转移患者的精神恐惧,直到针下得气而止。

【原文】 年质壮大,血气充盈,肤革坚固,因加以邪,刺此者,深而留之,此肥人也。

《灵枢·逆顺肥瘦》

【直译】 壮年而且体质健壮的人,血气充足旺盛,皮肤坚固,因受外邪而患病,针刺这种人,要深刺而且留针,这是针刺治疗肥壮之人的方法。

【原文】 瘦人者,皮薄色少,肉廉廉然①,薄唇轻言,其血清气滑,易脱于色,易损于血,刺此者浅而疾之。

《灵枢·逆顺肥瘦》

【注释】

①"肉廉廉然":形容肌肉异常瘦薄。

【直译】 瘦人皮薄,血色不足,肌肉消瘦,嘴唇薄,说话声音轻,他的血清稀气滑,气容易虚脱,血也容易耗损。针刺这种人,要浅刺,快速出针。

【原文】 刺常人奈何?视其黑白,各为调之,其端正敦厚者,其血气调和,刺此者,无失常数也。

《灵枢·逆顺肥瘦》

【直译】 看他的肤色黑白,分别用不同的刺法调治。如果是品行端正敦厚的人,他的气血和调。针刺这样的人,不要违背正常的刺法。

【原文】 刺壮士真骨,坚肉缓节监监然,此人重则气涩血浊,刺此者,深而留之,多益其数。劲则气滑血清,刺此者,浅而疾之。

《灵枢·逆顺肥瘦》

【直译】 壮士骨骼坚固,肌肉坚实,关节运转自如有力,此人如果性情稳重,就会气行涩且血混浊。针刺这种人,应深刺且留针,多增加针刺的次数。此人如果性情轻浮好动,就会气滑血清。针刺这种人,应浅刺且急速出针。

【原文】 婴儿者,其肉脆血少,气弱,刺此者,以毫针,浅刺而疾发针,日再可也。

《灵枢·逆顺肥瘦》

【直译】 婴儿的肌肉柔软，血少气弱，针刺婴儿，应当用毫针浅刺而且快速进针，一天针刺两次就可以了。

【原文】 病痛者阴也，痛而以手按之不得者阴也，深刺也。病在上者阳也，病在下者阴也。痒者阳也，浅刺之。病先起阴者，先治其阴而后治其阳，病先起阳者，先治其阳而后治其阴。

《灵枢·终始》

【直译】 疼痛的病多属阴证，疼痛而用手按之不得其处的也属阴证，要用深刺法。病在上部或表层属阳，病在下部或深层属阴。发痒的病，仅在皮肤，属阳，当用浅刺法。病如先起于阴经，要先治疗阴经，然后再治疗阳经；病如先起于阳经，要先治疗阳经，然后再治疗阴经。

【原文】 久病者邪气入深，刺此病者，深内而久留之，间日而复刺之，必先调其左右，去其血脉，刺道毕矣。

《灵枢·终始》

【直译】 久病的人，邪气侵入必深，针刺这类宿疾，要深刺并长时间留针，隔日再刺，还必须首先察明病邪在左在右的偏盛现象，去除血脉中的郁滞。针刺的原则大体就是这些了。

【原文】 病有浮沉，刺有深浅，各至其理，无过其道。过则内伤，不及则生外壅，壅则邪从之。浅深不得，反为大贼①，内动②五脏，反生大病。

《素问·刺要论》

【注释】

①“大贼”：大的危害。王冰：“贼，谓私害。”

②“动”：扰乱。王冰：“动，动乱。”

【直译】 疾病有在表在里的区别，刺法有浅刺深刺的不同，病在表应当浅刺，病在里应当深刺，各应到达一定的部位（疾病所在），而不能违背这一发度。刺得太深，就会损伤内脏；刺得太浅，不仅达不到病处，而且反使在表的气血壅滞，给病邪以可乘之机。因此，针刺深浅不当，反会给人体带来很大的危害，使五脏功能紊乱，继而发生严重的疾病。

【原文】 深浅在志者，知病之内外也；近远如一①者，深浅其候等也。

《素问·针解》

【注释】

①“近远如一”：孙鼎宜说，“深者气远，浅者气近，而皆以得气为候，故曰若一。”

【直译】 决定针刺的深浅，就要先察明疾病部位的在内在外，针刺虽有深浅之分，但候气之法都是相同的。

【原文】 清者其气滑，浊者其气涩，此气之常也。故刺阴者，深而留之；刺阳者，浅而疾之；清浊相于[①]者，以疏调之也。

《灵枢·阴阳清浊》

【注释】

①"相于"："于"同"干"。相于，相互干扰之义。

【直译】 清气是滑利的，浊气是涩滞的，这是清浊气的属性。因此，刺阳经要深刺且留针；刺阴经要浅刺且急速出针；若清浊二气互相干扰，按常规调治。

【原文】 脉之所居深不见者刺之，微内针而久留之，以到其空脉气也[①]。脉浅者勿刺，按绝其脉乃刺之[②]，无令精出，独其邪气耳。

《灵枢·官针》

【注释】

①"微内针而久留之，以致其空脉气也"：《类经》十九卷第六注，"深刺脉者，亦必微纳其针，盖恐太过，反伤正气，故但久留而引致之，使其空中之脉气上行也。"

②"脉浅者勿刺，按绝其脉乃刺之"：《类经》十九卷第六注，"脉浅者最易泄气，故必先按绝其脉而后入针。"

【直译】 脉在深部而不现于外的，针刺时要轻微地刺入，并且留针时间要长些，这是为了引导孔穴里的脉气。经脉在浅部，不要急刺，应先按绝其穴中之脉，避开血管，才可进针，勿使精气外泄，而只是除去邪气而已。

【原文】 七十一难曰：经言刺荣无[①]伤卫，刺卫无[①]伤荣。何谓也？然针阳者，卧针而刺[②]之；刺阴者，先以左手摄按[③]所针荣俞之处，气散乃内针。是谓刺荣无伤卫，刺卫无伤荣也。

《难经·七十一难》

【注释】

①"无"：与"毋"字通，不要、禁止的意思。

②"卧针而刺"：即横刺。

③"摄按"：牵曳引持。按，按摩。摄按，是用手往来按摩，使卫气散开的意思。

【直译】 七十一难问：医经上说，刺荣不要伤卫，刺卫不要伤荣。这是什么意思呢？答：针属阳的卫分，应该横刺；针属阴的荣分，应该先用左手按摩所要针刺的穴位，使局部的卫气散开然后进针。这就是刺荣不要伤卫，刺卫不要伤荣的针法。

【原文】 春夏刺浅，秋冬刺深者，何谓也？然，春夏者，阳气在上，人气亦在上，故当浅刺之；秋冬者，阳气在下，人气亦在下，故当深取之。春夏致一阴，秋冬各致一阳者，何谓也？然，春夏温，必致一阴者，初下针沉之至肾肝之部①，得气引持阳也；秋冬寒，必致一阳者，初内针，浅而浮之至心肺各部②，得气推内之阳也，是谓春夏必致一阴，秋冬必致一阳。

《难经·七十难》

【注释】

①“沉之至肾肝之部”：沉之，是深刺的意思。肾主骨，肝主筋，肾肝之部，就是筋与骨。

②“浮之至心肺各部”：浮之，是浅刺的意思。心主血脉，肺主皮毛，心肺各部，也就是指血脉和皮毛这部。

【直译】 春夏针刺宜浅，秋冬针刺宜深，这是什么道理呢？答：春夏两季，自然界的阳气向上，人身的阳气也趋向于肌肤浅层，因此应当采取浅刺的方法；秋冬两季，自然界的阳气向下，人身的阳气也趋向于筋骨深层，因此应当采取深刺的方法。问：春夏两季各顺引导一阴之气，秋冬两季各顺引导一阳之气，这是什么道理？答：春夏气候温暖，必须引导一阴之气，就是在开始下针时，要深刺到肾肝所主的骨筋部分，等到得气后，再将针提举以引肝肾的阴气上达阳分。秋冬气候寒冷，必须引导一阳之气，就是在开始进针时，要浅刺到心肺所主的血脉皮肤部分，等到得气后，再将针推进以送入心肺的阳气深达阴分。这就是所谓春夏必须引导一阴之气，秋冬必须引导一阳之气的针法。

【按语】 综上经文，论述了针刺深度，应根据人体不同部位、病变、体型、饮食、季节、年龄等情况而定。

古人认为，在部位上，经脉深而不见，宜深刺；经脉浮而可见，宣浅刺。现在临床多不用此种方法，目前临床一般根据皮下组织情况来决定针刺的深浅，如头面部，宜浅刺；腰臀部宜深刺等。在病情上，表证、热证、阳证、新证，宜浅刺，脉急滑者宜浅疾而刺。在体型上，体胖气盛，适当深刺；体瘦形虚，宜浅刺。在饮食上，膏粱之食，娇生惯养者，微针缓刺；菽藿之食，体壮实者，深刺久留。在季节上，春夏宜浅刺，秋冬宜深刺。在年龄上，青壮年肉厚者，宜适当深刺；婴儿肉薄，气弱者，宜浅刺疾出。此外，恐惧怕痛者浅疾刺，反之则深久留。

掌握好针刺的深浅，有利于病邪的祛除，否则，“不及生外壅”，“过之则内伤”。留针应根据上述各种要求而定，一般深刺则留，浅刺则疾。对于严重的阴虚和阳虚患者，则不留针，否则将造成不良后果。

针刺的深浅问题，只是在针刺过程中应注意的一个方面，它是为尽快得气服务的，所以我们针刺时仍要以是否得气为目的，不要一味拘泥于深浅上。

五、对针灸医者的要求

本节主要论述了针刺治病要察神观色，专一神志。

【原文】 如临深渊者，不敢堕也；手如握虎者，欲其壮[①]也；神无营于众物者，静志观病人，无左右视也；义无邪下者，欲端以正也；必正其神者，欲瞻病人目制其神[②]，令气易行也。

《素问·针解》

【注释】

①“欲共壮”：王冰说，“壮，谓持针坚定也。”

②“制其神”：马莳，“制其神气，使之专一。”

【直译】 行针时，应似面临深渊、不敢跌落那样谨慎小心。持针时，应像握虎之势那样坚定有力。思想不要分散于其他事情，应该专心致志观察患者，不可左顾右盼。针刺手法要正确，端正直下，不可歪斜。下针后，务必注视患者的双目来控制其精神活动，使经气运行通畅。

【原文】 经气已至，慎守勿失，深浅在志，远近若一，如临深渊，手如握虎，神无营于众物。

《素问·宝命全形论》

【直译】 当针下感到经气至，则应慎重掌握，不失时机地运用补泻方法。针刺无论深浅，全在灵活掌握，取穴无论远近，候针取气的扫道是一致的，针刺时都必须精神专一，好像面临万丈深渊，小心谨慎，又好像手中捉着猛虎那样坚定有力，全神贯注，不为其他事物所分心。

【原文】 刺避五脏者，知逆从也。所谓从者，鬲与脾肾之处，不知者反之。

《素问·诊要经络论》

【直译】 刺胸腹注意避免中伤五脏，主要是要知道下针的逆从。所谓从，就是要明白膈和脾肾等处，应该避开；如不知其部位不能避开，就会刺伤五脏，那就是逆了。

【原文】 刺针必肃[①]，刺肿摇针，经刺勿摇，此刺之道也。

《素问·诊要经络论》

【注释】

①“必肃”：《尔雅·释诂》，“肃，速也。”“刺针必肃”是说进针必速。

【直译】 在用针刺治病的时候，必须注意安静严肃，以候其气；如刺脓肿的病，可以用摇针手法以出脓血；如刺经脉的病，就不要摇针。这是刺法的一般规律。

【原文】 粗守形，上守神[①]，神乎，神客在门[②]，未睹共疾，恶知其原？刺之微，在速迟，粗守关，上守机。

《灵枢・九针十二原》

【注释】

①“上守神”：指高明的医生能辨明疾病的虚实，以调神为主，补泻运用自如。马莳：“上工则守人之神，凡人之血气虚实，可补可泻，一以神为主，不但用此针法而已也。”

②“神客在门”：神，指正气；客，指外邪。正气循行经路，出入有门，外邪亦从此入；故曰“神客在门”。

【直译】 一般的医生拘守形体，只知道在病位上针刺；高明的医生却能根据患者神情气色的变化针治疾病，真神啊！人身的经脉，就像门户一样，邪疾可从门户侵入体内，如果看不出是什么病，又哪能了解发病的原因呢？针刺的微妙，在于如何运用疾徐手法，一般的医生拘守四肢关节的穴位治病，高明的医生却能把握经气的机动。

【原文】 受师不卒，妄作杂术，谬言为道更各自功，妄用砭石。后遗耳咎，此治之二失也。

《素问・徵四失论》

【直译】 随师学习没有卒业，学术未精，乱用杂术，以错误为真理，变易其说，而自以为功，乱施砭石，给自己遗留下过错，这是治病失败的第二个原因。

【原文】 余闻针道于夫子，众多毕悉矣。夫子之道，应若失，而据[①]未有坚然者也，夫子之问学熟乎，将审察于物而心生之乎？岐伯曰：圣人之道者，上合于天，下合于地，中合人事，心有明法，以起度数，法式检押[②]，乃后可传焉。故匠人不能释尺寸而意短长，废绳墨以起平水也，工人不能置规而为园，去矩而为方。知用此者，固自然之物，易用之教，逆顺之常也。

《灵枢・顺逆肥瘦》

【注释】

①“据”：根抗。

②“法式检押”：法式，法则之意。“押”通“柙”，检柙，规矩的意思，《后汉书・仲长统传・法诫》篇，“是妇女之检柙”，注：“检柙，犹规矩也。”

【直译】 我从先生这里听到了针刺治疗的道理，许多内容都已理解了。先生讲的道理与实际情况相符得如箭之中的，但根据却是不固定的，先生的学问是继承谁的呢，还是经过仔细观察事物而后心中思考琢磨出来的呢？岐伯说：圣人创立的理论，上合于天，下合于地，中与人事相符，一定要有明确的法规，来确立度量标准、模式规矩，然后才能传于后世。所以，工匠不能丢掉尺寸而随意定长短，不能放弃绳墨而求平直，不能不用圆规而画圆，也不能抛开矩尺而画方形。知道运用这些法则，就可以顺应自然，用简单易懂的方法，掌握顺逆的常规。

【原文】 拘于鬼神者，不可与言至德，恶于针石者，不可与言至巧，病不许治者，病必不治，治之无功点。

《素问·五脏别论》

【直译】 对那些拘守鬼神迷信观念的人，是不能与其谈论至深的医学理论的，对那些讨厌针石治疗的人，也不可能和他们讲什么医疗技巧。有病不许治疗的人，他的病是治不好的，勉强治疗也收不到应有的功效。

【原文】 深居静处，占神往来①，闭户塞牖，魂魄不散，专意一神，精气之分，毋闻人声，以收其精，必一其神，令志在针。

《灵枢·经始》

【注释】

①“占神往来”：体察患者的精神情志。

【直译】 在针刺之前，医生要深居静处，安定自己的精神，又要像闭户塞窗一样，意志专一，听不到旁人的声音，从而使精神内守，全心集中在针刺上。

【原文】 是故用针者，察观病人之态，以知精神魂魄之存亡，得失之意，五者以伤，针不可以治之也。

《灵枢·本神》

【直译】 所以使用针刺的人，首先要观察患者的形态，从而了解他的精、神、魂、魄等精神活动的旺盛或衰亡，假若五脏的精气都受到损伤，针刺就不能治疗了。

【原文】 持针之道，坚者为室，正指直刺，无针[1]左右，神在秋毫，属意病者，审视血脉，刺之无殆，方刺之时，必[2]在悬阳①，及与两衡[3]②，神属勿去，知病存亡，血脉者[4]，在腧横居，视之独澄[5]，切之独坚。

《灵枢·九针十二原》

【校勘】

[1]“无针”：疑此二字误倒。“针无”方通上下文意。

[2]“必”：《甲乙》卷五第四作“心”。

[3]“衡”：原作“卫”，据《甲乙》卷五第四，覆刻《太素》卷二十《九针要道》改。

[4]“血脉者”：《甲乙》“血”上有“取”字。

[5]“澄”:《甲乙》卷五第四及覆刻《太素》卷二十一《九针要道》并作“满”。

【注释】

①“悬阳”:一指心而言,如张志聪曰“悬阳,心也”;一指目而言,如刘衡如曰“目为悬阳”。本书从刘说。

②“两衡”:眉上的部位为衡,这里泛指眉间及面部。

【直译】 持针的准则,精神坚定至为重要,对准穴位,垂直而刺,针要不偏左右,还要注意观察患者,仔细审视其血脉,进针时避开它,这样就不会发生危险了。将刺之时,一定要看患者的鼻头和眉目之间,针者也必须全神贯注,毫不疏忽,由此预知病情的良恶。那血脉横布在腧穴周围,看起来显得很清楚,按摸就会感到坚实。

【原文】 凡刺之法,先必本于神。

《灵枢·本神》

【直译】 针刺的法则,必须先以患者的神气为依据。

【原文】 凡刺之法,必察其形气,形肉[1]未脱,少气而脉又躁,躁厥者,必为缪刺之,散气可收,聚气可布。深居静处,占[2]神往来,闭户塞牖,魂魄不散,专意一神,精气不[3]分,毋闻人声,以收[4]其精,必一其神,令志在针,浅而留之,微而浮之,以移其神,气至乃休。男内女外[5],坚拒[6]勿出,谨守勿内,是谓得气。

《灵枢·终始》

【校勘】

[1]“肉”:《甲乙》卷五第五作“气”。

[2]“占”:《太素》卷二十二《三刺》及《灵枢略·六气论》均作“与”。

[3]“不”:原作“之”,据《太卷》卷二十二《三刺》及《灵枢略·六气论》改。

[4]“收”:日抄本作“取”。

[5]“男内女外”:《难经·七十八难》作“男外女内”,《甲乙》卷五第五作“男女内外”。

[6]“拒”:《太素》卷二十二《三刺》作“巨”。

【直译】 大凡针刺之法,一定要先观察患者的形气。如果形肉未脱,气少脉躁,出现了躁而且快的脉象,就应当采用缪刺法,轻手浅刺其络脉,使耗散的精气可以收住,而聚集的邪气可以散去。在针刺之前,医生要深居静处,安定自己的精神,又要像闭户塞窗一样,意志专一,听不到旁人的声音,从而使精神内守,全心集中在针刺上。用针时,要浅刺留针或微捻提针,以转移患者的精神恐惧,直到针下得气而止。男子要浅刺候气于外,女子要深刺候气于内,坚拒正气不使外出,谨防邪气不使侵入,这叫做得气。

【原文】 岐伯曰：凡刺之真①，必先治神，五脏已定，九候已备[1]，后乃存针，众脉不见，众凶弗闻，外内②取得，无以形先，可玩[2]往来③，乃施于人。人有虚实，五虚④勿近，五实⑤勿远，至其当发，间不容瞚[3]，手动若务⑥，针耀而匀。

《素问·宝命全形论》

【校勘】

[1]“已备”：《甲乙》卷五第四“备”作“明”。

[2]“可玩”：《太素》“玩”作“税”。按杨注训“税”为动，未知其据。

[3]“瞚”：《太素》作“眴”。按《广韵·二十椁》：“瞚，眴，瞬”为一字。

【注释】

①“之真”：按《文选右诗十九首》善注，“真正也”。“凡刺之真”是说大凡刺之正法。

②“外内”：“外内”犹云色脉，见《征四失论》五注。这是说临针道须擦色，按脉，勿从观其形体。

③“往来”：是说精熟针道，得心应手，极尽自然之妙的意思。

④“五虚”：指脉细，皮寒，气少，泄利前后饮食不入。

⑤“五实”：指脉盛，皮熟，腹胀，二便不通，闷瞀。

⑥“手动若务”：是说手捻指时若无二事。

【直译】 凡用针的关键，必先集中思想，了解五脏的虚实，三部九候脉象的变化，然后下针。还要注意有没有真脏脉出现，五脏有无败绝现象，外形与内脏是否协调。不能单独以外形为依据，更要熟悉经脉血气往来的情况，才可施针于患者。患者有虚实之分，见到五虚，不可草率下针治疗，见到五实，不可轻易放弃针刺治疗，应该要掌握针刺的时机，不然在瞬息之间就会错过机会。真刺时手的动作要专一协调，针要洁净而均匀。

【原文】 睹其色，察其目，知其散重①，一其形，听其动静，知其邪正。右主推之②，左持而御之③[1]，气至而去之④。

《灵枢·九针十二原》

【校勘】

[1]“左持而御之”：覆刻《太素》卷二十《九针要道》作“左推之而御持之”。

【注释】

①“散重”：谓气之耗散与复还。

②“右主推之”：指右手进针。

③“左持而御之”：指用左手护持针身。

④“气至而去之”：得气之后即起针。

【直译】 注意察看患者的气色和眼神，可以知道血气的耗散与还复；分别患者身体的强弱，听他的声音动静，可以掌握其邪正虚实。而后，右手主推而进针，左手佐助而护针身，当针下得气时，就可以出针了。

【原文】 是故用针者，察观病人之态，以知精神魂魄之存亡得失之意。

《灵枢·本神》

【直译】 所以使用针刺的人，首先要观察患者的形态，从而了解他的精、神、魂、魄等精神活动的旺盛或衰亡。

【按语】 在针刺治疗疾病的过程中，除要求医者要有娴熟的针刺操作技术外，还要求医者掌握和重视患者的精神状态和机体变化，属意病患，令志在针，专心一意。这也就是所谓治神，强调治神是因为不论是医者还是患者的精神因素都直接影响着针刺手法的发挥和针刺的治疗效果。所以，故人云："凡刺之真，必先治神"，"凡刺之法，先必本于神"。

六、候气与得气

本节论述了如何候气、得气以及得气的意义及表现等。

【原文】 刺之而[1]气不至，无问其数；刺之而[2]气至，乃去之，勿复针……刺之要，气至而有效。效之信，若风之吹云，明手若见苍天，刺之道毕矣。

《灵枢·九针十二原》

【校勘】

[1]"而"：《素问·诊要》王冰注引无"而"字。《针经摘英集·治病直刺诀》引同。

[2]"而"：《素问》王引注无"而"字。

【直译】 针刺之时，需要候气，如刺后没有得气，不问息数多少，必须等待经气到来；如果针刺已经得气，就可去针不用再刺了……针刺的关键，是要得气，得气即必有疗效，疗效的可靠，就像风吹乌云消散，很明朗地看到苍天一样。这些都是针刺的道理。

【原文】 邪气[1]来也紧[2]而疾，谷[3]气来也徐而和。

《灵枢·终始》

【校勘】

[1]"气"：《甲乙》卷五第五此下有"之"字。

[2]"紧"：《太素》卷二十二《三刺》作"坚"。

[3]"谷"：原作"邪"，据胡本、熊本、周本、统本、藏本，《甲乙》卷五第五及《太素》二十二《三刺》改。按：谷气即正气，"谷气来也徐而和"，由此看来，古人认为，

针下得气的沉紧感不是正气所致的。

【直译】 邪气来时，针下会感到紧急；谷气来时，针下会感到徐和。

【原文】 黄帝曰：候其可刺奈何？伯高曰：上工，刺其未生者也。其次，刺其未减者也。其次，刺其已衰者也。下工，刺其方袭者也，与其形之盛者也，与其病之与脉相逆者也。故曰：方其盛也。勿敢毁伤，刺其已衰，事必大昌。故曰：上工治未病，不治已病。此之谓也。

《灵枢·逆顺》

【直译】 黄帝问：怎样诊候哪些病是可以针刺的呢？伯高说：高明的医工，在疾病尚未表现于外时就给予针治，其次，在病势尚未大盛时就给予针治，再次，在病势已经衰退时给予针治；不高明的医工，在症状叠发时才予以针治，或是在病势正盛时予以针治，或是在病的外部表现与脉象相反时予以针治。所以，古医经上说：病势正盛的时候，不可施以针刺；等到病势已经衰退，再予针治，一定会有很好的疗效。所以古医经还说：高明的医工，在疾病尚未表现于外时就予以治疗，而不是等疾病发露于外才予治疗。正是说的这个意思。

【原文】 黄帝曰：卫气之在于[1]身也，上下往来不以期[2]，候气而刺之，奈何？伯高曰：分有多少①，日有长短，春秋冬夏，各有分理②然后常以平旦为纪，以[3]夜尽为始，是故一日一夜，水下[4]百刻，二十五刻者，半日之度也，常如是毋已，日入而止，随日之长短，各以为纪而刺之。谨候其时，病可与期；失时反候者[5]，百病不治[6]。故曰：刺实者，刺其来也，刺虚者，刺其去也。此言气存亡之时③，以候虚实[7]而刺之。是故谨候[8]气之所在而刺之，是谓逢时。病在于三阳[9]，必候其气在于阳而刺之[10]，病在于三阴[11]，必候其气在[12]阴分而刺之。

《灵枢·卫气行》

【校勘】

[1]“于”：《甲乙》卷一第九无。

[2]“不以期”：《甲乙》卷一第九作“无已其”。“其”字连下读。

[3]“以”：《甲乙》卷第一九无。

[4]“水下”：《甲乙》卷一第九作“漏水”。

[5]“者”：《甲乙》卷一第九及《太素》卷十二《卫五十周》并无。

[6]“治”：《甲乙》卷一第九及作“除”。

[7]“虚实”：《太素》卷十二《卫五十周》作“实虚”，似更胜，因前文先论实，后论虚。

[8]“候”：《素问·针解》王冰引《针经》“候下有其”字。

[9]“病在于三阳”：原脱“病”字，例以下文当有“病”字，据《甲乙》卷第一九

补。另,《甲乙》卷一第九"三阳"作"阳分"。

[10]"必候其气在于阳而刺之":《甲乙》卷一第九、《太素》卷十二《卫五十周》"气"下并有"之加"二字,"阳"下并有"分"字。

[11]"三阴":《甲乙》卷一第九此下有"于"字。

【注释】

①"分有多少":此"分"字,指天之阴分阳分,也即昼夜的阴阳多少不等。

②"春秋冬夏,各有分理":四季各按一定的节气而有昼夜长短变化的规律,如春分、秋分,昼夜相等,夏到时昼最长,冬到时昼最短。分理,指节气划分的规律。

③"气存亡之时":指邪气的退去或存留的情况。本书《小针解》篇:"察后与先,若存若亡者,言气之虚实,补泻之先后也,察其气之已下与常存也。"了解了邪气的去留,而决定补泻手法之施用。

【直译】 黄帝问:卫气在人体内,上下往来运行,没有停止的时候,怎样候察其气行情况而进行针刺呢?伯高说:以春分、秋分及夏至、冬至这四天为分界缘一年春夏秋冬四季之内,昼与夜的时数有多有少,有长有短,其多少长短的变化有一定规律。昼与夜的分界,通常以平旦寅时为标准,夜尽而昼始。一昼一夜,漏壶水下一百刻,二十五刻是半个白昼的度数,经常如此不已,日入则白昼终止。依随白昼的长短不同,分别取作标准,以候察气行阴阳的情况,而后刺治。如能谨慎地候察其气行时机而加以针刺,则疾病的痊愈可以指日而待;如果失掉了气行时机而且违背了岁气运行规律,就会导致各种疾病都难以治愈。所以说,针刺实证,要在其气来至之时刺而泻之;针刺虚证,要在其气离去之时刺而补之。这就是说,要候察气的盛衰虚实而后加以针刺。所以,谨慎候察气的所在而进行刺治,这就叫做逢时。病在三阳经的,一定要候伺其气在阳分的时候刺治;病在三阴经的,一定要候伺其气在阴分的时候刺治。

【原文】 黄帝曰:候之奈何?伯高曰:《兵法》曰,无迎逢逢[1]之气①,无击堂堂之阵②。《刺法》曰:无刺熇熇之热[2]③,无刺漉漉之汗[3]④,无刺浑浑之脉[4]⑤,无刺病与脉相逆者。

《灵枢·逆顺》

【校勘】

[1]"逢":《太素》卷二十三《量顺刺》作"逄"。按"逄","逢"同。《孟子·离娄下》:"逄荣学射于羿。"《汉书·艺文志兵书略》作"逢门"可证。

[2]"热":《素问·疟论》新校正云:"按全无起本及《太素》'热'作'气'。"今本《太素》作"热"。

[3]“无刺漉漉之汗”:《素问·疟论》此句在“无刺浑浑之脉”之后。

【注释】

①“逢逢之气”:有二义,一是形容鼓声;二是盛大的意思。

②“堂堂之阵”:是形容军队的阵势盛大整齐。

③“熇熇之热”:王冰,“熇熇,盛大也。”

④“漉漉之汗”:形容汗出如洗。

⑤“浑浑之脉”:形容脉象浊乱而无端绪。

【直译】　黄帝问:怎样诊候哪些疾病是不宜针刺的呢?伯高说:《兵法》上说不可迎战士气非常高涨的敌军,不要出击阵容十分强大壮盛的部队。《刺法》说:不要刺热太盛的患者,不要刺大汗淋漓的患者,不要刺脉象浊乱的患者,不要刺病的外部表现与脉象相反的患者。

【原文】　是故工之用针也,知气之所在,而守其门户,明于调气,补泻所在,徐疾之意,所取之处。

《灵枢·官能》

【直译】　所以医工的用针,应该知道邪气的所在部位,然后按相应的孔穴治疗。要善于调治气脉,知道何处当补,何处当泻,以及进针、出针或慢或快的道理,所应取用的穴位等等。

【原文】　静意视义[1],观适[2]之变,是谓冥冥①,莫知其形,见其乌乌②,见共稷稷②,从见[3]其飞,不知[4]其谁[5],伏如横[6]弩,起[7]如发机。

《素问·宝命全形论》

【校勘】

[1]“静意视义”:“义”字误,应作“息”。王注“故静意视息”是王所据之本不误。

[2]“观适”:柯校本“适”作“敌”。《汉书·贾谊传》颜注:“适,当也。”按“适”,“敌”通。

[3]“从见”:于说,“从字盖‘徒’字形近之误。不知与徒见,意义相合。”

[4]“不知”:《太素》“知”作“见”。

[5]“其谁”:《太素》“谁”作“杂”。

[6]“横”:《济世拔草》卷二《窦太师流注指要赋》引“横”作“彉(huang)”。按《广雅·释诂》:“彉(huang),张也。”

[7]“起”:《窦太师流注指要赋》引“起”作“应”。

【注释】

①“冥冥”:“冥冥”,无形象之貌。见《淮南子·精神训》高注、王冰说:“冥冥,

言血气变化之可见也。”

②“乌乌”、“稷稷”：杨上善说，“乌乌稷稷凤凰雄雌声也，凤凰群杂而飞，雄雌相和，不见其杂。”

【直译】 平心静意，看适当的时间，好像鸟一样集合，气盛之时，好像稷一样繁茂。气之往来，正如见鸟之飞翔，而无从捉摸他形迹的起落。所以用针之法，当气未至的时候，应该留针候气，正如横弩之待发，气应的时候，则当迅速起针，正如弩箭之疾出。

【原文】 八十难曰：经言有见如入，有见如出者，何谓也？

然，所谓有见如入，有见如出[1]者，谓左手见气来至，乃内针。针入见气尽，乃出针。是谓有见如入，有见如出也。

《难经·八十难》

【校勘】

[1]“有见如出”：原无。《难经本义》说：“所谓有见如入下，当欠‘有见如出’四字”。据补。

【注释】

①“见”：同观，即显现之意。

【直译】 八十难问：医经上说，有见如入，有见如出，是什么意思？答：所谓有见如入，有见如出，就是说先用左手压穴，指下显现经气来到时，然后推针刺入，当针入后显现经气已散时，然后出针。这就是所谓有见如入，有见如出的意思。

【原文】 帝曰：候气奈何？岐伯曰：夫邪[1]去络入于经也，舍[2]于血脉之中，其寒温未相得[3]。如涌波①之起也，时来时去，故不常在，故曰方其来也，必按而止之，止而取之，无逢[4]其冲而之。真气者，经气也，经气太虚，故曰其来不少逢②，此之谓也。故曰候邪不审③，大气已过④，写之则真气脱，脱则不复，邪气复至，而病益蓄，故曰其往不可追，此之谓也。不可挂以发者[5]，待邪之至时而发针写矣，若先若后者，血气已尽[6]，其病不可下[7]，故曰知其可取如发机，不知其[8]取如扣椎⑤，故曰知机道者不可挂以发，不知机者扣之不发，此之谓也。

《素问·离合真邪论》

【校勘】

[1]“邪去”：《太素》“邪”下有“气”字。

[2]“舍”：《太素》“舍”作“合”。

[3]“相得”：《太素》作“合”。按杨注：“邪之寒温，未与正气相得。”似杨所据本应作“相得”。

[4]“无逢”:《甲乙》“逢”作“迎”。

[5]“不可挂以发者”:俞樾说,“此六字衍文。下‘写’字乃‘焉’字之谓。本作‘待邪之至时而发针焉矣。’此是总结上文,正对‘黄帝候气奈何’之问。”

[6]“已尽”:林校引全本“尽”作“虚”。

[7]“不可下”:《太素》“不”下无“可”字,“不下”是说其病不退。

[8]“不知其”:《太素》“其”下有“可”字。

【注释】

①“涌波”:楼英说,“谓脉浮大。”

②“其来不可逢”:吴昆说,“其邪之来,不可逢其虚而取之,盖恐伤其经气也。”

③“不审”:谓认病不详细。

④“大气已过”:高世栻说,“针下后聚之大气已过,而复写之。则真气外脱。”

⑤“如扣推”:孙鼎宜说,“扣,击也。《说文》:‘椎,所以击也。’谓以椎相击。默默无声,非能如鼓桴之相应也。”

【直译】 黄帝道:对邪气怎样诊候呢?岐伯说:当邪气从络脉而进入经脉,留舍于血脉之中,这是邪正相争,或寒或温,真邪尚未相合,所以脉气波动,忽起忽伏,时来时去,无有定处。所以说诊得泄气方来,必须按而止之,阻止它的发展,用针泻之,但不要正当邪气冲突,遂用泻法,反十经气大虚,所以说气虚的时候不可用泻,就是指此而言。因此,诊候邪气而不能审慎,当大邪之气已经过去,而用泻法,则反使真气虚脱,真气虚脱,则不能恢复,而邪气益甚,那病更加重了。所以说,邪气已经随经而去,不可再用泻法,就是指此而言。阻止邪气,使用泻法,是间不容发的事,须待邪气初到的时候,随即下针去泻,在邪至之前,或在邪去之后用泻法,都是不适时的,非但不能去邪,反使血气受伤,病就不容易退了。所以说,懂得用针的,像拨动弩机一样,机智灵活,不善于用针的,就像敲击木椎,顽钝不灵了。所以说,识得机宜的,一霎那时毫不迟疑,不知机宜的,纵然时机以到,亦不会下针,就是指此而言。

【原文】 知机之道者,不可挂以发,不知机道[1],叩之不发,知其往来,要与之期,粗之阁①乎,妙哉工[2]独有之。往者为逆,来者为顺②,明知逆顺,正行无问。

《灵枢·九针十二原》

【校勘】

[1]“道”:《甲乙》卷五第四作“者”。按《甲乙》脱“道”字,本篇脱“者”字,似应根据《甲乙》补“者”字。

[2]“工”:日刻本作“上”,《甲乙》卷五第四与日刻本合。

【注释】

①“阁(yin)”:暗昧不明。

②“往者为逆,来后为顺”:往,指气去;来,指气至。《类经》十九卷第一注:“往,气之去也,故为之逆;来,气之至,故为之顺。”

【直译】 因此,针刺必须掌握气的往来顺逆盛衰之机,才能真正起到治疗的作用。一般的医生对此昏昧不知,只有高明的医生才能知其妙处。正气之去叫做逆,正气之来叫做顺,明白了逆顺之理,就可以大胆直刺,不用再问了。

【原文】 要与之期者,得气之可取之时也。妙哉!工独有之者,尽知针意也。

《灵枢·小针解》

【直译】 “要与之期”,是说掌握气至的时机,用针不失其时。“妙哉!工独有之”,是说高明的医生却能完全掌握气机和用针的机制。

【原文】 气至而去之者,言补泻气调而去之也。

《灵枢·小针解》

【直译】 “气至而去之”,是说不论用补法或泻法,达到气机调和,就应该停针。

【原文】 男内女外,坚拒勿出,谨守勿内,是谓得气。

《灵枢·终始》

【直译】 男子要浅刺候气于外,女子要深刺候气于内,坚拒正气不使外出,谨防邪气不使侵入,这叫做得气。

【原文】 取此者,用毫针,必先按而在久应于手,乃刺而予之。

《灵枢·卫气》

【直译】 取以上这些穴位针刺时,要用毫针,而且一定先要用手指按压较长时间,等到气至应手,才可施针予以补泻。

【原文】 其气与针相逢奈何?阴阳和调,而血气淖泽滑利,故针入而气出,疾而相逢也。针已出而气独行[①]者,何气使然?其阴气多而阳气少,阴气沉而阳气浮者,沉者内藏,故针已出,气乃随其后,故独行也。数刺乃知,何气使然?此人之多阴而少阳,其气沉而气往难,故数刺乃知也。

《灵枢·行针》

【注释】

①“气独行”:指针已取出,仍有反应,故为气独行。

【直译】 针一刺入,其气就立时做出反应,这是什么缘故?阴阳和调的人,其血气湿润滑利,便于运行,所以针一刺入,气就迅速出动,随着针刺立时而至。

针已起出，而针感仍在，这是什么气促使这样的呢？阴气多而阳气少、阴气沉滞而阳气浮动的人，其气内藏，所以等到针已取出，气才追随其后而来至，因而针虽起出而针感仍在。针刺多次，才见效应，是什么气促使这样的呢？这样的人多阴少阳，其气沉滞，运行困难，所以针刺多次才见效应。

【原文】 不得气，乃与男外女内，不得无是谓十死不治也。

《难经·七十八难》

【直译】 假如进针后不得气，就当用男子浅提，女子深插的方法，如果仍然不能得气，这是一种难以治疗的死证。

【原文】 中气穴，则针游于巷。

《灵枢·邪气脏腑病形》

【直译】 刺中气穴，针气就行于孔穴之内。

【按语】 以上经文论述了得气的重要性，提出了“刺之要，气至而有效”的著名论点，以及针刺得气与人体阴阳气血的关系，得气时的表现，促使得气的一些方法等。

一般认为，所谓“得气”一指患者产生了酸麻胀痛等感觉，二指医者针下的沉紧感。值得注意的是，《难经·八十难》提出的“左手见气来至”的观点。但是对一些针刺后产生的不易被肉眼所看到的阳性反应，如皮下小硬结、条索等，通过左手按触体察，能够及时地判断得气与否，不失时机地予以补泻。

此外，上述经文对如何候气和在什么情况下候气做了详细的论述，从中看出，所谓候气，是指等候针刺及补泻的时机。

第三节 补泻手法

一、补泻手法的意义

本节主要介绍了补泻手法的意义、补泻原则及辨证等。

【原文】 虚实之要，九针最妙，补泻之时，以针为之。泻曰[1]：必持内之，放而出之①，排阳得针[2]，邪气得泄。按而引针，是谓内温②，血不得散，气不得出。补曰随之，随之意，若妄之，若行若按，如蚊虻止，如留如还[3]，去如弦绝，令左属右，其气故止，外门已闭，中气乃实，必无留血，急[4]取诛之。

《灵枢·九针十二原》

【校勘】

[1]“泻曰”：《素问·离合真邪论》王注引《针经》《甲乙》卷五第四此下并有“迎之，迎之意”五字。对照本文“补曰随之，随之意……”，当有五字。

[2]“排阳得针”:《甲乙》卷五第四,“阳”作“扬”,“得”作“出”。覆刻《太素》卷二十一《九针要道》“得”亦作“出”。

[3]“如还”:张注本作“而还”。《甲乙》卷五第四“还”作“环”。

[4]“急”:《医统》卷七引、《针灸大成》卷四并作“必”。

【注释】

①“放而出之”:即摇大针孔,使邪气得出之意。

②“内温”:气血蕴蓄于内的意思。

【直译】 补泻的要点,在九针有不同之妙。需要补或泻时,用针刺手法就可以了。如用泻法,根据时日将针纳入,得气之后,摇大针孔,转而出针,可使邪气随针而出。假如出针后马上按闭针孔,邪气就会蕴积于内,瘀血不散,起不到泻的作用。施用补法,不拘时日,可随时用针,意念中若无其事,如行如止,像有蚊虻叮在皮肤上一样,针刺入皮中,候气之际,如同停留徘徊;得气之后,急速出针,像离弦之箭。右手拔针,左手紧闭针孔,经气因而留止,针孔已闭,中气就会充实了。如果皮下出血,不可任其瘀留,一定要迅速除去。

【原文】 刺实须其虚者,留针阴气隆至①乃去针也,刺虚须其实者,阳气隆止,针下热乃去针也。

《素问·针解》

【注释】

①“隆至”:“隆”指盛,多之意。

【直译】 针刺实证须用泻法,下针后应留针,待针下出现明显的寒凉之感时,即可出针。针刺虚证要达到补气的目的,待针下出现明显的温热之感时,即可出针。

【原文】 凡刺之道,气调而止,补阴泻阳,音气溢彰,耳目聪明,反此者血气不行。

《灵枢·终始》

【直译】 大凡针刺的原则,达到阴阳二气调和就要止针。要注意补阴泻阳,才能达到语音清朗有力,耳聪目明。反之,如果补泻不当,就会使血气不能正常运行。

【原文】 刺虚则实之者,针下热也,气实乃热也。满而泄之者,针下寒也,气虚乃寒也,菀陈①则除之者,出恶血也。

《素问·针解》

【注释】

①“菀陈”:菀音郁,久郁之积血。王冰:“菀,积也,陈久也。言络脉之中,血

积而久者。”

【直译】 针治虚证用补法，针下应有热感，因为正气充实了，针下才会发热；邪气盛满用泻法，针下应有凉感，因为邪气衰退了，针下才会发凉。血液郁积日久，要用放出恶血的方法来消除。

【按语】 本节指出补泻手法的意义在于补阴精，泻阳邪，使气血和调，即经曰：“凡刺之道，气调而止，补阴泻阳，音气溢障，耳目聪明。”本文所言“补”、“泻”是针对“虚”、“实”，即“不足”与“有余”，不同病证确立相应的治疗原则和方法，而历代针灸医家所言的针刺补泻，一般是指具体的手法操作，所以，补泻既是针对“虚”、“实”在治疗上的一种原则性提示，又指一些具体的治疗手段。

二、补泻原则及辨证

本节主要是论述了明辨虚实是针刺治病的前提，实即泻之，虚则补之是针刺补泻的根本原则。

【原文】 虚者实之，满者泻之，此皆众工所共知也。若夫法天则地，随应而动①，和之者若响，随之者若影，道无鬼神，独来独往②。

《素问·宝命全形》

【注释】

①“随应而动”：说明效果之好。王冰：“随应而动，言其效。”

②“道无鬼神，独来独往”：医学的道理，并没有什么鬼神，只要懂得这些道理就能运用自如了。

【直译】 用补法治虚，泻法制满，这是大家都知道的。若能按照天地阴阳的道理，随机应变，那么疗效就能更好，如响之应，如影随形，医学的道理并没有什么神秘，只要懂得这些道理，就能运用自如了。

【原文】 形有余则泻其阳经，形不足则补其阳络①。

《素问·调经论》

【注释】

①“阳经”、“阳络”：张志聪注，“阳，谓阳明也。阳明与太阴为表里，盖皮肤充分为阳，脾所主在肌肉，故当从阳以补泻，泻刺其经者，从内而出外也；补刺其络者，从外而入于内也。”

【直译】 形有余应当泻足阳明的经脉，使邪气从内外泻，形不足的应当补足阳明的络脉，使气血得以内聚。

【原文】 志有余则泻然筋血者[1]，不足则补其复溜。

《素问·调经论》

【校勘】

[1]"泻然筋血者":新校正云,"按《甲乙经》及《太素》云,'泻然筋血者,出其血'。"杨上善云:"然筋当是然谷下筋。"

【直译】 志有余的应泻然谷以出其血,志不足的则应补复溜穴。

【原文】 刺法言,有余泻之,不足补之……有余有五,不足亦有五……神有余有不足,气有余有不足,血有余有不足,形有余有不足,志有余有不足,凡此十者,其气不等也。

《素问·调经论》

【直译】《刺法》上说,病属有余的用泻法,不足的用补法……病属有余的有五种,不足的也有五种……神有有余,有不足;气有有余,有不足;血有有余,有不足;形有有余,有不足;志有有余,有不足。这些共计十种,它们的气各不相同。

【原文】 粗守形者,守刺法也;上守神者,守人之血气有余不足,可补泻也。

《灵枢·小针解》

【直译】"粗守形",是说一般的普通医生只知机械地拘守刺法。"上守神",是说高明的医生能根据患者气血的虚实情况,灵活地运用补法或泻法。

【原文】 刺之微在数迟者,徐疾之意也。粗守关者,守四肢而不知血气正邪之往来也。上守机者,知守气也。机之动不离其空中者,知气之虚实,用针之徐疾也。空中之机清净以微者,针以得气,密意守气勿失也。其来不可逢者气盛不可补也。其往不可追者,气虚不可泻也。不可挂以发者,言气易失也。扣之不发者,言不知补泻之意也,血气已尽而气不下也。

《灵枢·小针解》

【直译】"刺之微在数迟",是说针刺的微妙,在于掌握进针出针的手法快慢。"粗守关",是说一般的庸医只知在四肢关节处做治疗,而不知血气正气的往来盛衰情况。"上守机",是说高明的医生能够洞察脉气的情况,随机运用补泻。"机之动不离其空",是说气机之至,皆在骨空(腧穴)之中,了解了气血的虚实变化,就可运用疾徐的补泻手法。"空中之机,清净以微",是说气机之至很精微,如针下已经得气,就要谨慎注意气之往来,不能失掉应补应泻的时机。"其来不可逢",是说气刚来为邪气正盛的时候,切不可用补法。"其往不可追",是说邪气已去正气将要恢复之时,切不可用泻法。"不可挂以发",是说应细致地观察气之往来,及时运用补泻,不能有丝毫的差错,否则气机易失就难达到预期的疗效。"扣之不发",是说不懂得补泻的意义,往往误用手法,导致血气竭绝,而不能祛除邪气。

【原文】 血脉盛者,坚横以赤,上下无常处,小者如针,大者如筋,即而泻之万余也。故无失数矣。失数而反,各如其度。

《灵枢·血络论》

【直译】 血脉盛的,可观察到局部坚硬充满,肤色发红,在身体上下无固定部位,小的像针般粗细,大的像筷子般粗细,针刺时用泻法,可保万全,但一定不要违背针刺的原理。如果违背原理,会适得其反,就会出现上述那些已见的症状。

【原文】 言实与虚若有若无者,言实者有气,虚者无气也,察后与先若亡若有者,言气之虚实,补泻之先后也。察其气之已下与常存也。为虚与实若得若失,言补者泌①然若有得也,泻则恍然②若有失也。

《灵枢·小针解》

【注释】

①"泌":满足的样子。

②"恍":恍惚。张志聪:"恍,惚也。"

【直译】 "言实与虚,若有若无",是说用补法会使正气来复,用泻法会使邪气消失。"察后与先,若亡若存",是说应诊明气的虚实,决定补泻手法的先后,并观察气的行与不行,以确定针的去留。"为虚与实,若得若失",是说用补法会使患者感觉充实而似有所得,用泻法会使患者感到轻爽而似有所失。

【原文】 凡刺小邪曰[1]以大,补其不足乃无害,视其所在迎之界①,远近尽至,其不得补,侵而行之,乃自费②,刺分肉间。

《灵枢·刺节真邪》

【校勘】

[1]"曰":原作"日",据《甲乙》卷五第二及《太素》卷二十二《五邪刺》改。

【注释】

①"近之界":界,指界域畔际,这是指气行之所。

②"费":耗损的意思。《太素》卷二十二《五邪刺》注:"费,损也。"

【直译】 凡针刺虚邪,是使正气日渐充实,补其不足,虚邪就不至构成危害。观察虚的所在,在气行的来路上迎接它,使远近经气尽至而不外泄;但补不可太过,补得过分则损正气。要点就是针刺分肉间。

【原文】 形气不足,病气有余,是邪胜也,急泻之。形气有余,病气不足,急补之。形气不足,病气不足,此阴阳气俱不足也,不可刺之,刺之则重不足,重不足则阴阳俱竭,血气皆尽,五脏空虚,筋骨髓枯,老者绝灭,壮者不复矣。形气有余,病气有余,此谓阴阳俱有余也,急泻其邪,调其虚实。故曰:有余者泻之,不足者补之,此之谓也。

《灵枢·根结》

【直译】 形气不足，病气有余，这是邪气胜于正气的表现，应当急用泻法以去其邪。形气有余，病气不足，这是外实内虚，应急用补法以扶其正。形气不足，病气不足，这是阴阳都不足了，不可用针刺治疗，若用针刺，就加重了它的不足，而导致阴阳竭，血气尽，五脏空虚，筋髓枯槁，老年人要死亡，壮年人也不易康复。如果形气有余，病气也有余，这是阴阳都有余，应当在去邪之后再调和虚实。所以说，病有余的用泻法，病不足的用补法，就是这个道理。

【原文】 当取其化源也，是故太过取之，不及资之。太过取之，以抑其郁，取其运化之化源。命抑郁气。不及挟资，以挟运气，以避虚邪也。资取之法，命出《密语》。

《素问·刺法论》

【直译】 应当取六气生化之源。所以气太过者取治之，气不足则资助之。"太过取之"，应椐其致郁之次第以抑其郁气，取治于运气生化之源，以折减其郁气。"不及资之"，是用以助运气之不足，避免虚邪之气。

【原文】 所谓虚则实之者，气口虚而当补之也。满则泻之者，气口盛而当泻之也。菀陈则除之者。去血脉也，邪盛则虚之者，言诸经有盛者，皆泻其邪也。

《灵枢·小针解》

【直译】 所谓"虚则实之"，是说气口脉虚的当用补法。"满则泄之"，是说气口脉盛的当用泻法。"菀陈则除之"，是说血脉中如有蓄积瘀血，就应当刺破皮肤以排除它。"邪胜则虚之"，是说经脉中邪气盛时，应采取泻法，以使邪气外泄。

【原文】 阴阳和平之人，其阴阳之气和，血脉调，谨诊其阴阳，视其邪正，安容仪，审有余不足。盛则泻之，虚则补之。不盛不虚，以经取之。此所以调阴阳，别五态之人①者也。

《灵枢·通天论》

【注释】

①"五态之人"：指太阴之人、少阴之人、太阳之人、少阳之人、阴阳平和之人。

【直译】 阴阳和平型的人，其阴阳之气和谐，血脉调顺。治疗时应当谨慎诊视其阴阳的变化，邪正的盛衰，观察其容色、情态正常与否，审察哪一方面有余，哪一方面不足。邪盛就用泻法，正虚就用补法，如果不盛不虚，就取治病证所在的本经。这就是据以分辨五种不同形态之人而调和其阴阳的一些要点。

【原文】 补泻奈何？神有余，则泻其小络之血，出血勿之深斥①，无中其大经，神气乃平；神不足者，视其虚络，按而致之，刺而利之，无出其血，无泄其气，以通其经，神气乃平。

《灵枢·调经论》

【注释】

①“斥”:是推进扩大的意思。王冰:“斥,推也。”

【直译】 神有余的应刺其小络使之出血,但不要向里深推其针,不要刺中大经,神气自会平复。神不足的其络必虚,应在其虚络处,先用手按摩,使气血实于虚络,再以针刺之,以疏利其气血,但不要使之出血,也不要使气外泄,只疏通其经,神气就可以平复。

【原文】 补泻奈何?气有余,则泻其经隧[①]无伤其经,无出其血,无泻其气;不足,则补其经隧,无出共气……血有余,则泻其盛经出其血。不足,则视其虚经,内针其脉中,久留而视,脉大,疾出其针,无令血泄……形有余则泻其阳经。不足则补其阳络。

《素问·调经论》

【注释】

①“泻其经隧”:杨上善说,“经隧者,用太阴之别,从手太阴走手阳明,乃是手太阴向手阳明之道。故曰‘经隧’。隧,道也。欲通脏府阴阳,故补泻之,皆取其正经别走之路也。”

【直译】 气有余的应当泻其经隧,但不要伤其经脉,不要使之出血,不要使其气泄。气不足的则应补其经隧,不要使其出气……血有余的应泄其充盛的经脉,以出其血。血不足的应察其经脉之虚者补之,刺中其经脉后,久留其针而观察之,待气至而脉转大时,即迅速出针,但不要使其出血……形有余应当泻足阳明的经脉,使邪气从内外泻,形不足的应当补足阳明的络脉,使气血得以内聚。

【原文】 何谓补泻?当补之时,何所取气?当泻之时,何所置气?

当补之时,从卫取气,当泻之时,从营置气。其阳气不足,阴气有余,当先补其阳,而后泻其阴;阴气不足,阳气有余,当先补其阴,而后泻其阳,营卫通行,此其要也。

《难经·七十六难》

【直译】 什么叫做补泻?当用补法的时候,从什么地方取气?当用泻法的时候,从什么地方散气?

当用补法的时候,应从卫分取气,当用泻法的时候,应从荣分散气。如果阳气不足,阴气有余,应当先补它的阳气,然后泻它的阴气。如果阴气不足,阳气有余,应当先补它的阴气,然后泻它的阳气,使得荣卫之气能够正常流通运行,这是针刺补泻的重要原则。

【原文】 补泻之法,非必呼吸出内针也,知为针者,信其左,不知为针者,信其右，当刺之时，先以左手压按所针荣俞之处，弹而努之，爪而下之，其气之来，如动脉之疾，顺针而刺之。得气因推而内之，是谓补，动而申之，是谓泻，不得气，乃与男外女内，不得气，是为十死不治也。

《难经·七十八难》

【直译】 补泻的针法，并不是必须以呼吸出纳作为行针的唯一方法。很懂得针法的人，善于用左手施针。不很懂得针法的人，只依赖他的右手。当针刺的时候，先以左手压按所刺荥输的部位，用手指轻弹皮肤使脉络和肌肉紧张，再用爪甲稍用力向下掐切，当经脉之气来的时候，好像动脉搏动的样子，就顺势将针刺入。等到针下得气，便把针推进而纳入深部，这就叫做补法；摇动针身而引气外出的，这就叫做泻法。假如进针后不得气，就当用男子浅提，女子深插的方法，如果仍然不能得气，这是一种难以治疗的死证。

【原文】 所谓气至而有效者，泻则益虚，虚者，脉大如其故而不坚也；坚如其故者，适虽言故[①]，病未去也。补则益实，实者，脉大如其故而益坚也；夫如其故而不坚者，适虽言快，病未去也。故补则实，泻则虚，痛虽不随针减，病必衰去。必先通十二经脉之所生病，而后可得传于终始[②]矣。故阴阳不相移，虚实不相倾取之其经。

《灵枢·终始》

【注释】

①“适虽言故”：适，仅也。适虽言故，是指仅凭主观的判断，说病已恢复的意思。

②“终始”：自始至终的变化规律。

【直译】 所谓针下气至而获得疗效，是说实证用了泻法，由实转虚。虚的表现是脉象大如原来，却不坚实。如果脉象仍坚实如故，虽说一时舒服，而病还没去。虚证用了补法，就会由虚转实。实的表现是脉象大如原来而更坚实，如果脉气大虽照旧而不坚实，虽说一时舒服，而病并没有去掉。所以正确运用补法，会使正气充实；正确运用泻法，会使病邪泄去。痛苦虽不能随针立愈，但病势肯定是减轻了。因此必须通晓十二经脉与各种疾病的关系，然后就可明白“终始”的大义了。阴经和阳经不会互相改变，虚证和实证也不会相反的，所以针治疾病，就要取其所属的经脉。

【原文】 若无若有者，疾不可知[①]也？察后与先者，知病先后也，为虚与实者，工勿失其法，若得若失者，离其法也。虚实之要，九针最妙者，为其各有所宜也。补泻之时，出入针为之者，与气开阖相合也[②]。九针之各不同形者，针穷其所当补泻也。

《素问·针解》

【注释】

①“若有若无，疾不可知也”：张隐，“气之虚实，若有若无，当静守其气，疾则不可知也。”

②“与气开阖相合也”：针入之后，其气来之谓之开，可以迎而泻之。气过为之合，可以而补之针，与气开合相合也。

【直译】　若有若无，是说下针后经气到来迅速而不易察觉。审察先后，是指辨别疾病变化的先后。辨别疾病的为虚为实，虚证用补法，实证用泻法。医生治病不可离开这个原则。若医生不能准确地把握，那么就会背离正确的治疗法则。虚实补泻的关键，在于巧妙地运用九针，因为九针各有不同的特点，适宜于不同的病证。针刺补泻的时间，应该与气的来去开阖相配合；气来时为开可以泻之，气去时为阖可以补之。九针的名称不同，形状也各有所异，根据治疗需要，充分发挥各自的补泻作用。

【原文】　古人善用针艾者，视人五态乃治之，盛者泻之，虚者补之。

《灵枢·通天论》

【直译】　古代善用针灸疗法的医工，依据五类人的不同气质、形态，分别施治，气盛的用泻法，气虚的用补法。

【原文】　故善用针者，从阴引阳①，从阳引阴②，以右治左，以左治右。以我知彼③，以表知里，以观过与不及之理，见微得[1]过④，用之不殆。

《素问·阴阳应象大论》

【校勘】

[1]“得过”：《甲乙》卷六第七作“则”。

【注释】

①“从阴引阳”：杨上善说，“肝藏足厥阴脉实，肝府胆足少阳脉虚，须写厥阴以补少阳，即从阴引阳也。”张志聪说：“阴阳气血外内左右交相贯通，故善用针者，从阴而引阳分之邪，从阳而引阴分之气。”

②“从阳引阴”：杨上善说，“少阳炎，厥阴虚，须写少阳以补厥阴，即从阳引阴。”

③“以我知彼”：杨上善说，“谓医不病，能知病人”。

④“见微得过”：“得”校为“则”。“则”有“与”义。“微”是“不及”的变文。此处是说，了解什么是不及和太过，在针刺时，就不会失败了。

【直译】　所以善于运针法的，病在阳，从阴以诱导之，病在阴，从阳以诱导之；取右边以治疗左边的病，取左边以治疗右边的病，以自己的正常状态来比较患者的异常状态;以在表的症状,了解里面的病变;并且判断太过或不及,就能在疾病初起的时候,便知道病邪之所在,此时进行治疗,不致使病情发展到危险的地步了。

【原文】 凡用针者,虚则实之。满则泄之,宛陈则除之,邪胜则虚之。

《灵枢·九针十二原》

【直译】 大凡用针时,正气虚则用补法,邪气满则用泻法,有长久瘀血的用破除法,邪气胜的用攻下法。

【原文】 通其营输[①],乃可传于大数[②]。大数曰:盛则徒泻之,虚则徒补之,紧则灸刺且饮药,陷下则徒灸之,不盛不虚,以经取之。所谓经治者。饮药,亦用灸刺。脉急则引[③],脉大以弱,则欲安静,用力无劳也。

《灵枢·禁服》

【注释】

①"通其营输":"营"指营运。"输"指输注。"通其营输"指通晓经脉运行和输注的道理。

②"大数":指治疗上的大法而言。

③"引":指引导。

【直译】 掌握了经脉运行和输注的道理,才可以传授针灸治疗的大的法则。大的法则是:脉象盛就仅用泻法,脉象虚则仅用补法,脉紧则针刺、灸法并用且服药,脉陷下不见就只用灸法,脉不盛不虚就按常规治疗。所谓常规疗法,就是服药,也可用针刺或灸法。脉急可用针刺导去邪气使之平和,脉代就需要安心静养,不要劳累用力。

【原文】 帝曰:何如而虚?何如而实?岐伯曰:刺虚者须其实,刺实者须其虚,经气已至,慎守勿失,深浅在志[①],远近如一[②],如临深渊,手如握虎。神无营[③]于众物。

《素问·宝命全形论》

【注释】

①"深浅在志":杨上善说"志,记也。"计针下深浅可记之,不可得有失。

②"远近若一":吴昆说"穴在四肢者为远,穴在腹背者为近。取气一也。"

③"营":《素问绍识》《吕览·尊师》高注:"'营,惑'。此言下针之际能一其神,不取惑于他灸,即无左右视之义。"

【直译】 黄帝道:怎样治疗虚证?怎样治疗实证?岐伯说:刺虚证,须用补法,刺实证,须用泻法;当针下感到经气至,则应慎重掌握,不失时机地运用补泻方法。针刺无论深浅,全在灵活掌握,取穴无论远近,候针取气的扫道是一致的,针刺时都必须精神专一，好像面临万丈深渊，小心谨慎，又好像手中捉着猛虎那样坚定有力，全神贯注，不为其他事物所分心。

【原文】 审知阴阳，刺之有方，得病所始，刺之有理①。

《灵枢·寿夭刚柔》

【注释】

①"理"：在此作法度解，言针刺合乎法度。

【直译】 必须辨别阴阳的情况，才能准确地掌握针刺之法。了解疾病起始时的情况，才能在针刺时做出适当的手法。

【原文】 黄帝曰：用针之理，必知形气之所在，左右上下①，阴阳表里，血气多少，行之逆顺②，出入之合[1]，谋[2]伐有过。

《灵枢·官能》

【校勘】

[1]"合"：《图经》卷三引作"会"。

[2]"谋"：《太素》卷十九《知官能》《图经》卷三引并作"诛"。

【注释】

①"左右上下"：《太素》卷十九《知官能》注"肝先于左，肚藏于右。心部于表，肾治于里，男左女右，阴阳上下，并得知之。"

②"行之逆顺"：指经气运行之逆顺情况。

【直译】 黄帝说：用针治病的道理，一定要了解身形的胖瘦，体气的虚实，知道左右上下的区别，阴阳表里的关系，血气的或多或少，脉气运行的或逆或顺，及其由里出表或由表入里的聚会并合之处，这样才能正确施治。

【原文】 阴盛而阳虚，先补其阳，后补其阴而和之。阴虚而阳盛，先补其阴，后泻其阳而和之。

《灵枢·终始》

【直译】 阴经的邪气盛，阳经的正气虚，一定要先补阳经的正气，后泻阴经的邪气，从而调和它们的有余和不足。阴经的正气虚，阳经的邪气盛，一定要先补阴经的正气，后泻阳经的邪气，从而调和它们的有余和不足。

【按语】 本节主要论述了针刺治疗疾病，首先应辨清虚实，针对机体虚实状态，在补泻原则指导下进。针刺补泻原则，总的可以概括为"虚则补之，实者泻之"，由于病情的复杂性，因此有一些具体的原则，诸如先补后泻，从阳引阴，从阴引阳，宛陈则除之，陷下则灸之，不盛不虚，以经取之。这些原则至今有效地指导着临床。此外，本节还指出，如果不按针刺原则进行补泻或仅守于刺法，不辨患者气血有余不足，则达不到治疗目的，甚至引起不良反应。

三、其他补泻

本节论述了补母泻子法、泻火补水法、刺井泻荥法和补泻的一些步骤方法。

【原文】 六十九难曰：经言虚者补之，实者泻之，不实不虚，以经取之，何谓也？

然：虚者补其母，实者泻其子，当先补之，然后泻之。不实不虚，以经取之者，是正经自生病①，不中他邪也，当自取其经，故言以经取之。

《难经·六十九难》

【注释】

①"正经自生病"：指本经的原发病，并非由于受他经虚实影响而致的疾病。

【直译】 六十九难问：医经上说，虚证用补法治疗，实证用泻法治疗，不实不虚的病证，就在本经取穴治疗。这是什么道理呢？

答：虚证可补它的母脏(经)或母穴，实证可泻它的子脏(经)或子穴。在治疗步骤上应当先用补法，然后用泻法。不实不虚的病证，就取本经腧穴治疗，因为这是本经自生的病，没有受到他经之邪的影响，故只需取其本经的腧穴，所以说以经取之。

【原文】 七十三难曰：诸井者，肌肉浅薄，气少不足使也，刺之奈何？

然：诸井者，木也；荥者，火也。火者，木之子，当刺井者，以荥泻之。故经言补者不可以为泻，泻者不可以为补。此之谓也。

《难经·七十三难》

【直译】 七十三难问：各个井穴，都在肌肉浅薄的部位，经气较少，不足以使用针刺泻法，如果针刺需要泻时，应该采取什么方法呢？

答：五脏阴经各个井穴，都是属木，各个荥穴，都是属火。火，是木之子，应当针刺泻井穴的，可以改取荥穴施行泻法。所以医经上说，当补的不可以用泻法，当泻的不可以用补法。就是这个意思。

【原文】 经言东方实，西方虚，泻南方，补北方，何谓也？

然：金木水火土，当更相平①。东方木也，西方金也。木欲实，金当平之；火欲实，水当平之；土欲实，木当平之；金欲实，火当平之；水欲实，土当平之。东方肝也，则知肝实；西方肺也，则知肺虚。泻南方火，补北方水。南方火，火者，木之子也；北方水，水者，木之母也。水胜火，子能令母实，母能令子虚，故泻火补水，欲令金得平木也。经曰：不能治其虚，何问其余。此之谓也。

《难经·七十五难》

【注释】

①“更相平”:更,更迭。平:去其有余,亦即制约的意思。更相平,即金木土水火迭相制约,以保持相对平衡状态。

【直译】 七十五难问:医经上说,属东方的脏偏盛,属西方的脏偏虚,采用泻属南方的脏,补属北方的脏的治法。这是什么道理?答:金木水火土五行之间,应当递相制约保持相对平衡。东方属木,西方属金。如果木将要偏盛时,金就制约它;火将要偏盛时,水就制约它;土将要偏盛时,木就制约它;金将要偏盛时,火就制约它;水将要偏盛时,土就制约它。东方属肝,这就知道东方实是说肝脏偏盛,西方属肺,这就知道西方虚是说肺脏偏虚。可以采用泻属南方火的心,补属北方水的肾的治法。因为南方属火,火是木之子;北方属水,水是木之母。水能胜火,子脏能使母脏之气得到充实,母脏能使子脏之气趋于虚衰,所以泻南方心火和补北方肾水,目的是要使得肺金能够恢复制约肝木的作用。医经上说:不能掌握治疗虚证的法则,怎么能够懂得治疗其他疾病的方法呢。就是这个意思。

【原文】 七十六难曰:何谓补泻?当补之时,何所取气?当泻之时,何所置气?

然:当补之时,从卫取气;当泻之时,从荣置气。其阳气不足,阴气有余,当先补其阳,而后泻其阴,阴气不足,阳气有余,当先补其阴,而后泻其阳。荣卫通行,此其要也。

《难经·七十六难》

【直译】 七十六难问:什么叫做补泻?当用补法的时候,从什么地方取气?当用泻法的时候,从什么地方散气?

答:当用补法的时候,应从卫分取气,当用泻法的时候,应从荣分散气。如果阳气不足,阴气有余,应当先补它的阳气,然后泻它的阴气。如果阴气不足,阳气有余,应当先补它的阴气,然后泻它的阳气,使得荣卫之气能够正常流通运行,这是针刺补泻的重要原则。

【原文】 七十八难曰:针有补泻,何谓也?

然:补泻之法,非必呼吸出内针也,知为针者,信其左[①];不知为针者,信其右[①]。爪当刺之时,先以左手压[②]按所针荥俞之处,弹而努之[③],爪而下之[④],其气之来,如动脉之状,顺针而刺之。得气因推而内之,是谓补;动而伸之[⑤],是谓泻。不得气,乃与男外女内[⑥];不得气,是为十死不治也。

《难经·七十八难》

【注释】

①“信其左,信其右”:信,信赖,善用的意思。信其左,是说在针刺时,信赖其

左手。用左手之法，即下文所谓“弹而努之，爪而下之”。信其右，是说只信赖其针的右手。

②“压”：压的意思。

③“弹而努之”：弹，是以手指弹击所针穴的皮肤。努，怒张的意思。弹而努之，即在进针的穴位上，轻弹其皮肤，气血贯注，脉络和肌肉怒张。

④“爪而下之”：即以左手爪甲稍用力掐住进针穴位，使其固定，亦可使该处皮肤感觉较为迟钝，减少进针的痛觉。

⑤“动而伸之”：动，是将针摇动；伸，舒展，即引气外出的意思。

⑥“男外女内”：外内，指浅刺、深刺的提插法。《难经本义》说：“若停针候气，久而不至，乃与男子则浅其针而候之卫气之分，女子则深其针而候之营气之兮。”

【直译】 七十八难问：针刺有补法和泻法，是怎样进行操作的？

答：补泻的针法，并不是必须以呼吸出纳作为行针的唯一方法。很懂得针法的人，善于用左手施针。不很懂得针法的人，只依赖他的右手。当针刺的时候，先以左手压按所刺荥输的部位，用手指轻弹皮肤使脉络和肌肉紧张，再用爪甲稍用力向下掐切，当经脉之气来的时候，好像动脉搏动的样子，就顺势将针刺入。等到针下得气，便把针推过而纳入深部，这就叫做补法；摇动针身而引气外出的，这就叫做泻法。假如进针后不得气，就当用男子浅提，女子深插的方法，如果仍然不能得气，这是一种难以治疗的死证。

【原文】 泻必用员[1]①，切而转[2]之，其气入行，疾而徐出，邪气乃出，伸而迎之，摇大其穴，气出力疾。

补必用方[3]②，外引其皮，令当其门，左引其枢，右推其肤，微旋而徐推之，必端以正，安以静，坚心无解，欲微以留，气下针之要，无忘其神。

《灵枢·官能》

【校勘】

[1]“员”：《素问·八正神明论》《甲乙》卷五第四并作“方”。马莳：“员当作方。”

[2]“转”：《太素》卷十九《知官能》作“传”。

[3]“方”：《素问·八正神明论》《甲乙》卷五第四并作“员”。马莳曰：“方当作员。”

【注释】

①“泻必用员”：员，指圆活流利的针法。《太素》卷十九《知官能》注：“员谓之规，法天而动，泻气者也。”

②“补必用方”：方，指方正，端静而言。《太素》卷十九《知官能》注：“方谓之

矩，法地而静，补气者也。”

【直译】 泻时须用圆活流利的手法，针要直迫病处刺入并捻而使针圆转，正气就可正常运行；进针快些，出针慢些，邪气就可随针泻出；针入而直迎其气，并摇大针孔，邪气就会迅速外散。补时须用端静从容的手法，向外牵动皮肤，使正当其穴，再左右按引推压，使皮肤平展，然后将针轻轻捻转，慢慢推进，姿势要端正，精神要安静，专心致志，不可懈怠，气至之后要留针少时，等到气已下行就赶快出针，并立即推按穴位的皮肤，扪住针孔，如此，则真气内存不泄。用针的紧要之点，是不要忘记得神这一法则。

1. 开阖补泻

【原文】 邪盛则虚之者，出针勿按，徐而疾则实者，徐出针而疾按之。疾而徐则虚者，疾出针而徐按之。

《素问·针解》

【直译】 邪盛用泻法治疗，就是出针后不要按闭针孔（使邪气得以外泄）。所谓徐而疾则实，就是慢慢出针，并在出针后迅速按闭针孔（使正气充实不泄）；所谓徐而疾则虚，就是快速出针，而在出针后不要立即按闭针孔（使邪气得以外泄）。

【原文】 补须[1]一方实①深取之，稀按其痏，以极出其邪气。一方虚，浅刺之，以养其脉，疾按其痏。无使邪气得入。邪气来也紧[2]而疾，谷[3]气来也徐而和。

《灵枢·终始》

【校勘】

[1]“补须”：《太素》卷二十二《三刺》注“量此‘补’下脱一‘泻’字。”《类经》十九卷第八注：“补，当作刺。”按：“补须”二字与下文义不属，疑有脱误。

[2]“紧”：《太素》卷二十二《三刺》作“坚”。

[3]“谷”：原作“邪”，据胡本、熊本、周本、统本、藏本，《甲乙》卷五第五及《太素》卷二十二《三刺》改。

【注释】

①“方”：正当，正在。

【直译】 补泻之法，在泻的时候要看哪一处的脉气实，针刺要深，出针后缓按针孔，以尽量泄出邪气；在补的时候要看哪一处的脉气虚，用浅刺法，以养其脉气，出针后急按针孔，不使邪气侵入。邪气来时，针下会感到紧急；谷气来时，针下会感到徐和。

【原文】 入实者，左手开针空也；入[1]虚者，左手闭针空也。

《素问·刺志论》

【校勘】

[1]“入虚”：《素问识》云“当是‘出虚’”。

【直译】 针刺治疗实证，出针后，左手不要按闭针孔，使邪气外泄；治疗虚证，出针后，左手随即闭合针孔，使正气不得外散。

【原文】 凡刺热邪[1]，越而沧[2]①，出游不归②，乃无病，为开通[3]、辟门户，使邪得出，病乃已。

《灵枢·刺节真邪》

【校勘】

[1]“邪”：《甲乙》卷五第二此下有“用镵针”三字。

[2]“沧”：原作“苍”，今据《甲乙》卷五第二及《太素》卷二十二《五邪刺》改。丹波元简亦谓：“苍，作沧为是。”

[3]“通”：《甲乙》卷五第二及《太素》卷二十二《五邪刺》均作“道乎”。

【注释】

①“越而沧”：越，作发越解；沧，作寒凉解。越而沧，就是针刺热邪，把邪气发越于外，使身体由热转凉的意思。

②“出游不归”：形容病邪被排出体后。不再归回作祟，也就是热退之后，不再发热的意思。《类经》二十一卷第三十四注：“出游，行散也；归，还也，凡刺邪热者，贵于速散。散而不复，乃无病矣。”

【直译】 凡针刺热邪，应使热邪发散而转凉。热邪散出不再回返，病就消除了。要为它疏通道路，打开门户，使热邪得以排出，病即痊愈。

【原文】 补泻之时者，与气开阖相合也。

《素问·针解》

【直译】 针刺补泻的时间，应该与气的来去开阖相配合：气来时为开可以泻之，气去时为阖可以补之。

【按语】 本节介绍了开合补泻是以出针后则否按其针孔来区别是补是泻的，徐出针而疾按其孔是谓补，疾出针而徐按其孔，或出针勿按其孔是谓泻。我们理解开合补泻不能作为一种独立的补泻手法，这种手法不能单独使用，而必须与其他补泻手法结合起来运用。所以把开合补泻手法看成是补泻过程中最后一个阶段倒比较确切。

2. 徐疾补泻

【原文】 徐而疾则实，疾而徐则虚。言实与虚，若有若无，察后与先，若存者亡，为虚与实、若得若失。

《灵枢·九针十二原》

【直译】 慢进针而快出针，急按针孔的为补法；快进针而慢出针，不按针孔的为泻法。这种补和泻的作用，似有感觉又无感觉。

【原文】 徐入徐出，谓之导气，补泻无形，谓之同精。是非有余不足也，乱气之相逆也。

《灵枢·五乱》

【直译】 慢慢地刺入，慢慢地拔出，叫做导气；补泻无固定之规，叫做同精（聚神聚气之意）。因为这五种乱证不是有余的实证和不足的虚证，而是乱气相逆。

【原文】 先知虚实，而行徐疾，左手执骨，右手循之，无与肉果①，泻欲端以正，补必闭肤，辅针导气，泻得淫泆②，真气得居。

《灵枢·邪客》

【注释】

①“无与肉果”：指刺勿过猛，防患者过度紧张，肌肉收缩，致弯针、滞针等不良后果。

②“邪得淫泆”：即病邪浸淫深入的意思。

【直译】 先要诊知病证的虚实，而后考虑进针的快慢。进针时，用左手握持着相关部位的骨骼，右手循按穴位，注意针不要被肌肉所缠裹。施以泻法时，进针务求端正；施以补法时，一定要封闭皮肤上的针眼，并采用转针手法，以导引其气，使邪气不能蔓延扩散，而真气得以安定。

【原文】 徐而疾则实，言徐内而疾出也；疾而徐则虚者，言疾内而徐出也。

《灵枢·小针解》

【直译】 “徐而疾则实”，是说慢进针而快出针的补法。“疾而徐则虚”，是说快进针而慢出针的泻法。

【原文】 请从其本引其末①，可使衰去而绝其寒热。审按其道以予之，徐往徐来以去之。其少如麦者，一刺知，三刺而已。

《灵枢·寒热》

【注释】

①“从其本收其末”：“本”是指内脏，“末”是指瘰疬。即从致病的本源着手，以导气标部的病毒，使之消散。

【直译】 可以通过调治其本部，从而引导滞留于标部的病邪散出，这样，可使寒热邪气逐渐衰退以至根除。治疗时要仔细诊察相关脏腑经脉的通道，而后取穴刺治，用徐往徐来的针法以祛除瘘毒。鼠瘘小如麦粒的，针刺一次见效，针刺三次即可痊愈。

【原文】 血清气浊，疾泻之，则气竭焉……血浊气涩，疾泻之，则经可通也。

《灵枢·逆顺肥瘦》

【直译】 血清气滑的患者，如果急用泻法，就会导致真气衰竭……血浊气涩的患者，如果急用泻法，就能使气够通畅。

【原文】 是故工之用针也，知气之所在，而守其门户，明于调气，补泻所先，徐疾之意，所取之处。

《灵枢·官能》

【直译】 所以医工的用针，应该知道邪气的所在部位，然后按相应的孔穴治疗。要善于调治气脉，知道何处当补，何处当泻，以及进针、出针或慢或快的道理、所应取用的穴位等。

【按语】 本节提出了徐疾补泻的大法是：徐而疾则实，疾而徐则虚。同时虚实、补泻操作时要心神宁，双手配合。

关于徐疾补泻的含义，《灵枢·小针解》云："徐而疾则实者，言徐内而疾出也；疾而徐则虚者，言疾内而徐出也。"这里的"出"和"内"我们要予以全面地理解，"出"、"内"这里是相对而言的，是指针体在穴内上下深浅的位置，就是说：针体进入穴内后，由浅徐徐微摇入深，再疾速退至浅部，上下往来，以调气为度，使阳气内交，这就是补法，反之，针体进入穴内后，由浅速摇至深部，再徐缓退至浅部，上下往来，以调气为度，使邪气外出，这就是泻法。另外，有人把"内"和"出"解释成进出针，徐疾补泻就是以进出针的快慢来分别补泻方法的，这显然是欠妥的，因为，临床上很少有这样运用的，况且它也不符合针刺效应的产生，必须建立在得气的基础上这个原则。

3. 呼吸补泻

【原文】 吸则内针，无令气忤①；静以久留，无令邪布；吸则转针，以得气为故②；候呼引针，呼尽乃去；大气③皆出，故命曰泻。

帝曰：不足者补之，奈何？岐伯曰：必先扪而循之；切而散之，推而按之，弹而怒[1]之④，抓[2]而下之⑤，通而取之⑥，外引其门⑦，以闭其神。呼尽内针，静以久留，以气至为故，如待所贵，不知日暮，其气以至⑧，适而[3]自护，候吸引针，气不得出。各在其处，推阖其门，令神气存[4]，大气⑨留止，故命曰补。

《素问·离合真邪》

【校勘】

[1]"怒"：《难经·七十八难》"怒"作"努"，《窦太师流注指要赋》作"弩"。《卫

生宝鉴》引作“挈”。按“怒”与“努”通“心”。作“弩”,作“挈”均误。

[2]“抓”:《难经》作“爪”。《太素》作“搔”。按“搔”古文“爪”字,见慧琳《音义》卷一百。

[3]“而”:《太素》“而”作“入”。《甲乙》作“以”。

[4]“令神气存”:《甲乙》“神”作“真”。按作“真”是,下凡言“真气”三。

【注释】

①“忤(wǔ 五)”:有“逆”的意思。

②“故”:“故”作“事”解,见《广雅·释诂三》。

③“大气”:指邪气。

④“弹而怒之”:“怒”致使性动词。杨注:“以指弹之,使其瞋起。”似得“怒”字之义。

⑤“抓而下之”:掐正了穴位进针。

⑥“通而取之”:谓气脉流通,然后出针。

⑦“外引其门”:“门”指穴孔。杨上善说:“疾出针已,引皮闭门,使神气不出。神气,正气。”

⑧“以至”:“以”同“已”。

⑨“大气”:王冰注,“然此大气,谓大经之气流行荣卫者。”实指经气,正气。

【直译】 治疗时应在吸气时进针,进针时勿使气逆,进针后要留针静候其气,不让病邪扩散;当吸气时转念其针,以得气为目的;然后等患者呼气的时候,慢慢地起针,呼气尽时,将针取出。这样,大邪之气尽随针外泄,所以叫做泻。

黄帝道:不足之虚证怎样用补法?岐伯说:首先用手抚摸穴位,然后以之按压穴位,再用手指揉按周围肌肤,进而用手指弹其穴位,令脉络怒张,左手按闭孔穴,不让正气外泄。进针方法,是在患者呼气将尽时进针,静候其气,稍久留针,以得气为目的。进针候气,要像等待贵客一样,忘掉时间的早晚,当得气时,要好好保护,等患者吸气时候,拔出其针,那么气就不至外出了;出针以后,应在其孔穴上揉按,使针孔关闭,真气存内,大经之气留于营卫而不泄,这便叫做补。

【原文】 帝曰:余闻补写,未得其意。岐伯曰:写必用方,方者,以气方盛,以月方满也,以日方温也,以身方定①也,以息方吸而内针,乃复候其方吸而转针,乃复候其方呼而徐引针。故曰写必用方其气而[1]行焉。补必用员,员者行也,行者移也,刺必中其荣复,以吸排针也。故员与方,非[2]针也。故养神②者,必知形之肥瘦,荣卫血气之盛衰。血气者,人之神,不可不谨养。

《素问·八正神明》

【校勘】

[1]“而”:明抄本、周本“而”作“易”。

[2]“非”:《太素》“非”作“排”。

【注释】

①“身方定”:吴昆说“谓身之阳气不扰”。

②“养神”:服子温说“指针法言”。

【直译】 黄帝道:我听说针刺有补泻二法,不懂得它的意义。岐伯答:泻法必须掌握一个“方”字。所谓“方”,就是正气方盛,月亮方满,天气方温和,身心方稳定的时候,并且要在患者吸气的时候进针,再等到他吸气的时候转针,还要等他呼气的时候慢慢地拔出针来。所以说泻必用方,才能发挥泻的作用,使邪气泻去而正气运行。补法必须掌握一个“圆”字。所谓“圆”,就是行气。行气就是导移其气以至病所,刺必要中其荥穴,还要在患者吸气时拔针。所谓“圆”与“方”,并不是指针的形状。一个技术高超有修养的医生,必须明了患者形体的肥瘦、营卫血气的盛衰。因为血气是人之神的物质基础,不可不谨慎的保养。

【原文】 泻实者气盛乃内针,针与气俱内,以开其门,如利其户,针与气俱出,精气不伤,邪气乃下,外门不闭,以出其疾,摇大其道,如利其路,是谓大泻,必切而出,大气①乃屈。

补虚奈何?持针勿置,以定其意,候呼内针,气出针入,针空四塞②,精无从去,方实而疾出针,气入针出,热不得还,闭塞其门,邪气布散,精气乃得存,动气候时,近气不失,远气乃来,是谓追之③。

《素问·调经论》

【注释】

①“大气”:大邪之气。

②“针空四塞”:“空”同“孔”,是针与孔,空穴周围紧密的接触。

③“追之”:指补法。

【直译】 泻实证时,应在气盛的时候进针,即在患者吸气时进针,使针与气同时入内,刺其腧穴以开邪出之门户,并在患者呼气时出针,使针与气同时外出,这样可使精气不伤,邪气得以外泄;在针刺时还要使针孔不要闭塞,以排泄邪气,应摇大其针孔,而通利邪出之道路,这叫做“大泻”,出针时先以左手轻轻切按针孔周围,然后迅速出针,这样亢盛的邪气就可穷尽。

怎样补虚呢?以手持针,不要立即刺入,先安定其神气,待患者呼气时进针,即气出针入,针刺入后不要摇动,使针孔周围紧密与针体连接,使精气无隙外泄,当气至而针下时,迅速出针,但要在患者吸气时出针,气入针出,使针下所至的热气不能内还，出针后立即按闭针孔使精气得以保存。针刺候气时，要耐心等待，必候其气至而充实，始可出针，这样可使以至之气不致散失，远处未至之气可以导来，这叫做补法。

【按语】 对呼吸补泻一般认为：呼气时进针，吸时出针是谓补；吸气时出针是谓泻。但是，人们公认的任何补泻手法的运用，都必须建立在得气的基础上，患者尚未得气，只靠进出针时与患者呼吸的配合来进行补泻，很难达到好的疗效。《难经·七十八难》云："补泻之法，非必呼吸出内针也。"《标幽赋》云："原夫补泻，非呼吸而在手指。"这些都提示我们对呼吸补泻要有个全面的理解。

复习《内经》原文，结合目前临床，我们认为呼吸补泻应该是：以呼吸贯穿始终，结合捻转提插等手法的一种复式补泻手法。具体地说，补法是：乘患者呼气时，进针，由浅部将针体徐缓地微捻纳入深部，再乘吸气疾捻退至浅部或出针。相对的泻法是：乘患者吸气时进针，由浅部将针身疾捻至深部，再乘其呼气时徐徐捻至浅部或出针。正所谓："写必用方……以息方吸而内针，乃复候其方吸而转针，乃复候其方呼而徐引针(《素问·八正神明》)。"在《素问·离合真邪》中还说道："不足者补之，奈何？岐伯曰：必先扪而循之，切而散之，推而按之，弹而怒之，抓而下之，通而取之，外引其门，以闭其神。呼尽内针，静以久留，以气至为故。"这说明在用呼吸补泻时，还可能在进针之前，先在局部进行点压按摩，以促气至。

总之，呼吸补泻不管与其他何种手法配合，都要以呼吸贯彻始终。

4. 迎随补泻

【原文】 明知逆顺，正行无问者，言知所取之处也。迎而夺之者，泻也。追而济之者，补也。

《灵枢·小针解》

【直译】 "明知逆顺，正行无问"，是说能知血气的逆顺虚实，就能毫无疑问地选取腧穴进行针刺了。"迎而夺之"，是说乘其气之方来以泻其邪，这就是泻法。"随而济之"，是说随其气之刚去以补其虚，这就是补法。

【原文】 凡刺之道，毕于终始，明知终始[①]，五脏为纪，阴阳定矣。阴者主脏，阳者主腑，阳受气于四末，阴受气于五脏[②]。故泻者迎之，补者随之，知迎知随，气可令和。和气之方，必通阴阳，五脏为阴，六腑为阳。

《灵枢·终始》

【注释】

①"明知终始"：《类经》十九卷第十六注，"《终始》，本篇名，即本末之谓。"孙

鼎宜："《终始》，古经篇名，亡。"又谓："明知终始，则为经脉之起止也，既载于《终始》篇中，故必明知，以便补泻也。"

②"阳受于四末，阴受气于五脏"：《类经》二十卷第二十八注，"阳主外，故受气于四末，阴主内，故受气于五脏，四末，手足末也。"

【直译】 大凡针刺的法则，全在《终始》篇里。明确了解了《终始》的意义，就可以确定阴经阳经的关系。阴经与五脏相通，阳经与六腑相通。阳经受气于四肢之末，阴经受气于五脏。所以泻法是迎而夺之，补法是随而济之。掌握了迎随补泻的方法，可以使脉气调和。而调和脉气的关键，一定要明白阴阳的规律，五脏在内为阴，六腑在外为阳。

【原文】 所谓迎随者，知营卫之流行，经脉之往来也。随其逆顺而取之，故曰迎随。

《难经·七十二难》

【直译】 所谓迎随，是要知道荣卫之气在经脉中的流通运行，以及各经脉的往来行走方向。随着它行走的方向进行逆取或顺取，所以叫做迎随。

【原文】 经言迎而夺之，安得无虚？随而济之，安得无实？虚之与实，若得若失；实之为虚，若有若无。何谓也？

迎而夺之者，泻其子也；随而济之者，补其母也。假令心病，泻手心主俞，是谓迎而夺之者也；补随心主井，是谓随而济之者也。所谓实之与虚者，牢①濡②之意也，气来实守者为得，濡虚者为失。故曰若得若失也。

《难经·七十九难》

【注释】

①"牢"：作坚实，坚紧解。

②"濡"：作濡软无力解。

【直译】 医经上说，运用迎其经脉之气而强取的泻法，怎能不使得邪气由实转虚呢？运用随其经脉之气而助益的补法，怎能不使得正气由虚转实呢？针刺虚证和实证，虚用补法会若有所得，实用泻法会若有所失。针刺实证和虚证，实证指下会感觉紧牢充实有气，虚证指下会感觉软弱空虚无气。这些应该怎样理解呢？

答：迎而夺之的泻法，就是泻其子穴，随而济之的补法，就是补其母穴。例如心发生疾病，就当针泻手心主（即手厥阴心包络经）的腧穴，这就是听说迎而夺之的泻法；针补手心主的井穴，这就是听说随而济之的补法。听说实证与虚证的得失，是指针刺时指下感觉紧牢充实或软弱空虚的意思，指下感觉气来紧牢充实的就称为得，感觉软弱空虚的就称为失，听以说若有所得、若有所失。

【原文】 刺实者，刺其来也[①]；刺虚者，刺其去也[②]。此言气存亡之时，以候虚实而刺之。是故谨候气所在而刺之，是谓逢时。在于三阳，必候其气在于阳而刺之；病在于三阴，必候其气在阴分而刺之。

《灵枢·卫气行》

【注释】

①"刺其来也"：迎着脉气所来的方向而刺。

②"刺其去也"：顺着脉气所来的方向而刺。

【直译】 所以说，针刺实证，要在其气来至之时刺而泻之；针刺虚证，要在其气离去之时刺而补之。这就是说，要候察气的盛衰虚实而后加以针刺。所以，谨慎候察气的所在而进行刺治，这就叫做逢时。病在三阳经的，一定要候伺其气在阳分的时候刺治；病在三阴经的，一定要候伺其气在阴分的时候刺治。

【原文】 故曰方其来也，必按而止之。止而取之，无逢其冲[①]而泻之。真气者，经气也，经气太虚，故曰其来不可逢，此之谓也。故曰候邪不审，大气已过，泻之则真气脱，脱则不复，邪气复止，而病益蓄，故曰其往不可追[②]，此之谓也。不可挂以发[③]者，待邪之至时而发针泻矣，若先若后者，血气已尽，其病不可下，故曰知其可取如发机，不知其取如扣椎[④]，故曰知机道者不可挂以发，不知机者扣之不发，此之谓也。

《素问·离合真邪论》

【注释】

①"无逢其冲"：高士宗注"邪气冲突宜避其锐。"

②"其往不可追"：张景岳"《小针解》曰，其往不可追者，气虚不可泻也。"

③"不可挂以发"：就是掌握时间，不能稍有迟疑。

④"扣椎"：张景岳，"椎，木椎也。顽纯难入，如扣椎之难也。"

【直译】 所以说诊得邪气方来，必须按而止之，阻止它的发展，用针泻之，但不要正当邪气冲突，遂用泻法，反十经气大虚，所以说气虚的时候不可用泻，就是指此而言。因此，诊候邪气而不能审慎，当大邪之气已经过去，而用泻法，则反使真气虚脱，真气虚脱，则不能恢复，而邪气益甚，那病就加重了。所以说，邪气已经随经而去，不可再用泻法，就是指此而言。阻止邪气，使用泻法，是间不容发的事，须待邪气初到的时候，随即下针去泻，在邪至之前，或在邪去之后用泻法，都是不适时的，非但不能去邪，反使血气受伤，病就不容易好了。所以说，懂得用针的，像拨动弩机一样，机智灵活；不善于用针的，就像敲击木椎，顽钝不灵了。所以说，识得机宜的，一霎那时毫不迟疑，不知机宜的，纵然时机以到，亦不会下针，就是指此而言。

【原文】 持针纵舍[①]奈何？先明知十二经脉之本末[②]，皮肤之寒热，脉之盛衰滑涩。其脉滑而盛者，病曰进；虚而细者，久以持，大以涩者，为痛痹；阴阳如一[③]者，病难治。

《灵枢·邪客》

【注释】

①"纵舍"：此从张志聪解"纵舍者，迎脉也。"另有，张景岳："纵舍从缓，舍，言弗用也。"可参考。

②"本末"：指十二经的本部和标部。十二经之本，一般指四肢下端。十二经之标指头、面、背、腹等部位。

③"阴阳如一"：指内外表里都已病。

【直译】 持针有纵舍之法，是怎样的？一定先要清楚了解十二经脉的起处和出处，皮肤的或寒或热，以及脉气的或盛或衰，或滑或涩。脉滑利而充盛的，病将日渐严重；脉虚而细的，其病经久不愈；脉大而涩的，是痛痹证；脉阴阳如一，不可分辨的，病难医治。

【按语】 以上各段经文对迎随补泻的操作方法、意义及具体的应用于病证做了一定的阐发。从经文看来迎随补泻的方法是多种多样的操作方法。近代对于该手法一直在讨论之中。至于具体方法各家体会不一，有必要利用现代科学技术方法做进一步探讨。

第四节 审因补泻的重要意义

本节经文主要论述如何审察色脉而补泻。其论之详，确有临床参考价值。

【原文】 盛者泻之，虚则补之，热则疾之，寒则留之，陷下则灸之，不盛不虚，以经取之。

《灵枢·经脉》

【直译】 实证就用泻法，虚证就用补法，热证就用速刺法，寒证就用留针法，脉虚下陷的就用灸法，不实不虚的就从本经取治。

【原文】 凡用针者，虚则实之，满则泄之[①]，宛陈则除之[②]，邪胜[1]则虚之。

《灵枢·九针十二原》

【校勘】

[1]"胜"：《纲目》卷七、《针灸大成》卷四并作"盛"。

【注释】

①“满则泄之”:满实的病,应当用泄法。

②“宛陈则除之”:血气瘀阻日久,当排除之。“宛”,同“菀”。王冰:“菀,积也。陈,久也。除,去也。言络脉之中,血积而久者,针刺而除去之也。”

【直译】 大凡用针时,正气虚则用补法,邪气满则用泻法,有长久瘀血的用破除法,邪气胜的用攻下法。

【原文】 盛则泻之,虚则补之,不盛不虚,以经取之①。

《素问·厥论》

【注释】

①“以经取之”:马莳说“若不盛不虚,则在胆取胆,而不取之肝;在肝取肝,而不取之胆,可谓自取其经也,即名之曰经治,又曰经刺。”

【直译】 邪气满则用泻法,正气虚则用补法,不实不虚的就从本经取治。

【原文】 盛则泻之,虚则补之,紧痛[1]则取之分肉,代则取之[2]血络且饮药[3],陷下则灸之[4],不盛不虚,以经取之,名曰经刺。

《灵枢·禁服》

【校勘】

[1]“痛”:《甲乙》卷四第一上无“痛”字。按:以下“代则”句律之,《甲乙》似是。

[2]“之”:原脱,据《甲乙》卷四第一上补,与上“取之分肉”句法一致。

[3]“且饮药”:胡本、熊本、周本、统本、金陵本、明本、藏本、日抄本“且”并作“具”。《甲乙》卷四第一上“饮”下有“以”字。

[4]“陷下则久之”:《甲乙》卷四第一上“陷下”下有“者”字,“则”下有“从而”二字。

【直译】 脉盛就用泻法,脉虚就用补法,脉紧就取分肉间穴位针刺,脉代就取血络针刺,并且同时服药,脉陷下不见就用灸法,脉不盛也不虚就用平常的方法治疗,这叫做“经刺”。

【原文】 通其营[1]输①,乃可传于大数②。大数曰[2]:盛则徒泻之[3],虚则徒补之[4],紧则灸刺[5];且饮药,陷下则徒灸之,不盛不虚,以经取之。所谓经治者,饮药,亦用[6]灸刺。脉急则引③,脉大以弱[7],则欲安静,用力无劳也[8]。

《灵枢·禁服》

【校勘】

[1]“营”:《太素》卷十四《人迎脉口诊》《甲乙》卷四第一上作“荥”。

[2]“大数曰”:《甲乙》卷四第一上无“数”字。

[3]“盛则徒泻之”:《甲乙》卷四第一上“徒”作“从”,“泻”下无“之”字。按:“徒”作“从”似是。《诗经》既辞:“从以孙子”。郑笺:“从,随也。”“曰”有“以”义。“大曰盛则从泻之”犹云脉象大以盛者,则随而泻之也。

[4]“虚则徒补之”:《甲乙》卷四第一上“虚”上有“小曰”二字,“徒”作“从”,“小曰虚则从补之”与上“大曰盛则从泻之”相对。《甲乙》似是。

[5]“紧则灸刺”:《甲乙》卷四第一上作“紧则从灸刺之”。

[6]“用”:原作“曰”,据《甲乙》卷四第一上改。

[7]“脉大以弱”:《甲乙》卷四第一上“大”作“代”,《太素》卷十四《人迎脉口诊》同,下无“以弱”二字。

[8]“用力无劳也”:《甲乙》卷四第一上、《太素》卷十四《人迎脉口诊》作“无劳用力”。

【注释】

①“通其营输”:营指营运,输指输注。通其营输,指通晓经脉运行和输注的道理。

②“大数”:指治疗上的大法而言。

③“引”:导引的意思。

【直译】 掌握了荥输经穴的作用,才可以传授针灸治疗大的法则。大的法则是:脉象实就仅用泻法,脉象虚则仅用补法,脉紧则针刺、灸法并用且服药,脉陷下不见就只用灸法,脉不盛不虚就按常规治疗。所谓常规疗法,就是服药,也可用针刺或灸法。脉急可用针刺导去邪气使之平和,脉代就需要安心静养,不要劳累用力。

【原文】 为此诸病,盛则泻之,虚则补之,热则疾之,寒则留之,陷下则灸之,不盛不虚,以经取之。盛者,寸口大再倍于人迎;虚者,寸口反小于人迎也。

《灵枢·经脉》

【直译】 像这些病证,实证就用泻法,虚证就用补法,热证就用速刺法,寒证就用留针法,脉虚下陷的就用灸法,不实不虚的就从本经取治。所说的本经实证,是指寸口脉比人迎脉大三倍;本经的虚证,是指寸口脉反比人迎脉小。

【原文】 上工,刺其未生者也。其次,刺其未盛[1]者也。其次,刺其已衰者也。下工,刺其方袭者也,与其形之盛者也,与其病之与脉相逆者也。故曰[2]:方其盛也[3],勿敢毁伤[4],刺其已衰[5],事必大昌。故曰:上工治未[6]病,不治已病。此之谓也。

《灵枢·逆顺》

【校勘】

[1]“盛”:《甲乙》卷五第一上作“成”。

[2]“故曰”:《素问·疟论》作“故经言曰”。

[3]“也”:《素问·疟论》《太素》卷二十五《三疟》并作“时”。

[4]“勿敢毁伤”:《素问·疟论》作“必毁”。《太素》卷二十五《三疟》作“勿敢必毁”。

[5]“刺其已衰”:《素问·疟论》作“因其衰也”。

【直译】 高明的医工,在疾病尚未表现于外时就给予针治,其次,在病势尚未大盛时就给予针治,再次,在病势已经衰退时给予针治。不高明的医工,在症状叠发时才予以针治,或是在病势正盛时予以针治,或是在病的外部表现与脉象相反时予以针治。所以,古医经上说:病势正盛的时候,不可施以针刺;等到病势已经衰退,再予针治,一定会有很好的疗效。所以古医经还说:高明的医工,在疾病尚未表现于外时就予以治疗,而不是等疾病发露于外才予治疗。正是说的这个意思。

【原文】 黄帝曰:刺其诸[1]阴阳奈何?岐伯曰:按其寸口人迎,以调阴阳,且循其经络之凝涩,结而不通者,此于身皆为痛痹[2],甚则不行,故凝涩。凝涩者,致气以温之,血和乃止。其结络[3]者,脉结血不和[4],决①之乃行。故曰:气有余于上者,导而下之;气不足于上者,推而休之[5];其稽留不至者,因而迎之;必明于经遂,乃能持之。寒与热争者,异而行之;其宛陈血不结者[6],则而予之[7]。必先明知二十五人②,则[8]血气之所在,左右上下,刺[9]约毕也。

《灵枢·阴阳二十五人》

【校勘】

[1]“诸”:《甲乙》卷一第十六无。

[2]“此于身皆为痛痹”:《永乐大典》卷一三八七八《痹类》引“此”作“在”。《甲乙》卷一第十六“皆”作“背”。

[3]“络”:孙鼎宜曰“络字衍。”

[4]“和”:周本、张注本、日刻本并作“行”。《甲乙》卷一第十六作“行”,与各本合。

[5]“推而休之”:《甲乙》卷一第十六“休”作“往”。周学海:“休字疑误。”《灵枢·官能》曰:“上气不足,推而扬之。”似应据本书《官能》篇改“休”为“扬”。

[6]“其宛陈血不结者”:“不”字疑衍,似应作“其宛陈血结者”,否则,血即不结,乌得谓为“宛陈”?

[7]“则而予之”:《甲乙》卷一第十六作“即而取之”。

[8]“则”:《甲乙》卷一第十六作“别”。

[9]“刺”:《甲乙》卷一第十六此上有“则”字。此与上文“刺之有约乎”相应，言刺之标准尽于此矣。

【注释】

①“决”:开泄之意。《文选·甘泉赋》:“天阃决兮地根开。”极上善注:“决亦开也。”《类经》四卷第三十二注:“决者开泄之谓。”

②“二十五人”:是根据阴阳五行学说，把禀赋不同的各种体形，归纳为木、火、土、金、水五种类型，又根据五音的大小、阴阳原性以及左右上下等进一步再分为五类，同中求异，就成为五五二十五种类型的人。

【直译】 黄帝问:针刺诸阴经、阳经，应怎样呢?岐伯说:诊按寸口脉和人迎脉，测知阴阳的盛衰而加以调治，并循沿经络按切，诊察其凝涩与否，凝结不通的，身体会出现痛痹，严重的，则不能行走，所以知其血气凝涩。血气凝涩的，应导致其阳气以温通血脉，待到血脉和调，就停止这种治疗。由于凝结，致使脉中郁积，血不畅行，须开而通之才可使血畅行。所以说:上部之气盛多有余的，应导而使之下行;上部之气不足的，应推而使之上扬;气迟滞不至的，则应采用多种手法，迎之接之，使气必至。必须明了经脉的通道，才能掌握好治疗方法。寒与热相争，就应加以宣导而使气血畅行;血有所蕴积而尚未凝结的，可从旁侧取穴予以刺治。一定先要了解二十五种人的类型，辨别血气盛衰及有余不足的所在，或左侧或右侧，或上部或下部，取适当穴位予以刺治，那么，针刺的法则就尽在其中了。

【原文】 振埃①者，刺外经②，去阳病也;发蒙[1]③者，刺腑输，去[2]腑病也;去爪④者，刺关节之支[3]络也;彻衣⑤者，尽刺诸阳之奇输也;解惑者，尽知调阴阳，补泻有余不足，相倾移⑥也。

《灵枢·刺节真邪》

【校勘】

[1]“蒙”:原作“朦”，据《太素》卷二十二《五节刺》改。《甲乙》卷十二第五作“蒙”。

[2]“去”:《甲乙》卷十二第五此上有“以”字，下同。

[3]“之支”:原作“肢”，据《甲乙》卷九第十一及《太素》卷二十二《五节刺》改。

【注释】

①“振埃”:形容浅刺肌表，如振动衣服使尘埃脱落。

②“外经”:指行于四肢及浅表部位的经脉。《太素》卷二十二《五节刺》注:“外经者，十二经脉入腑脏者，以为内经，行于四肢及皮肤者，以为外经也。”

③“发蒙”:开发朦胧之意。用于六腑,取六腑以通为治的意思。

④“去爪”:修剪指甲。

⑤“彻衣”:脱去衣服的意思。

⑥“相倾移”:谓相互反复变化。

【直译】 振埃法,就是针刺行于四肢、皮肤的外经经穴,以去除阳病;发蒙针法,就是针刺六腑的腧穴,以去除六腑的病;去爪法,就是针刺关节支络;彻衣法,就是针刺六腑的别络;解惑法,就是完全了解调和阴阳的作用,补不足,泻有余,使虚实相互转变。

【按语】 发蒙针法,根据《内经》旨意以开发朦胧,我们临床用以治疗窍病有特殊效果。请参阅后“眼、耳、鼻、喉病”篇。

【原文】 阳刺[1],入一傍四①处[2],治寒热深专者②,刺大藏③;迫藏刺背,背俞[3]也。刺之迫藏,藏会④,腹中寒热去而止[4]。与刺之要[5],发针而浅出血。

《素问·长刺节论》

【校勘】

[1]“阳刺”:原作“阴刺”。新校正云:“按《甲乙经》阳刺者,正内一,傍内四,阴刺者,左右皆卒刺之。此阴刺疑是阳刺也。”《太素》卷二十三《杂刺》作“阳刺”。《灵枢·官针》有“扬刺”之法,而今本《甲乙》卷五第二同新校正,今据改。

[2]“入一傍四处”:《太素》卷二十三《杂刺》四下无“处”字。

[3]“背俞”:《太素》卷二十三《杂刺》无“背”字,“俞”字连上句读。

[4]“腹中寒热去而止”:《太素》“寒热”下有“气”字。

[5]“与刺之要”:按“与”字疑为“举”之坏字。“举”有“凡”义。此谓凡刺之要点,出针之时,贵浅出其血,以通络脉。

【注释】

①“入一傍四”:指中间刺一针,在其上下、左、右四周各刺一针。马莳注:“凡腹中有寒热者,则阳刺之,正入一,旁入四。”

②“深专者”:痼病深入,专攻内脏。

③“大藏”:马莳注,“五脏为大藏,而刺五俞即所以刺大藏也。”

④“藏会”:背部俞穴,是脏气聚会之所。吴昆注:“刺俞之迫脏者,以其为脏气为会集也。”

【直译】 阳刺之法,是中间直刺一针,左右斜刺四针,以治疗寒热的疾患。若病邪深入专攻内脏,当刺五脏的募穴;邪气进迫五脏,当刺背部的五脏俞穴,邪气迫脏而针刺背俞,是因为背俞是脏器聚会的地方。待腹中寒热消除之后,针刺就可以停止。针刺的要领,是出针使其稍微出一点血。

【原文】 刺微奈何？按摩勿释，著针勿斥①，移气于不足[1]，神气乃得复。

《素问·调经论》

【校勘】

[1]“移气于不足”：林校云“按《甲乙经》及《太素》作‘移气于足’，无不字”。

【注释】

①“按摩勿释，著针勿斥”：持续地按摩患处，针刺宜浅，不要深刺。

【直译】 怎样刺微邪呢？按摩的时间要久一些，针刺时不要向里深推，使气移于不足之处，神气就可以平复。

【原文】 刺微奈何？按摩勿释，出针视之，曰我[1]将深之，适人[2]必革①，精气自伏，邪气散乱，无所休[3]息，气泄腠理，真气乃相得。

《素问·调经论》

【校勘】

[1]“我”：《甲乙》作“故”。按“故”与“固”通用。“固”表态副词。

[2]“适人”：《太素》萧校引《甲乙》“人”作“入”。按作“入”似是。

[3]“休”：《太素》“休”作“伏”。

【注释】

①“适人必革”：《类经》十四卷第十八注“适，至也。革，变也。先行按摩之法，欲皮肤之气流行也。次出针而视之日，我将深之，欲其恐惧而精神内伏也。适人必革者，谓针之至人，必变革前说，而刺仍浅也，如是则精气既伏于内，邪气散乱无所止息而泄于外，故真气得其所矣。”

【直译】 怎样刺其微邪呢？先用按摩，时间要久一些，然后拿出针来给患者看，并说：“我要深刺”，但在刺时还是适中病处即止，这样可使其精气深注于内，邪气散乱于外，而无所留，邪气从腠理外泄，则真气通达，恢复正常。

【原文】 刺微奈何？取分肉间，无中其经，无伤其络，卫气得复，邪气乃索①。

《素问·调经论》

【注释】

①“索”：王冰说，“索，散尽也。”

【直译】 怎样刺微风呢？应当刺其分肉之间，不要刺中经脉，也不要伤其络脉，使卫气得以恢复，则邪气就可以消散。

【原文】 刺留血奈何？视其血络，刺出其血，无令恶血得入于经，以成其疾。

《素问·调经论》

【直译】 刺流血时应当怎样呢？诊察血络有流血的，刺出其血，使恶血不得入于经脉而形成其他疾病。

【原文】 刺未并奈何？即取之，无中其经，邪所[1]乃能立虚。

《素问·调经论》

【校勘】

[1]“邪所”：《太素》“邪所”作“以邪”。《甲乙》作“以去其邪”。按《甲乙》是核。王注：“不求穴俞，直取居邪之处。”似王所据本原作“以取其邪”。《甲乙》“去”字，疑为“取”之声误。

【直译】 当邪气尚未与气血相并，邪气仅客于骨时，应当怎样刺呢？应当在骨节有鼓动处立即刺治，但不要中其经脉，邪气便会自然去了。

【原文】 故善用针者，从阴引阳①，从阳引阴②，以右治左，以左治右③，以我知彼④，以表知里⑤，以观过与不及之理，见微得[1]过⑥，用之不殆⑦。

《素问·阴阳应象大论》

【校勘】

[1]“得”：吴本、周本“得”并作“则”。按《甲乙》卷六第七作“则”，与吴本合。

【注释】

①“从阴引阳”：杨上善说，“肝藏足厥阴脉实，肝府胆足少阳脉虚，须写厥阴以补少阳，即从阴引阳也。”张志聪说：“阴阳气血外内左右交相贯通，故善用针者，从阴而引阳分之邪，从阳而引阴分之气。”

②“从阳引阴”：杨上善说，“少阳实，厥阴虚，须写少阳以补厥阴，即从阳引阴。余例准此。”

③“以右治左，以左治右”：杨上善说，“谓以缪刺刺诸经脉，谓以巨刺刺诸经脉。”

④“以我知彼”：杨上善说，“谓医不病，能知病人。”

⑤“以表知里”：杨上善说，“或瞻六府表脉，以知五藏里脉；或瞻声色之表，能知藏府之里。”

⑥“见微则（得）过”：按“则”有“与”义。“微”是“不及”的变文。此处是说真了解会么是不及和太过，在针刺时，就不会失败了。

⑦“殆”：指危害言。

【直译】 所以善于运针法的，病在阳，从阴以诱导之，病在阴，从阳以诱导之；取右边以治疗左边的病，取左边以治疗右边的病，以自己的正常状态来比较患者的异常状态，以在表的症状，了解里面的病变；并且判断太过或不及，就能在疾病初起的时候，便知道病邪之所在，此时进行治疗，不致使病情发展到危险的地步了。

【原文】 刺诸热者，如以[1]手探汤①，刺寒清者，如人不欲行②。

《灵枢·九针十二原》

【校勘】

[1]“以”:《甲乙》卷五第四及覆刻《太素》卷二十一《诸原所生》并无。

【注释】

①“如以手探汤”:形容针刺诸热时,针法宜轻而浅,如手探汤一样,一触即离开。《类经》二十二卷第五十三注:“如以手探汤者,用在轻扬,热属阳,阳主于外,故治宜如此。”

②“如人不欲行”:留针的意思。《类经》二十二卷第五十三注:“如人不欲行者,有留恋之意也,阴寒凝滞,得气不易,故宜留针如此。”

【直译】 针刺治疗热病,如同以手试沸汤;针治寒病,好像人不愿出行的样子。

【原文】 病有标本,刺有逆从①奈何?岐伯对曰:凡刺之方,必别阴阳②,前后相应③,逆从得施④,标本相移⑤,故曰:有其在标而求之于标,有其在本而求之于本,有其在本而求之于标,有其在标而求之于本,故治有取标而得者,有取本而得者,有逆取⑥而得者,有从取⑥而得者,故知逆与从,正行无问[1]⑦,知标本者,万举万当,不知标本,是谓[2]妄行。

《素问·标本病传论》

【校勘】

[1]“无问”:吴注本“问”作“间”。

[2]“是谓”:《素问·至真要大论·夫标本之道》节校引本句“谓”作“为”。

【注释】

①“病有标本,刺有逆从”:马莳说“标者,病之后生,本者,病之先成,此乃病体之不同也。逆者,如病在本而求之于标,病在标而求之于本;从者,如在本求本,在标求标,此乃治法不同也。”

②“必别阴阳”:即必须区别属阴属阳。《类经》十卷第四注:“阴阳二字,所包者广,如经络时今。气血疾病,无所不在。”

③“前后相应”:即前病和后病相互照应。《类经》卷十第四注:“取其前则后应,取其后则前应。”张志聪注:“誓谓有先病后病也。”

④“逆从得施”:吴昆说,“逆者反治,从者正治。得施,谓施治无失。”

⑤“标本相移”:吴昆说,“刺者,或取于标,或取于本,互相移易。”

⑥“逆取,从取”:高世栻说,“有逆取而得者,即在本求标,在标求本;有从取而得者,即在标求标,在本求本。”

⑦“正行无问”:马莳说,“正行之法,而不必问之于人。”

【直译】 疾病有标和本的分别，刺法有逆和从的不同，是怎么回事？大凡针刺的准则，必须辨别阴阳属性，联系前后关系，恰当地运用逆治和从治，灵活地处理治疗中的标本先后关系。所以说有的病在标就治标，有的病在本就治本，有的病在本却治标，有的病在标却治本。在治疗上，有治标而缓解的，有治本而见效的，有逆治而痊愈的，有从治而成功的。所以懂得了逆治和从治的原则，便能进行真确的治疗而不必疑虑；知道了标本之间的轻重缓急，治疗时就能万举万当；如果不知标本，那就是盲目行事了。

【原文】 阴盛而阳虚，先补其阳，后泻其阴而和之。阴虚而阳盛[1]，先补其阴，后泻其阳而和之①。

《灵枢・终始》

【校勘】

[1]“阴虚而阳盛”：《甲乙》卷五第五作“阳盛而阴虚”。

【注释】

①“阴盛而阳虚……后泻其阳和之”：《类经》十九卷第八注“此以脉口，人迎言阴阳也。脉口盛者，阴经盛阳经虚也，当先补其阳，后泻其阴而和之。人迎盛者，阳经盛而阴经虚也，当先补其阴，后泻其阳而和之。何也？以治病者皆宜先顾正气，后治邪气。盖攻实无难，伐虚当畏，于此节之义可见，用针用药，其道皆然。”

【直译】 阴经的邪气盛，阳经的正气虚，一定要先补阳经的正气，后泻阴经的邪气，从而调和它们的有余和不足。阴经的正气虚，阳经的邪气盛，一定要先补阴经的正气，后泻阳经的邪气，从而调和它们的有余和不足。

【原文】 凡刺之属，三刺①至谷气[1]，邪僻妄合②，阴阳易[2]居③，逆顺相反，沉浮异处④，四时不[3]得，稽留淫泆⑤，须针而去，故一刺则阳邪出，再刺则阴邪出，三刺则谷气至，谷气至而止[4]⑥，所谓谷气至者，已补而实，已泻而虚，故以知谷气至也。邪气独去者，阴与阳未能调，而病知愈也。故曰补则实，泻则虚，痛[5]虽不随针减[6]，病必[7]衰去矣。

《灵枢・终始》

【校勘】

[1]“气”：《太素》卷二十二《三刺》无，疑衍。此上“谷”字与上“属”字协韵。

[2]“易”：《甲乙》卷五第五作“移”。

[3]“不”：《甲乙》卷五第五此下有“相”字。

[4]“三刺则谷气至，谷气至而止”：《甲乙》卷五第五作“三刺则谷气至而止”。

[5]“痛”：《甲乙》卷五第五作“病”。

[6]“减”:原脱,据《太素》卷二十二《三刺》及《甲乙》卷五第五补。

[7]“必”:熊本作“者”。

【注释】

①“三刺”:指针刺皮肤、肌肉、分肉三种深浅不同的刺法。

②“邪僻妄合”:指致病的邪僻不正之气妄与气血混合。

③“阴阳易居”:指内居的阴僭越于外,外居的阳沉陷于内。

④“沉浮异处”:指经络的浮或沉的显现处,改变了原来部位。

⑤“四时不碍,稽留淫泆”:淫泆(yinyi),浸淫,满溢的意思。四时不得,稽留淫泆,是指脉气不能与四季时令相适应,外邪稽留体内,邪气满溢于脏腑、经脉之中。

⑥“故一刺则阳邪出……谷气至而止”:《类经》十九卷第十六注“初刺之,在于浅近,故可出阳分之邪。再刺之,在于深远,故可出阴分之邪。三刺之,在候谷气。谷气者,元气也。止,出针也。”

【直译】 大凡针刺应注意的是采用三刺法使正气到来。那病邪不正之气与血气混合,导致阴阳紊乱,内阴僭越于外,外阳沉陷于内,气血运行逆顺颠倒,脉象沉浮异常,脉气与四时不相适应,血气或有稽留壅遏,或有淫佚过度,这些都必须用针刺来排除。因此,初刺浅层,使阳邪排出;再刺稍深,使阴邪排出;最后深刺至分肉之间,待正气来到,就可出针了。所谓谷气至,是说已经用了补法,正气就充实些,已经用了泻法,病邪就衰退了一些,由此即可知谷气已至。起初,只是邪气被排除了,而阴与阳的气血还没有调和,但是已能知道病就要痊愈了。所以说正确地运用补泻方法,正气虚的补之使实,邪气实的泻之使虚,痛苦虽不能随针而去,但病势是必然减轻了。

【原文】 补须[1]一方①实,深取之,稀按其痏②,以极出其邪气。一方虚,浅刺之,以养其脉,疾按其痏,无使邪气得入。邪气[2]来也紧[3]而疾③,谷[4]气来也徐而和。脉实者,深刺之,以泄其气;脉虚者,浅刺之,使精气无得出,以养其脉,独出其邪气。刺诸痛者[5],其脉皆实。

《灵枢·终始》

【校勘】

[1]“补须”:《太素》卷二十二《三刺》注“量此‘补’下脱一‘泻’字。”《类经》十九卷第八注“补,当作刺。”按:“补须”二字与下文义不属,疑有脱误。

[2]“气”:《甲乙》卷五第五此下有“之”字,下同。

[3]“紧”:《太素》卷二十二《三刺》作“经”。

[4]“谷”:原作“邪”,据胡本、熊本、周本、统本、藏本《甲乙》卷五第五及《太

素》卷二十二《三刺》改。

[5]"刺诸痛者":《太素》卷二十二《三刺》及《甲乙》卷五第五此下均有"深刺之,诸痛者"六字。

【注释】

①"方":正当。正在。

②"稀按其痏":《太素》卷二十二《三刺》注"希,迟也。按其痏者,迟按针伤之处,使气泄也。"按"稀"与"希"古通。

③"邪气来也紧而疾":和下句"谷气来也徐而和",均指针下得气感应而言。《灵枢注证发微》注:"盖邪气之来,其针下必紧而疾;谷气之来,其针下必徐而和,可得而验者也"。

【直译】 补泻之法,在泻的时候要看哪一处的脉气实,针刺要深,出针后缓按针孔,以尽量泄出邪气;在补的时候要看哪一处的脉气虚,用浅刺法,以养其脉气,出针后急按针孔,不叫邪气侵入。邪气来时,针下会感到紧急;谷气来时,针下会感到徐和。脉气盛实的,当用深刺法,以泄其邪气;脉气虚弱的,当用浅刺法,使精气不致外泄,以养其经脉,而只是排出邪气。针刺各种疼痛的疾病,需深刺,其脉象都是实的。

【原文】 审皮[1]肤之寒温滑涩,知其所苦,膈有上下,知其气所在①,先得其通,稀而疏之,稍深以留[2]②,故能徐入之。大热在上,推而下之;从下上者,引而去之;视前痛[3]者,常[4]先取之。大寒在外,留而补之;入于中者,从合泻之。针所不为,灸之所宜。

《灵枢·官能》

【校勘】

[1]"皮":《太素》卷十九《知官能》作"尺"。

[2]"留":《太素》卷十九《知官能》此下有"之"字。

[3]"痛":张注本及《太素》卷十九《知官能》均作"病"。

[4]"常":《论治准绳》第一册《伤劳倦》引作"当"。

【注释】

①"膈有上下,知其气所在":指横膈的上下分布着不同的脏器,应该知其病气的在上在下,以进一步察知何脏的病变。

②"先得其通,稀而疏之,稍深以留":马莳,"先得其经脉之道,然后可以用针,稀者,针之少也;疏者,针之阔也;深者,深入其针也,留者,久留其针也。"

【直译】 审察尺肤的寒、温、滑、涩,便知病苦属于哪种疾病。诊察膈膜上下,可知病气所在。先掌握经脉的通路,然后取穴,取穴贵在精当而稀少。进针渐渐由浅至深,而后留针,所以正气能徐徐内入。大热如出现在身体上部,当用推而下之的针刺手法;病邪由下向上发展的,则应引导病邪发散而排除它。还应注意疾病之前的发作情况,先按以前情况取穴,以治其本。如大寒之象出现于体表,应当留针使针下发热以补之,如寒邪已深入内里,则采用留针使泻的手法。有些病不可用针刺治疗,而适合用灸法治疗。

【原文】 上气不足,推而扬之,下气不足,积而从之①,阴阳皆虚,火自当之②。厥而寒甚,骨廉陷下,寒过于膝,下陵三里[1]③。

《灵枢・官能》

【校勘】

[1]"下陵三里":《灵枢・九针十二原》取之下陵三里。"下陵"疑为三里旁注,误入正文。

【注释】

①"上气不足……积而从之":《太素》卷十九《知官能》注"上气不足,谓膻中气少,可推补令盛。扬,盛也。下气不足,谓肾间动气少者,可补气聚。积,聚也。从,顺也。"另,《类经》十九卷第十注:"推而扬之,引致其气,以补上也;积而从之,留针随气,以实下也。"两义可并参。

②"阴阳皆虚,火自当之":马莳,"阴阳皆虚,而针所难用,则用火以灸之。"

③"下陵三里":按《荀子・富国》杨注,"陵,侵陵。"引申有"取"义,"下陵三里",可理解为"下取三里"。又,下陵为三里之别名,见《灵枢・九针十二原》,兹取此义。

【直译】 上部之气不足,当用推补的针法引致其气,使上气充盛;下部之气不足,当留针使气来从,以充实下气;阴阳都虚的病,则宜用灸法治疗,厥逆而寒象严重,或骨侧肌肉下陷,或寒冷达于两膝之上,都应在三里穴施以灸法。

【原文】 阴络所过,得之留止。寒入于中,推而行之①,经陷下者[1],火则当之②。结络坚紧[2],火之所治[3],不知所苦[4],两跷之下③,男阳女阴[5],良工所禁④,针论毕矣。

《灵枢・官能》

【校勘】

[1]"经陷下者":周本"经"作"结"。《太素》卷十九《知官能》无"者"字。

[2]"紧":黄校本及《纲目》卷二十八引作"下"。

[3]"火之所治":原作"火所治之",据《甲乙》卷五第四及《太素》卷十九《知官能》改。

[4]"不知所苦":《甲乙》卷五第四"所"作"其"。

[5]“男阳女阴”：原作“男阴女阳”，《甲乙》卷五第四及《太素》卷十九《知官能》并作“男阳女阴”。

【注释】

①“寒入于中，推而行之”：《类经》十九卷第十注“寒留于络，而入于经，当用针推散而行之。”

②“经陷下者，火则当之”：《太素》卷十九《知官能》注，“火气强盛，能补二虚。”按：此处“二虚”，指前文“阴阳皆虚”而言。

③“两跷之下”：照海、申脉二穴。

④“男阳女阴，良工所禁”：《太素》卷十九《知官能》注，“有病不知所痛，可取阴阳二跷之下，二跷之下，男可取阴，女可取阳，是疗不知所痛之病一，男阳女阴，二跷之脉，不可取之。”

【直译】 如果阴络所过之处受了寒邪，留滞不去而深入于经脉，则当用针推散寒邪之气使它行出；经脉陷下的，当用艾火灸治；络脉结而坚紧的，也应用艾火灸治；如患者对病苦麻木不仁，没有疼痛不适之感，应取阳跷脉交会穴申脉、阴跷脉交会穴照海二穴治疗；如果患者为男子而误取阴跷，或患者为女子而误取阳跷，这是高明医工所禁忌的。至此，这篇《针论》就结束了。

【原文】 是故工之用针也；知气之所在，而守其门户，明于调气，补泻所在，徐疾之意，所取之处。

《灵枢·官能》

【直译】 所以医工的用针，应该知道邪气的所在部位，然后按相应的孔穴治疗。要善于调治气脉，知道何处当补，何处当泻，以及进针、出针或慢或快的道理、所应取用的穴位等等。

【原文】 刺急者，深内而久留之。刺缓者，浅内而疾发针，以去其热[1]。刺大者，微泻其气，无出其血[2]。刺滑者，疾发针而浅，内之[3]，以泻其阳气而去其热。刺涩者，必中[4]其脉，随其逆顺而[5]久留之，必先按[6]而循①之，已[7]发针，疾按其痏②，无令其血出[8]，以和其脉。诸小[9]者，阴阳形气俱不足，勿取以针，而调以甘药也[10]。

《灵枢·邪气脏腑病形》

【校勘】

[1]“以去其热”：《太素》卷十五《五脏脉诊》“以”下无“去”字。《千金》卷二十九无“以去其热”四字。

[2]“微泻其气，无出其血”：《千金》卷二十九无“泻其气，无”四字。

[3]“疾发针而浅，内之”：《千金》卷二十九作“疾发针浅内而久留之”。

[4]“中”:《千金》卷二十九作“得”。

[5]“而”:《千金》卷二十九无。

[6]“按”:《太素》卷十五《五脏脉诊》作“扪”。

[7]“已”:《太素》卷十五《五脏脉诊》作“以”。

[8]“其血出”:《甲乙》卷四第二下作“出血”。

[9]“小”:《千金》卷二十九此下有“弱”字。

[10]“而调以甘药也”:《太素》卷十五《五脏脉诊》作“调其,甘药”。《千金》卷二十九“甘”作“百”。

【注释】

①“循”:此处作摩按解。

②“痏”:疮瘢。

【直译】 五脏有病出现的六种脉象变化,针刺的方法是怎样的?凡见到紧急脉象的多主有寒,脉象缓的多主有热,脉象大的多主气有余而血不足,脉象小得多主气血都不足,脉象滑的多主阳气盛而微有热,脉象涩的多主血少气少而微有寒。因此,在针刺急脉的病变时,进针要深些,留针时间要长些。针刺缓脉的病变,进针要浅些,而且发针要快。针刺大脉的病变,要微泻其气,不使出血。针刺滑脉的病变,要快发针、浅刺,以泻其阳气,排除热邪。针刺涩脉的病变,一定要刺中经脉,随着气行的逆顺方向行针,长时留针,还要先用手摸循经脉通路,使气舒畅,出针后,马上按住针孔,不能让它流出血来,以调和经脉。那些脉象细小的病变,阴阳形气都不足,不宜用针,应用甘味药调治。

【原文】 气滑则[1]出疾,气涩[2]则出迟,气悍[3]则针小而入浅;气涩则针大而入深,深则欲留,浅则欲疾。以此观之,刺[4]布衣者,深以留之,刺[5]大人者,微以徐之,此皆因气[6]慓悍滑利也。

《灵枢·根结》

【校勘】

[1]“则”:原作“即”,据《太素》卷二十二《刺法》及《甲乙》卷五第六改。

[2]“气涩”:此上原有“其”字,据《太素》卷二十二《刺法》及《甲乙》卷五第六删。

[3]“气悍”:“悍”字疑作为“滑”字之误。上文言“气滑”、“气涩”之出针,此复言“气滑”、“气涩”之入针,相对成文,如作“气悍”,似不合。

[4]“刺”:《甲乙》卷五第六此上有“故”字。

[5]“刺”:《甲乙》卷五第六此下有“王公”二字。

[6]“气”:《甲乙》卷五第六此上有“其”字,此下有“之”字。

【直译】 针刺之时，气滑的出针要快，气涩的出针要慢；气滑的用小针浅刺，气涩的用大针深刺；深刺的要留针，浅刺的要快出针。由此看来，针刺劳动人民要深刺并且要留针，针刺王公贵人要浅刺并且慢进针，这是因为他们的气血慓悍滑利的缘故。

【原文】 凡刺之真①，必先治神，五脏已定，九候已备[1]，后乃[2]存针，众脉不[3]见，众凶弗[4]闻②，外内相得，无以形先③，可玩[5]往来④，乃施于人。人有虚实[6]，五虚⑤勿近，五实⑥勿远，至其当发，间不容瞚[7]。手动若务⑦，针耀而匀⑧，静意视义[8]，观适之变[9]，是谓冥冥⑨，真知其形，见其乌乌，见其稷稷⑩，从见其正[10]，不知其谁[11]⑩，伏如横弩[12]，起[13]如发机⑫。

《素问·宝命全形论》

【校勘】

[1]“已备”：《甲乙》卷五第四“备”作“明”。

[2]“后乃”：《太素》“后乃”作“迎缓”。按“后乃”应作“乃后”。“乃”犹“然”也，“然”古读“若难”，与“乃”双声，故“乃后”即“然后”。

[3]“不”：《甲乙》卷五第四作“所”。

[4]“弗”：《甲乙》卷五第四作“所”。

[5]“可玩”：《太素》卷十九《知针石》“玩”作悦。按杨注训“挩”为动，不知其据。

[6]“人有虚实”：《甲乙》作“虚实之要”。

[7]“瞚”：《太素》作“眴”。

[8]“静意视义”：“义”字误，应作“息”，王注“故静意视息”。

[9]“观适之变”：柯校本“适”作“敌”。按“适”，“敌”通。《汉书·贾谊传》颜注：“适，当也。”观适之变，是说观察当然之变化。

[10]“从见其正”：于说“从字盖‘徒’字形近之误。不知与徒见，意见相合。”

[11]“不知其谁”：《太素》“知”作“见”，“谁”作“杂”。

[12]“横弩”：《济生拔萃》卷二《窦太师流注指要赋》引“横”作“强”。按《广雅·释诂一》：“彉，张也。”曰张弩，曰发机，上下文义相应。

[13]“起”：《济生拔萃·窦太师流注指要赋》引“起”作“应”。

【注释】

①“凡刺之真”：凡是针刺的正法。《素问吴注》注：“真，要也。”即刺法之要领。

②“众脉不见，众凶弗闻”：众脉，《素问》吴注，“真脏死脉”。“凶”，古通“汹”，如聚讼之声，含有咎义，可引申为“汹证”。众凶，《素问》吴注：“王脏绝败。”即注

意是否有真脏脉，五脏败绝的现象出现。

③"外内相得，无以形先"：内外相对而言，即脉证是否相符，形气是否相合，而不能反从外形上观察。《素问》吴注："是外证内脉相得，非继以察形而已。"

④"可玩往来"：与前"独来独往"相应。是说精于针道，得心应手，极尽，自然之妙的意思。

⑤"五虚"：指脉细、皮寒、气少、泄利前后、饮食不入。

⑥"五实"：指脉盛、皮热、腹胀、二便不通、闷瞀。

⑦"手动若务"：动谓转针。务谓无二。见《太元·元错》。手动若务，是说手捻针时，若无二事。

⑧"针耀而匀"：耀谓明净，匀谓匀称。《针灸大成》卷二引《标幽赋》："且失先令针耀而虚针损。"

⑨"是谓冥冥"：冥冥无形象之貌。王冰："冥冥，言血气变化之不可见也。"

⑩"见其乌乌，见其稷稷"：言气之往来，气至如鸟集合一样。气盛之时，如稷一样繁茂。《类经·针刺类·宝命全形必先治神五虚勿近五实勿远》注："乌乌，言气至如鸟之集也；稷稷，言气盛如稷之繁也。"

⑪"从见其飞，不知其谁"：形容气之来，如见鸟之起飞，不见其杂。

⑫"伏如横弩，起如发机"：《说文》，"弩，弓有臂者。"横弩，横弓待发。发机，发动弓上的机括。《黄帝内经·素问》注："血气之未应针，则伏如横弩之安静；其应针也，则起如机发之迅疾。"此指留针候气时，如横弩之待发，气应时，则当迅速出针。

【直译】 凡用针的关键，必先集中思想，了解五脏的虚实、三部九候脉象的变化，然后下针。还要注意有没有真脏脉出现，五脏有无败绝现象，外形与内脏是否协调，不能单独以外形为依据，更要熟悉经脉血气往来的情况，才可施针于患者。患者有虚实之分，见到五虚，不可草率下针治疗，见到五实，不可轻易放弃针刺治疗，应该要掌握针刺的时机，不然在瞬息之间就会错过机会。真刺时手的动作要专一协调，针要洁净而均匀，平心静意，看适当的时间，好像鸟一样集合，气盛之时，好像稷一样繁茂。气之往来，正如见鸟之飞翔，而无从捉摸他形迹的起落。所以用针之法，当气未至的时候，应该留针候气，正如横弩之待发；气应的时候，则当迅速起针，正如弩箭之疾出。

【原文】 明于五俞，徐疾所在[①]，屈伸出入，皆有条理[②]。言阴与阳，合于五行，五脏六腑，亦有所藏[③]，四时八风[④]，尽有阴阳，各得其位，合于明堂，各处色部，五脏六腑，察其所痛，左右上下[⑤]，知其寒温，何经所在。

《灵枢·官能》

【注释】

①“明于五俞，徐疾所在”：马莳，“五脏有井荥俞经合之五俞，六腑有井荥俞原经合之六俞，然六腑之原并于俞，则皆可称五俞也。徐疾者，针法也，《小针解》云：徐而疾则实，疾而徐则虚，是也。”

②“屈伸出入，皆有条理”：《太素》卷十九《知官能》注，“行针之时，须屈须伸，针之入出，条理并具知之。”马莳曰：“屈伸出入者，经脉往来也。”对于“屈伸”的解释，前者指行针时的体位，后者指经脉运行的方向。这里从《太素》注。

③“五脏六腑，亦有所藏”：《太素》卷十九《知官能》注，“五脏藏五神，六腑藏五谷。”

④“四时八风”：《太素》卷十九《知官能》注，“八风，八节之风也。”

⑤“察其所痛，左右上下”：《太素》卷十九《知官能》注，“察五色，知其痛在五脏六腑，上下左右。”

【直译】 要明了十二经脉各自具有的井、荥、输、经、合五种腧穴，以及使用徐疾针法的道理所在。还应明了经脉往来的屈伸出入，都有一定的条理。讲人体的阴阳，是与五行相合的。五脏六腑，各有其或藏精神、或藏五谷等的不同功能。春夏秋冬四时及八方不正之风，都与阴阳有关。人的颜面各部，也与阴阳五行相应，各得其位，而会合于鼻部。五脏六腑如有疾病，则分别反映于颜面的各个色部。观察病痛的部位，以及面部左右上下所显示出来的颜色，就可以知道疾病属寒属温以及疾病发生于哪一经脉。

【按语】 针灸治疗原则，也是中医学治疗的基本原则。其内容主要是局部与整体，补虚与泻实，清热与温寒，治标与治本，和同病异治、异病同治这几个方面。《素问·通评虚实论》说：“邪气盛则实，精气夺则虚。”

《灵枢·经脉》说：“盛则泻之，虚则补之。”这是针灸补虚泻实的基本原则。包括“本经补泻”和“异经补泻”。所说“本经补泻”，就是在一般情况下，凡属某一经络、脏腑的病变，而末涉及其他经络脏腑者，即可在该经取穴补泻之。这就是“不盛不虚以经取之”的本经补泻法。所说“异经补泻”，就是假使经络发生了彼虚此实，或彼实此虚的病理变化，那么，针灸处方就不局限于采用某一经的穴位。“陷下则灸之”，是针对脏腑经络之气虚弱，失其固摄之权，尤其是阳气暴脱而用炷艾重灸以升举下陷之气，扶阳以固脱。“菀陈则除之”，多指经络之瘀滞，以及邪热入于营分的闭厥等证，以去瘀泻热，达到通调经气的作用。如果违反了补虚泻实的原则，犯了虚虚实实之戒，就会造成“补泻反则病益笃”的不良后果。正确的运用这一原则，除正确地掌握针灸补泻的操作方法外，还要讲究经穴配伍，才能取得较好的疗效。此外，运用补虚泻实的原则，还可以与“俞募”、“原络”、

“会”、“郄”等配穴法有机地结合起来，更好地发挥针灸的治疗作用。

《灵枢·经脉》说：“热则疾之，寒则留之。”《灵枢·九针十二原》说：“刺诸热者，如以手探汤，刺寒清者，如人不欲行。”“疾之”和“以手探汤”，是指治热病宜浅刺而疾出；“留之”和“如人不欲行”，是指治寒病宜深刺而留针。另外还有“寒则温之”，即用灸治法。这是清热与温寒的基本原则。凡热邪在表，或热闭清窍而致神昏不省人事等，针刺应浅而疾出，如用三棱针在大椎或井穴点刺出血少许，确有清热泄毒、醒神开窍之效。假使热邪入里，即“阴有阳疾”，亦可采用深刺久留的方法，直到热退而止，如热未退，还可反复施术。凡寒邪入里，或寒邪内生之疾，针刺应深而留针，并可酌加艾灸以扶正壮阳，温散寒邪。假使寒邪在表，变可浅刺疾出，或用三棱针点刺放血。此处，热证可用“透天凉法”；寒证可用“烧山火”法。

《素问·标本病传论》说：“知标本者，万举万当，不知标本。是谓妄行。”这是强调标本在辨证论治中的重要性。应用治标治本的原则是：缓则治其本，急则治其标和标本兼治。“缓则治本”，在一般情况下，病在内者主治其内，病在外者治其外，这与“伏其所主，先其所因”、“治病必求其本”的道理是一致的。“急则治标”，是指在特殊情况下，标与本在病机上往往是相互类杂的。因此，论治时必须随机应变，即根据标本证候的缓急，来决定施治的先后步骤。当标病急于本病时，则可先治标病，后治本病。如由于某些疾病引起的大小便不通，则当先通其大小便，然后再治本病。“标本兼治”，是说当标病和本病都处于俱缓俱急的时候，均可采用标本兼治法。如由肝引起的脾胃不和，可在治肝的同时兼调脾胃。

“同病异治”，即同一疾病用不同的方法治疗。“异病同治”即不同疾病用同一方法治疗，这一原则是以病机的异同为依据的。即《素问·至真要大论》所谓“谨守病机，各司其属”之意。“同病异治”为某些疾病，受病部位和症状虽然相同，但因其具体的病机不同，所以在治法上亦因之而异。例如同是胃病，有属肝气犯胃者，治宜疏肝和胃，行气止痛，取足厥阴、足阳明经穴和有关募穴组成处方，针用泻法，亦可少灸，有属脾胃虚寒者，治宜补健胃，温中散寒，取足太阴、足阳明经穴和有关背俞组成处方，针用补法，并可多灸。“异病同治”为许多疾病，受病部位和症状虽然不同，但因其主要的病机相同，所以可以采用同一方法治疗。例如，肝胆之火上逆的头痛，和肝胆之气郁结的胁痛，都可以取足厥阴、足少阳的经穴和有关募穴治疗。

人体各部通过经络构成一个整体，身体某一部位的症状往往是整体性疾病的一部分。所以，局部与整体的治疗也很重要。“局部治疗”，一般是指针对局部症状的治疗而言。例如，口噤取地仓、颊车，鼻塞取迎香、巨髎。口噤、鼻塞可见于多种全身性疾病,解除这些症状,将有助于全身性疾患的治疗。"整体治疗",一般指针对某一疾病的原因治疗。例如,肝阳上亢的眩晕,取太冲、血海滋肾平肝,肝风平熄则头晕目眩等证可自愈。"局部与整体兼治",即既重视疾病的原因治疗,又重视症状治疗,将两者有机地结合起来,则有利于提高疗效。例如脾虚泄泻,既取天枢、足三里治泻,又取三阴交、脾俞补脾等等。单从穴位的主治作用来看,有些穴位只主治局部病证,例如承泣治目疾,颧髎治面痛等。有些穴位不仅能治局部病,而且能治全身疾病。例如少海治小腹痛,大椎治项背痛,但它们对全身性疾病亦有主治作用。因此,针灸治病,要善于掌握局部与整体的关系,从辨证论治的整体观念出发,选配穴位,进行治疗,才能避免头痛医头,脚痛医脚的片面性。

第五节　针刺禁忌

一、刺禁概要

本节主要介绍了五禁、五夺、五逆的内容。

【原文】 何谓五禁?岐伯曰:禁其不可刺也。黄帝曰:余闻刺有五夺。岐伯曰:无泻其不可夺者也。黄帝曰:余闻刺有五过[1]①。岐伯曰:补泻其无过其度。黄帝曰:余闻刺有五逆。岐伯曰:病与脉相逆,命曰五逆。余闻刺有九宜,明知九针之论,是谓九宜。

《灵枢·五禁》

【校勘】

[1]"五过":本篇未作详叙,恐有脱简。

【注释】

①"五过":是指补泻均超过一定限度而言。《类经》二十三卷第五十八注:"补之太过,资其邪气;泻之过度,竭其正气,是五过也。"余伯荣说:"五过者,五脏外合之皮脉肉筋骨,有邪正虚实,宜平调之,如补泻过度,是为五过。"

【直译】 我听说针刺有所谓五禁,什么叫做五禁?岐伯说:五禁是指在五个禁日不可对某些部位施行针刺。黄帝说:我听说针刺禁忌有所谓五夺。岐伯说:五夺是指在患者身体状况不允许再亏损的时候,禁止使用泻法。黄帝说:我听说针刺禁忌有所谓五过。岐伯说:五过是指针补、针泻都不可超过一定限度。黄帝说:我听说针刺有所谓五逆。岐伯说:病状与脉象相反的五种情况,叫做五逆。黄帝说:我听说针刺有所谓九宜。岐伯说:清楚地了解九针的理论,这就叫九宜。

【原文】 何谓五禁?愿闻其不可刺之时。岐伯曰:甲[1]乙日自乘①,无刺头,无发蒙②于耳内。丙[2]丁曰自乘，无振埃③于肩喉廉泉[3]。戊己曰自乘四季[4]，无刺腹[5]去爪④泻水。庚[6]辛曰自乘，无刺关节于股膝。壬[7]癸曰自乘，无刺足胫。是谓五禁。

《灵枢・五禁》

【校勘】

[1]“甲”：《纲目》卷九《刺禁类》此上有“春”字。

[2]“丙”：《纲目》卷九《刺禁类》上有“夏”字。

[3]“廉泉”：此二字，似系“喉”字旁注，误入正文。盖本篇《五禁刺》均以身形部位称，无言及穴位者，则其误显然。

[4]“戊己曰自乘四季”：《纲目》卷九《刺禁类》“戊”上有“长夏”二字。“四季”二字疑衍，以甲乙曰各句例律之可证。

[5]“腹”：《要旨》卷二上二十作“足”。据马注：“天干应于人身……戊己为手足。”作“足”似是。

[6]“庚”：《纲目》卷九《刺禁类》此上有“秋”字。

[7]“壬”：《纲目》卷九《刺禁类》此上有“各”字。

【注释】

①“自乘”：是言干支值日的意思。不同的干支，应人身不同的部位，每一天都能逢到一个值日的天干，叫自乘。

②“发蒙”：是治疗耳目头面之疾的一种刺法的名称。

③“振埃”：是治疗阳气逆于胸中，喘咳胸满，肩息上气等病的一种刺法名称。

④“去爪”：是治疗关节脉络四肢病以及阴囊水肿的一种刺法名称。

【直译】 什么叫做五禁？我想听听都是什么日子不可针刺什么部位。岐伯说：甲日、乙日，不要针刺头部，也不要用“发蒙”的针法刺耳内。丙日、丁日，不要用“振埃”的针法刺肩部及喉部的廉泉穴。戊日、己日及辰、戌、丑、未之日，不要刺腹部，也不要用“去爪”的针法泻水。庚日、辛日，不要针刺股膝部的关节。壬日、癸日，不要针刺足部，胫部。这就是所谓五禁。

【原文】 何谓五夺？岐伯曰：形肉已夺，是一夺也；大夺血之后是二夺也；大汗出之后，是三夺也；大泄之后是四夺也；新产及大血之后，是五夺也。此皆不可泻。

《灵枢・五禁》

【直译】 什么叫做五夺？岐伯说：形肉已经消瘦，这是一夺；大出血之后，这是二夺；大汗之后，这是三夺；大泄泻之后，这是四夺；刚刚分娩及大出血之后，这是五夺。在这五种情况下，都不可用泻法。

【原文】 何谓五逆？岐伯曰：热病脉静，汗已出，脉盛躁，是一逆也；病泄，脉洪大，是二逆也；著痹不移，䐃肉破，身热，脉偏绝，是三逆也；淫而夺形身热，色夭然白，及后下血衃，血衃不笃重，是四逆；寒热夺形，脉坚搏，是五逆也。

《灵枢·五禁》

【直译】 什么叫做五逆？岐伯说：患热病而脉反倒平静，汗已发出而脉反倒见大而躁动，这是一逆；患泄病而脉反洪大，这是二逆；患痹病而长时不愈，肘膝高起处肌肉破损，身热，脉出现偏绝，这是三逆；患肠滞、遗精等症而身体消瘦，身热，面色苍白而无光泽，以及大便中带有赤黑色血块，病势甚重，这是四逆；患寒热病，形体消瘦，而脉反坚实有力，这是五逆。

【原文】 夫经言有余者泻之，不足者补之。今热为有余，寒为不足。夫疟者之寒，汤火不能温也，及其热，冰水不能寒也。此皆有余不足之类，当此之时，良工不能止，必须其自衰乃制止，其故何也？经言无刺熇熇[①]之热，无刺浑浑之脉，无刺漉漉[②]之汗，故为其病逆，未可治也。

《素问·疟论》

【注释】

①“熇熇”：音蒿，热盛貌。

②“漉漉”：音鹿，水流貌。

【直译】 医经上说有余的应当泻，不足的应当补。今发热是有余，发冷是不足。而疟疾的寒冷，虽然用热水或向火，亦不能使之温暖，及至发热，即使用冰水，也不能使之凉爽。这些寒热都是有余不足之类。但当其发冷、发热的时候，良医也无法制止，必须待其病势自行衰退之后，才可以施用刺法治疗，这是什么缘故？医经上说过，有高热时不能刺，脉搏纷乱时不能刺，汗出不止时不能刺，因为这正当邪盛气逆的时候，所以未可立即治疗。

【原文】 刺法曰：无刺熇熇之热，无刺漉漉之汗，无刺浑浑之脉[①]，无刺病与脉相逆者。

《灵枢·逆顺》

【注释】

①“浑浑之脉”：是脉象混乱的意思。

【直译】 刺法说：不要刺热太盛的患者，不要刺大汗淋漓的患者，不要刺脉象浊乱的患者，不要刺病的外部表现与脉象相反的患者。

【原文】 脉气盛而血虚者，刺之则脱气，脱气则仆。

《灵枢·血络论》

【直译】 脉气盛而血虚，针刺放血就会导致脱气，脱气就会使患者跌仆倒地。

【按语】 本节叙述了甲乙、丙丁等五个禁日的禁刺部位，以及五种病证的禁忌，同时还提出了补泻不宜过度的注意点。古人的这些认识，其中大部分内容仍然指导着今天的临床，但也有些内容，随着医学科学的发展，对疾病与症状认识的不断深入，原先的“禁忌”已不再是禁忌了。比如，今天临床中很少再提“五禁日”了，古人的“不可刺”也被理解成为“慎刺”。所以，我们要历史地看待这些禁忌，勿过泥古，针刺禁忌是针灸临床上一个重要的问题，我们需要在临床研究中不断充实这方面的内容。

二、损伤重要组织器官之后果

【原文】 凡刺胸腹者，必避五脏，中心者环[1]死，中脾者五日死，中肾者七日死，中肺者五日死，中鬲者，皆为伤中，其病虽愈，不过一岁必死。刺避五脏者，知逆从①也，所谓从者，鬲与脾布上刺，刺之不愈复刺。

《素问·诊要经终论》

【校勘】

[1]“环”：《刺禁论》《四时刺逆从论》《甲乙》卷五第一上均作“一日”。

【注释】

①“知逆从”：张介宾说“知而避之者为从，不知者为逆。”

【直译】 凡于胸腹之间用针刺，必须注意避免刺伤了五脏。假如中伤了心脏，经气环身一周便死；假如中伤了脾脏，五日便死；假如中伤了肾脏，七日便死；假如中伤了肺脏，五日便死；假如中伤膈膜的，皆为伤中，当时病虽然似乎好些，但不过一年其人必死。刺胸腹注意避免中伤五脏，主要是要知道下针的逆从。所谓从，就是要明白膈和脾、肾等处，应该避开；如不知其部位不能避开，就会刺伤五脏，那就是逆了。凡刺胸腹部位，应先用布巾覆盖其处，然后从单布上进刺。如果刺之不愈，可以再刺。

【原文】 刺中心，一日死，其动为噫。刺中肝，五日死，其动为语[1]。刺中肾，六日死，其动为嚏。刺中肺，三日死，其动为咳。刺中脾，十日死，其动为吞。刺中胆，一日半死，其动为呕。

《素问·刺禁论》

【校勘】

[1]“其动为语”：《甲乙》卷五第一上“语”作“欠”。

【直译】 刺中心脏的，约一日即死，其病变症状为嗳气。刺中肝脏，约五日即死，其病变症状为多言多语。刺中肾脏，约六日即死，其病变症状为打喷嚏。

刺中肺脏，约三日即死，其病变症状为咳呛。刺中脾脏，约十日即死，其病变症状为频频吞咽。误刺中胆，约一日半死，其病变症状为呕吐。

【原文】 刺跗上，中大脉①，血出不止死。刺面，中溜脉②，不幸为盲。刺头，中脑户，入脑立死。刺舌下，中脉太过，血出不止为瘖。刺足下布络中脉③，血不出为肿。刺郄中大脉，令人仆脱色。刺气街中脉，血不出为肿，鼠仆。刺背中髓，为伛。刺乳上，中乳房，为肿，根蚀④。刺缺盆中内陷⑤，气泄，令人喘咳逆。刺手鱼腹内陷，为肿。

《素问·刺禁论》

【注释】

①"大脉"：冲阳穴之高骨间动脉。

②"溜脉"：马莳说，"溜脉即脉与目流通若。'五藏六腑之精，皆上注于目，而为之精'。此溜脉之义。"按"中溜脉"似谓刺承泣、四白过深。

③"布络中脉"：《广雅·释诂三》，"布，散也。"足下散络，谓足下各经之络，误中其脉，而血又不出，则邪不得散而为肿。

④"根蚀"："根"有"生"义。"根蚀"谓刺乳中过深，误中乳房，将由肿而生蚀疮。

⑤"刺缺盆中内陷"："内陷"谓刺之过深。缺盆不宜刺太深。

【直译】 针刺足背，误伤了大血管，若出血不止，便会死亡。针刺面部的脑户穴，若刺至脑髓，就会立即死亡。针刺廉泉穴，误伤了血管，若出血不止，可使喉哑失音。针刺足下布散的络脉，误伤了血管，若瘀血留着不去可致局部肿胀。针刺委中穴太深，误伤了大经脉，可令人跌仆，面色苍白。针刺气街穴，误伤了血管，若瘀血留着不去，鼠蹊部就会肿胀。针刺脊椎间隙，误伤了脊髓，会使人背曲不伸。针刺乳中穴，伤及乳房，可使乳房肿胀，内部腐蚀溃脓。针刺缺盆中央太深，造成肺气外泄，可令人喘咳气逆。针刺手鱼际穴太深，可使局部发生肿胀。

【原文】 刺阴股中大脉，血出不止死。刺客主人内陷中脉，为内漏①，为聋。刺膝髌出液，为跛。刺臂太阴脉，出血多立死。刺足少阴脉，重虚出血，为舌难以言。刺膺中陷，中肺[1]，为喘逆仰息。刺肘中内陷，气归之，为不屈伸，刺阴股下三寸内陷，气归之，令人遗溺。刺掖下胁间内陷，令人咳。刺少腹，中膀胱，溺出，令人少腹满。刺腨肠②内陷为肿。刺[2]匡上陷骨中脉，为漏为盲。刺关节中液出③不得屈伸。

《素问·刺禁论》

【校勘】

[1]"中肺"：《圣济总录》引"肺"作"脉"

［2］“刺”：《千金》“刺”下有“目”字。

【注释】

①“内漏”：张介宾说，“脓生耳底，是为内漏。”

②“腨肠”：马莳说，“腨肠，足鱼腹中承筋穴。”

③“刺关节中液出”：张介宾说，“腰脊者，身之大关节也。手肘足膝者，四支之关节。诸盘者，皆属于节，液出则筋枯。”达之意，与前十二节之输刺略同，主要是深刺法，以刺泻骨节间的病邪。

【直译】 针刺胸膺部太深，伤及肺脏，就会发生气喘上逆、仰面呼吸的症状。针刺肘弯处太深，气便结聚于局部而不行，以致手臂不能屈伸。针刺大腿内侧下三寸处太深，使人遗尿。针刺腋下胁肋间太深，使人咳嗽。针刺少腹太深，误伤膀胱，使小便漏出流入腹腔，以致少腹胀满。针刺小腿肚太深，会使局部肿胀。针刺眼眶而深陷骨间，伤及脉络，就会造成流泪不止，甚至失明。针刺关节，误伤以致液体外流，则关节不能屈伸。

【原文】 黄帝问曰：……何谓缪刺？岐伯对曰：夫邪之客于形也，必先舍于[①]皮毛，留而不去，入舍于孙脉，留而不去，入舍于络脉，留而不去，入舍于经脉，内连五脏，散于肠胃，阴阳俱感，五脏乃伤，此邪之从皮毛而入，极于五脏之次也，如此，则治其经焉，今邪客于皮毛，入舍于孙络，留而不去，闭塞不通，不得入于络，流溢[②]于大络[③]，而生奇病[④]也，夫邪客于大络者，左治右，右治左，上下左右，与经相干，而布于四末，其气无常处，不入于经俞，命曰缪刺。

《素问·缪刺论》

【注释】

①“舍于”：“舍”作“留舍”，指邪气侵入之意。

②“流溢”：传注之意，如水满涨而泛滥之意。

③“大络”：较大的络脉。

④“奇病”：异于寻常的病。张景岳：“病在支络，行不由经，故不由经，故曰奇病。”

【直译】 黄帝问道：……究竟什么叫缪刺？岐伯回答说：大凡病邪侵袭人体，必须首先侵入皮毛；如果逗留不去，就进入孙脉，再逗留不去，就进入络脉；如还是逗留不去，就进入经脉，并向内延及五脏，流散到肠胃；这时表里都受到邪气侵袭，五脏就要受伤。这是邪气从皮毛而入，最终影响到五脏的次序。像这样，就要治疗其经穴了。如邪气从皮毛侵入，进入孙、络后，就逗留而不去，由于络脉闭塞不通，邪气不得入于经脉，于是就流溢于大络中，从而生成一些异常疾病。邪气侵入大络后，在左边的就流窜到右边，在右边的就流窜到左边，或上或下，或左或右，但只影响到络脉而不能进入经脉之中，从而随大络流布到四肢；邪气流窜无一定地方，也不能进入经脉腧穴，所以病气在右而症见于左，病气在左而症见于右，必须右痛刺左，左痛刺右，才能中邪，这种刺法就叫做“缪刺”。

【原文】 帝曰：愿闻缪刺，以左取右，以右取左，奈何？其与巨刺，何以别之？岐伯曰：邪客于经，左盛则右病，右盛则左病，亦有移易者，左痛未已而右脉先病，如此者，必巨刺之，必中其经，非络脉也，故络病者，其病与经脉缪处，故命曰缪刺。

《素问·缪刺论》

【直译】 黄帝道：我想听听缪刺左病右取、右病左取的道理是怎样的？它和巨刺法怎么区别？

岐伯说：邪气侵袭到经脉，如果左边经气较盛则影响到右边经脉，或右边经气较盛则影响到左边经脉；但也有左右相互转移的，如左边疼痛尚未好，而右边经脉已开始有病，像这样，就必须用巨刺法了。但是运用巨刺必定要邪气中于经脉，邪气留脉决不能运用，因为它不是络脉的病变。因为络病的病痛部位与经脉所在部位不同，因此称为“缪刺”。

【按语】 本节提出了误刺五脏、血脏、血脉、脑等重要组织脏器后的不良结果。说明在针刺有这些组织脏器存在的部位时，要特别慎重。对心、肝、脾、肺、肾、骨髓、脑等部位，不宜刺得过深，对有较大血管经过的穴位，针刺时要避开这些血管。总之，要以不损伤这些组织器官为原则。

同时，经文还提出了刺中五脏后的死期，对这一问题，我们认为没有多大的客观性，就连《素问·诊要经终论》与《素问·刺禁论》的认识都不统一，这说明古人对此认识得很不够，不过是对偶然情况的认识而已。

三、其他禁忌

本节主要论述了饥饱醉劳等状态下的针刺禁忌，提出了针刺宜“各至其理，无过其道”的著名论点。

【原文】 病胁下满气逆，二三岁不已，是为何病？岐伯曰：病名曰息积，此不妨于食，不可灸刺，积为导引服药，药不能独治也。

《素问·奇病论》

【直译】 有病胁下胀满，气逆喘促，两三年不好的，是什么疾病呢？岐伯说：病名叫息积，这种病在胁下而不在胃，所以不妨碍饮食，治疗时切不可用艾灸和针刺，必须逐渐地用导引法疏通气血，并结合药物慢慢调治，若单独依靠药物也是不能治愈的。

【原文】 凡刺之禁，新内勿刺，新[1]刺勿内；已[2]醉勿刺，已刺勿醉；新[3]怒勿刺，已刺勿怒；新[1]劳勿刺，已刺勿劳；已[2]饱勿刺，已刺无饱；已[2]饥勿刺，已刺勿饥；已[2]渴勿刺，已刺勿渴；大惊大恐，必定其气，乃刺之。乘车来者，卧而休之，如食顷乃刺之。步[4]行来者，坐而休之，如行十里顷乃刺之。凡此十二禁者，其脉乱气散，逆其营卫，经气不次，固而刺之，则阳病入于阴，阴病出为阳，则邪气复生，粗工不[5]察，是谓伐身，形体淫泺[6]，乃消脑髓，津液不化，脱其五味，是谓失气也。

《灵枢·终始》

【校勘】

[1]"新"：张注本作"已"。

[2]"已"：《甲乙》卷五第一上、《脉经》卷七第十二、《千金》卷二十九第三及《素问·刺禁论》新校正引《灵枢》文并作"大"，下文"已饱"、"已饥"、"已渴"之句均同。《伤寒补亡论》卷十二病《不可刺条》"已"作"方"。

[3]"新"：《甲乙》卷五第一上、《脉经》卷七第十二、《千金》卷二十九第三及《素问·刺禁论》新校正引并作"大"。

[4]"步"：原作"出"，据《甲乙》卷五第一上及《千金》卷二十九第三改。

[5]"不"：原作"勿"，据《甲乙》卷五第一上改。

[6]"淫泺"：原作"淫泆"，据《甲乙》卷五第一上改，与篇后音释合。

【直译】 关于针刺的禁忌：刚性交之后不可针刺，刚针刺之后不可性交；醉酒之后不可针刺，针刺之后不可醉酒；刚发过怒不可针刺，针刺之后不可发怒；刚劳累过后不可针刺，针刺之后不可劳累；刚吃饱饭不可针刺，针刺之后不可吃得过饱；大渴之时不可针刺，针刺之后不可受渴；如果患者大惊大恐，一定要使其精神安定，方可针刺；坐车来的患者，要让他卧下休息一下，大约过一顿饭的工夫，才可针刺；步行来的患者，要让他坐着休息一下，大约过走十里地的工夫，才可针刺。凡是触犯这些禁忌的患者，一般脉象紊乱，正气耗散，营卫的运行不顺，经脉气血不足。如果就这样针刺，可能使阳经的病流入到阴经，阴经的病出于阳经，那样病邪就又要滋生了。一般的庸医不体察这些情况，这可说是损伤患者的身体，使患者形体感到酸痛无力，骨体耗损，津液不能运化，而丧失了由饮食五味所化生的精气，这叫做失气。

【原文】 春刺络脉，血气外溢，令人少气；春刺肌肉，血气环逆①，令人上气；春刺经骨，血气内著，令人腹胀。夏刺经脉，血气乃竭，令人解㑊[1]；夏刺肌肉，血气内却②，令人善恐；夏刺筋骨，血气上逆，令人善怒。秋刺经脉，血气上逆，令人善忘；秋刺络脉，气不行，令人卧不欲动；秋刺筋骨，血气内散，令人寒慄。冬刺经脉，血气皆脱，令人目不明；冬刺络脉，内[2]气外泄，留为大痹；冬刺肌肉，阳气竭绝，令人善忘[3]。凡此四时刺者，大逆之病[4]，不可不从也，反之，则生乱气相淫病焉。故刺不知四时之经，病之所生，以从为逆，正气内乱，与精相薄。必审九候，正气不乱，精气不转。

《素问·刺要论》

【校勘】

[1]“解㑊”：按《素问·诊要经终论》林校引本句“㑊”作“堕”。“堕”系“惰”之借字。“解”即“解惰”。

[2]“内”：“内”是“血”之误字，《素问·诊要经终论》林校引本文作“血”，应据改。

[3]“令人善忘”：按《素问·诊要经终论》林校引“善忘”力作“善渴”。

[4]“大逆之病”：林校引全元起本作“六经之病”。

【注释】

①“环逆”：姚止庵说，“环者，循环，谓血气相乱而逆，故周身之气上而不下。”

②“内却”：王冰说，“却，闭也。血气内闭，则阳气不通，故善恐。”

【直译】 春天刺络脉，会使血气向外散溢，使人发生少气无力；春天刺肌肉，会使血气循环逆乱，使人发生上气咳喘；春天刺筋骨，会使血气留著在内，使人发生腹胀。夏天刺经脉，会使血气衰竭，使人疲倦懈惰；夏天刺肌肉，会使血气却弱于内，使人易于恐惧；夏天刺筋骨，会使血气上逆，使人易于发怒。秋天刺经脉，会使血气上逆，使人易于忘事；秋天刺络脉，但人体气血正直内敛而不能外行，所以使人阳气不足而嗜卧懒动；秋天刺筋骨，会使血气耗散于内，使人发生寒战。冬天刺经脉，会使血气虚脱，使人发生目视不明；冬天刺络脉，则收敛在内的真气外泄，体内血行不畅而成“大痹”；冬天刺肌肉，会使阳气竭绝于外，使人易于忘事。以上这些四时的刺法，都将严重地违背四时变化而导致疾病发生，所以不能不注意顺应四时变化而施刺；否则就会产生逆乱之气，扰乱人体生理功能而生病的呀！所以针刺不懂得四时经气的盛衰和疾病之所以产生的道理，不是顺应四时而是违背四时变化，从而导致正气逆乱于内，邪气便与精气相结聚了。一定要仔细审察九候的脉象，这样进行针刺，正气就不会逆乱了，邪气也不会与精气相结聚了。

【原文】 愿闻刺要。岐伯对曰：病有浮沉①，刺有浅深，备至其理，无过其道，过之则内伤，不及则生个，则邪从之，浅深不得，反为大贼，内动五，后生大病，故曰：病有在毫皮腠理者，有在皮肤者，有在肌肉者，有在脉者，有在筋者，有在骨者，有在髓者。

《素问·刺要论》

【注释】

①“病有浮沉”：是说病有轻重。

【直译】 我想了解针刺方面的要领。岐伯回答说：疾病有在表在里的区别，刺法有浅刺深刺的不同，病在表应当浅刺，病在里应当深刺，各应到达一定的部位（疾病所在），而不能违背这一发度。刺得太深，就会损伤内脏；刺得太浅，不仅达不到病处，而且反使在表的气血壅滞，给病邪以可乘之机。因此，针刺深浅不当，反会给人体带来很大的危害，使五脏功能紊乱，继而发生严重的疾病。所以说：疾病的部位有在毫毛腠理的，有在皮肤的，有在肌肉的，有在脉的，有在筋的，有在骨的，有在髓的。

【原文】 是故刺毫毛腠理无伤皮，皮伤则内动肺，肺动则秋病温疟，泝泝[1]然寒慄。

刺皮无伤肉，肉伤则内动脾，脾动则七十二日①，四季之月，病腹胀烦，不嗜食。

刺肉无伤脉，脉伤则内动心，心动则夏病心痛。

刺脉无伤筋，筋伤则内动肝，肝动则春病热而筋弛。

刺筋无伤骨，骨伤则内动肾，肾动则冬病胀，腰痛。

刺骨无伤髓，髓伤则销铄[2]胻酸，体解㑊然不去矣。

《素问·刺要论》

【校勘】

[1]“泝泝”：《甲乙》作“淅淅”。按作“淅”是。《广雅·释诂二》：“淅，洒也。”洒然，寒貌。

[2]“销铄”：《甲乙》作“销泺”。按“销铄”、“销泺”并叠韵宵部。“销铄”谓焦枯，见《楚词·九辨》王注。

【注释】

①“脾动则七十二日”：脾旺每季最后十八日，四季共七十二日。

【直译】 因此，该刺毫毛腠理的，不要伤及皮肤，若皮肤受伤，就会影响肺脏的正常功能，肺脏功能扰乱后，以致到秋天时，易患温疟病，发生恶寒战栗的症状。

该刺皮肤的，不要伤及肌肉，若肌肉受伤，就会影响脾脏的正常功能，以致在每一季节的最后十八天中，发生腹胀烦满，不思饮食的病证。

该刺肌肉的，不要伤及血脉，若血脉受伤，就会影响心脏的正常功能，以致到夏天时，易患心痛的病证。

该刺血脉的，不要伤及筋脉，若筋脉受伤，就会影响肝脏的正常功能，以致到秋天时，易患热性病，发生筋脉弛缓的症状。

该刺筋的，不要伤及骨，若骨受伤，就会影响肾脏的正常功能，以致到冬天时，易患腹胀、腰痛的病证。

该刺骨的，不要伤及骨髓，若骨髓被损伤而髓便日渐消减，不能充养骨骼，就会导致身体枯瘦，足胫发酸，肢体懈怠，无力举动的病证。

【原文】 阴尺动脉在五里，五俞之禁也。

《灵枢·本输》

【直译】 手太阴尺泽穴上三寸有动脉之处，是手阳明经的五里穴，它是经隧之要害，刺之则脏气竭绝，所以这里是一个禁针穴位。

【按语】 本节论述了饥饱、醉劳、惊恐、渴的针刺禁忌，春夏秋冬四季针刺不同组织时，容易引起不同的疾病。还论述了对轻重深浅不同的疾病针刺时要“备至其理，无过其道”。

患者在饥饱、醉劳、惊恐、渴的状态下，血气散乱经气不次，一则医者不易诊察患者的虚实之态；二者此时针刺，易引起晕针，故不宜刺。病有浮沉，刺有深浅，若盲目误刺，非但不会减轻病势，并且会影响五脏对自然界气候的适应能力，以至在一定季节会发生与受伤脏气有关的种种病证。也有筋骨受伤，不能行动者。关于针刺深浅分寸，经文指出了一些标准，如“刺毫毛腠理无伤皮”，“刺皮无伤肉”等。这些都是古人用针精确之处，可从如下三方面理解：一是当浅刺的，一定不要刺到深层；二是不要伤及不当刺的组织器官；三是说进针是通过皮肤而不是伤害皮肤，如“刺毫毛腠理无伤皮”，尽管毫毛腠理为皮肤的最浅层，但进针总要破皮而入，然而这是通过而非伤害，可见其手法之精细。

此外，本节经文还提出了禁刺“病以次相传”者，所谓“以次相传”，一指按五行的相生相克规律传递，如肺传入肝等。二指在互为表里的脏腑间传递，如脾传入胃，这些也称递传，按《内经》递传，其气相残，使病情加重，以致死亡。由于是必死之证，所以也就不宜针刺了。这一理论尚有待于验证。

四、针刺与滞针

【原文】 黄帝曰：针入而肉著①者，何也？岐伯曰：热气因于针，则针[1]热，热则肉著于针，故坚焉。

《灵枢·血络论》

【校勘】

[1]“针”：《甲乙》卷一第十四无。

【注释】

①"肉著":肌肉紧紧地裹住针身,即指滞针。

【直译】 黄帝问:针刺入后,肌肉夹住针身,这是为什么?岐伯说:这是因为人体的热气传到针身上使针身发热,针身热就会使肌肉和针夹附在一起,因此,针身就发紧难于转动。

【按语】 本节经文是古人对滞针原因的解释,认为滞针是由于"热气"引起来的。现在则认为滞针是由于针入机体后,局部肌肉强烈收缩;或针刺肌腱;或行针时捻转角度过大,肌纤维缠绕针身而致的。古人的这种解释不一定正确,但是我们可以看出,在很久以前,古代医家在临床实践中已经发现了滞针现象,并力争阐发其原因。

第六节　各种刺法

本节主要论述了九刺、十二刺、五刺及缪刺等内容。

【原文】 凡刺有九,以[1]应九变,一曰输刺,输刺者,刺[2]诸经荥输脏输也①。二曰远道刺,远道刺者,病在上,取之下,刺府输也②。三曰经刺,经刺者,刺大经之结络经分也③。四曰络刺,络刺者,刺小络之[3]血脉也。五曰分刺,分刺者,刺分肉之[3]间也④。六曰大泻刺[4],大泻刺者,刺脓以铍针[5]也。七曰毛刺⑤,毛刺者,刺浮痹皮肤也[6]。八曰巨刺⑥,巨刺者,左取右,右取左。九曰焠刺⑦,焠刺者,刺燔针则取痹也[7]。

《灵枢・官针》

【校勘】

[1]"以":原作"日",根据胡本、熊本、周本、藏本、日刻本、张注本及《甲乙》卷五第二改。按:"以",古作"目"。"目"、"日"形近致误。

[2]"刺":《针灸大成》卷一引无。

[3]"之":《针灸大成》卷一引无。

[4]"大泻刺":《甲乙》卷五第二校注云,"大泻刺,一作大刺。"覆刻《太素》卷二十二《九刺》正作"大刺"。

[5]"以铍针":《针灸大成》卷一引无。

[6]"刺浮痹皮肤也":原脱"于"字,据《甲乙》卷五第二补。《针灸大成》卷一引作"刺皮毛也"。

[7]"刺燔针则取痹也":《甲乙》卷五第二及覆刻《太素》卷二十二《九刺》并无"刺"字。《圣济总录》卷一百九十二引作"谓燔针取痹也"。

【注释】

①"刺诸经荥输脏输也":《类经》十九卷第五注"诸经荥输,凡井荥经合之类皆输也。脏输,背间之脏腑输也。"

②"远道利者……刺府输也":《类经》十九卷第五注"府输,谓足太阳膀胱经、足阳明胃经、足少阳胆经,十二经中,惟此三经最远,可以因下取上,故曰远道刺。"

③"刺大经之结络经分也":张志聪,"大经者,五脏六腑之大络也,邪客于皮毛,入客于孙络,留而不去,闭结不通,则留溢于大经之分而生奇病,故刺大经之结络以通之。"

④"刺分肉之间也":《类经》十九卷第五注"刺分肉者,泄肌肉之邪也。"

⑤"毛刺":张志聪,"邪闭于皮毛之间,浮浅取之。所谓刺毫毛无伤皮,刺皮无伤肉也。"

⑥"巨刺":王冰,"巨刺者,刺经脉,脉左育刺右,右痛刺左。"按"巨刺"即"矩刺","巨"、"矩"通,《礼记·大学》郑注:"矩或为巨。"左取右,右取左,此其"矩"也。

⑦"焠刺":即用火针刺治。王冰:"焠针,火针也。"

【直译】 针刺有九种方法,以适应九种不同的病变。第一种叫做腧刺。腧刺,是针刺十二经在四肢的井、荥、输、经、合各穴及背部的脏腑俞穴。第二种叫做远道刺。远道刺,是病在身体上部,针刺足三阳经下肢的腧穴。第三种叫做经刺。经刺,就是针刺深部大经在体表所能触到的硬结或压痛。第四种叫做络刺。络刺,就是刺皮下浅处的小静脉。第五种叫做分刺。分刺,就是针刺肌肉和肌肉凹陷间隙处。第六种叫做大泻刺。大泻刺,就是针刺痈疡。第七种叫做毛刺。毛刺,就是针刺皮肤表层的痹证。第八种叫做巨刺。巨刺,就是左面有病针刺右边的穴位,右边有病针刺左面的穴位。第九种叫做焠刺。焠刺,就是用烧热的火针来治疗痹证。

【原文】 凡刺有十二节[①],以应十二经。一曰偶刺[②],偶刺者,以手直心若背,直痛所,一刺前,一刺后,以治心痹,刺此者傍针之也。二曰报刺[③],报刺者,刺痛无常处也,上下行者,直内无拔针,以左手随病所按之,乃出针复刺之也。三曰恢刺[④],恢刺者,直刺傍之,举之前后,恢筋急,以治筋痹也。四曰齐刺[⑤],齐刺者,直入一傍入二,以治寒气小深者,或曰三刺,三刺者,治痹气小深者也。五曰扬刺[⑥],扬刺者,正内一,傍内四,而浮之,以治寒气之博大也者。六曰直针刺[⑦],直针刺者,引皮乃刺之,以治寒气之浅者也。七曰输刺[⑧],输刺者,直入直出,稀发针而深之,以治气盛而热者也。八曰短刺[⑨],短刺者,刺骨痹,稍摇而深之,致针骨所，以下上摩骨也。九曰浮刺[10]，浮刺者，傍入而深之，以治肌急而寒者也。十曰阴刺[11]，阴刺者，左右卒刺之，以治寒厥，中寒厥，足踝后少阴也。十一曰傍针刺[12]，傍针刺者，直刺、傍刺各一，以治留痹久居者也。十二曰赞刺[13]，赞刺者，直入直出，数发针而浅之出血，是谓治痈肿也。

《灵枢·官针》

【注释】

①“十二节”：作十二种方法解。张志聪：“节，制也。”方法的意思。

②“偶刺”：偶是双数，也是前后相对的配穴法，腹为阴，背为阳，一般称做阴、阳刺。主要是在前胸和上腹部取穴，配背部俞穴。如治胃痛，取上腹部中脘穴，再配背部的胃俞穴。即属偶刺之类。

③“报刺”：报，作报应、相应解，是随着痛处所在，重复施术的一种刺法，即痛在那里刺在那里的取穴法，一般称为天应穴、阿是穴，常用于行痹。张景岳：“重刺也。”

④“恢刺”：恢有宽畅之意，刺在筋脉附近，前后捻转，扩大刺入的部位，以叙缓筋的现象。

⑤“齐刺”：是正中一针，两旁二针，三针齐下，故叫齐刺。

⑥“扬刺”：轻扬之意，当中一针，旁加四针，浅刺法，刺时仅浮扬于浅表，有轻扬之意。

⑦“直针刺”：沿皮刺入后，针不能再转动，多用于肌肉浅薄处，刺皮不伤肉，也是浅刺中的泻刺方法。

⑧“输刺”：输泻邪热之意，直出直入，进出都快，取穴少，针刺深，适于邪热亢进的热证。

⑨“短刺”；渐渐刺入的意思，且针尖需达骨部，上下提插，有加按摩的样子。张志聪：“用短针深入至骨。”

⑩“浮刺”：浮刺的意思，斜针刺入而向上浮，不刺伤肌肉，谓浮刺。

⑪“阴刺”：阴指腹内侧，阴刺适于寒厥证，寒厥与足少阴肾经有关，因此取肾经原穴太溪，左右并刺。

⑫“旁针刺”：直刺一针后，再旁刺一针。

⑬“赞刺”：赞是赞助，帮助之意，是局部浅刺出血，以辅助肿胀消散的一种刺法。

【直译】 针刺有十二节，以适应十二经的不同疾病。第一种叫做偶刺。偶刺，是用手对着胸部和背部，正当痛之所在，一针刺前胸，一针刺后背，以此治疗心痹，刺时针尖要向两旁斜刺，以免损伤内脏。第二种叫做报刺。报刺，是刺疼痛无固定部位而上下游走的疾病，垂直刺入，不立即拔针，而用左手随着病痛所在，按其痛处，然后拔出针，再如法刺之。第三种叫做恢刺。恢刺，是直刺在筋的旁边，用提插的方法，或向前或向后，舒缓筋急之象，可以治疗筋痹之病。第四种叫做齐刺。齐刺，是在病处的正中直刺一针，左右两旁各刺一针，可以治疗寒痹邪小而长期不愈的疾病。第五种叫做扬刺。扬刺，是在病所正中刺一针，在周围刺四针，都用浅刺，可以治疗寒气比较广泛的疾病。第六种叫做直刺。直刺，是用手捏起皮肤，将针沿皮直入，可以治疗寒气较浅的疾病。第七种叫做输刺。输刺，是直入直出，发针快而刺入较浅，可以治疗气盛热重的疾病。第八种叫做短刺。短刺，是治疗骨痹病的一种刺法，慢慢进针，并稍微摇动针体再深入，直达骨的附近，然后上下提插以摩其骨。第九种叫做浮刺。浮刺，是从旁斜刺浮浅的肌表，可以治疗肌肉挛急而属于寒性的疾病。第十种叫做阴刺。阴刺，是两股内侧左右都刺，可以治疗寒厥病，必须取足内踝后足少阴肾经的太溪穴。第十一种叫做旁刺。旁刺，是直刺、旁刺各一针，可以治疗长久不愈的痹证。第十二种叫做赞刺。赞刺，是直入直出，速发针而浅刺，使之出血，这种刺法可以治疗痈肿。

【原文】 凡刺有五，以应五脏，一曰半刺①，半刺者，浅内而疾发针，无针伤肉，如拔毛状，以取皮气②，此肺之应也。二曰豹文刺③，豹文刺者，左右前后针之，中脉为故，以取经络之血者，此心之应也。三曰关刺④，关刺者，直刺左右，尽筋上，以取筋痹⑤，慎无出血，此肝之应也，或曰渊刺，一曰岂刺⑥。四曰合谷刺⑦，合谷刺者，左右鸡足，针于分肉之间，以取肌痹⑧，此脾之应也。

五曰输刺⑨，输刺者，直入直出，深内之至骨，以取骨痹，此肾之应也。

《灵枢·官针》

【注释】

①“半刺”：半指浅之意，只浅刺皮肤，如近代的皮肤针扣打法。

②“皮气”：皮肤的邪气。

③“豹文刺”：指针刺部位较多，如豹文斑纹之点，这是一种多针出血法。通常适用于流火，如丹毒、风痹之类的疾病。

④“关刺”：关是指关节，即刺关节附近为主。

⑤“筋痹”：本病特征是四肢拘挛，关节疼痛不能举动。

⑥“岂刺”：岂音其，是关刺的别名。

⑦“合谷刺”：并非是指刺合谷穴，而是刺入身分肉的部位而言，针向几个方面斜透。

⑧“肌痹”：感受寒湿之邪，皮肤肌肉全部疼痛的一种痹证。

⑨“输刺”：输关通达之意，与前十二节之输刺略同，主要是深刺法，以刺泻骨

节间的病邪。

【直译】 刺法有五种，用以适应与五脏有关的病变。第一种叫做半刺。半刺，是浅刺而出针很快的一种方法，不损伤肌肉，就像拔去一根毛发一样，可以疏泄皮肤表层的邪气。这种刺法和肺相应。第二种刺法叫做豹文刺。豹文刺是一种多刺的方法，刺点像豹的斑纹一样，在患部的左右前后针刺，以刺中络脉为标准，可以消散经络中的积血。这种刺法与心脏相应。第三种刺法叫做关刺。关刺是直针刺入四肢的关节部分，可以治疗筋痹，刺时千万不可出血。这种刺法与肝脏相应。它又叫渊刺，或叫岂刺。第四种刺法叫做合谷刺。合谷刺是正刺一针，左右斜刺二针，像鸡足一样，刺在分肉之间，可以治疗肌痹病。这种刺法与脾脏相应。第五种刺法叫做输刺。输刺是直入直出，深刺至骨的附近，可以治疗骨痹病。这种刺法与肾脏相应。

【原文】 黄帝问曰：……何谓缪刺？岐伯对曰：夫邪之客于形也，必先舍于[①]皮毛，留而不去，入舍于孙脉，留而不去，入舍于络脉，留而不去，入舍于经脉，内连五脏，散于肠胃，阴阳俱感，五脏乃伤，此邪之从皮毛而入，极于五脏之次也，如此，则治其经焉，今邪客于皮毛，入舍于孙络，留而不去，闭塞不通，不得入于经，流溢[②]于大络[③]，而生奇病也[④]，夫邪客于大络者，左注右，右注左，上下左右，与经相干，而布于四末，其气无常处，不入于经俞，命曰缪刺。

《素问·缪刺论》

【注释】

①“舍于”：舍作留舍，指邪气侵入之意。

②“流溢”：传注之意，如水满涨而泛滥之意。

③“大络”：较大的络脉。

④“奇病”：异于寻常的病。张景岳：“病在支络，行不由经，故不由经，故曰奇病。”

【直译】 黄帝问道：……究竟什么叫缪刺？岐伯回答说：大凡病邪侵袭人体，必须首先侵入皮毛；如果逗留不去，就进入孙脉，再逗留不去，就进入络脉，如还是逗留不去，就进入经脉，并向内延及五脏，流散到肠胃；这时表里都受到邪气侵袭，五脏就要受伤。这是邪气从皮毛而入，最终影响到五脏的次序。像这样，就要治疗其经穴了。如邪气从皮毛侵入，进入孙、络后，就逗留而不去，由于络脉闭塞不通，邪气不得入于经脉，于是就流溢于大络中，从而生成一些异常疾病。邪气侵入大络后，在左边的就流窜到右边，在右边的就流窜到左边，或上或下，或左或右，但只影响到络脉而不能进入经脉之中，从而随大络流布到四肢；邪气流窜无一定地方，也不能进入经脉腧穴，所以病气在右而症见于左，病气在左而症见于右，必须右痛刺左，左痛刺右，才能中邪，这种刺法就叫做“缪刺”。

【原文】 帝曰：愿闻缪刺，以左取右，以右取左，奈何？其与巨刺，何以别之？

岐伯曰：邪客于经，左盛则右病，右盛则左病，亦有移易者，左痛未已而右脉先病，如此者，必巨刺①之，必中其经，非络脉也，故络病者，其病与经脉缪处②，故曰缪刺。

《素问·缪刺》

【注释】

①“巨刺”：吴昆曰，“巨刺，大经之刺也。”巨刺与缪刺同是左取右，右取左，其不同点，在巨刺专刺大经，缪刺专刺大络。

②“痛与经脉缪处”：高士宗说，“缪处，异处也，谓经脉之痛，深而在里，络脉之痛，支而横居。”就是疼痛的部位与经脉所在的部位不同。

【直译】 黄帝道：我想听听缪刺左病右取、右病左取的道理是怎样的？它和巨刺法怎么区别？

岐伯说：邪气侵袭到经脉，如果左边经气较盛则影响到右边经脉，或右边经气较盛则影响到左边经脉；但也有左右相互转移的，如左边疼痛尚未好，而右边经脉已开始有病，像这样，就必须用巨刺法了。但是运用巨刺必定要邪气中于经脉，邪气留于络脉决不能运用，因为它不是络脉的病变。因为络病的病痛部位与经脉所在部位不同，因此称为“缪刺”。

【原文】 故诸刺络脉者，必刺其结，甚血者，虽无结，急取之，以泻其邪而出其血，留之发为痹也。

凡刺寒热者，皆多血络，必间日而一取之，血尽而止，乃调其虚实。

《灵枢·经脉》

【直译】 所以在刺诸络脉时，一定要刺在它聚结的地方。病重的，虽然皮有瘀血聚结，也应急刺，放出瘀血以泻其病邪，如果瘀血留在里面，就会成为痹证。

凡是针刺胃中寒热的病变，都是多刺血络，一定要隔日一刺，瘀血泻完即止针，然后再察明病证的虚实。

【原文】 阴[1]刺，入一傍四①处[2]，治寒热。

《素问·长刺节论》

【校勘】

[1]“阴”：《太素》“阴”作“阳”。按林校云“阴刺疑是阳刺”，与《太素》合。

[2]“入一傍四处”：《太素》“四”下无“处”字。

【注释】

①“入一傍四”：中间直针一次，左右旁针四次。

【直译】 阳刺之法，是中间直刺一针，左右斜刺四针，以治疗寒热的疾患。

【原文】 黄帝问于岐伯曰：余闻刺有五节，奈何？岐伯曰：固有五节，一曰振埃，二曰发蒙[1]，三曰去爪[2]，四曰彻衣[3]，五曰解惑①。黄帝曰：夫子言五节，余未知其意。岐伯曰：振埃者，刺外经，去阳病也；发蒙者，刺腑输，去腑病也；去爪者，刺关节之支[4]络也；彻衣者，尽刺诸阳之奇输也；解惑者，尽知调阴阳，补泻有余不足，相倾移②也。

《灵枢·刺节真邪》

【校勘】

[1]"蒙"：原作"矇"。据《太素》卷二十二《五节刺》改。《甲乙》卷十二第五作"蒙"。

[2]"去爪"：《甲乙》卷九第十一"爪"作"衣"。作"衣"与下"彻衣"义复。

[3]"彻衣"：张注本"彻"作"撤"。

[4]"之支"：原作"肢"，据《甲乙》卷九第十一及《太素》卷二十二《五节刺》改。

【注释】

①"一曰振埃……五曰解惑"：指刺"五节"的针法。埃，微尘。振埃，即振落尘埃。蒙，目不明，发蒙，即开发蒙瞶之意。爪者，指甲之谓，去爪，就是脱去余爪。彻衣，即脱去衣服，解惑，解除迷惑的意思。这里用形象的比喻，说明这五种刺法的功效。

②"相倾移"：指相互反复变化。

【直译】 黄帝问岐伯说：我听说刺法有所谓五节，是怎样的？岐伯说：刺法的确是有五节，一叫做振埃，二叫做发蒙，三叫做去爪，四叫做彻衣，五叫做解惑。黄帝说：你所说的五节，我不明白它们的意思。岐伯说：振埃法，就是针刺行于四肢、皮肤的外经经穴，以去除阳病；发蒙法，就是针刺六腑的腧穴，以去除六腑的病；去爪法，就是针刺关节支络；彻衣法，就是针刺六腑的别络；解惑法，就是完全了解调和阴阳的作用，补不足，泻有余，使虚实相互转变。

【原文】 黄帝曰：扦皮开腠理奈何？岐伯曰：因其分肉，在[1]别其肤①，微内②而徐端之。适神不散，邪气得去。

《灵枢·邪客》

【校勘】

[1]"在"：原作"左"，据《太素》卷二十二《刺法》及杨注改。

【注释】

①"在别其肤"：《太素》卷二十二《刺法》注"肤，皮也。以手按得分肉之穴，当穴皮上下针。故曰在别其肤也。"

②“内”:同“纳”,指进针刺入之意。

【直译】 黄帝问:以手伸展皮肤使腠理张开,以便于进针,是怎样的呢?岐伯说:顺着分肉的纹理,审察、辨明穴位的表皮,轻轻刺入并慢慢使针端正不偏,只要医者精神专一而不外驰,邪气就可以除去。

【原文】 凡刺之数①,先[1]视其经脉,切而从[2]之,审其虚实而调之。不调者,经刺②之;有痛而经不病者缪刺之,因视其皮部有血络③者尽取之,此缪刺之数也。

《素问·缪刺论》

【校勘】

[1]“先”:《太素》“先”上有“必”字。

[2]“从”:《甲乙》“从”作“循”。

【注释】

①“数”:法也。

②“经刺”:即巨刺。

③“血络”:谓络脉结有瘀血者。

【直译】 大凡刺治的方法,先要根据所病的经脉,切按推寻,评审虚实而进行调治;如果经络不调,先采用经刺的方法;如果有病痛而经脉没有病变,再采用缪刺的方法,要看皮肤是否有瘀血的络脉,如有应全部把瘀血刺出。以上就是缪刺的方法。

【原文】 黄帝曰:余闻刺有三变,何谓三变?伯高答曰:有刺营者,有刺卫者,有刺寒痹之留经者①。黄帝曰:刺三变者奈何?伯高答曰:刺营者出血②,刺卫者出气③,刺寒痹者内热④。

《灵枢·寿夭刚柔》

【注释】

①“有刺营者,有刺卫者,有刺寒痹之留经者”:《类经》二十一卷第三十二注“刺营者刺其阴,刺卫者,刺其阳,刺寒痹者,温其经,三刺不同,故曰三变。”

②“刺营者出血”:马莳,“刺营气者,必出其血,正以血者,营气之所化。”

③“刺卫者出气”:《太素》卷二十二《三变刺》注“刺卫见气,出邪气也。”

④“刺寒痹者内热”:《太素》卷二十二《三变刺》注“寒湿之气,停留于经络,久留针,使之内热,以去其痹也。”

【直译】 黄帝说:我听说针刺有三种不同方法,是什么呢?伯高回答说:这三种刺法是刺营气、刺卫气、刺寒痹留于经络。黄帝问:这三种刺法是怎样的?伯高回答说:刺营气是刺静脉以出恶血,刺卫气是疏泄邪气,刺寒痹是针刺后再加药熨。

【按语】《内经》中关于刺法的论述很多，其中《灵枢·官针》篇中的九刺、十二刺和五刺，及《素问·缪刺》所论述的缪刺法至今还应用于临床，有些刺法并且有了新的发展，这些刺法都是古人根据不同的病因和病性等创立起来的，具有一定的针对性和科学性。

应当说明的是，《灵枢·官针》篇所论及的26种刺法，不都是说明具体操作方法的。其中，介绍针刺法的有六种，介绍下针位置的四种，说明针刺方向与深度的两种，取穴方法的有六种，加上缪刺即七种，此外还有针对不同组织解剖部位采用的六种不同刺法和两种特殊的用针方法。

现将这27种常用刺法作以总结（表3－1、3－2、3－3、3－4、3－5、3－6、3－7、3－8）：

表3－1 针刺手法

原名	方法（原文）	适应证原文	现今应用	备注
恢刺	直刺傍之，举之前后恢筋急	筋痹	筋急而痛，局部取穴以舒缓筋急	恢：宽畅、捻转扩大针孔。傍：筋旁举之；上举，上下提插
输刺	直入直出，稀发针而深入	气盛而热	速刺以泻热	输：同“俞”，输泻邪热。稀：取穴少
输刺	直入直出，深内之至骨	骨痹	速刺法，以输通经气	输送通达
短刺	稍摇而深之，致针骨部，以上、下摩骨也	骨痹		短：渐渐刺入
赞刺	直入直出，数发针而浅之出血	痈肿	速刺出血散瘀血	赞：帮助，赞助痈肿消散。数发：刺气针
半刺	浅内而疾发针无针伤内，如恢刺状	取皮气肺之应	皮肤针扣打	半：浅也

表中六种手法，实际是介绍了补泻手法，它是最早的补泻手法，上表可以看出，恢刺、输刺、输刺、赞刺、半刺都谈的是泻法，短刺是补法或平补平泻法。

表 3-2 下针位置与多少

原名	方法(原文)	适应证(原文)	现今应用	备注
报刺	直内无拔针,以应左手随病痛按之,乃复针,复刺之也	痛无常处,上下行者	刺阿是穴	报:报应,相应,刺相应痛处。内:入针,无拔针,不起针
齐刺	直入一,傍入二	寒气小深	痹气小深	局部取穴三针
扬刺	正内一,傍内四,而浮之	寒气之扬大者也	局部取穴五针	扬:浮扬于浅表
傍针刺	直刺,傍刺各一	留痹之居	局部取穴二针	

表 3-3 针的方向与深度

原名	方法(原文)	适应证(原文)	现今应用	备 注
直针刺	引皮刺之	寒气之浅	平刺	引皮:提起皮刺入,不伤肉
合谷刺	左右鸡足,针于分肉之间	肌痹	透刺	非合谷穴,鸡足:透刺三穴,如鸡爪状

表 3-4 取穴方法

原名	方法(原文)	适应证(原文)	现今应用	备 注
输刺	刺诸经荥俞脏俞也		刺五俞穴、背俞穴	输:同俞,俞穴之意
远道刺	病在上,取之下,刺脏俞也		上病下取,循经远端取穴	
经刺	刺大经之结,络经分者	结络(结聚)	循经取穴,局部取穴	
偶刺	以手直心若背,直痛针一刺前一刺后刺此者,停针之也	心痹	俞募配穴法,阿是穴	又名:阴阳刺。傍刺:此处作斜刺
阴刺	左右卒刺之	寒厥,中寒厥,足踝后少阴也	为辨证取穴之一	阴:指股腿内侧。卒刺:并刺左右,配合穴
巨刺	右取左,左取右,治其经	邪客于经,经脉不调	右病取左,左病取右	巨大,大经之刺,只刺经脉
缪刺	左取右 ,右取左,皮部有血络者尽取之,视其脉(络脉)出其血	邪客于络,右注左,左注右,络痛有病者,经不病(邪在络)	左病取右,右病取左	大络:较大的络脉。缪刺:和刺病变同侧的正刺相比,名曰缪刺,只刺络脉

表 3-4 的七种刺法,实是谈取穴方法,远些取穴方法如:“经刺”其方法是“刺大络”即在经脉上取穴,如现在所谓“循经取穴”,它是现代针灸取穴最基本的

原则，几乎每个患者在辨明经的基础上，都要循经取穴，而且确是一个行之有效的取穴方法。

以上经文说明在《内经》时代已经有了一系列的取穴原则，这些原则，且前仍被广大针灸医师继续应用。

表 3－5　刺的组织解剖部位

原名	方法(原文)	适应证(原文)	现今应用	备 注
络刺	刺小络之血脉也		放血疗法，速刺泻瘀血	
分刺	刺分肉之间也		刺肌肉之间，凹陷处	分肉：即肌肉
毛刺	刺浮痹皮肤也		皮肤针	
浮刺	傍入而浮之	肌急而寒者也	平刺	浮：浮浅刺，向上刺，不伤肉
豹文刺	左右前后针之，中脉为故	以取经络之血，心之应	点状，速刺放血	刺点较多，如豹子皮的斑点
关刺	直刺左右，筋上慎无出血	筋痹	治筋病，局部取穴	又名：渊刺，岂刺。关：指关节附近

以上六种，虽名刺法，实指刺某些组织，解剖部位。如：络刺，是刺浅部小静脉。毛刺，是一种浮浅刺法。这些刺法现在基本上仍沿用，不过有些已有发展或改了名称，如皮肤针从毛刺发展而来，平刺从浮刺发展而来，速刺放血法是从络刺发展而来。这些刺法，组织解剖不同，其适应证也不同，说明内经时代应用辨证施治(针)已相当具体了。

表 3－6　刺的针具

原名	方法(原文)	适应证(原文)	现今应用	备 注
焠	刺燔针	取痹	如火针	焠：音翠
大泻刺	刺大脓以铍针也	脓病	脓病切开引流放血	铍：音批，形如两面有刃，用于切开排脓

巨刺与缪刺的区别见表 3－7。

表 3－7　巨刺与缪刺的区别

项目	刺法	
	巨刺	缪刺
诊断依据	病痛在左，右侧的脉象也有病理变化，身形有病痛，三部脉象没有病理变化	
针刺部位	刺经。左侧有病取右侧的经穴，右侧有病取左侧的经穴	刺络。取各有关经脉在四肢端的井穴(四末为阴阳之大络)和皮肤部呈现瘀血的络脉
发病部位	邪在经脉	邪在络脉

各类输刺的区别见表 3－8。

3－8 输刺的区别

项目	归类	用途	内容
九刺中的输刺	属取穴方法	治五脏	取肘膝以下的本输穴，特别是荥穴和输穴进行针刺
十二刺中的输刺	属针对病邪性质的刺法	治热性病	直刺进针和出针，进针深而退针慢
五刺中的输刺	属针对组织病变的刺法	治骨痹	在病变局部，直进针，直出针，深刺至骨

第七节　与针刺有关的问题

一、针刺与自然的关系

本文主要论述了针刺与四时气候、月相、地理环境等的关系。

【原文】 黄帝问曰：用针之服①，必有法则焉，今何法何则？岐伯对曰：法天则地，合以天光②。

《素问·八正神明论》

【直译】 黄帝问道：用针的技术，必然有他一定的方法准则，究竟有什么方法，什么准则呢？岐伯回答说：要在一切自然现象的演变中去体会。

【原文】 故用针者，不知年之所加③，气之盛衰，虚实之所起，不可以为工④也。

《灵枢·官能》

【注释】

①“服”：作“事”解，指针术言。

②“天光”：指日月星辰。

③“年之所加”：一年中，气候之不同，加之风、寒、暑、湿、燥、火也不同。

④“为工”：为好的医生。

【直译】 因此，用针的人，如不明白不同年份气之所加的道理，以及血气盛衰虚实所引起的疾病情况，就不能称为一个好的医生。

【原文】 帝曰：愿卒闻之。岐伯曰：凡刺之法必候日月星辰四时八正①之气，气定乃刺之。是故天温日明，则人血淖液而卫气浮[1]，故血易写，气易行[2]；天寒日阴，则人血凝泣[3]而卫气沉。月始生则血气始精②，卫气始气；月郭满，则血气实[4]，肌肉坚；月郭空，则肌肉减，经络虚，卫气去③，形独居。是以因天时而调血气也。是经天[5]寒无刺，天温无凝[6]。月生无写，月满无补，月郭空无治，是谓得时而调之。因人之序，盛虚之时，移光定位④，正立而待之，故日[7]月生而写，是谓藏虚[8]；月满而补，血气扬溢[9]，络有留血，命曰重实；月郭空而治，是谓乱经。阴阳相错，真邪不别，沈以留止，外虚内乱。淫邪乃起。

《素问·八正神明论》

【校勘】

[1]“人血淖液而卫气浮”：“淖液”应作“淖泽”，声误。下“天温无凝”句杨注“天温血淖泽”可证。“淖泽”谓“濡润”。“濡润”与下“凝泣”相对。《云笈七签》卷五十七第六引“浮”作“扬”。

[2]“故血易写，气易行”：《云笈七签》引无“故血易”七字。按无此七字是。此七字疑是“人血淖泽卫气浮”之旁注，误入正文。旧注未审，此七字是衍文，吴注本竟于“卫气沈”句下增“凝则难写，沉则难行”八字，以配下文，误矣。

[3]“凝泣”：《太素》卷二十四《天忌》“凝”作“涘”。《云笈七签》引“泣”作“涘”。

[4]“血气实”：《太素》“实”作“盛”。按“盛”、“坚”协韵。《素问·移精变气论》王注引作“盛”，与《太素》合。

[5]“天”：《甲乙》卷五第一“天”作“大”。下“天温”同。

[6]“无疑”：《甲乙》卷五第一上，赵本、吴本、明抄本、周本、藏本“疑”并作“凝”。按《素问·移精变气论》王注引作“凝”，与各本合。惟“无凝”与“无刺”义不相称。《针灸大成》卷二《标幽赋》杨注引“疑”作“灸”，于义较合，未知何据。

[7]“故日”：朝本、守校本“日”并作“曰”。按作“曰”是。《太素》《素问·移精变气论》王注引并作“曰”，与朝本合。

[8]“藏虚”：“藏”字误，疑当做“重”。“重虚”与下“重实”对文。杨注作“重虚”，是其所根本不误。

[9]“血气扬溢”：《素问·移精变气论》王注引“扬”作“盈”。“盈溢”双声。

【注释】

①“八正”：指二分(春分、秋分)、二至(夏至、冬至)、四立(立春、立夏、立秋、立冬)。

②“月始生则血气始精”：杨上善说，“精者，谓月初血气随月新生，故曰精。”

③“卫气去”：杨上善说，“经脉之内，阴气随月皆虚；经络之外，卫之阳气亦随月虚，故称为去，非无卫气也。”

④“移光定位”：姚止庵说，“光，日光也。日随时而移，气随日而至，春夏日行南陆，秋冬日转北陆，春夏之日长，秋冬之日短。‘位’气之所在也。言用针者，当随日之长短，而定其气之所在。”

【直译】 黄帝道：愿详尽的了解一下。岐伯说：凡针刺之法，必须观察日月星辰盈亏消长及四时八正之气候变化，方可运用针刺方法。所以气候温和，日色晴朗时，则人的血液流行滑润，而卫气浮于表，血容易泻，气容易行；气候寒冷，天气阴霾，则人的血行也滞涩不畅，而卫气沉于里。月亮初生的时候，血气开始流利，卫气开始畅行；月正圆的时候，则人体血气充实，肌肉坚实；月黑无光的时候，肌肉减弱，经络空虚，卫气衰减，形体独居。所以要顺着天时而调血气。因此天气寒冷，不要针刺；天气温和，不要迟缓；月亮初生的时候，不可用泻法；月亮正圆的时候，不可用补法；月黑无光的时候，不要针刺。这就是所谓顺着天时而调治气血的法则。因天体运行有一定顺序，故月亮有盈亏盛虚，观察日影的长短，可以定四时八正之气。所以说：月牙初生时而泻，就会使内脏虚弱；月正圆时而补，使血气充溢于表，以致络脉中血液留滞，这叫做重实；月黑无光的时候用针刺，就会扰乱经气，叫做乱经。这样的治法必然引起阴阳相错，真气与邪气不分，使病变反而深入，致卫外的阳气虚竭，内守的阴气紊乱，淫邪就要发生了。

【原文】 春者木始治，肝气始生，肝气急，其风疾，经脉常深，其气少，不能深入，故取络脉分肉间。

夏者火始治，心气始长，脉瘦气弱，阳气留溢，热气分腠，内至于经，故取盛经分腠，绝肤而病去者，邪居浅也。所谓盛经者，阳脉也。

秋者金始治，肺将收杀，金将胜火，阳气在合，阴气初胜，湿气及体，阴气未盛，未能深入，故取俞以写阴邪，取合以虚阳邪，阳气始衰，故取于合。

《素问·水热穴论》

【直译】 春天木气开始当令，在人体，肝气开始发生；肝气的特性是急躁，如变动的风一样很迅疾，但是肝的经脉往往藏于深部，而风刚赶发生，尚不太剧烈，不能深入经脉，所以只要浅刺络脉分肉之间就行了。

夏天火气开始当令，心气开始生长壮大；如果脉形瘦小而搏动气势较弱，是阳气充裕流溢于体表，热气熏蒸于分肉腠理，向内影响于经脉，所以针刺应当取盛经分腠。针刺不要过深只要透过皮肤而病就可痊愈，是因为邪气居于浅表部位的缘故。所谓盛经，是指丰满充足的阳脉。

秋气开始当令肺气开始收敛肃杀，金气渐旺逐步盛过衰退的火气，阳气在经脉的合穴，阴气初生，遇湿邪侵犯人体，但由于阴气未至太盛，不能助湿邪深入，所以针刺取阴经的“输”穴以泻阴湿之邪，取阳经的“合”穴以泻阳热之邪。由于阳气开始衰退而阴气位至太盛，所以不取“经”穴而取“合”穴。

【原文】 ……人有五脏，五脏有五变[①]，五变有五输，故五五二十五输，以应五时。

《灵枢·顺气一日分为四时》

【注释】

①“五变”：在此指五脏与五行相应变化。张志聪：“五脏有五变者，有五时、五行、五音、五色的变异也。”

【直译】……人有五脏，五脏有五时、五行、五音、五色、五味这五类变化，每类变化都有五种腧穴与之相应，所以有五五二十五个腧穴与五季相应。

【原文】……以主五输奈何？……脏主冬，冬刺井；色主春，春刺荥；时主夏，夏刺俞；音主长夏，长夏刺经；味主秋，秋刺合。是谓五变，以主五输。

《灵枢·顺气一日分为四时》

【直译】……五脏的五变所主的五个输穴是怎样的呢？……五脏主冬，所以冬季针刺五脏的井穴；五色主春，所以春季针刺五脏的荥穴；五时主夏，所以夏季针刺五脏的输穴；五音主长夏，所以长夏时节针刺五脏的经穴；五味主秋，所以秋季针刺五脏的合穴。这就是所谓的五变所主的五输穴。

【原文】……故春刺散俞[①]及与分理[②]，血出而止，甚者传气，间者环也[③]，夏刺络俞[④]，见面而止，尽气闭环[⑤]，痛病必下。秋刺皮肤，循理，上下同法，神变而止。冬刺俞窍于分理，甚直下[⑥]，间者散下[⑦]。

《素问·诊要经终论》

【注释】

①“散俞”：指经分散之俞。

②“分理”：分肉和腠理。分肉有两种解释：一是前人称肌肉外层为白肉，内层（肌肉组织）为赤肉，赤肉相分或谓肌肉间界线分明。二是指近骨有肌肉与骨相分处（分别见《简明中医学》和山东中医研究所《素问白话解》）。腠理，一种认为是泛指皮肤、肌肉、脏腑的纹理及皮肤，肌肉间隙交接处的结缔组织；另一种则认为指皮肤内层纹理。供参考。

③“间者环也”：间者，病稍间，即稍轻。环也：候其气行一周于身，约二刻许，可止针也（古100刻＝24小时，此以一刻约14.4分钟）。

④“络俞”：浅在络脉间的腧穴。

⑤“尽气闭环”：尽气，指针刺治疗后祛尽邪气。闭环，指孔穴闭。

⑥“直下”：直下针。

⑦“散下”：左右，上下，散布其针，而稍宜缓也。

【直译】……由于人气与天地之气皆随阴阳之升沉，所以春天的刺法，应刺经脉腧穴，及于分肉腠理，使之出血而止，如病比较重的应久留其针，其气传布以后才出针，较轻的可暂留其针，候经气循环一周，就可以出针了。夏天的刺法，应刺孙络的腧穴，使其出血而止，使邪气尽去，就以手指扪闭其针孔伺其气行一周之顷，凡有痛病，必退下而愈。秋天的刺法应刺皮肤，顺着肌肉之分理而刺，不论上部或下部，同样用这个方法，观察其神色转变而止。冬天的刺法应深取腧窍于分理之间，病重的可直刺深入，较轻的，可或左右上下散布其针，而稍宜缓下。

【原文】 春夏秋冬，各有所刺，法其所在。春刺夏分，脉乱气微，入淫骨髓，病不能愈，令人不嗜食，又且少气。春刺秋分，筋挛逆气，环为咳嗽[①]，病不愈，令人时惊，又且哭。春刺冬分，邪气著并，令人胀，病不愈，又且欲言语。

夏刺春分，病不愈，令人解坠[②]，夏刺秋分，病不愈，令人心中欲无言，惕惕[③]如人将捕之，夏刺冬分，病不愈，令人少气，时欲怒。

秋刺春分，病不已，令人惕然欲有所为，起而忘之。秋刺夏分，病不已，令人益嗜卧，又且善梦。秋刺冬分，病不已，令人洒洒时寒。

冬刺春分，病不已，令人欲卧不得眠，眠而有见[④]，冬刺夏分，病不愈，气上，发为诸痹，冬刺秋分，病不已，令人善渴。

《素问·诊要经终论》

【注释】

①"环为咳嗽"：环，指气血周流，此作环逆，即气血活动异常，气上逆而出现咳嗽。《素问·四时刺逆从论》："血气环逆，令人上气也。"

②"解坠"："解"同"懈"，"坠"同"惰"。

③"惕惕"：惊恐状。

④"眠而有见"：欲卧不能眠，或梦见怪异。

【直译】 春夏秋冬，各有所宜的刺法，须根据气之所在，而确定刺的部位。如果春天刺了夏天的部位，伤了心气，可使脉乱而气微弱，邪气反而深入，浸淫于骨髓之间病就很难治愈，心火微弱，火不生土，有使人不思饮食，而且少气了；春天刺了秋天的部位，伤了肺气，春病在肝，发为筋挛，邪气因误刺而环周于肺，则又发为咳嗽，病不能愈，肝气伤，将使人时惊，肺气伤，且又使人欲哭；春天刺了冬天的部位，伤了肾气，以致邪气深着于内脏，使人胀满，其病不但不愈，肝气日伤，而且使人多欲言语。

夏天刺了春天的部位，伤了肝气，病不能愈，反而使人精力卷怠；夏天刺了秋天的部位，伤了肺气，病不能愈，反而使人肺气伤而声不出，心中不欲言，肺金受伤，肾失其母，故虚而自恐，惕惕然好像被逮捕的样子；夏天刺了冬天的部位，伤了肾气，病不能愈，反而使精不化气而少气，水不涵木而时常要发怒。

秋天刺了春天的部位，伤了肝气，病不能愈，反而使人血气上逆，惕然不宁，且又善忘；秋天刺了夏天的部位，伤了心气，病不能愈，心气伤，火不生土，反而使人嗜卧，心不藏神，又且多梦；秋天刺了冬天的部位，伤了肾气，病不能愈，凡使人肾不闭藏，血气内散，时时发冷。

冬天刺了春天的部位，伤了肝气，病不能愈，肝气少，魂不藏，使人困倦而又不得安眠，即便得眠，睡中如见怪异等物；冬天刺了夏天的部位，伤了心气，病不能愈，反使人脉气发泄，而邪气闭痹于脉，发为诸痹；冬天刺了秋天的部位，伤了肺气，病不能愈，化源受伤，凡使人常常作渴。

【原文】 逆四时而生乱气，奈何？

春刺络脉，血气外溢，令人气少；春刺肌肉，血气环逆[①]令人气上；春刺筋骨，血气内著，令人腹胀。

夏刺经脉，血气乃谒，令人解㑊[②]；夏刺肌肉，血气内却[③]，令人善恐；夏刺筋骨，血气上逆，令人善怒。

秋刺经脉，血气上逆，令人善忘；秋刺络脉，气不外行，令人卧不欲动；秋刺筋骨，血气内散，令人寒慄。

冬刺经脉，血气皆脱，令人目不明；冬刺络脉，内气外泄，留为大痹[④]；冬刺肌肉，阳气竭绝，令人善忘。

凡此四时刺者，大逆之病[⑤]，不可不从也；反之，则生乱气。相淫病焉。故刺不知四时之经，病之所生，以从为逆，正气内乱，与精相传，必审九候，正气不乱，精气不转。

《素问·四时刺逆从论》

【注释】

①“环逆”：不能按正常规律循环。

②“解㑊”：疲倦懈惰。

③“内却”：指血气却弱。

④“大痹”：五脏气血虚弱所致的痹证。

⑤“大逆之病”：经校正应是“六经之病”。

【直译】 针刺违反了四时而导致气血逆乱是怎样的？

春天刺络脉，会使血气向外散溢，使人发生少气无力；春天刺肌肉，会使血气循环逆乱，使人发生上气咳喘；春天刺筋骨，会使血气留著在内，使人发生腹胀。夏天刺经脉，会使血气衰竭，使人疲倦懈惰；夏天刺肌肉，会使血气却弱于内，使人易于恐惧；夏天刺筋骨，会使血气上逆，使人易于发怒。秋天刺经脉，会使血气上逆，使人易于忘事；秋天刺络脉，但人体气血正直内敛而不能外行，所以使人阳气不足而嗜卧懒动；秋天刺筋骨，会使血气耗散与内，使人发生寒战。冬天刺经脉，会使血气虚脱，使人发生目视不明；冬天刺络脉，则收敛在内的真气外泄，体内血行不畅而成“大痹”；冬天刺肌肉，会使阳气竭绝于外，使人易于忘事。以上这些四时的刺法，都将严重地违背四时变化而导致疾病发生，所以不能不注意顺应四时变化而施刺；否则就会产生逆乱之气，扰乱人体生理功能而生病的呀！所以针刺不懂得四时经气的盛衰和疾病之所以产生的道理，不是顺应四时而是违背四时变化，从而导致正气逆乱于内，邪气便与精气相结聚了。一定要仔细审察九候的脉象，这样进行针刺，正气就不会逆乱了，邪气也不会与精气相结聚了。

【原文】 春取络脉，夏取分腠，秋取气口，冬取经俞，凡此四时，各以时为齐[①]，络脉治皮肤，分腠治肌肉，气口治筋脉，经俞治骨髓。

《灵枢・寒热病》

【注释】

①"各以四时为齐"："齐"与"剂"相通用，各以时为齐，是指取穴的深浅，应根据不同的季节来决定。也是在与季节治法上取得一致意思。

【直译】 春季针刺，可取络脉间的穴位；夏季针刺时，可取肌肉与皮肤间的穴位；秋季针刺时，可取手太阴经的穴位；冬季针刺，可取各个经穴。大凡四季的针刺，各有各的取穴范围。取络脉能治皮肤病，取肌肉皮肤间的穴位可治肌肉疼痛，取手太阴经可治筋脉病，取经穴可治骨髓、五脏的疾病。

【原文】 用针之服[①]，必有法则，上视天光[②]，下司八正[③]，以避奇邪，而观百姓[④]，审于虚实[⑤]，无犯其邪。是得天之露，遇发之虚[⑥]，救而有胜反变其殃，故曰必知天意，乃言针意。

《灵枢・官能》

【注释】

①"用针之服"："服"作"习"解，即听从而去熟习的意思。左傳："按其教训而服习其道。"用针之服，就是指学习用针。杨上善说："服，学习也。用针之服，学习针法也。"张志聪作"事"讲。

②"天光"：指日、月、星、辰的光耀。

③"八正"：即立法上的四立、二分、二至，共称八正，也就立春、立夏、立秋、立冬、春分、秋分、夏至、冬至等八个节气。

④"以避奇邪，而观百姓"："辟"，与"避"同，奇邪泛指四时的不正之气。"观"，作"乐"了解。汉宣帝纪："观以珍宝。"师左法："观，示也。"观百也就是宣传给大家知道的意思。

⑤"审于虚实"：《本官・九官八风》篇，"风以其新居之乡来的是实风，主生长，养万物；从其冲后来的是虚风，伤人者也，主杀，主谋害者，这里的虚实也就是指每一季节中正常的和不正常的风，实风就是正常的风，虚风就是不正常的风。例如：冬天起南风，应冷反热，夏天起北风，应热而反冷，与时令相反而带有伤人

害病的残贼性质的风，即属于虚风。”

⑥“得天之露，遇岁之虚”：“天之露”，是指自然界气不及所发现的不正常的气候；如春不温，夏不热等。

【直译】 学习用针治疗疾病，一定要有所取法，有所准依，上要观察日月星辰的运行规律，下要掌握八个主要节气的正常气候情况，以避开四时八节的不正之气，从而明示百姓，使他们懂得审察虚实，不要触犯四时邪气。如果碰上气候失常，风雨不时，人们遭遇了贼风邪气的侵袭，救治不迭，反倒会使许多人受其祸殃。所以说：必须懂得对天时的避忌，才谈得上针刺疗法的意义。

【原文】 黄帝曰：卫气之在于身也，上下往来不以期，候气而刺之奈何①？伯高曰：分有多少，日有长短，春夏秋冬，各有分理②，然后常以平旦为纪，以夜尽为始③……随日之长短，各以为纪而刺之④，谨候其时，病可与期，失时反候者，百病不治⑤……

《灵枢·卫气行》

【注释】

①“上下往来不以期，候气而刺之奈何”：指卫气在人身中或上或下往来运行的时期是不相同的，怎样才可以候气而进行针刺呢？

②“分有多少，日有长短，春夏秋冬，各有分理”：天体环周的分度有多有少，白天的时间有长有短，在春夏秋冬四季中，昼夜的互为消长，按照季节划分，其各有一定的规律。

③“平旦为纪，夜尽为始”：旦，天明的时刻。纪，规律标准的意思。全句可解为：根据日出的时间，以黎明作为标准，以夜尽为卫气行于阳分的开始。

④“随日之长短，各以为纪而刺之”：只要随日出、日入时间的长短，便可以此作为阴阳昼夜的标准而及时地进行针刺。

⑤“谨候其时，病可与期，失时反候者，百病不治”：谨慎地候其气行的时机而刺之，就可以正确估计疾病的治愈日期；若不能及时掌握治病的时机，或违反四季时令气候而误治，则百病难以治愈。

【直译】 黄帝问：卫气在人体内，上下往来运行，没有停止的时候，怎样候察其气行情况而进行针刺呢？伯高说：以春分、秋分及夏至、冬至这四天为分界缘一年春夏秋冬四季之内，昼与夜的时数有多有少，有长有短，其多少长短的变化有一定规律。昼与夜的分界，通常以平旦寅时为标准，夜尽而昼始。……依随白昼的长短不同，分别取作标准，以候察气行阴阳的情况，而后刺治。如能谨慎地候察其气行时机而加以针刺，则疾病的痊愈可以指日而待；如果失掉了气行时机而且违背了岁气运行规律，就会各种疾病都难以治愈……

【原文】 帝曰：春亟[①]治经络，夏亟治经俞，秋亟治六腑，冬则闭塞[②]，闭塞者，用药而少针石也。所谓少针石者，非痈疽之谓也，痈疽不得倾时回。

《素问·通评虚实论》

【注释】

①"亟"：急也。王冰："犹"急也。

②"闭塞"：丹波元间，"血脉凝滞"。王冰："气涩滞不行"，可互作参考。

【直译】 黄帝道：春季治病多取各经的络穴；夏季治病多取各经的输穴；秋季治病多取六腑的合穴；冬季主闭藏，人体的阳气也闭藏在内，治病应多用药品，少用针刺砭石。但所谓少用针石，不包括痈疽等病在内，若痈疽等病，是一刻也不可徘徊迟疑的。

【原文】 正月、二月、三月，人气在左，无刺左足之阳；四月、五月、六月，人气在右，无刺右足之阳；七月、八月、九月，人气[①]在右，无刺右足之阴；十月、十一月、十二月，人气在左，无刺左足之阴。

《灵枢·阴阳系日月》

【注释】

①"人气"：指人的正气而言，冬春两季人气在左，夏秋两季人气在右，因此，在冬春刺左足之经，夏秋之季刺右足之经，而还需不刺与月建相配合之经脉，这样就不会伤到正气。例如：正月不宜刺左足的少阳之经，二月不能刺左足的太阳之经，三月不宜刺左足的阳明之经，其余类推。

【直译】 正月、二月、三月，分主左足的少阳、太阳、阳明经，说明此时人的阳气偏重在左，所以不宜针刺左足的三阳经；四月、五月、六月，分主右足的阳明、太阳、少阳经，说明此时人的阳气偏重在右，所以不宜针刺右足的三阳经；七月、八月、九月，分主右足的少阴、太阴、厥阴经，说明此时人的阴气偏重在右，所以不宜针刺右足的三阴经；十月、十一月、十二月，分主左足的厥阴、太阴、少阴经，说明此时人的阴气偏重在左，所以不宜针刺左足的三阴经。

【原文】 升之不前，即有甚凶也，木欲升而天柱[①]窒抑之，木欲发郁亦须待时，当刺足厥阴之井[②]。火欲升而天蓬[①]窒抑之，火郁发郁亦须待时，若火相火同刺包络之荥[②]，土欲升而天冲[①]窒抑之，土欲发郁亦须待时，当刺足太阴之俞[②]。金欲升而天吴[①]窒抑之，金欲发郁亦须待时，当刺手太阴之经[②]。水欲升而天芮[①]窒抑之，水欲长郁亦须待时，当刺足太阴之合[②]。

《素问·刺法论》

【注释】

①"天柱、天蓬、天冲、天吴、天芮"：是金、水、木、火、土五星的别名。天柱，金

正之官；天蓬，水正之官；天冲，木正之官；天吴，火正之官；天芮，土神之应官。

②“井、荥、俞、经、合”：足厥阴之井即大敦穴，包络之荥即劳营穴，足太阴之输即太白穴，手太阴之经即经渠穴，足少阴之合即阴谷。阴阳经合穴属水，经穴属金，输穴属土，荥穴属火，井穴属木（详见《气穴论》）。

【直译】 气应升而不得升时，便有严重的凶灾。厥阴风木欲升为司天之左间，遇金气过胜，而天柱阻抑之，则木气郁，木之郁气欲发，必须等到木气当位之时，在人体则因当刺足厥阴之井大敦穴，以泻木郁。火欲升为司天之左间，遇水气过胜，而天蓬阻抑之，则火气郁，火之郁气欲发，必须等到火气当位之时，在人体则不管君火还是相火，同样应当刺心包络手厥阴之荥劳宫穴，以泻火郁。太阴湿土欲升为司天之左间，遇木气过胜，而天冲阻抑之，则土气郁，土气欲发，必须等到土气当位之时，在人体则应当刺足太阴之输太白穴，以泻土郁。阳明燥金欲升为司天之左间，遇火气过胜，而天应阻抑之，则金气郁，金之郁气欲发，必须等到金气当位之时，在人体则应当刺手太阴之经经渠穴，以泻金郁，水之郁气欲发，必须等到土气当位时，在人体则应当刺足少阴之合阴谷，以泻水郁。

【原文】 ……升降之道，皆可先治也。

木欲降而地皛①窒抑之，降而不入，抑之郁发，散而可得位，降而郁发，暴如天间之待时也，降而不下，郁可速矣，降可折其所胜也，当刺手太阴之所出②，刺手阳明之所入③。

火欲降而地玄①窒抑之，降而不入，抑之郁发，散而可矣，当折其所胜，可散其郁，当刺足少阴之所出，刺足太阳之所入。

土欲降而地苍①窒抑之，降而不下，抑之郁状，散而不入，当折其胜，可散其郁，当刺足厥阴之所出，刺足少阳之所入。

金欲降而地彤①窒抑之，降而不下，抑之郁发，散而可入，当折其胜，可散其郁，当刺心包络所出，刺手少阴所入也。

水欲降而地阜①窒抑之，降而不下，抑之郁发，散而可入，当折其土，可散其郁，当刺足太阴之所出，刺足阳明之所入。

《素问·刺法论》

【注释】

①“地皛、地玄、地苍、地彤、地阜”：也是金、水、木、火、土五星的别名。地皛，西方金司；地玄，北方水司；地苍，东方木司；地彤，南方火司；地阜，中央土司。

②“所出”：即井穴。手太阴之井穴是少商；足少阴之井穴是涌泉；足厥阴之井穴是大敦；心包络之井穴是中冲；足太阴之井穴是隐白。

③“所入”：即合穴。手阳明之合穴曲池；足太阳之合穴是委中；足少阳之合

穴阳陵泉；手少阳合穴是天井；足阳明之合穴是足三里。

【直译】 ……既然明白气升的道理，也必然能通达气降的道理。间气升降不前所致的疾患，都可以预先调治。厥阴风木欲降为在泉之左间，遇金气过胜，而地皛阻抑之，则木郁降而不得入，木被抑则发为郁气，待郁气散则木可降而得位，气应降而不得降之郁气发作，其暁烈程度和司天间气应升不升之郁气待时发作相同，应降不得降，能够很快地形成郁气，降则可以折减其胜气，在人体则应当针刺手太阴之井穴少商与手阳明之合穴曲池。火欲降为在泉之左间，遇水气过胜，而地玄与抑之，则火欲降而不得入，火被抑则发为郁气，待郁气散则火气可入，应当折减其胜气，可以散其郁气，在人体则应当针刺足少阴之井穴涌泉与足太阳之合穴委中。太阴湿土欲降为在泉之左间，遇木气过胜而地苍阻抑之，则土欲降而不能下，土被抑则发为郁气，待郁气散则土气可入，应当折减其胜气，可以散其郁气，在人体则应当刺足厥阴之井穴大敦与足少阳之合穴阳陵泉。阳明燥金欲降为在泉之左间，遇火气过胜而地彤阻抑之，则金欲降而不能下，金被抑则发为郁气，待郁气散金气可入，应当折减其胜气，可以散其郁气，在人体则应当针刺手厥阴心包络之井穴中冲与手少阳之合穴天井。太阳寒水欲降为在泉之左间，遇土气过胜而地阜阻抑之，则土欲降而不能下，水被抑则发为郁气，待郁气散则水气可入，应当折减其胜气，可以散其郁气，在人体则应当针刺足太阴之井穴隐白与足阳明之合穴足三里。

【原文】 ……太阳复布，即厥阴不迁正①，不迁正，气塞于上，当刺足厥阴之所流；厥阴复布，少阴不迁正，不迁正，即气塞于上，当刺心包络之所流②；少阴复布，太阴不迁正，不迁正，即气留于上，当刺足太阴之所流；太阴复布，少阳不迁正，不迁正，则气塞未通，当刺手少阳之所流；少阳复布，则阳明不迁正，不迁正，则气未通上，当刺手太阴之所流②；阳明复布，太阳不迁正，不迁正，则复塞其气，当刺足少阴之所流。

《灵枢·刺法论》

【注释】

①“迁正”：是上年以司天直间，今年迁为司天行令，或上年在泉左间，今年迁为在泉行令这叫作迁正。

②“所流”：“流”作“溜”，意同，所流即荥穴。足厥阴之所流是行间穴，心包络之所流是劳宫穴，足太阴之所流是大都穴，手少阳之所流是液门穴，手太阴之所流是鱼际穴，足少阴之所流是然谷穴。

【直译】 ……若上年司天的太阳寒水，继续施布其政令，则厥阴风木不能迁居于司天之正位，厥阴不迁正则气郁塞于上，应当泻足厥阴脉气所流的荥穴行间。若上年司天的厥阴风木，继续施布其政令，则少阳君火不能迁居于司天之正位，少阳不迁正则气郁塞于上，应当针刺手厥阴心包络气所流的荥穴劳宫。若上年司天的少阴君火，继续施布其政令，则太阴湿土不能迁居于司天之正位，太阴不迁正则气留居于上，应当针刺足太阴脉气所流的荥穴大都。若上年司天的太阴湿土，继续施布其政令，则少阳相火不能迁居于司天之正位，少阳不迁正则气闭塞而不通，应当手少阳脉气所流的荥穴液门。若上年司天的少阳相火，继续施布其政令，则阳明燥金不能迁居于司天之正位，阳明不迁正则气又闭塞不通，应当针刺足少阳脉气所流的荥穴然谷。

【原文】 刚柔二干①，失守其位，使天运之气皆尽守？与民为病，可得平乎？岐伯曰：深乎皆问，明其奥旨，天地迭移，三年化疫，是谓根之见，必有逃门②。假令甲子刚柔失守③，刚未正，柔弧而有亏，时序不令，即音律非从，如此三年，变大疫也。详其微意，察其深浅，欲至而可刺，刺之当，补肾俞，此三日，可刺足太阴之所注，又有下位，己卯④不至，而甲子弧立者，次三年作土腐⑤，其法补泻，一如甲子同法也，其刺已毕，又不须夜行及远行，令七日法，清静斋戒，所有自来。

《素问·刺法论》

【注释】

①“刚柔二干”：干即天干，其中甲丙戎庚壬为阳干，乙丁己辛癸为阴干。阳干气刚，阴干气柔，所以称刚、柔二干。

②“逃门”：指避免时疫的法门。

③“甲子刚柔失守”：即上下，司天在泉，不相协调，不能呼应，上下刚柔失守，上下失去调协。

④“己卯”：冈。

⑤“土腐”：即土运之年，在泉不迁正，因而，所酿成的疫疠。

【直译】 刚干与柔干，失守其司天在泉之位，能使司天与中运之气都虚吗？岐伯说：你提这个问题很深奥啊！需要明白其奥妙的意义，司天在泉之气，逐年更迭迁移，若刚柔失守，其起被窒，三年左右，化而为疫，因此说，认识了它的根本所在，必定能有避去疫病的法门。假如甲子年，刚柔失守，司天之刚气不得迁正，在泉之柔气也必孤立而亏虚，四时的气候，失去正常的秩序，响应的音律，不能相从，这样，在三年左右，就要便为较大的疫病。应审察其程度的微甚与浅深，当其将要发生而可刺之时，用针刺之，土疫易伤水脏，当先取背部之肾俞穴，以补肾水，隔三日，再次足太阴脉之所注太白穴，以泻土气。又有在泉之气卯不能迁正，而司天甲子阳刚之气，则孤立无配，三年左右，也可发作土疠病。其补泻方法，和上述甲子司天不得迁正致疫之法是一样的。针刺完毕，不可夜行或远行，七日内，务须洁净，素食养神。

【原文】 ……己亥之岁，天数有余，故厥阴不退位也，风行于上，木化布天，当刺足厥阴之所入[①]。子午之岁，天数有余，故少阴不退位，热行于上，火余化布天，当刺手厥阴之所入。丑未之岁，天数有余，故太阴不退位也，湿行于上，雨化布天，当刺足太阴之所入。寅申之岁，天数有余，故阳明不退位也，热行于上，火化布天，当刺手少阳之所入。卯酉之岁，天数有余，故阳明不退位也，金行于上，燥化布天，当刺手太阴之所入。辰戌之岁，天数有余，故太阳不退位也，寒行于上，凛水化布天，当刺足少阴之所入。故天地气逆，化成民病，以法刺之，预可平痾[②]。

《素问・刺法论》

【注释】

①"所入"：即合穴。足厥阴之合穴曲泉，手厥阴之合穴曲泽，足太阴之合穴阴陵泉，手太阴之合穴尺泽，手少阳之合穴天井，足少阴之合穴阴谷，

②"痾"：作疾病讲。

【直译】 ……己年与亥年，司天的气数有余，到了子年与午年，则厥阴风之气，不得退位，风气运行于上，木气布化于天，应当针刺足厥阴合穴曲泉。子年与午年，司天的气数有余，到了丑年与未年，则少阴君火之气，不得退位，热气运行于上，火的余气布化于天，应当针刺手厥阴合穴曲泽。丑年与未年，司天的气数有余，到了寅年与申年，则太阴湿土之气，不得退位，湿气运行于上，雨气化布于天，应当针刺足太阴的合穴阴陵泉。寅年与申年，司天的气数有余，到了卯年与酉年，则阳明火之气，不得退位，热气运行于上，火气化布于天，应当针刺手少阳合穴天井。卯年与酉年，司天的气数有余，到了辰年与戌年，则阳明燥金之气，不得退位，金气运行于上，燥气化布于天，应当针刺手太阴合穴尺泽。辰年与戌年，司天的气数有余，到了己年与亥年，则太阳寒水之气，不得退位，寒气运行于上，凛冽的水气化布于天，应当针刺足少阴合穴阴谷。所以说司天在泉之气，出现异常变化，就要导致人们的疾病，按照前法进行针刺，可以预先平定将要发生的疾病。

【按语】 中国医学之所以垂范几千不衰，除在临床上有确切疗效外，还因为具有《易》理、运气学说纵横交错，本手自然而自成体系，而理论指导有密切关系，我们说《内・难》博大精深，从古至今一直被视为指导中医临床的圭臬。《内经》160 篇中，直接论述《易》理、运气学说内容多达 70 余篇，尤其在针灸医学方面《易》理对其有重要开拓价值。随着新的边缘学科——时间医学的兴起，被誉为中国生物钟疗法的针灸时间医学彰显着中华民族文化传统理念，已成为当今世

界医学范围的一项新的研究课题，为世界医学增光添彩。

【原文】 人虚即神游失守位，使鬼神外干，是致夭亡，何以全真？愿闻刺法。岐伯稽首再拜曰：乎哉问，谓神移失守，虽在其体，然不致死，或有邪干，故令夭寿，只如厥阴失守天以虚，人气肝虚，感天重虚[①]，即魂游于上，邪干，厥阴大气，身湿犹可刺之，刺其足少阳之所过，复刺肝之俞。人病心虚，又与君、相二火司天失守，感而三虚[②]，遇火不及，黑尸鬼[③]犯之，令人暴亡，可刺手少阳之所过。复刺心俞，人脾病又遇太阴司天失守，感而三虚，又遇土不及，青尸鬼邪，犯之于人，令人暴亡，可刺足阳明之所过，复刺脾之俞。人肺病，遇阳明司天失守，感而三虚，又遇金不及，有赤尸鬼犯人，令人暴亡，可刺足阳明之所过，复刺脾之俞。人肺病，遇阳明司天失守，感而三虚，又遇金不及，有赤尸鬼犯人，令人暴亡，可刺手阳明之所过，复刺肺俞。人肾病，又遇太阳司天失守，感而三虚，又遇水运不及之年，有黄尸鬼干犯人正气，吸人神魂，致人暴亡，可刺足太阳之所过，复刺肾俞。

《素问·刺法论》

【注释】

①“重虚”：人虚、天虚，二者并至，叫重虚。

②“三虚”：人因内伤而虚，天因不及而虚，复因外感，是为三虚。

③“黑尸鬼”：指疫邪，因其得病死亡之后，其邪气能传染他人，故称为尸鬼，黑即水，黑尸鬼即水邪之疫，以下青尸鬼、黄尸鬼等仿此。

【直译】 人体虚弱，就会使神志游离无主，失其常位，从而使邪气自外部干扰，因而导致不正常的死亡，怎样才能保全真气呢？我想听听关于针刺治疗的方法。岐伯拜了两拜回答说：你提这个问题很高明啊！神志虽然游离无主，失其常位，但并没有离开形体，这样也不至于死亡，若再有邪气侵犯，因而便会造成短命而亡。例如厥阴司天不得迁正，失守其位，天气因虚，若人体肝气素虚，感受天气之虚邪谓之重虚，使神魂不得归藏而游离于上，邪气侵犯则大气厥逆，身体温暖，尚可以针刺救治，先刺足少阳脉气所过的原穴“丘墟”，再刺背部肝脏的俞穴“肝俞”，以补本脏之气。人病心气虚弱，又遇到君火相火司天不得迁正，失守其位，若脏气复伤，感受外邪，谓之三虚，遇到火不及时，水疫之邪侵犯，使人突然死亡，可以先刺手少阳脉气所过的原穴“阳池”，再刺背部心脏的俞穴“心俞”，以补本脏之气。人病脾气虚弱，又遇到太阴司天不得迁正，失守其位，若脏气复伤，感受外邪，谓之三虚，遇到土不及时，木疫之邪侵犯，使人突然死亡，可以先刺足阳明脉气所过的原穴“冲阳”，再刺背部脾脏的俞穴“脾俞”，以补本脏之气。人病肺气虚弱，遇到阳明司天不得迁正，失守其位，若脏气复伤，感受外邪，谓之“三虚”，又遇到金不及时，火疫之邪侵犯，使人突然死亡，可以先刺手阳明脉气所过的原穴“合谷”，再刺背部肺脏的俞穴“肺俞”，以补本脏之气。人病肾气虚弱，又遇到太阳司天，不得迁正，失守其位，若脏气复伤，感受外邪，谓之“三虚”，又遇到水运不及之年，土疫之邪侵犯，伤及正气，人的神魂像被取去一样，使人突然死亡，可以先刺足太阳脉气所过的原穴“京骨”，再刺背部肾脏的俞穴“肾俞”，以补本脏之气。

【原文】 经言春刺井，夏刺荥，季夏刺俞，秋刺经，冬刺合者，何谓也？

然：春刺井者，邪在肝；夏刺荥者，邪在心；季夏刺俞者，邪在脾；秋刺经者，邪在肺；冬刺合者，邪在肾。

其肝、心、脾、肺、肾而系于春、夏、秋、冬者，何也？

然：五脏一病，辄有五色[1]，假令肝病，色青者，肝也；臊臭者，肝也；喜酸者，肝也；善呼者，肝也；喜泣者，肝也。其病众多，不可尽言也。四时有数，而并不于春夏秋冬者也，针之要妙在于秋毫者。

《难经·七十四难》

【校勘】

[1]“色”：《难经集注》作“也”。

【直译】 医经上说，春天宜刺井穴，夏天宜刺荥穴，季夏（长夏）宜刺输穴，秋天宜刺经穴，冬天宜刺合穴，这是什么道理？

答：春天宜刺井穴，因病邪在肝；夏天宜刺荥穴，因病邪在心；季夏宜刺输穴，因病邪在脾；秋天宜刺经穴，因病邪在肺；冬天宜刺合穴，因病邪在肾。

问：这样把肝、心、脾、肺、肾五脏联系于春夏秋冬，又是什么道理呢？

答：五脏中有一脏发生病变，往往随其相应季节而有色、臭、味、声、液五方面的表现。假使肝脏发生疾病，如面部色青的就是肝病的症状，有臊臭气的就是肝病的症状，喜食酸味的就是肝病的症状，常发出呼叫声的就是肝病的症状，时时流泪的就是肝病的症状。五脏疾病的症状很多，是不可能一时说完全的。一年四季都有一定的时气，而井、荥、输、经、合穴都联系于春、夏、秋、冬的气候的。针刺的重要和微妙之处，就在于很好掌握这些微细的变化。

【原文】 春气在毫毛，夏气在皮肤，秋气在分肉，冬气在筋骨，刺此病者，各以其时为齐①。

《灵枢·络始》

【注释】

①“齐”：这里有调治的意思。

【直译】 春天的邪气在毫毛处，夏天的邪气在皮肤处，秋天的邪气在分肉处，冬天的邪气在筋骨处，针刺这些病时，要根据时令的变化而酌情使用深浅补泻。

【原文】 七十难曰：春夏刺浅，秋冬刺深者，何谓也？

然：春夏者，阳气在上，人气亦在上，故当浅取之；秋冬者，阳气在下，人气亦在下，故当深取之。

春夏各致一阴，秋冬各致一阳者，何谓也？

然：春夏温，必致一阴者，初下针，沉之至肾肝之部，得气，引持之阴也。秋冬寒，必致一阳者，初内针，浅而浮之至心肺之部，得气，推内之阳也，是谓春夏必致一阴，秋冬必致一阳。

《难经·七十难》

【直译】 七十难问：春夏针刺宜浅，秋冬针刺宜深，这是什么道理呢？

答：春夏两季，自然界的阳气向上，人身的阳气也趋向于肌肤浅层，因此应当采取浅刺的方法；秋冬两季，自然界的阳气向下，人身的阳气也趋向于筋骨深层，因此应当采取深刺的方法。

问：春夏两季各须引导一阴之气，秋冬两季各须引导一阳之气，这是什么道理？

答：春夏气候温暖，必须引导一阴之气，就是在开始下针时，要深刺到肾肝所主的骨筋部分，等到得气后，再将针提举以引肝肾的阴气上达阳分。秋冬气候寒冷，必须引导一阳之气，就是在开始进针时，要浅刺到心肺所主的血脉皮肤部分，等到得气后，再将针推进以送入心肺的阳气深达阴分。这就是所谓春夏必须引导一阴之气，秋冬必须引导一阳之气的针法。

【原文】 黄帝问于岐伯曰：夫四时之气，各不同形，百病之起，皆有所生，灸刺之道，何者为定[1]？岐伯答曰：四时之气，各有所在，灸刺[2]之道得气穴[3]为定。故春取经[4]，血[5]脉，分肉之间，甚者深刺[6]之，间者浅刺[6]之。夏取盛经孙[7]络，取分间绝皮肤。秋取经腧，邪[8]在腑，取之合。冬取井[9]荥，必深以留之[10]。

《灵枢·四时气》

【校勘】

[1]“为定”：《太素》卷二十三《杂刺》作“可宝”。《甲乙》卷五第一上“定”作“宝”。

[2]“刺”：原作“别”，据统本、金陵本、藏本、日抄本、张注本改。《太素》《甲乙》亦作“刺”，与各本合。

[3]“得气穴”：《甲乙》卷五第一上无“得”字。

[4]“经”：《素问·水热穴》论作“络”。

[5]“血”：《甲乙》卷五第一上引《九卷》作“与”。

[6]“刺”:《甲乙》卷五第一上作“取”下同。

[7]“孙”:《甲乙》卷五第一上无。

[8]“邪”:《太素》卷二十三《杂刺》《甲乙》卷五第一上此下有“气”字。

[9]“井”:原作“并”,据胡本改。《太素》《甲乙》并作“井”,与胡本合。

[10]“必深以留之”:《甲乙》卷五第一上“必”作“欲”,“以”作“而”。

【直译】 黄帝问岐伯说:四季的气候,各不相同;百病的生成,各有不同的原因,针灸治疗的方法根据什么来决定呢?岐伯回答说:四季之气对人的影响,反映在身体上为各有一定的发病部位,针灸治疗的方法,要根据四季之气和经穴的特点来决定。因此,春季针灸治病,可取用络脉、分肉之间的穴位,病重的深刺,病轻的浅刺;夏季可取用阳经、孙络上的穴位,或取分肉之间的经脉,用穿过皮肤的浅刺法;秋季可取用各经的腧穴,如果病邪在六腑,可取用手足阳明经的合穴;冬季可取用各经的井穴和荥穴,一定要深刺并且留针。

【按语】 针刺与自然的关系,是祖国医学整体观念的重要组成部分。根据上述各段经文,可以看出,古人最早在认识针刺与自然的关系方面概括起来主要有以下几点:①经气的活动受四时的影响;②气候的寒温与血气的运行密切相关,天温则血气行,天寒则血气凝;③血气的盈虚随月相的圆缺而变化;④针刺与地理环境有关;⑤针刺治疗应用因天时而调气血;⑥五输穴与春、夏、长夏、秋、冬有配属关系;⑦针刺取穴应按自然界阴阳生发消长的规律来取;⑧如果逆自然规律而刺,就会导致不良后果。

针刺与自然的关系,实质上反映了人体与自然的关系,正因为人与自然息息相关,所以针刺必须“因天时而调之”。这些关系是古人在大量实践的基础上,通过类比推演而产生的,有它一定的科学性,后世医家在此基础上发展成的子午流注、灵龟八法和飞腾八法至今在临床上有一定的指导意义。特别是随着临床实践的深入,认识手段的提高,人们在这些方面的认识也逐步深化。目前现代医学认为,人体相对稳定的昼夜节律,是由于人类受日夜的光明度、气候、温度、睡眠觉醒等变化规律的长期影响,通过遗传而获得的。人类进化到今天,这种昼夜节律已不再随人的意志或人为地改变外界环境条件而发生变化了,其物质基础在于神经系统和内分泌系统本身所具有的一定的周期节律性。国外大量研究表明,人体血红蛋白的含量、白细胞数,血中氨基酸,及各种激素含量,脑组织生化成分含量,尿及盐类排泄,肝脏合成代谢以至细胞分裂速度几乎全部生理功能都有 24 小时节律的变化。还有人从电生理方面进行研究,如测定健康人十二经脉电位值,发现与子午流注相符,有夜昼性同步调周期变化规律,还发现十二经脉的光子反射数量的测定值有周期性变化。一些国外学者提出子午流注部分地反映了太空电磁波信息与人体经络信息相对性发生了周而复始、规律性的共振现象。日本学者发现经络在一天中的流注量感应了地球的一天自转性。以上是人们的一些机制性解释，此外，人们近年来还发现，日全食对人体脉象的影响，节气、时辰对死亡的影响，出生年月的运气与疾病的关系，分娩与季节、日干、时辰的关系，受孕性别与气候的关系，月相与疾病的关系，月相与月经周期的关系，疾病与地理环境的关系等，对这些现象的认识虽然尚处于初级阶段，但是它又进一步说明自然界与人体联系的普遍性，正因如此，针刺治疗疾病遵循因天时而调之的规律是有其客观基础的。

但是，应该指出的是，古人在针刺与自然的关系方面存在着不完善之处，有些与我们今天的临床实践不尽相同。如《素问・八正神明论》所云："天寒无刺，天温无疑，月生无写，月满无补，月廓空无治。"还有在论及针刺深浅时说春刺经，夏刺络，秋刺肌肉腠理，冬刺背俞。像诸如此类的问题，笔者认为这正是我们今后需要进一步研究的，或证其实，或证其伪，总之，在没有充足的证据否定它之前，不能认为它就是糟粕。

【原文】 藏有要害，不可不察，……鬲肓之上，中有父母[①]，七节之傍，中有小心[②]。

《素问・刺禁论》

【注释】

①"父母"：杨上善，"心下脖上为肓，心为阳，父也，肺为阴，女也；肺主于气，心主于血，共营卫于身，故为父母。"

②"小心"：王冰注，"小心，谓真心，神灵之宫室。"马莳注："然心之下有心包络……属于厥阴经，故曰：七节之傍，中有小心，盖心为君主，为大心心包络为臣，为小心。"张志聪注，"七节之傍，膈俞之间也，中有小心者，谓心气出于其间。"

【直译】 内脏各有要害之处，不能不细看详审！……膈肓的上面，有维持生命活动的心、肺两脏，第七椎旁的里面有心包络。

【按语】 临床上我们多年来用第七颈椎之旁治疗脑卒中天咽困难取得很好的效果。固为七节之旁紧临督脉循行线，督脉循行入脑络，中医学亦有"心脑相通"之理，督脉总督一身之阳，针其旁通督开窍，温阳益气，根据有关之说及临床实践，我们认为七节即第七颈椎。

二、针刺与阴阳气血的关系

【原文】 少阴之人，多阴少阳，小胃而大肠[①]，六腑不调，其阳明脉小，而太阳脉大，必审调之，其血易脱，其气易败也。

太阳之人，多阳少阴，必谨调之，无脱其阴，而泻其阳，阳重脱者易狂，阴阳皆脱者，暴死，不知人也。

少阳之人，多阳少阴，经小而络大[②]，血在中而气在外，实阴而虚阳。独泻其络脉，则强气脱而疾，中气不足，病不起也。

《灵枢·通天论》

【注释】

①“小胃而大肠”：胃在上为阳，肠在胃之下为阴，以上、下的位置方面来说明阳少阴多的，因而有胃小肠大的生理特点。张景岳说：“阳明为五脏六腑之海，小肠为传送之腑，胃小而贮藏小，而气必微小，肠大则传送速，而气不畜，阳气既然少而又不畜，则多阴少阳也。”

②“经小而络大”：经为里，络为表，这里从表里方面来说明阴小阳多的生理特征。张景岳说：“经脉深而属阴，络脉浅而属阳，故少阳之人，多阳而络大，少阴而经小也。”

【直译】　少阴型的人，多阴少阳，他们的胃小而肠大，六腑的功能不协调，足阳明的脉气偏小，而手太阳经的脉气偏大。对少阴之人一定要审慎调治，因为这种人的血容易亏脱，他们的气也容易坏伤。

太阳型的人，多阳而少阴，对这种人务必小心谨慎地加以调治，不可再耗脱其阴，只可泻其阳。阴大脱的，易得狂证；阴阳都脱的，会导致突然死亡，或昏厥不省人事。

少阳型的人，多阳少阴，经脉小而络脉大，血脉在内而气络在外，治疗时应充实阴经而泻其阳络。但如果过分地单泻其阳络，就会使阳气很快地耗脱，以致中气严重不足，病就难以痊愈了。

【原文】　阴气积于阳[①]，其气因于络[②]，故刺之血未出而气先行，故肿。

《灵枢·血络论》

【注释】

①“阳”：指阳分。

③“其气因于络”：阴气困滞于络脉。“因”疑为“固”字之误，据《灵枢经校释》（河北医学院）也作“固”。

【直译】　阴气蓄积于阳络，阴气就会依着在络脉上，如果针刺络脉，血还未放出而气先行而出，所以在针刺处形成肿胀。

【原文】　血气俱盛而阴气多者，其血滑，刺之则射；阳气蓄积，久留而不泻者，其血黑以浊，故不能射。

《灵枢·血络论》

【直译】 血气俱盛而阳气又多，患者血行滑利，所以针刺放血就会使血喷射出来。阳气蓄积在血络之中，长久留滞而不被泻出，针刺放出的血就会色黑，且厚浊，所以出血不能像喷射似的。

【原文】 阴阳之气，其转相得而未和合，因而泻之，则阴阳俱脱，表里相离，故脱色面[1]苍苍然。

《灵枢·血络论》

【校勘】

[1]“面”：原作“而”，据《太素》卷二十三《量络刺》改。

【直译】 阴阳二气刚相遇还未及交相融合，在这时针刺用泻法，就会使阴阳二气都脱散，表里相互脱离，所以面部失去本色而现苍白。

【原文】 刺之血出多，色不变而烦悗者，刺络而虚经，虚经之属于阴者，阴脱，故烦悗。

《灵枢·血络论》

【直译】 针刺放血而出血很多，面色不变而心中烦闷的原因，是因为针刺络脉而使经脉空虚；空虚之经脉连接五脏之阴，阴脱，因此心中烦闷。

【原文】 阳明多血多气，太阳多血少气，少阳多气少血，太阴多血少气，厥阴多血少气，少阴多气少血。故曰刺阳明出血气，刺太阳出血恶气，刺少阳出气恶血，刺少阴出血恶气，刺厥阴出血恶气，刺少阴出气恶血也。

《灵枢·九针论》

【直译】 手足阳明经多血多气，手足太阳经多血少气，手足少阳经多气少血，手足太阴经多血少气，手足厥阴经多血少气，手足少阴经多气少血。所以说，针刺阳明经可以出血出气；针刺太阳经，主要是出血，也可泻出其恶气；针刺少阳经，主要是出气，也可泻出其恶血；针刺太阴经，主要是出血，也可泻出其恶气；针刺厥阴经，主要是出血，也可泻出其恶气；针刺少阴经，主要是出气，也可泻出其恶血。

【原文】 刺阳明，出血气，刺太阳，出血恶①气；刺少阳，出气恶血，刺太阴，出气恶血；刺少阴，出气恶血；刺厥阴，出血恶气也。

《素问·血气形志》

【注释】

①“恶”：有不宜的意思。

【直译】 刺阳明经，可以出血出气；刺太阳经，可以出血，而不宜伤气；刺少阳经，只宜出气，不宜出血；刺太阳经，只宜出气，不宜出血；刺少阴经，只宜出气，不宜出血；刺厥阴经，只宜出血，不宜伤气。

【原文】 故曰:刺实者,刺其来也,刺虚者,刺其去也①。此言气存亡之时②,以候虚实而刺之,是故谨候气之所在而刺之,是谓逢时③。在于三阳,必候其气在于阳而刺之④,病在于三阴,必候其气在阴分而刺之⑤。

《灵枢·卫气行》

【注释】

①“刺实者,刺其来也,刺虚者,刺其去也”:针刺邪盛的实证,当刺其来势,迎其气至而夺之;针刺气衰的虚证,当刺其去势,随其气去而补之。

②“气存亡之时”:是形容针下的反应是存在,还是消失。

③“是谓逢时”:谨慎地候气所在的部位,而及时针刺的叫逢时。

④“在于三阳,必候其气在于阳而刺之”:病在三阳经的,必须候其气在阳分的时候刺之。

⑤“病在于三阴,必候其气在阴分而刺之”:病在三阴经的,必须候其气在阴分的时候刺之。

【直译】 所以说,针刺实证,要在其气来至之时刺而泻之;针刺虚证,要在其气离去之时刺而补之。这就是说,要候察气的盛衰虚实而后加以针刺。所以,谨慎候察气的所在而进行刺治,这就叫做逢时。病在三阳经的,一定要候伺其气在阳分的时候刺治;病在三阴经的,一定要候伺其气在阴分的时候刺治。

【原文】 凡刺之理,经脉为始,营其所行,知其度量,内次[1]五脏,外别[2]六腑,审察卫气,为百病母,调其[3]虚实,虚实乃止[4],泻其血络,血尽不殆矣。

《灵枢·禁服》

【校勘】

[1]“次”:原作“刺”,音同而误,据《灵枢·经脉》篇及《太素》卷十四《人迎脉口诊》改。

[2]“别”:原作“刺”,据《太素》卷十四《人迎脉口诊》也。

[3]“其”:黄校本作“诸”。

[4]“乃止”:《太素》卷十四《人迎脉口诊》此上不重“虚实”二字,“乃止”二字连下读。

【直译】 针刺之理,以熟练掌握经脉状况为首要任务,掌握经脉之气循行规律,了解经脉的长短和气血量,知道五脏相生相克次序,分别六腑的功能,审察卫气变化,因为邪从卫气而入是百病的根源。然后调和虚实。如为实证,就针刺血络泻血。瘀血泻尽了,患者就没有危险了。

【按语】 以上几段经文主要论述了人具有不同的天禀体质,主要表现在阴阳气血在生理状态下的某种程度的偏衰,因而在针灸临床中要详审患者的体质情况，这样不但可因人制宜，而且对于针灸治疗过程中出现的特殊表现做以解释和预见。至于经文中提到的一些观点，需要进一步在临床上研究和探讨。

三、针刺与疾病的关系

本文主要论述了针刺的方法、部位、深浅等不是随心所欲，而要取决于疾病。

【原文】 形乐志苦①，病生于脉②，治之以灸刺；形乐志乐，病生于肉，治之以针石。

《素问·血气形志》

【注释】

①“形乐志苦”：王冰说，“形谓身形。形乐谓不甚劳役。志谓心志，志苦，谓结虑深思。”

②“病生于脉”：姚止庵说，“脉，周身脉络，脉络者，血气之所荣。今身虽逸而心独苦，气秘血滞，周身之脉络为之壅遏而病生矣。”

【直译】 形体安逸但精神苦闷的人，病多发生在经脉，治疗时宜用针灸。形体安逸而精神也愉快的人，病多发生在肌肉，治疗时宜用针刺或砭石。

【原文】 故曰：病之始起也，可刺而已；其盛，可待衰而已。

《素问·阴阳应象大论》

【直译】 所以说：病在初起的时候，可用刺法而愈；及其病势正盛，必须待其稍微衰退，然后刺之而愈。

【原文】 黄帝曰：持针纵舍奈何？岐伯曰：必先明知十二经脉之本末①，皮肤之寒热，脉之盛衰滑涩，其脉滑而盛者，病日进；虚而细者，久以持；大以涩者，为痛痹；阴阳如一者，病[1]难治，其本末尚热者，病尚在，其热已衰者，其病已去矣。持其尺，察其肉之坚脆，大小，滑涩，寒温，燥湿。因视目之五色，以知五脏，而决死生；视其血脉，察其色，以知其寒热痛痹。

《灵枢·邪客》

【校勘】

[1]“病”：《太素》卷二十二《刺法》作“瘤”。

【注释】

①“本末”，此处指经脉的起止及所过之处。

【直译】 黄帝问：持针有纵舍之法，是怎样的？岐伯说：一定先要了解十二经脉的起处和出处，皮肤的寒或热，以及脉气的盛或衰，滑或涩。脉滑利而充盛的，病将日渐严重；脉虚而细的，其病经久而不愈；脉大而涩的，是痛痹证；脉阴阳如一,不可分辨的,病难医治;胸腹四肢还有热象,说明病还存在;如胸腹四肢热已消退,说明病也已痊愈了。诊视患者的尺肤,借以察知其肌肉的坚实与脆软,脉象的大小滑涩,以及病的属寒属热,属燥属湿。通过审视眼睛的青赤黄白黑五色,借以测知五脏的内在变化,并由此断定患者的生死。再是诊视患者的血脉,观察其肤色的青赤黄白黑五色,借以了解疾病的寒、热、痛、痹。

【原文】 病在筋,调之筋;病在骨,调之骨[1];燔针劫刺其下及与①急者;病在骨,焠[2]针药熨;病不知所痛,两跷为上②;身形有痛,九候莫病,则缪刺之;痛[3]在于左而右脉病者,巨刺之。必谨察其九候,针道备矣。

《素问·调经论》

【校勘】

[1]"病在骨,调之骨":《太素》无此句话。依上下文义,此六字恐为衍文。

[2]"焠":《太素》"焠"作"卒"。杨上善说:"卒,穷也。痛痹在骨,穷针深之至骨,出针以药熨。以骨病痛深故也。"

[3]"痛":《太素》《甲乙》"痛"并作"病"。

【注释】

①"及与":词义复词,与"和"字相当。

②"两跷为上":"两跷"谓阴阳跷脉。"上",胜也。

【直译】 病在筋,可以调治其筋;病在骨,可以调治其骨。病在筋,亦可用焠针劫刺其病处,与其筋脉挛急之处;病在骨,亦可用焠针和药烫病处;病不知疼痛,可以刺阳跷阴跷二脉;身有疼痛,而九候之脉没有病象,则用缪刺法治之。如果疼痛在左侧,而右脉有病象,则用巨刺法刺之。总之,必须详细地诊察九候的脉象,根据病情,运用针刺进行调治。只有这样,针刺的技术才算完备。

【原文】 中古之世,道德稍衰,邪气时至,服之万全。帝曰:今之世不必已①,何也?岐伯曰:当今之世,必齐②毒药攻其中,镵石针艾治其外也。

《素问·汤液醪醴论》

【注释】

①"今之世不必已":杨上善说,"不定皆全,故曰不必已。"

②"必齐":俞樾说,"'齐'当读为资,资,用也,言必用毒药及镵石针艾以攻其内外也。"

【直译】 到了中古代,养生之道稍衰,人们的身心比较虚弱,因此外界邪气时常能够乘虚伤人,但只要服些汤液醪醴,病就可以好了。黄帝道:现在的人,虽然服了汤液醪醴,而病不一定好,这是什么缘故呢?岐伯说:现在的人和中古时代又不同了,一有疾病,必定要用药物内服,砭石、针灸外治,其病才能痊愈。

【原文】 故针陷脉则邪气出，针中脉则浊气出，针太深则邪气反沉，病益。

《灵枢·九针十二原》

【直译】 如果针刺头部骨陷孔穴，就会使阳邪得以泄出；针刺阳明之脉，就会使浊气得以外出。病在浅表而针刺太深，会引邪入里，加重病情。

【原文】 络满经虚，灸阴刺阳；经满络虚，刺阴灸阳。

《灵枢·通评虚实论》

【直译】 络满经虚，灸阴刺阳；经满络虚，刺阴灸阳。

【原文】 帝曰：阴与阳并[1]，血气以并，病形以成，刺之奈何？岐伯曰：刺此者，取之经隧①，取血于营，取气于卫，用形哉②，因四时多少高下③。帝曰：血气以并，病形以成，阴阳相倾，补写奈何？岐伯曰：写实者气盛乃内针，针与气俱内[2]，以开其门，如利其户；针与气俱出，精气不伤，邪气乃下，外门不闭，以出其疾；摇大其道，如利其路，是谓大写，必切而出④，大气乃屈。

《素问·调经论》

【校勘】

[1]“阴与阳并”：《太素》作“阴之与阳”。

[2]“针与气俱内”：《太素校讷》引古抄本“俱”下无“内”字。

【注释】

①“取之经隧”：杨上善说，“刺已成病法有三别，一则刺大经别走之道。‘隧，道也。’别走之道，通阴阳之道也。二则刺于脉中营血。三则刺于脉外卫气。”

②“用形哉”：吴昆说，“言因其形之长短，阔狭肥瘦而施针法也。”

③“因四时多少高下”：吴昆说，“如日以月死生为痏数，多少之谓也；春时俞在颈项，夏时俞在胸胁，秋时俞在肩背，冬时俞在腰股，高下之谓也。”

④“必切而出”：王冰说，“切，谓急也，言急出其针也。”

【直译】 黄帝说：阴与阳相并，气与血相并，疾病已经形成时，怎样进行刺治呢？岐伯说：刺治这种疾病，应取其经脉，病在营分的，刺治其血，病在卫分的，刺治其气，同时还要根据患者形体的肥瘦高矮，四时气候的寒热温凉，决定针刺次数的多少、取穴部位的高下。黄帝说：血气和邪气已并，病已形成，阴阳失去平衡的，刺治应怎样用补法和泻法呢？岐伯说：泻实证时，应在气盛的时候进针，即在患者吸气时进针，使针与气同时入内，刺其腧穴以开邪出之门户，并在患者呼气时出针，使针与气同时外出，这样可使精气不伤，邪气得以外泄；在针刺时还要使针孔不要闭塞，以排泄邪气，应摇大其针孔，而通利邪出之道路，这叫做“大泻”，出针时先以左手轻轻切按针孔周围，然后迅速出针，这样亢盛的邪气就可穷尽。

四、针刺与经脉的关系

【原文】 用针者，必其察其经络之实虚，切而循之，按而弹之，视其应动者，乃后取之而下之[①]。大经调者，谓之不病，虽病，谓之自卫也。一经上实下虚而不通者，此必有横经盛加于大经[②]，令之不通，视而泻之，此所谓解经也。

《灵枢·刺节真邪》

【注释】

①“视其应动者，乃后取之而下之”：应动，指反应性变动的情况。张景岳说：“视其气之应手而动者，其微其甚，则虚实可知，然后用法取之，而气自下矣。”

②“上实下虚……横经盛加入大经”：上实下虚，是指足经的厥气上逆，横经就是络脉。《灵枢·脉度》有“经脉为里，支而横者为络”。大经，指十二正经而言。马莳说：“一经之脉，上实下虚而不通此则是经之气厥逆而上，故上实而下虚，其在外必有横络之脉，盛加于大经之中。”

【直译】 用针治疗疾病，一定先要诊察患者经络的虚实，用切、循、按、弹等诊候方法，诊视脉气的应动情况，而后取适当穴位刺治，以去除其病。如果手足太阴、手足少阴、手足阳明六经的脉气和调，就说明身体无病，即使有些小病，也可不治自愈。如果某一经脉上实下虚而不通畅，这一定是横络受邪，并且邪气势盛，因而影响到正经，使它不能通畅。遇到这种情况，应将病邪所在部位诊察明白，然后用泻法刺治。这就是所谓解结的方法。

【原文】 “禁脉”之言[①]，凡刺之理，经脉为始，营[②]其所行，制其度易，内次五脏，外别六腑，愿尽闻其道。

《灵枢·经脉》

【注释】

①“禁脉之言”：禁服是脉之误，因“凡刺之理”等六句，均载于《禁服》篇，该篇记载了“慎之，慎之，吾为子言之。凡刺之理……”

②“营”：熟意。丹波元间：“营，度也。”

【直译】 《禁服》篇曾说，针刺的道理，首先是经脉，揣度其运行的终始，了解其长短，以及内部与五脏的联系，外部和六腑的分别，希望详尽地听听其中的道理。

【原文】 治诸经刺之，所过者不病，则缪刺之。

《素问·缪刺论》

【直译】 治疗各经疾病用针刺的方法，如果经脉所经过的部位未见病变，就应用缪刺法。

【原文】 凡刺之道，必通十二经络[1]之所终始，络脉之所别处[2]，五输之所溜[3]，六腑[4]之所与合，四时之所出入，五脏[5]之所溜处，阔数①之度，浅深之状，高下所至。

《灵枢·本输》

【校勘】

[1]“络”：《太素》卷十一《本输》作“脉”。

[2]“处”：《太素》卷十一《本输》作“起”。

[3]“溜”：《太素》卷十一《本输》此下有“止”字。

[4]“六腑”：《太素》卷十一《本输》此上有“五脏”二字。

[5]“五脏”：《太素》卷十一《本输》“五脏”作“脏腑”。

【注释】

①“阔数”：宽窄的意思。

【直译】 大凡针刺的方法，必须先通十二经络的起点和终点，络脉别出之处，井、荥、输、经、合各穴留止的部位，脏腑相合的关系，以及四季气候影响人体经气出入的变化，五脏之气的流行灌注，还有经脉、络脉、孙脉的宽窄程度、浅深情况，上至于头，下至于足的联系。

【原文】 脉之所居，深不见者，刺之微内针而久留之，以致其空脉气包。脉浅者勿刺，按绝其脉乃刺之，无令精[1]出，独出其邪气耳。所谓三刺则谷气出[2]者，先浅刺绝皮，以出阳邪，再刺则阴邪出者，少益泻[3]；绝皮致肌肉，未入分肉间也；已入分肉之间，则谷气出。故《刺法》曰：始刺浅之，以逐邪气，而来血气[4]；后[5]刺深之，以致阴气之邪[6]；最后刺极深之，以下谷气。此之谓也。故用针者，不知年之所加，气之盛衰，虚实之所起，不可以为工也。

《灵枢·官针》

【校勘】

[1]“精”：《圣济总录》卷一百九十二引此下有“气”字。

[2]“出”：似应作“至”，疑涉下误。《终始》篇作“至”。

[3]“泻”：《圣济总录》卷一百九十二此下有“之”字。

[4]“而来血气”：《甲乙》卷五第二无。

[5]“后”：《圣济总录》卷一百九十二引作“复”。

[6]“阴气之邪”：《甲乙》卷五第二作“阴邪之气”。

【直译】 脉在深部而不现于外的，针刺时要轻微地刺入，并且留针时间要长些，这是为了引导孔穴里的脉气。经脉在浅部，不要急刺，应先按绝其穴中之脉，避开血管，才可进针，勿使精气外泄，而只是除去邪气而已。所谓“三刺”则谷气出的刺法，是先从浅处刺透皮肤，以宣泄卫分的邪气；再刺是宣泄营分的邪气，稍微刺深一点，透过皮肤，接近肌肉，而不在分肉之间；最后到达分肉之间，谷气就会泻出。所以《刺法》上说：开始浅刺，可以驱逐卫分的邪气而使正气畅通；接着深刺，以宣散阴分的邪气；最后刺到极深，即可得见谷气。这就是一刺之中有三刺的方法。因此，用针的人，如不理解不同年份气之所加的道理，以及血气盛衰虚实所引起的疾病情况，就不能称为一个好的医生。

【原文】 黄帝曰：夫经水之应经脉也，其远近深浅，水血之多少各不同，合而以刺之奈何？岐伯答曰：足阳明，五脏六腑之海也，其脉大血多，气盛热状，刺此者不深弗散，不留不泻也。足阳明刺深六分，留十呼①。足太阳深五分，留七呼。足少阴深四分，留五呼。足太阴深三分，留四呼。足少阴深二分，留三呼。足厥阴深一分，留二呼。手之阴阳，其受气之道近，其气之来疾，其刺深者皆无过二分，其留皆无过一呼②。其少长大小肥瘦，以心撩之③，命曰法天之常。灸之亦然。灸而过此者得恶火，则骨枯脉涩；刺而过此者，则脱气。

《灵枢·经水》

【注释】

①“留十呼”：《类经》九卷第三十三注“出气曰呼，入气曰吸，曰十呼，七呼之类，则吸在其中矣，盖一呼即一息也。但刺有补泻之异，呼吸有先后之分；凡用泻者，必候病者之吸而入针，再吸转针，候呼出针；凡用补者，必因其呼而入针，再呼转针，候吸出针。故《针赋》曰：补者先呼后吸，泻者先吸后呼，正此义也。”呼即呼吸，一呼即呼吸一次，这里指呼吸一次所需的时间。

②“手之阴阳……其留皆无过一呼”：《类经》九卷第三十三注“手之六经皆在于上，肌肉薄而溪谷浅，故刺不宜深。经脉短而气易泄，故留不宜久。”

③“以心撩之”：“撩”与“料”通，是料度之义。以心撩之，指医者针刺治病时，应心中有数，因人而异，做适当的处理。

【直译】 黄帝说：经水与经脉相应，它们两者之间的远近浅深以及气血的多少，各不相同，这两者结合起来应用到针刺上是怎样的呢？岐伯回答说：足阳明胃经，是五脏六腑之海，其经脉最大，而且血多、气盛、热壮，针刺时，不深刺则邪不能散，不留针则邪不能泻。足阳明经，针刺六分深，留针的时间是十呼。足太阳经，针刺五分深，留针的时间是七呼。足少阳经，针刺四分深，留针五呼。足太阴经，针刺三分深，留针四呼。足少阴经，针刺二分深，留针三呼。足厥阴经，针刺一分深，留针二呼。手的三阴三阳经脉，由于它们接受脏气的道近，气行也快，针刺的深度，一般不超过二分，留针的时间，一般不超过一呼。但人有老少、长短、肥瘦的不同，还必须根据具体情况，使之合乎自然之理。灸法也是这样的。

灸而过度，可成恶火，造成骨髓枯槁、血脉凝涩。刺而过度，会发生气脱，使正气受伤。

【按语】 经脉是运行气血，协调阴阳，沟通内外，联络四肢百骸的通道。经脉不通，是百病产生的原因，针刺疏通经脉，调和气血是百病治愈的根源。经脉的循行路线是我们诊断、治疗脏腑疾病的重要部位，正如先贤所言，“宁失其穴，勿失其经”。本节经文从生理、病理等方面对经脉的重要性作以阐述。

第八节 灸 法

一、灸之适应证

【原文】 脉中之血凝而留止，弗不火调①，弗之取之②。

《灵枢·刺节真邪》

【注释】

①“弗之火调”：若不先用火灸温熨的方法。

②“弗不取之”：不宜取穴针刺。

【直译】 脉中血液凝滞留止，如不先用温熨法温通调和血脉，就不能取穴刺治。

【原文】 ……乃其腧也。灸之则可，刺之则不可。气盛则泻之，虚则补之，以火补者，毋吹其火，须自灭也；以火泻者，疾吹其火①，传其艾，须其火灭也。

《灵枢·背腧》

【注释】

①“疾吹其火”：迅速吹旺艾火。

【直译】 ……就是腧穴所在。用腧穴治病，可以使用灸法，不可贸然使用针刺之法。在取用腧穴进行灸疗时，邪气盛的就用泻法，正气虚的就用补法。用艾火行补法时，不要吹艾火，要让艾火自然燃烧和熄灭；用艾火行泻法时，要急吹艾火使燃烧旺盛，然后拍艾条，待其火苗灭后再灸。

【原文】 陷下则徒灸之，陷下者，脉血结于中，中有著血血寒，故宜灸之。

《灵枢·禁服》

【直译】 脉陷下不见，表明脉络中有瘀血凝结。脉络中有瘀血凝结，表明寒气深入于血，血因寒滞，所以适宜用灸法散寒治疗。

【原文】 灸寒热之法，先灸项大椎，以年为壮数，次灸橛骨[1]，以年为壮数。视背俞陷者灸之，举臂[2]肩上陷者灸之，两季胁之间灸之，外踝上绝骨之端灸之，足小指次指间灸之，腨下陷脉[3]灸之，外踝后灸之，缺盆骨上切之坚痛[4]如筋者灸之，膺中陷骨间灸之，掌束骨下灸之，齐下关元三寸灸之，毛际动脉灸之，膝下三寸分间灸之[5]，足阳明跗上动脉灸之，巅上一灸之，犬所啮之灸之三壮，即以犬伤病法灸之，凡当灸二十九[6]处，伤食灸之，不已者，必视其经之过于阳者，数刺其俞而药之。

《素问·骨空论》

【校勘】

[1]"橛骨"：赵本、吴本、藏本"橛"并作"撅"。《太素》作"厥"。按"橛"应作"骨厥"。《说文》："骨厥，臀骨也。"

[2]"举臂"：《太素》"举"作"抬"。

[3]"腨下陷脉"：《甲乙》"下"作"上"。按据杨注，谓此承山穴；自以作"腨下"为合。

[4]"坚痛"：胡本、赵本、吴本"痛"并作"动"。

[5]"膝"：《甲乙》"膝"作"脐"，"三"作"二"。

[6]"二十九"：《太素》"九"作"七"。

【直译】 灸寒热证的方法，先针灸项后的大椎穴，根据患者年龄决定艾灸的壮数；其次灸尾骨的尾闾穴，也是以年龄为艾灸的壮数。观察背部有凹陷的地方用灸法，上举手臂在肩上有凹陷的地方（肩髃）用灸法，两侧的季胁之间（京门）用灸法，足外踝上正取绝骨穴处用灸法，足小趾与次趾之间（足窍阴）用灸法，凹陷处的经脉（承山）用灸法，外踝后方（昆仑）用灸法，缺盆骨上方按之坚硬如筋而疼痛的地方用灸法，胸膺中的骨间凹陷处（天突）用灸法，手腕部的横骨之下（大陵）用灸法，脐下三寸的关元穴用灸法，阴毛边缘的动脉跳动处（气冲）用灸法，膝下三寸的两筋间（足三里）用灸法，足阳明经所行足跗上的动脉处（冲阳）用灸法，头巅顶上（百会）亦用灸法。被犬咬伤的，先在被咬处灸三壮，再按常规的治伤病法灸治。以上针灸治寒热证的部位共二十九处。因于伤食而使用灸法，病仍不愈的，必须仔细观察其由于阳邪过盛，经脉移行到络脉的地方，多刺其腧穴，同时再用药物调治。

【原文】 夫病变化，浮沉深浅，不可胜穷，各在其处[1]，病[2]间者浅之，甚者深之，间者少[3]之，甚者众之[4]随变化而调气[5]，故曰上工。

《灵枢·卫气失常》

【校勘】

[1]"夫病变化……各在其处"：与上文为复。

[2]"病"：《千金翼方》卷二十五第一无。

[3]"少"；原作"小"，据马注本及《甲乙》卷六第六、《千金翼方》卷二十五第一

改,与下为对文。

[4]"甚者众之":《千金翼方》卷二十五第一无"甚者"二字,"众"作"从","多之"二字移于上文"深之"之下。

[5]"气":《千金翼方》卷二十五第一作"之"。

【直译】 病的变化,或浮或沉,或深或浅,不可穷尽,须分别情况做不同处理。病轻的浅刺,病重的深刺;病轻的少刺,病重的多刺。随着病情变化而进行调治,这才算得是高明的医工。

【原文】 何谓神不使?……针石[1],道也。精神不进[2],志意不治[3],故病不可愈。

《素问·汤液醪醴论》

【校勘】

[1]"针石":《太素》"石"下有"者"字。

[2]"不进":《太素》作"越"。

[3]"不治":《太素》作"散"。

【直译】 什么叫做神气不能发生他的应有作用?……针石治病,这不过是一种方法而已。现在患者的神气已经散越,志意已经散乱,纵然有好的方法,神气不起应有作用,而病不能好。

【原文】 凡将用针,必先诊脉,视气之剧易[1]①乃可以治也[2]。五脏之气已绝于内,而用针者反实[3]其外,是谓重竭②,重竭必死,其死也静③,治之者,辄反其气,取腋与膺④;五脏之气已绝于外,而用针者反实其内,是谓逆厥⑤,逆厥则必死,其死也躁,治之者,反取四末。

《灵枢·九针十二原》

【校勘】

[1]"必先诊脉,视气之剧易":《甲乙》卷五第四作"必先视脉气之剧易"。

[2]"也":《甲乙》卷五第四作"病"。

[3]"实":按"实"字疑误,似应作"虚",方与下"重竭"义合。

【注释】

①"剧易":剧,繁多。这里引申为虚实盛衰。

②"重竭":严重衰竭,虚上加虚的征象。《类经·针刺类·用针先诊反治为害》注:"脏气已绝于内,阴虚也,反实其外,误益阳也。益阳则愈,损其阴,是重竭也。"

③"其死也静":死,此指生命垂危。由于阴竭造成的危重证候,患者表现安静。《类经·针刺类·用针先诊反治为害》注:"阴竭必死,死则静也。"

④“辄反其气，取腋与膺”：“辄”同“辄”，即则。反其气，指与应补脏阴的方法相反。取腋与膺。

⑤“逆厥”：《类经·针刺类·用针先诊反治为害》注“脏气已绝于外，阳虚也；反实其内，误补阴也；取阴则阳气愈竭，故致四逆而厥，逆厥必死，死必躁也。”

【直译】 在实施针刺之时，注意察看患者的气色和眼神，可以知道血气的耗散与还复；分别患者身体的强弱，听他的声音动静，可以掌握其邪正虚实。而后，右手主推而进针，左手佐助而护针身，当针下得气时，就可以出针了。凡是要用针之前，一定要先诊脉，观察脉气的和与不和，然后才可治疗。如果五脏之气已绝于内，是阴虚，而用针反补在外的阳经，造成阳过盛而阴更虚，这叫重竭，重竭必死，其死时是安静的，这是因为医生违反经气，误取腋和胸的腧穴，促使脏气愈趋虚竭所致。如果五脏之气已绝于外，是阳虚，而用针反补在内的阴经，造成阴气过盛而阳气更加虚竭，引起四肢厥冷，这叫逆厥，逆厥必死，其死时烦躁不堪，这是由于医生误取四肢末端穴位，促使阳气彻底告竭所导致的。

【按语】 本节指出元气虚损导致的阴阳俱虚的病证以及阴阳俱溢的病证为灸法的禁忌证。一般认为一切阴虚阳亢和邪热内炽的病证不宜施用灸法。但也有认为这两类病证均可使用灸法者。如小儿腮腺炎（痄腮）用灯芯草醮麻油火艾，效果很好。而本病是属于热毒炽盛之证，因此灸的禁忌需进一步探讨。

二、施灸因人而异

【原文】 其耐火焫者，何以知之？加以黑色而美骨者[1]，耐火焫。黄帝曰：其不耐针石之痛者，何以知之？少俞曰：坚肉薄皮者，不耐针石之痛，于火焫亦然。

《灵枢·论痛》

【校勘】

[1]“加以黑色而美骨者”：《甲乙》卷六第十一“美”作“善”。《要旨》卷二十三引“黑色”上无“加以”二字。

【直译】 怎样知道有的人是能够忍耐艾火灸烧的呢？皮肤发黑、骨骼强健的人，能够忍耐艾火的灸烧。黄帝问：怎样知道有的人是不能忍耐针石刺痛的呢？少俞回答说：肉坚实、皮肤薄的人不能忍耐针石的刺痛，这种人对艾火的灸烧也同样不能忍耐。

【原文】 筋骨之强弱，肌肉之坚脆，皮肤之厚薄，腠理之疏密，各不同，其于针石火焫之痛何如？肠胃之厚薄坚脆亦不等，其于毒药何如？愿尽闻之。少俞曰：人之骨强筋弱[1]肉缓皮肤厚者耐痛，其于针石之痛，火焫亦然。

《灵枢·论痛》

【校勘】

[1]“弱”:《甲乙》卷六第十一作“劲”。

【直译】 人的筋骨的强弱,肌肉的坚脆,皮肤的厚薄,腠理的疏密,各不相同,他们对针石砭刺、艾火烧灼引起的疼痛,感觉是怎样的呢?人的肠胃的厚薄、坚脆也各不相同,他们对毒药的禁受能力又是怎样的呢?我想详尽地听一下。少俞说:骨强、筋弱、肉松弛、皮肤厚的人耐痛,对针石刺砭、艾火烧灼引起的疼痛,也同样能够忍耐。

三、灸之禁忌

【原文】 少[1]气者,脉口,人迎俱少,而不称尺寸也,如是者,则阴阳俱不足,补阳则阴竭,泻阴则阳脱。如是者,可将以甘药,不愈[2],可饮以至剂。如此者弗灸,不已[3],因[4]而泻之,则五脏气坏矣。

《灵枢·终始》

【校勘】

[1]“少”:《甲乙》卷五第五此上有“若”字。

[2]“愈”:原脱,据《太素》卷十四《人迎脉口诊》及杨注补。

[3]“弗灸,不已”:《太素》卷十四《人迎脉口诊》杨注“灸当久,日渐方愈,故曰不久不已。”

[4]“因”:此上原有“者”字,据《太素》卷十四《人迎脉口诊》删。

【直译】 气短的患者,脉口、人迎都虚弱无力,而尺肤和脉象又不相称。像这样的,就是阴阳都不足的征象,补阳就会使阴气衰竭,泻阴就会使阳气亡脱。这样的患者,只可用缓剂补养。如果不好,也可服用一些急剂。这种病,不经过一段相当长的时间,是不容易好的。如不这样治疗,而用针刺的泻法,就会损伤五脏的真气。

【原文】 人迎与脉口俱盛三倍以上,命曰阴阳俱溢,如是者不开,则血脉闭塞,气无所行,流淫于中,五脏内伤。如此者,因而灸之,则变易而为他病矣。

《灵枢·终始》

【直译】 人迎与寸口都比平常大出三倍,叫做阴阳俱溢。像这样的病变,如不加以疏通,就会造成血脉闭塞,气血不畅,五脏内伤,在这种情况下,如果妄用灸法,很容易发生其他病变。

【按语】 即选取腋部和胸前与脏气转输有关的穴位。《类经·针刺类·用针先诊反治为害》注:“腋与膺,皆脏脉所出。气绝于内,而复取之,则到致气手外，而阴愈竭矣。”

【原文】 阴中有阴[1]，阳中有阳[2]，审知阴阳，刺之有方①，得病所始，刺之有理②，谨度病端，与时相应③，内合于五脏六腑，外合于筋骨皮肤，是故内有阴阳，外亦有阴阳。在内者，五脏为阴，六腑为阳；在外者，筋骨为阴，皮肤为阳。……病有形而不痛者，阳之类也；无形而痛者，阴之类也。无形而痛者，其阳完而阴伤之也，急治其阴，无攻其阳[3]；有形而不痛者，其阴完而阳伤之也，急治其阳，无攻其阴[4]。阴阳俱动，乍有形，乍无形[5]，加以烦心，命曰阴胜其阳，此谓不表不里，其形不久④。

《灵枢·寿夭刚柔》

【校勘】

[1]“有阴”：《甲乙》卷六第六作“有阳”。

[2]“有阳”：《甲乙》卷六第六作“有阴”。

[3]“急治其阴，无改其阳”：《甲乙》卷六第六作“急治其阳，无改其阴”。

[4]“急治其阳，无改其阴”：《甲乙》卷六第六作“急治其阴，无改其阴”。

[5]“乍有形，乍无形”：《甲乙》卷六第六无两“形”字。

【注释】

①“审之阴阳，刺之有方”：方，通的意思，即道理、规律。《类经》二十一卷第三十一注：“刚柔强弱短长，无非阴阳之化。然曰阴曰阳，人皆知之，至若阴中复有阴，阳中复有阳，则人所不知也，故当详审阴阳，则刺得其方矣。”

②“得病所始，刺之有理”：理，法度。言针刺合乎法度。《类经》二十一卷第三十一注：“得病所始者，谓知其或始于阴，或始于阳，故刺之有理也。”

③“谨度病端，与时相应”：病端，即病因，因六淫各与时季的五行属性相应，故说与时相应。《类经》二十一卷第三十一注：“谨度病端者，谓察其风因木化，热因火化，湿因土化，燥因金化，寒因水化，故与时相应也。”

④“其形不久”：有两种解释。一种认为系指病在半表半里，故阴病偏胜，病渐入里，故在外之形征，不会长久存在，随病邪入里而消失，产生无形而痛的阴之类病变。另一种解释为此时表里俱伤，病情严重，形体的败坏不会长久。《类经》二十一卷第三十一注：“故曰不表不里，治之为难，形将不久矣。”似前说为妥。

【直译】 阴中有阳，阳中有阴，必须辨别阴阳的情况，才能准确地掌握针刺之法。了解疾病起始时的情况，才能在针刺时做出适当的手法。同时要认真地揣度发病的经过与四时季节变化的相应关系。人体的阴阳，里面合于五脏六腑，外面合于筋骨皮肤，所以人体里面有阴阳，外面也有阴阳。在里面的，五脏为阴，六腑为阳；在外面的，筋骨为阴，皮肤为阳。……病有形态变化而不感觉疼痛的，属于阳经一类的疾病；病无形态变化而感觉疼痛的，属于阴经一类的疾病。没有形态变化而感觉疼痛的，这是阳经无病，只是阴经有病，要赶快在阴经方面取穴治疗，而不要攻其阳经。有形态变化而不觉疼痛的，是阴经无病，而只是阳经有病，要赶快在阳经方面取穴治疗，而不要攻其阴经。若是阴阳表里都有了病，忽然有形，忽然无形，并且心中烦躁，这叫做阴病甚于阳，就是所说的不表不里，治疗比较困难，预示着患者的形体将不能久存了。

【原文】 凡刺之理，经脉为始，营其所行，知其度量，内次[1]五脏，外别[2]六腑，审察卫气，为百病母①，调其[3]虚实，虚实乃止[4]，泻其血络，血尽不殆矣[5]。

《灵枢·禁服》

【校勘】

[1]“次”：原作“刺”，音同而误，据《灵枢》经脉篇及《太素》卷十四《人迎脉口诊》改。

[2]“别”：原作“刺”，据《太素》卷十四《人迎脉口诊》改。

[3]“其”：�校本作“诸”。

[4]“乃止”：《太素》卷十四《人迎脉口诊》此上不重“虚实”二字，“乃止”二字连下读。

[5]“血尽不殆矣”：《太素》卷十四《人迎脉口诊》“血”下有“络”字。“尽”下有“而”字。《纲目》引同。

【注释】

①“审察卫气，为百病母”：张景岳，“卫气者，阳气也，卫外而为固也。阳气不固，则卫气失常，而邪从卫入，乃生疾病，故为百病母。”

【直译】 针刺之理，以熟练掌握经脉状况为首要任务，掌握经脉之气循行规律，了解经脉的长短和气血量，知道五脏相生相克次序，分别六腑的功能，审察卫气变化，因为邪从卫气而入是百病的根源。然后调和虚实。如为实证，就针刺血络泻血。瘀血泻尽了，患者就没有危险了。

【原文】 凡刺之法，先必[1]本于神。血、脉、营、气、精神[2]，此五脏之所藏也。

《灵枢·本神》

【校勘】

[1]“先必”：马注本、张注本并作“必先”，《甲乙》卷一第一与马、张注本合。

[2]“血、脉、营、气、精神”：孙鼎宜曰，“‘血’肝，‘脉’心，‘营’脾，‘气’肺，‘精’肾。‘神’字蒙上衍。”

【直译】 针刺的法则，必须先以患者的神气为依据。因为血、脉、营、气、精，都是五脏所贮藏的。

【原文】 凡刺之法，必察其形气。形肉[1]未脱，少气而脉又躁，躁厥①者，必为缪刺之②，散气可收，聚气可布③。

《灵枢·终始》

【校勘】

[1]“肉”：《甲乙》卷第五作“气”。

【注释】

①“躁厥”：患者躁动不安而呈厥逆的征象。《类经·针刺类·得气失气在十二禁》注：“其病躁而厥逆者，气虚于内，邪实于经也。”《灵枢集注》注：“躁者，阴之动象，厥逆也。”

②“少气而脉又躁……缪刺之”：《太素》卷二十二《三刺》注“缪刺之益，正气散而收聚，邪气聚而可散也。”

③“布”：此处作“散”字解。

【直译】 大凡针刺之法，一定要先观察患者的形气。如果形肉未脱，气少脉躁，出现了躁而且快的脉象，就应当采用缪刺法，轻手浅刺其络脉，使耗散的精气可以收住，而聚集的邪气可以散去。

【原文】 黄帝曰：余受九针于夫子，而私览于诸方，或有导引行气①、乔[1]摩②、灸、熨、刺、焫[2]③、饮药之一者，可独守耶，将尽行之乎？岐伯曰：诸方者，众人之方也，非一人之所尽行也。

《灵枢·病传》

【校勘】

[1]“乔”：《甲乙》卷六第十“乔”作“按”。周学海曰：“‘乔’即‘跷’字。”

[2]“焫”：《甲乙》卷六第二作“灼”。

【注释】

①“导引行气”：即气功疗法。

②“乔摩”：即按摩疗法。

③“焫(瑞)”：烧灼的意思，指火针之类的方法。

【直译】 黄帝说：我从您这里学到了九针的知识。又自己阅读了一些记载治疗方法的书籍，诸如导引行气、按摩、灸、熨、针刺、火针及服药等。运用这些疗法治病时，是只采取其中的一种坚持下去，还是同时各种方法都使用呢？岐伯回答说：上述各种疗法，是为了适应不同人的不同疾病而设的，而不是在某一个患者身上同时都用上去。

【按语】 针灸辨证，其方法与内科杂证的辨证是一致的。同样是运用八纲辨证、脏腑辨证、三焦辨证等法，其特点是在于重视经络辨证。其目的不外是在整体观念指导下，辨阴阳，明病所，察形气，并结合体质、年龄、生活习惯等情况，进行全面地综合分析而做出诊断。正如《灵枢·官能》载："用针之理，必知形气之所在，左右上下，阴阳表里，血气多少，行之逆顺，出入之会，谋伐有过。"

阴阳是中医基础理论的核心，是八纲辨证的总纲。一般而论，脏为阴，腑为阳；腹为阴，背为阳；病在表属阳，病在里属阴；证见虚寒者属阴，而证见实热者属阳。在临床辨证时，首先应当辨明疾病的阴阳属性，明确疾病的性质，为针刺施术提供依据。

病变发生的部位，有在脏、在腑、在经、在络、在气、在血的不同，以及在皮肤、筋脉、骨髓的各异。所以在针刺治疗时，应当详辨疾病之所在，方能做到有的放矢。《素问·痹论》说："五脏有俞，六腑有合，循脉之分，多有所发，多随其过而病瘳也。"腧穴各有所主，脏腑经脉，病变不同，用穴各异。《素问·调经论》说："病在脉，调之血；病在血，调之络；病在气，调之卫；病在肉，调之分肉；病在筋，调之筋；病在骨，调之骨。"强调治疗疾病，首先要明确疾病发生的部位，才能"得邪所在，万刺不殆"(《灵枢·逆顺肥瘦》)。

《灵枢·终始》载："凡刺之法，必察其形气。"因为人的体质有强弱之别，体形有肥瘦之分，年龄有长幼之差，性别有男女之殊。其气有盛有衰，其血有多有少。在辨证施治时，必须了解形体和气血的运行以及十二经脉气血多少，循行的逆顺和表里出入情况。再结合体质因素进行全面的考虑。正如《素问·三部九候论》载："必先度其形之肥瘦，以调其气之虚实，实则泻之，虚则补之……无问其病，以平为期。"

在针灸辨证中，历来十分重视经络穴位辨证方法。《灵枢·官能》说："察其所痛，左右上下，知其寒温，何经所在。"《灵枢·周痹》说："刺痹者，必先切循其下之六经，视其虚实及大络之血结而不通，及虚而脉陷空者而调之。"即用切按、循捏等方法在经穴部位寻找异常变化，如压痛、寒温、结节、凹陷和皮疹，作为辨证施治的依据。目前，在皮肤针和穴位注射疗法中应用最多。其检查方法是：用拇指指腹沿经络路线轻轻滑动，或用拇食指轻轻撮捏，以探索浅层的异常反应；稍重可用按压擦动的方法，以探索较深层的异常反应，如皮下触及有结节或索条状物，称之为"阳性反应物"，如局部有疼痛或酸胀等感觉，总称为"压痛点"；其他还会有局部肌肤呈隆起、硬结、凹陷、松弛以及颜色、温度的变化。根据这些不同现象来分析，以推断有关经络脏腑的虚实寒热等证候。这种经穴按诊法，可用于背部按诊，以诊察脊椎的异常变化，也可结合脏腑的背俞和募穴进行按诊，以察有关脏腑的病变。还可以在四肢部按诊，以郄穴为主，兼及合穴等。

近代从皮肤的电现象研究，发现穴位部的皮肤电阻一般较低。由此产生了经穴电测定法。它利用经穴测定仪可测定穴位的导电量，分析各经代表性穴位的导电量高低，可以推断各经气血的盛衰。其代表穴位，一般采用原穴，此外为井穴、郄穴及背俞等。测定后，按测定的结果，分析左右两侧数字的高低和差数。如果出现高数，表示病情属实，出现低数表示病情属虚，如同一经左右相差数在一倍以上，即表示该经有病变等。通过这种观察分析，查得某一经或数经有异常后，仍应参合其他辨证方法进行综合分析，才能得出较为正确的结论。

日本赤羽幸兵卫开始运用了一种经络的知热感度测定法，这是根据经络理论的一种诊断方法，是以线香点火烘烤两侧十二经井穴和背俞穴，测定其对热感的灵敏度，并比较左右的差别，从而分析各经的虚实和左右不平衡现象，这种测定法，一般采用特制的线香，点燃后触各经井穴，一上一下速度均匀地移动，当患者感到烫时即停止，此时的计数即为该穴的知热感度。这样从同一经井穴，一左一右，先手后足，依次测定，然后从左右两侧的差数，分析各经虚实，数字高者一般为虚证现象，低者为实证现象，如两侧均高或两侧均低，则为左右经俱虚或俱实。

第四章

治疗

第一节 辨 证

本节经文，说明了审因求证，以察气血盛衰而施治，对针灸临床有重要指导意义。

【原文】 用针之理，必知形气之所在，左右上下①，阴阳表里，血气多少，行之逆顺②，出入之合[1]③。谋[2]伐有过④。知解结，知补虚泻实，上下气门⑤，明通于四海[3]⑥，审其所在，寒[4]热淋露⑦，荥[5]输异处⑧，明于经隧，左右支[6]络，尽知其会。寒与热争，能合而调之⑨；虚与实邻，知决而通之⑩；左右不调，把[7]而行之；明于逆顺，乃知可治[8]。阴阳不奇⑪，故知起时，审于本末，察其寒热，得邪所在，万刺不殆。知官九针，刺道毕矣⑫。

《灵枢·官能》

【校勘】

[1]“合”：《图经》卷三引作“会”。

[2]“谋”：《太素》卷十九《知官能》《图经》卷三引并作“诛”。

[3]“明通于四海”：《太素》卷十九《知官能》“明”下无“通”字。《图经》卷三引“通”上无“明”字。

[4]“寒”：《太素》卷十九《知官能》此上有“审”字。

[5]“荥”：原作“以”，据《太素》卷十九《知官能》及《图经》卷三引文改。

[6]“支”：原作“肢”，据《太素》卷十九《知官能》及《铜人》卷三改。

[7]“把”：胡本、明本、藏本并作“犯”。

[8]“乃知可治”：《图经》卷三作“乃可治之”。

[9]“得”：《图经》卷三作“知”。

【注释】

①“左右上下”：此言脏腑之左右上下。

②“行之逆顺”：此言经脉循行之逆顺也。

③“出入之合”：脉气由里达外为出，由表至里为入。合，指各有会合之所。

《灵枢·注证发微》注:"脉之上下于气门,即气穴也。"

④"谋伐有过":谋伐,策伐,讨伐。过,病邪。《灵枢注证发微》注:"即其犯病而为有过者,则谋伐之。"

⑤"气门":指腧穴。

⑥"四海":指气海、血海、水谷之海和髓海,合称"四海"。

⑦"寒热淋露":有几种不同解释。《类经·针刺类·九针推论》注:"淋于雨,露于风,邪感异处,当审其经。"《灵枢识》注:"盖洒露与淋沥同义,谓如淋下露滴,病经久不止",指久病。但《外台秘要》却认为淋沥作劳倦,困极解:"劳极之病,吴楚谓之淋沥。"以《类经》之说较妥。

⑧"以输异处":输,输注;异处,不同的部位。指病邪侵袭气血输注之处,部位各不相同。《灵枢注证发微》注:"以其输穴,必皆异处,当审于调其脉气之往来。"

⑨"能合而调之":《太素》卷十九《知官能》注"阴阳之气不和者,皆能和之。"

⑩"知决而通之":《太素》卷十九《知官能》注"虚实二气不和,通之使平。"

⑪"阴阳不奇(倚)":《周礼·大祝杜》注"奇,读曰倚。"倚有偏义,阴阳不奇,即阴阳不偏之义。

⑫"审于本末……刺道毕矣":《类经》十九卷第十注"本末,标本也。寒热,阴阳也。官,任也。九针不同,各有所宜,能知以上之法而任用之,则刺道毕矣。"

【直译】 用针治病的道理,一定要了解身形的胖瘦,体气的虚实,知道左右上下的区别,阴阳表里的关系,血气的或多或少,脉气运行的或逆或顺,及其由里出表或由表入里的聚会并合之处,这样才能正确施治,对邪气恶血发起进攻。要知道解除结聚的方法,懂得补虚泻实,使上下之气畅通的道理。还应明白气海、血海、髓海、水谷之海的作用,审知其虚实所在。如果寒热证经久不愈以致身体羸弱,那是因为寒热之邪流注不同部位的腧穴,应小心谨慎地调和其脉气,弄清楚经气流行的通道及其散在左右的支络,全部了解它们的并合聚会之处。如出现寒与热争的病象,要能参合各种因素加以调治;如果虚的部位与实的部位相邻近,要懂得用导引的方法使之畅通;如左右不相协调,须用爬而行之的手法调治。明白病的属逆属顺,才能知道病的可以刺治或不可刺治。阴阳已经和调而无所偏倚,便知疾病已接近痊愈之时。审明疾病的本部和标部,观察其寒热症状,了解了病邪所在部位,而后施治,即使针刺万遍,也不会出什么差错。九针各有所宜,如能区别不同情况各尽其用,针刺的技艺也就全部掌握了。

【原文】 病在脉,调之血;病在血,调之络[1]①;病在气,调之卫;病在内,调之分肉②;病在筋,调之筋;病在骨,调之骨[2];燔[3]针劫刺③其下及与④急者;病在骨，焠[4]针药熨⑤；病不知所痛[5]，两跷为上⑥；身形有痛，九候莫病，则缪刺之；痛[6]在于左而右脉病者，巨[7]刺之。必谨察其九候，针道备[8]矣。

《素问·调经论》

【校勘】

[1]"病在血，调之络"：《太素》卷二十四《虚实所生》无此六字。

[2]"病在骨，调之骨"：《太素》无此六字。按下"燔针劫刺其下及与急者"，承调筋而言，如以"病在骨，调之骨"六字，横格其中，则上下文义不属。且此六字"在病在骨"文复，衍误甚明。

[3]"燔"：此前《吴注素问》补"病在筋"三字。

[4]"焠"：《太素》"焠"作"卒"。杨上善说："卒，穷也。痛痹在骨，穷针深之至骨，出针以药熨之，以骨病痛深故也。"

[5]"病不知可痛"：《太素》"知"下有"其"字。

[6]"痛在于左"：《太素》《甲乙》"痛"并作"病"。

[7]"巨"：《太素》《甲乙》"巨刺"上并有"则"字。

[8]"备"：《甲乙》作"毕"。

【注释】

①"调之络"：姚止庵说，"血荣一身，不独络也。调之络者，谓血之流行，由络走经，故病在血分，必调其经络也。"

②"调之分肉"：姚止庵，"拥护一身者内也，然而前后左右备有部分，故曰'分肉'。肉达亿分，经络系焉。观其病在何部，则知其所属何经，然后或用药或用针也。"

③"燔针劫刺"：针刺入后，用火烧针使暖，为治痹证的刺法。燔，烧也。劫刺，《类经》十七卷第六十九注："劫刺，因火气而劫散寒邪也。"

④"及与"：同义复词，与口语"和"字相当。

⑤"焠(翠)针药熨"：焠针，即火针。《类经》十四卷第二十注："按上节言燔针者，盖纲针之后，以火燔之使暖也。此言粹针者，用火先赤其针而后刺之，不但暖也，寒毒固结，非此不可。"药熨，指用辛热药物熨其患处。

⑥"两跷为上"："两跷"，谓阴阳跷脉。上，胜也。

【直译】 如病在脉，可以调治其血；病在血，可以调治其络脉；病在气分，可以调治其卫气；病在肌肉，可以调治其分肉间；病在筋，可以调治其筋；病在骨，可以调治其骨。病在筋，亦可用焠针劫刺其病处，与其筋脉挛急之处；病在骨，亦可用焠针和药烫病处；病不知疼痛，可以刺阳跷阴跷二脉。身有疼痛，而九候之脉没有病象，则用缪刺法治之。如果疼痛在左侧，而右脉有病象，则用巨刺法辟之。

总之，必须详细地诊察九候的脉象，根据病情，运用针刺进行调治。只有这样，针刺的技术才算完备。

【按语】 本节指出灸法适应证的总纲为“陷下则徒灸之”。这里的陷下是指脉虚陷下不起，虚和寒是引起这种脉象的常见因素，所以虚证和寒证也就是灸法的主要适应证。

第二节 配穴法

本节论述了各取穴原则和配穴法的实际应用。很有参考价值。

【原文】 病始手臂者[1]，先取[2]手阳明、太阴而汗出[3]；病始于足胫者，先取足阳明而汗出。臂太阴[4]可汗出，足阳明可汗出[5]。故取阴而汗出甚者，止之于阳；取阳而汗出甚者，止之于阴。

《灵枢·寒热病》

【校勘】

[1]“病始手臂者”：《素问·刺热》篇“比上”、“及下”两分句之“病”字上，《甲乙》卷七节一中“病”字上并有“热”字。《素问·刺热》篇“臂”字下有“痛”字。

[2]“先取”：《素问·刺热》篇作“刺”下同。

[3]“汗出”：《素问·刺热》篇“比下”、“及上”两分句“汗出”二字之下并有“止”字。

[4]“阴”：《甲乙》卷七节一中校语谓《灵枢》作“阳”。

[5]“汗出”：《甲乙》卷七节一中及《太素》卷二十六《寒热杂说》并作“出汗”。

【直译】 疾病从手臂开始发生的，应先取手阳明经、手太阴经的穴位治疗，使其出汗；疾病从头部开始发生的，应先取项部足太阳经的穴位治疗，使其出汗；疾病从足胫部开始发生的，应先取足阳明经的穴位治疗，使其出汗。针刺手太阴经穴可使汗出，针刺足阳明经穴也可使汗出，所以，取阴经穴而出汗多且不止的，可取阳经穴来止汗；取阳经穴而出汗多且不止的，可取阴经穴来止汗。

【原文】 阴与阳并[1]，血气以并，病形以成，刺之奈何？岐伯曰：刺此者，取之经隧①，取血于营，取气于卫，用形哉②，因四时多少高下③。

《素问·调经论》

【校勘】

[1]“阴与阳并”：《太素》作“阴之与阳”。

【注释】

①“取之经隧”：杨上善说，“刺已成病法有三别，一则刺于大经别走之道。

‘隧，道也。’别走之道，通阴阳道也。二则刺于脉中营血，三则刺于脉外卫气。”

②“用形哉”：吴昆说，“言因其形之长短、调狭肥瘦而施针法也。”

③“因四时多少高下”：吴昆说，“如日以月死生为痏数、多少之谓也；春时俞在颈项，夏时俞在胸胁，秋时俞在肩背，冬时俞在腰股，高下之谓也。”

【直译】 阴与阳相并，气与血相并，疾病已经形成时，怎样进行刺治呢？岐伯说：刺治这种疾病，应取其经脉，病在营分的，刺治其血；病在卫分的，刺治其气，同时还要根据患者形体的肥瘦高矮，四时气候的寒热温凉，决定针刺次数的多少，取穴部位的高下。

【原文】 太阳藏独至①，厥喘虚气逆，是阴不足阳有余也，表里②当俱泻，取之下俞。阳明藏独至，是阳气重并③也，当写阳补阴④，取之下俞。少阳藏独至，是厥气也，跷前卒大⑤，取之下俞。少阳独至者，一阳⑥之过也。太阴藏搏者[1]，用心省真⑦，五脉气少⑧，胃气不平，三阴也[2]，宜治其下俞，补阳写阴。一阳[3]独啸⑨，少阳[4]厥也⑩，阳并于上，四脉争张，气归于肾，宜治其经络⑪，写阳补阴，一阴[5]至，厥之治也，真虚痟⑫心，厥气留薄⑬，发为白汗[6]，调食和药⑭，治在下俞⑮。

《素问·经脉别论》

【校勘】

[1]“太阴藏搏者”：四库本“搏者”作“独至”。

[2]“三阴也”：按“三阴”下，似脱“之过”二字。王注“是亦太阴之过”。是王所据本有“之过”二字。

[3]“一阳”：林校云“一阳，乃二阴之误”。

[4]“少阳”：林校引全本“少阳”作“少阴”。

[5]“一阴”：按“一阴”下脱“独”字，律以各节之文可让。

[6]“白汗”：“白”应作“自”。篆文“自”作“白”相似，传抄致误。

【注释】

①“太阳藏独至”：张琦说，“太阳膀胱之经。言藏者，府亦得称藏，独至，谓一经气独盛。”

②“表里”：指经脉表里。表，太阳；里，少阴。张介宾说：“膀胱下俞名束骨，肾经下俞名太谿。肾阴不足而亦写之，以阳邪俱盛也，故必表里兼写，而后可遏其势。”

③“重并”：张琦说，“阳莫盛于阴阳明，阳邪传之，是为两阳相并。”

④“写阳补阴”：即“泻胃之阳刺陷谷，补脾之阴刺太白。”

⑤“跷前卒大”：张介宾说，“跷，阳跷，属太阳经之申脉。阳跷之前，乃少阳之经。少阳气盛，则跷前卒大，故当取少阳之下俞，穴名临泣。”

⑥“一阳”:即少阳。

⑦“省真”:孙鼎宜说,“《淮南子·叔真》注,真,实也。犹言省察必诚必确也。以搏类于真藏之脉也。”

⑧“五脉气少”:吴昆说,“五脏皆受气于脾而后治,若胃气不调于脾,则诸脉皆失其母,无以受气,故气少。”

⑨“独啸”:孙鼎宜说,“啸”当做“肃”,声误。独肃,犹独至,与上下一律。肃即“速”之段字。《尔雅·释诂》:“肃,疾也。”

⑩“少阳厥也”:肾脉数为热厥。

⑪“治其经络”:即“太阳经穴,昆仑;络穴,飞扬。少阴经穴,复溜;络穴,大钟。”

⑫“痟”:痟(音渊),酸痛。由于肝脉上贯膈间可致。《外台》引《必效方》有疗心痛方。“蜎”、“蛸”痛。

⑬“厥气留薄”:吴昆说,“厥气,逆气。留薄,留而不散也正气相搏。”

⑭“调食和药”:吴昆说,“食以调为节,不得过少过多;药以和为节,不得过凉过热。”

⑮“下俞”:指太冲。

【直译】 太阳经脉偏盛,则发生厥逆、喘息、虚气上逆等症状,这是阴不足而阳有余,表里两经俱当用泻法,取足太阳经的束骨穴和足少阴经的太溪穴。阳明经脉偏盛,是太阳、少阳之气重并于阳明,当用泻阳补阴的治疗方法,当泻足阳明经的陷谷穴,补太阴经的太白穴。少阳经脉偏盛,是厥气上逆,所以阳跷脉前的少阳经猝然盛大,当取足少阳经的临泣穴。少阳经脉偏盛而独至,就是少阳太过。太阴经脉鼓搏有力,应当细心的审查是否真脏脉至,若五脏之脉均气少,胃气又不平和,这是足太阴脾太过的缘过,应当用补阳泻阴的治疗方法,补足阳明之陷谷穴,泻足太阴之太白穴。二阴经脉独盛,是少阴厥气上逆,而阳气并越于上,心、肝、脾、肺四脏受其影响,四脏之脉争张于外,病的根源在于肾,应治其表里的经络,泻足太阳经的经穴昆仑、络穴飞扬,补足少阴的经穴复溜、络穴大钟。一阴经脉偏盛,是厥阴所主,出现真气虚弱,心中疼痛不适的症状,厥气留于经脉与正气相搏而发为白汗,应该注意饮食调养和药物的治疗,如用针刺,当取决阴经下部的太冲穴,以泄其邪。

【原文】 人迎一盛,泻足少阳而补足厥阴①,二泻一补②,日一取之,必切而验之,躁[1]取之上③,气和乃止④。人迎二盛,泻足太阳而[2]补足少阴,二泻一补,二日一取之,必切而验之,躁[1]取之上,气和乃止。人迎三盛,泻足阳明而补足太阴,二泻一补,日二取之,必切而验之,躁[1]取之上,气和乃止。

《灵枢·终始》

【校勘】

[1]"躁":原作"疏",据《太素》卷十四《人迎脉口诊》及杨注改。

[2]"而":原脱,据《太素》卷十四《人迎脉口诊》及《甲乙》卷五节五补,以与前后句法一致。

【注释】

①"人迎一盛,泻足少阳而补足厥阴":《太素》卷十四《人迎脉口诊》注,"人迎一倍大于脉口,即知少阳一倍大于厥阴,故泻足少阳,补足厥阴,余皆准此也。"《类经》二十卷第二十八注:"人迎方腑,故其一盛病在胆经,肝胆相为表里,阳实而阴虚,故当泻足少阳之腑,补足厥阴之脏也。"二注之义互相补充,可并参。

②"二泻一补":《太素》卷十四《人迎脉口诊》注,"其补泻法,阳盛阴虚,二泻于阳,一补于阴;阴盛阳虚,一泻于阴,二补于阳,然则阳盛得二泻,阳虚得二补,阴盛得一泻,阴虚得一补,疗阳得多,疗阴得少,何也?阴气迟缓,故补泻在渐;阳气疾急,故补泻在顿,倍于疗阳也,余仿此。"

③"躁取之上":《太素》卷十四《人迎脉口诊》注"人迎躁而上行,皆在手脉,故曰取上。取者,取于此经所穴也。"

④"气和乃止":此指人迎、脉口之脉气得到调和,针刺方能停止。

【直译】 人迎脉大于寸口一倍,应当泻足少阳胆经而补足厥阴肝经。泻法取二穴,补法取一穴,每两日针刺一次,还必须切按人迎与寸口,以察验病势的进退,如果出现躁动不安的情况,就取上部的经脉,直到脉气平和再停止。人迎脉大于寸口两倍,应当泻足太阳膀胱经而补足少阴肾经。泻法取二穴,补法取一穴,每两日针刺一次,还必须切按人迎与寸口,以察验病势的进退,如果出现躁动不安的情况,就取上部的经脉,直到脉气平和再止针。人迎脉大于寸口三倍,应当泻足阳明胃经而补足太阴脾经,泻法取二穴,补法取一穴,每日针刺两次,还必须切按人迎与脉口,以察验病势的进退,如果出现躁动不安的情况,就取上部的经脉,直到脉气平和再止针。

【原文】 脉口一盛,泻足厥阴而补足少阳,二补一泻,日一取之,必切而验之,躁[1]取之上[2],气和乃止。脉口二盛,泻足少阴而补足太阳,二补一泻[3],二日一取之,必切而验之,躁[1]取之上,气和而止。脉口三盛,泻足太阴而补足阳明,二补一泻。日二取之,必切而验之,躁[1]取之上,气和乃止,所以日二取之者,太阴[4]主胃①,大富于谷气,故可日二取之也[5]。

《灵枢·终始》

【校勘】

[1]“躁”:原作“疏”,据《太素》卷十四《人迎脉口诊》及杨注改。

[2]“取之上”:此上原有“而”字,据《太素》卷十四《人迎脉口诊》及《甲乙》卷五节五删。“之”字原脱,今据《太素》卷十四《人迎脉口诊》补,以与前后句法一致。

[3]“二补一泻”:《甲乙》卷五第五作“二泻一补”。

[4]“太阴”:原作“太阳”,仿据《太素》卷十四《人迎脉口诊》及《甲乙》卷五节五改。

[5]“故可日二取之也”:《太素》卷十四《人迎脉口诊》作“故日二取”。

【注释】

①“太阴主胃”:《素问·太阴阳明论》,“脾脏者,常著胃土之精也。”王冰注:“脾脏为阴,胃腑为阳”。脾胃相表里,足太阴脾为里,故主胃。

【直译】 寸口脉大于人迎一倍,应当泻足厥阴肝经而补足少阳胆经,补法取二穴,泻法取一穴,每日针刺一次,必须切按寸口与人迎,以察验病势的进退,如果出现躁动不安的情况,就取上部的经脉,直到脉气平和再止针。寸口脉大于人迎两倍,应当泻足少阴肾经而补足太阳膀胱经,补法取二穴,泻法取一穴,每两日针刺一次,还必须切按寸口与人迎,以察验病势的进退,如果出现躁动不安的情况,就取上部的经脉,直到脉气平和再止针。寸口脉大于人迎三倍,应当泻足太阴脾经而补足阳明胃经,补法取二穴,泻法取一穴,每日针刺两次,还必须切按寸口与人迎,以察验病势的进退,如果出现躁动不安的情况,就取上部的经脉,直到脉气平和,再止针。之所以每日针刺两次,是因为足阳明经主胃,谷气充盛,因此可以每日针刺两次。

【原文】 血气之输,输于诸络[1],气血留居①,则盛而起。

《灵枢·卫气失常》

【校勘】

[1]“输于诸络”:《甲乙》卷六第六作“在于诸络脉”。《千金翼方》卷二十五第一作“在于诸经络脉”。

【注释】

①“气血留居”:“留”、“居”二字同有“止”义,故可演为停滞闭塞之义。《吕氏春秋》圜道:“一不欲留”。高注:“留,滞”,“一有所居则入虚”。高注:“居,犹也。”气血留居,犹言气血滞塞。

【直译】 血气所输,输往诸经的络穴,如果气血滞留壅塞,就会使经气过盛而勃起。

【原文】 春取络脉分肉①何也？春者木始治，肝气始生[1]，肝气急，其风疾，经脉常深，其气少，不能深入，故取络脉分肉间[2]。

《素问·水热穴论》

【校勘】

[1]“肝气始生”：《太素》卷十一《变输》“气”下无“始”字。

[2]“络脉分肉间”：《甲乙》卷五第一上“肉”下有“之”字。

【注释】

①“春取络脉分肉”：此谓针宜浅刺，刺及络脉分肉即可。

【直译】 春天针刺，取络脉分肉之间，是什么道理？春天木气开始当令，在人体，肝气开始发生；肝气的特性是急躁，如变动的风一样很迅疾，但是肝的经脉往往藏于深部，而风邪刚发生，尚不太剧烈，不能深入经脉，所以只要浅刺络脉分肉之间就行了。

【原文】 夏取盛经分腠，何也？夏者火始治，心气始长，脉瘦气弱①，阳气留[1]溢，热熏分腠[2]，内至于经，故取盛经分腠，绝肤而病去者②，邪居浅也。所谓盛经者，阳脉也。

《素问·水热穴论》

【校勘】

[1]“留”：《太素》《甲乙》“留”作“流”。

[2]“热熏分腠”：《甲乙》作“血温于腠”。

【注释】

①“脉瘦气弱”：马莳说，“藏气始长，其脉尚瘦，其脉尚弱。因为心气始长，所以脉气未盛。”

②“绝肤而病去者”：姚止庵说，“夏热气浮，邪居阳分，用针不必太深。‘绝肤’谓但绝（有破义）其皮肤而病邪已去也。”

【直译】 夏天针刺，取盛经分腠之间，是什么道理？夏天火气开始当令，心气开始生长壮大；如果脉形瘦小而搏动气势较弱，是阳气充裕流溢于体表，热气熏蒸于分肉腠理，向内影响于经脉，所以针刺应当取盛经分腠。针刺不要过深只要透过皮肤而病就可痊愈，是因为邪气居于浅表部位的缘故。所谓盛经，是指丰满充足的阳脉。

【原文】 秋取经俞①何也？秋者金始治，肺将收杀[1]，金将胜火，阳气在合，阴气初胜，湿气及体②，阴气未盛，未能深入，故取俞以写阴邪，取合以虚阳邪③，阳气始衰，故取于合。

《素问·水热穴论》

【校勘】

[1]“肺将收杀”:按“杀”疑误,似应作“钦”,“杀”、“钦”形近致误。

【注释】

①“秋取经俞”:张介宾说,“俞应夏,经应长夏,皆阳分之穴。”

②“湿气及体”:初秋是湿土主气,易侵人体。

③“取俞以写阴邪,取合以虚阳邪”:姚止庵说,“肺以太渊为俞,以尺泽为合。”孙鼎宜说:“阳邪,谓六府之邪。”

【直译】 秋天针刺,要取经穴和输穴,是什么道理?秋气开始当令肺气开始收敛肃杀,金气渐旺逐步盛过衰退的火气,阳气在经脉的合穴,阴气初生,遇湿邪侵犯人体,但由于阴气未至太盛,不能助湿邪深入,所以针刺取经的“输”穴以泻阴湿之邪,取阳经的“合”穴以泻阳热之邪。由于阳气开始衰退而阴气位至太盛,所以不取“经”穴而取“合”穴。

【原文】 冬取井荥[1]何也?冬者水始治,肾方闭①,阳气衰少,阴气紧盛[2],巨阳伏沉②,阳脉[3]乃去,故取井以下阴逆,取荥以实阳气③。故曰:冬取井荥,春不鼽衄,此之谓也。

《素问·水热穴论》

【校勘】

[1]“冬取井荥”:金本、胡本、吴本“荥”并作“荥”。

[2]“坚盛”:《太素》作“紧”。

[3]“阳脉”:赵本、朝本“脉”作“气”。

【注释】

①“肾方闭”:姚止庵说,“方闭,谓动冬也,阳衰阴盛,冬至之后,一阳始生。”

②“巨阳伏沉”:足太阳气伏沉在骨。”

③“取荥以实阳气”:姚止庵说,“冬阴寒逆,抑之使下,冬阳气微,实之为贵。”

【直译】 冬天针刺,要取“井”穴和“荥”穴,是什么道理?冬天水气开始当令,肾气开始闭藏,阳气已经衰少,阴气更加坚盛,太阳之气浮沉于下,阳脉也相随沉伏,所以针刺要取阳经的“井”穴以抑降其阴逆之气,取阴经的“输”穴以充实不足之阳气。因此说:“冬取井荥,春不衄”,就是这个道理。

【原文】 于此有人,四支解墯,咳喘血泄,而愚诊之,以为伤肺,切脉浮大而紧[1]愚不敢治,粗工下砭石,病愈多出血,血止身轻,此何物也?子所能治,知亦众多,与此病失矣。譬以鸿飞,亦冲于天。夫圣人之治病,循法守度,援物比类,化之冥冥①,循上及下,何必守经②。

《素问·示从容论》

【校勘】

[1]“切脉浮大而紧”：明抄本“紧”作“虚”。

【注释】

①“化之冥冥”：张介宾说，“握变化于莫测之间，而神无方也。”意思是随机应变。

②“何必守经”：“经”谓“经脉”。

【直译】 在此有这样的患者，四肢懈怠无力，气喘咳嗽而血泄，我诊断了一下，以为是伤肺，诊其脉浮大而紧，我未敢治疗，一个粗律的医生治之以砭石，病愈，但出血多，血止以后，身体觉得轻快，这是什么病呢？你所能治的和能知道的病，已经是很多的了，但对这个病的诊断却错了。医学的道理是非常深奥的，好比鸿雁的飞翔，虽亦能上冲于天，却得不到浩渺长空的边际。所以圣人治病，遵循法度，引物比类，掌握变化于冥冥莫测之中，察上可以及下，不一定拘泥于常法令。

【原文】 其气积于胸中[1]者，上取之；积于腹中者，下取之；上下皆满者，傍取之。

《灵枢·卫气失常》

【校勘】

[1]“中”：周本无。

【直译】 气积聚在胸中的，取上部穴位治疗；气积聚在腹部的，取下部穴位治疗；胸部、腹部都气结胀满的，兼取旁近的穴位治疗。

【原文】 春取络脉诸荥大经分肉之间[1]，甚者深取[2]之，间者浅取之①；夏取诸俞孙络肌肉皮肤之上②；秋取诸合③，余如春法。冬取诸井诸俞之分，欲[3]深而留之。此四时之序，气之所处，病之所舍，脏[4]之所宜。转筋者，立而取之，可令遂已，痿厥者，张[5]而刺之[6]，可令立快也[7]。

《灵枢·本输》

【校勘】

[1]“春取络脉诸荥大经分肉之间”：《甲乙》卷五节一上“取”作“刺”。

[2]“取”：《灵枢·四时气》“取”作“刺”。下“浅取”同。

[3]“欲”：张注本作“故”。

[4]“脏”：疑误，似应作“针”。“针”旧作“箴”。“脏”旧作“藏”，“箴”、“藏”易误。

[5]“张”：孙鼎宜曰，“按(张)当作(偃)，声误。偃、仆义同，仆即卧之义，四肢痿厥，未便坐立，故即卧而取之。”

[6]“刺之”：《甲乙》卷十第三作“引之”。

[7]“转筋者……可令立快也”：钱氏守山阁校本注云，“上文泛论四时刺法，并无穴名，此处独举转筋、痿厥二症，殊不可解。检《甲乙经》转筋四句，别见于八虚受病发拘挛篇，其上文云：从项至脊，自脊已下至十二椎，应手刺之立已。所谓取之、刺之，即指项脊十二椎而言，安得移属此处，盖比篇之末，本有缺文，后人不审其文，谩以四语足之，犹幸有《甲乙经》可据证也。”

【注释】

①“间者浅取之”：间，病轻或病减的意思。病轻浅的，针刺宜浅。

②“夏取诸俞孙络肌肉皮肤之上”：诸俞，即各经腧穴；孙络，即细小的联系于各经间的支络，为络脉的分支。夏天阳盛于外，宜浅刺诸腧孙络。

③“秋取诸合”：合，即各经的合穴。秋天阳气衰少，针刺应取合穴。

【直译】 春天针刺时，应取浅表部位的络脉和各经荥穴以及大筋和肌肉的间隙，比较严重的病要深刺，轻的要浅刺。夏天针刺时，要取十二经的腧穴以及肌肉、皮肤之上的浅表部位。秋天针刺时，应取十二经的合穴，深刺或浅刺与春天针刺的方法一样。冬天针刺时，应取十二经的井穴和脏腑的腧穴，要深刺并且留针。这是四时气候的暖热凉寒的次序，脉气所聚的处所，疾病发生的部位，针刺最为适宜的地方。如果遇到转筋的病证，令患者站立稳定，刺其当取的腧穴，就可使筋伸缩自如。如果遇到四肢偏废的痿厥患者，令患者仰卧，四肢伸开，进行针刺，就可使气血通畅。

【原文】 病在脏者，取之井；病变于色者，取之荥；病时间时甚者，取之输；病变于音者，取之经；经[1]满而血者，病在胃及以饮食不节得病者，取之合[2]，故命曰味主合，是谓五变[3]也。

《灵枢·顺气一日分为四时》

【校勘】

[1]“经”：《甲乙》卷一切二校注云，“经，一作络。”《千金》卷十七第一作“结”。

[2]“取之合”：原作“取之于合”，据《甲乙》卷一第二删“于”字，以与上文律齐。

[3]“变”：周本、日刻本并作“病”，《类经》卷二十同。

【直译】 疾病在五脏的，取井穴针刺；疾病显现在气色上的，取荥穴针刺；病情时轻时重的，取输穴针刺；疾病影响声音变化的，取经穴针刺，特别是在经脉盛满而有瘀血的情况下；疾病在胃，以及由于饮食不加节制所致的病，取合穴针刺。因为胃病及由于饮食不加节制所致的病都与食之五味有关，所以称为味主合。以上就是所谓的五病的针刺法则。

【原文】 从腰以上者[1]，手太阴阳明皆主之；从腰以下者，足太阴阳明皆之①。病在上者下取之，病在下者高[2]取之②，病在头者取之足，病在腰[3]者取之腘③。病生于头者头重，生于手者臂重，生于足者足重。治病者，先刺其病可从生者也④。

《灵枢·终始》

【校勘】

[1]"从腰以上者"：此上原有"故曰"二字，据《太素》卷二十二《三刺》及《甲乙》卷五第五删。

[2]"高"：《针灸问对》卷上引作"上"。

[3]"腰"：原作"足"，据胡本、熊本、周本、统本、金陵本、藏本、日抄本及《太素》卷二十二《三刺》及《甲乙》卷五第五改。

【注释】

①"从腰以上者……足太阴阳明皆主之"：《类经》二十二卷第五十三注，"此近取之法也。腰以上者，天之气也，故当取肺太阳二经，盖肺经自胸行手，大阳经自手上头也。腰以下者，地之气也，故当取脾胃二经，盖脾经自足入腹，胃经自头下足也。"

②"病在上者下取之，病在下者高取之"：《太素》卷二十二《三刺》注，"手太阴下接手阳明，手阳明下接足阳明，足阳明下接足太阴，以其上下相接，故手太阴、阳明有病，宜疗足太阴、阳明，故曰下取之。足太阴、阳明有病，宜疗手太阴、阳明，故曰高取之也。"

③"病在头者取之足，病在腰者取之腘"：《类经》二十二卷第五十三注，"此远取之法也。有病在上而脉通于下者，当取于下。病在下而脉通于上者，当取于上。故在头者取之足，在腰者取之腘。"

④"治病者，先刺其病所从生者也"：《类经》二十二卷第五十三注，"先刺所从生，必求其本也。"

【直译】 腰以上的病，都由手太阴肺经和手阳明大肠经主管；腰以下的病，都由足太阴脾经、足阳明胃经主管。病在上部的，可取下部的腧穴；病在下部的，可取上部的腧穴；病在头部的，可取足部的腧穴；病在腰部的，可取腘部的腧穴。病生于头部，必觉头重；病生于手部的，必觉臂重；病生于足部的，必觉足重，在治疗时，先要分析生病的原因，再行针刺。

【按语】 针灸治病，是根据病情、辨证立法，选穴组方，通过针刺艾灸而发挥治疗作用的。因此，穴位的选取和配伍，是取得疗效的重要环节。在针灸治疗中，要力求达到"简穴疏针"，"效专力求"，首先必须在选穴组方上狠下工夫。由于腧穴有近治、远治和特殊治疗作用，所以临证取穴也有近取、远取和随症取穴等三法可依循。

近取是在受病脏腑、五官、肢体部，就近取穴，实际上就是腧穴所在主治所在的具体运用。如胃病取中院、梁门；肾病取肾俞、志室；肩痛取肩髃、臑俞；膝痛取膝阳关、膝眼；目疾取睛明、承泣、丝竹空……。本法多适用于头、身、四肢体表病痛，但病痛局部有炎症灶或创伤、疤痕或重要器官须避开时，则应避开局部取穴。代之以邻近部位的腧穴，这时大多以穴位与病变部位的经脉分布和沟通与否为依据。近年来，也有人结合神经节段理论来取穴的，口针刺麻醉中，颅骨手术取颧髎、甲状腺手术取扶突；临床治疗内脏疾病取相应的夹脊穴、背俞穴等，实际上还是近取法。

远部取穴，是在受病部位的远距离取穴治疗，如上病下取，下病上取，左病右取，右病左取等。主要依据经脉的相互沟通、络属规律和内能联系。所谓"经脉所过，主治所及"就是这种取穴法的实质。古人有"脏病取其俞"，"腑病取其合"，以及五输穴治疗全身疾病的论述，都是运用肘膝以下穴位治疗头面、五官和内脏疾病的，实为远部取穴的具体运用。但本法又有本经取穴和异经取穴之分，前者全赖明部定经，循经取穴进行治疗，如肺取太渊、鱼际，脾病取太白、三阴交之类；后者则须依据肺腑辨证，参考病因、病机和经脉传变流注规律来配穴组方，如肝气犯胃而致胃气上逆者，除取胃经之足三里，或中脘外，还当取太冲、肝俞以平肝降逆，才能收到标本兼治的效果。这对于许多病情错综复杂的病例的治疗尤其重要。近代也有人根据神经分布远隔取穴，多属于神经丛、干及神经根浅面的穴位，用以治疗该神经支配区的病痛，如手指病则取正中神经上的内关穴或桡神经上的曲池，或臂丛上的颈臂穴等，又如小腿痛，取阳陵泉（腓神经）、委中（胫神经）或环跳（坐骨神经）等。这也是远部取穴。但是这种"神经干"刺法除了治疗四肢痛证有一定疗效外，对于内脏疾患和许多全身代谢性疾病的疗效却难以令人满意，目前临床上仍以脏腑、经络辨证为取穴处方的依据。

至于随症取穴是依据穴位的特殊的治疗作用，如大椎退热，人中苏厥，神门安神，关元壮阳等。掌握了这些特殊作用，即可针对疾病中个别突出症状，选取特效穴位，力缓标急，为进一步治本创造有利条件。现代医学临床中也发现了许多具有特殊作用的穴位，如人迎降血压，内关调整心率，曲池、合谷促进胰岛素分泌，风池可增加脑血流等。也可因症而选用，有助于提高疗效。

配穴主要是为了更好地发挥腧穴主治作用的特点及其相互间的制约或协同作用。《素问・五常致大论》载："病在上，取之下；病在下，取之上；病在中，傍取之"，充分体现了针灸疗法的整体观，在具体选穴配伍上，概括起来有如下几种：

(1)前后配穴法：前指胸腹，后指背腰。前后呼应的取穴，《灵枢・官针》中称为"偶刺"。应用时先以手在胸腹部探明痛点,然后向背腰部划一平行线直对痛点,前后备针刺一针。如胃病,前面取中脘,后面取胃俞即是。

(2)表里配穴法:本法是以脏腑经脉的阴阳表里的关系为配穴依据的。阳经阴经表里相贯,表里配穴能增强穴位的协同作用。如胃病取足三里与公孙;咳嗽取太渊与合谷均是。除了一般表里经穴取用外,古代还特别提出原络配穴法。这是某经的病证,取其本经的原穴为主,配用其表里经的络穴为辅,以原为主,络为客,称为主客原络配穴法。如肺经病取肺经原穴太渊,配用大肠络穴偏历。

(3)上下配穴法:上,指上肢和腰部以上穴;下,指下肢和腰部以下穴。《灵枢·经始》载:"病在上者,下取之;病在下者,高取之;病在头者,取之足;病在腰者,取之腘。"此法选用最广。如胃病,上肢取内关,下肢取足三里;咽喉痛、牙痛,上肢取合谷,下肢取内庭等。

(4)左右配穴法:这是以经络循行交叉的特点为取穴依据的。如胃病取两胃俞,或两足三里等均是。此外,左右交叉取穴是远道取穴法的一种,即左侧病痛,取右侧相对应的穴位,右侧病取左侧相对应的穴位。

(5)远近配穴法:即选穴原则中的"近部选穴"和"远部选穴"配合使用的方法。如胃病取中脘、胃俞等是近取法,取内关、足三里、公孙是近取法。只可将远近两者配合起来使用,但处方必须以切合病情,分清主次为原则。

上述配穴法,是《内经》输穴处方中较为普遍的,也是目前处方配穴的基本方法。在临床上既可单独选用,也可以彼此配合应用。以达到"杂合以治,各得其所宜"(《素问·异法方宜论》)的目的。

第三节　治　疗

一、风证

主要论述了各种风证的症状、辨证和针灸治疗方法。

【原文】 黄帝问曰:余闻风者百病之始也,以针治之奈何?岐伯对曰:风从外入,令人振寒,汗出头痛,身重恶寒[1],治在风府,调其阴阳,不足则补,有余则泻,大风颈项痛,刺风府,风府在上椎①。大风汗出,灸譩譆②,譩譆在背下侠脊傍三寸所,厌③之令病者呼譩譆④,譩譆应手。

从风⑤憎风[2],刺眉头⑤。

《素问·骨空论》

【校勘】

[1]"身重恶寒":《太素》卷十一作"身重恶风寒"。

[2]"憎风":《太素》卷十一作"增风"。

【注释】

①"风府在上椎":风府穴在颈椎第一椎上间,为督脉阳维之会。

②"譩譆(音希)":穴位名。属足太阳经之会,在背部第六胸椎棘突下,离开三寸处,左右各一。

③"厌":《说文》,"厌,大指按也。"即用手指按压其穴位。

④"呼譩譆":呼,呼唤譩譆。呼唤声类似长叹。

⑤"从风":从,由于。张介宾:"病由于风则增风。"

⑥"眉头":指攒竹穴,属足太阳膀胱经,在内眦的上方眉毛内侧端陷中。王冰注:"谓攒竹穴也。在眉头陷者中动脉应手,足太阳脉气所发。"

【直译】 黄帝问道:我听说风邪是许多疾病的起始原因,怎样用针法来治疗?岐伯回答说:风邪从外侵入,使人寒战、出汗、头痛、身体发重、怕冷。治疗用风府穴,以调和其阴阳。正气不足就用补法,邪气有余就用泻法。若感受风邪较重而颈项疼痛,刺风府穴。风府穴在椎骨第一节的上面。若感受风邪较重而汗出,灸一譩譆穴。譩譆穴在背部第六椎下两旁距脊各三寸之处,用手指按压,使患者感觉疼痛而呼出"譩譆"之声,譩譆穴应在手指下疼处。

见风就怕的患者,刺眉头攒竹穴。

【原文】 疾大风,骨节重,须眉堕[1],名曰大风①。刺肌肉为故,汗出百日②,刺骨髓,汗出百日③,凡二百日,须眉生而止针。

病风且寒且热,炅汗出[2],一日数过,先刺诸分理络脉;汗出且寒且热,三日一刺,百日而已。

《素问·长刺节论》

【校勘】

[1]"须眉堕":《太素》卷二十三作"须眉随落"。

[2]"且寒且热,炅汗出":《太素》卷二十三作"且寒且炅"。炅(音迥):火光。此处为热的意思。

【注释】

①"大风":文叫疠风、癞风,即麻风病。

②"刺肌肉为故,汗出百日":使阳分之邪从汗而解。张介宾说:"其浅者,遍腠理,故当刺肌肉为故,所以泄阳分之奇,风从汗散也。"

③"刺骨髓,汗出百日":深刺以除阴分之风邪。张介宾说:"刺深者须取骨髓,所以泄阴分之风奇也。"

【直译】 病因大风侵袭,出现骨节沉重,胡须眉毛脱落,病名为大风。应针刺肌肉，使之出汗，连续治疗一百天后，再针刺骨髓，仍使之出汗，也治疗一百天，总计治疗二百天，直到胡须眉毛重新生长，方可停止针刺。

风邪侵袭人体，出现或寒或热的症状，热则汗出，一日发作数次，应首先针刺各分肉腠理及络脉；若依然汗出且或寒或热，可以三天针刺一次，治疗一百天，疾病就痊愈了。

【原文】 风痉[1]身反折①，先取足太阳及腘中②及血络出血[2]；中有寒[3]，取三里③。

《灵枢·热病》

【校勘】

[1]“风痉”:《甲乙经》卷七、《太素》卷三十均作“风”。“痉”,《说文》载:“痉，强急也。”

[2]“及血络出血”:《太素》卷三十无“出血”二字。“及血络”连下句读。

[3]“中有寒”:《甲乙经》卷七“中”前有“”字。

【注释】

①“反折”:即角弓反张的意思。

②“腘(音国)中”:指膝腘窝的委中穴。

③“三里”:即足阳明胃经的足三里穴。

【直译】 风痉，身体反张，治疗先取足太阳经的委中穴，刺浅表血络出血。内中有寒，兼取足三里穴。

【原文】 有病肾风者，面胕痝然壅①，害于言，可刺不？虚不当刺，不当刺而刺，后五日，其气必至②。其至如何？至必少气时热。时热从胸背上至头，汗出手热，口干苦渴，小便黄，目下肿，腹中鸣，身重难以行③，月事不来，烦而不能食，不能正偃④，正偃则咳甚。病名曰风水⑤，论在刺法中⑥。

《素问·评热病论》

【注释】

①“面胕痝然壅”:胕，音茫。指足及面部浮肿。

②“其气必至”:指因治疗不当，邪气必来，病就要加重。

③“身后难以行”:脾主肌肉，主运化，其经脉行于足，水气内停，泛溢皮肤，故身重难以行。

④“正偃”:仰卧。

⑤“风水”:水肿证之一。因其发病急，肿热快，且以头面为甚，多由风邪引起者。

⑥“论在刺法中”:指论在《素问·水热穴论》篇中。

【直译】 有患肾风的人，面部浮肿，目下壅起，妨碍言语，这种病可以用针刺治疗吗？虚证不能用刺。如果不应当刺而误刺，必伤其真气，使其脏气虚，五天以后，则病气复至而病势加重。病气至时情况怎样呢？病气至时，患者必感到少气，时发热，时常觉得热从胸背上至头，汗出手热，口中干渴，小便色黄，目下浮肿，腹中鸣响，身体沉重，行动困难。如患者是妇女则月经闭止，心烦而不能饮食，不能仰卧，仰卧就咳嗽得很厉害，此病叫风水，在《素问·水热穴论》中有所论述。

【原文】 疠风①者，素[1]刺其肿上，已刺，以锐针针[2]其处，按出其恶气[3]，肿尽乃止。常食方食，无食他食。

《灵枢·四时气》

【校勘】

[1]"素"：《甲乙》卷十一、《太素》卷二十三均作"索"。《甲乙》义长。按索，即一般，或作"须"、"应"解。

[2]"锐针针"：《甲乙》卷十一作"吮"，《太素》卷二十三作"兑针兑"。按"锐"古作"兑"，利也。

[3]"恶气"：《甲乙》卷十一作"恶血"，义长。

【注释】

①"疠风"：指风邪侵入经脉，血气污浊不清，鼻柱败坏，皮肤溃烂。相当于今之"麻风病"。骨关节结核、类风湿等病。《素问·风论》："疠者，有荣气热胕，其气不清，故使其鼻柱坏而色败，皮肤疡溃，风寒客于脉而不去，名曰疠风或名曰寒热。"

【直译】 患麻风病，应多次用针刺其肿胀部位。刺后，用手挤压针刺处，挤出其中的邪毒之气，直到肿消尽为止。平时应吃适宜的食物，不吃禁忌的食物。

【原文】 风逆①暴四肢肿，身漯漯②，唏然③时寒，饥则烦，饱则善变，取手太阴表里，足少阴、阳明之经，肉[1]清[2]④取荥，骨清取井，经也。

《灵枢·癫狂》

【校勘】

[1]"肉"：《甲乙》卷十第二下此下有"反"字。

[2]"清"：熊本、周本、统本、金陵本、日抄本均作"清"，下同。

【注释】

①"风逆"：《类经》二十二卷第五十注，"风感于外，厥气内逆，是为风逆。"

②"身漯漯"：形容身体为被不淋而寒栗发抖。

③"唏然"：形容寒栗时发出的一种唏嘘声。

④"清":寒冷的意思。《广雅·释诂四》:"清,寒也。"《类经》二十二卷第五十注:"清,寒冷也。"

【直译】 外感风邪而厥气内逆的风逆病,症状为突然间四肢疼痛,时而大汗淋漓,时而寒冷得唏嘘不止,饿了则心中烦乱,饱了则多动不安。治疗可取手太阴肺经和手阳明大肠经这表里二经,以及足少阴肾经、足阳明胃经的穴位。如果感觉肌肉寒凉的,取上述各经的荥穴;如果感觉骨里寒凉的,取上述各经的井穴。

【按语】 关于"风证"的记载,在《内经》中依据不同的症状表现有着诸如"风"、"风痉"、"风逆"、"大风"等不同名称。在病因学方面,《内经》是以"外风"学说为主,以"内虚邪中"立论。《灵枢》则认为是真气不足,邪气独留造成的。

风为六淫之一,善行而数变。春季为其主气,但四时皆可发生。每因气候突变,人体不能适应或抵抗力减退时容易发病。《素问·骨空论》开头就说:"风者,百病之始也。"风邪致病,首先侵犯皮毛,然后伤及经络、脏腑,由浅入深,自微而甚。所以《素问·风论》载:"风者,百病之长也,致其变化,乃为他病也,无常方,然致有风气也。"故当避之有时,以防其源。张介宾说:"故圣人之避风,为避矢石者,正以防其微也。"由于风性主动,故临床常以手足麻木,肌肤不仁,口眼歪斜或兼见寒热为其主证。

若人初感风邪,邪客于皮肤肌肉之间,"血气未并,五脏安定",尚未深入脏腑,叫做"微风"。仅表现为肌肉蠕动为虫之微行。这是体虚受风,肌肉被伤,风阳扰动之故。其证多类似"面神经麻痹"或"面肌痉挛"。法当祛风散邪,取颊车、地仓、迎香、合谷等穴治疗。如风邪流连日久,肌肉瞤动,面如虫行。此时,可直取其处刺于分肉之间,以行卫气而散风邪,俾"卫气得复,邪气乃索",邪去则正自安。

风邪伤于人体,阳气内拒,邪正分争,"令人振寒汗出、头痛、身重、恶寒",是邪客太阳经脉,营卫不和所致。风府穴是督脉与阳维脉交会之处,故取风府祛风解表和营卫。如风邪深入,引起"颈项痛"等膀胱经病变,也可用天柱、风府治疗。如风邪进一步深入,损伤阳气,而见"汗出",卫外不固,可用灸法以祛风扶阳。譩譆穴为足太阳膀胱经经穴,故灸之可助卫阳而祛风邪。

此外,由于风邪侵及的部位不同,还有"风逆"、"风痉"、"疠风"(大风)之分。"风逆"是风感于外,厥气内逆所致。证见四肢暴肿,其身漯漯,以致少阴经气随之上逆;风邪浸于四末,因而造成四肢暴肿。身感寒冷为风动寒水之气所致。心肾本应交接共济,此时风伤肾水,所以心气亦虚,故饥饿时烦躁不安。更加风木伤于中焦,脾胃受损,所以饱则善变。其治取肺与太阳二经之穴以驱散风邪;取肾与胃经腧穴,旨在调降这两经冲逆之气,并有滋补肾阴与培补后天生化之源的功效。气血旺盛，自可驱邪外出。若肌肉清冷可取荥穴温补之，以温肌肉之寒；清冷入骨的，盖肾主骨为水脏，取井、经穴。

“风痉”是由风热炽盛，或误汗阳失，以致筋脉失养所致。《内经》说：“风痉身反折，先取足太阳及腘中及血络出血”，以清热救阴。若伴有中焦寒者，治宜取足阳明胃经合穴足之里，以温中祛寒而调胃气。

“疠风（大风）”是由于“风寒客于脉而不去”使“荣气热胕，其气不清”。而证见“鼻柱坏而色败”的病证，疠证在经宜汗，有恶心留滞，宜出血。无论发汗或出血，旨在宣泄在表或在里，在气或在血的邪热毒邪。

所谓风病，一方面是指由外邪或风邪所引起的以恶风寒、发热及游走性多变性的一类病证。另一方面是指由于脏腑功能失调，气血逆乱，筋脉失养所致。现表为眩晕、抽搐、昏仆及口眼歪邪，两目上视等症状的。包括了众多的病证，如现代医学的感冒、破伤风、麻风病、急性肾炎、脑血管疾病、面神经麻痹等。

目前，临床上中医称之为“中风”、“卒中”的脑血管病为多见，脑血管病包括脑出血、脑血栓形成、脑栓塞和脑血管痉挛等，祖国医学认为，中风的发生多因年老体衰，心、肝、肾三脏的气血虚衰，阴阴平衡失调所致。如肝肾阴虚，肝阳上亢，肝火化风，气血上逆，上冲于脑，风痰阻窍，所致的不省人事，瘫痪，为风邪中脏腑，属于重症；如风痰阻滞所致的口眼歪斜，半身不遂，为风邪中经络，属于轻症。在某些情况下，二者可以相互转化。针灸治疗对于中脏腑之闭证，以开窍、泄热和降气为主，取人中、百会、十二井、太冲、风池、涌泉、内关、合谷和丰隆等穴，行泻法，给以强刺激，但也有轻刺激不留针的。对于脱证，以回阳固脱为生，取神阙、气海、关元和大敦等穴，行补法；阳欲脱者，采用灸法；急性期一般采用西医结合治疗。对于脑出血患者，在针治过程中要按时测血压，如血压有明显变化者，应谨慎操作，必要时可暂停针刺。

二、胀证

主要论胀证的病因病机与诊断治疗的常法。

【原文】 卫气之在身也，常然并脉循分肉[1]，行有逆顺，阴阳相随，乃得天和，五脏更始[2]，四时循序[3]，五谷乃化。然后[4]厥气在下，营卫留止，寒气逆上，真邪相攻，两气相搏[5]，乃合[6]为胀也。

《灵枢·胀论》

【校勘】

[1]“常然并脉循分肉”：《甲乙》卷八无“然”字。《太素》卷二十九作“常并脉循分”。

[2]"五脏更始":《甲乙经》卷八作"五脏皆治"。《太素》卷二十九作"五脏更治"。

[3]"四时循序":《甲乙》卷八作"四时皆叙"。《太素》卷二十九作"四时有序","叙"同"序"。

[4]"然后":《甲乙》卷八作"然而"。

[5]"相搏":《甲乙》卷八、《太素》卷二十九均作"相薄"。

[6]"乃合":《甲乙》卷八作"乃舍"。

【直译】 卫气在身体里,一般情况下与经脉并行于分肉之间,运行有顺有逆,阴阳和谐,这样才能与自然界协调,使五脏之气正常交替,四季之气循序运转,五谷入体后很好地被消化成精华以养人。然而,如果厥逆之气在下,营卫之气运行迟滞,寒气上逆,真气邪气互相纠缠,真、邪两气相搏,就会生成胀病。

【原文】 营气循脉,卫气逆[1]为脉胀;卫气并脉循分为肤胀[2],三里而泻[3],近者一下,远者三下,无问虚实,工在疾泻。

《灵枢·胀论》

【校勘】

[1]"卫气逆":《太素》卷二十九无此三字。

[2]"卫气并脉循分为肤胀":《甲乙》卷八作"卫气并血脉循分肉为肤胀"。

[3]"三里而泻":《甲乙》卷八第三作"取三里泻之"。

【直译】 营气顺脉而行引发的胀病是脉胀,卫气与经脉并行于分肉间引发的胀病是肤胀。针治时,取三里穴,用泻法,患病时日少的可以针泻一次,得病时间长的可针泻三次。不论胀病是虚证还是实证,取得效果的关键在于迅速采用泻法。

【原文】 夫心胀者,烦心短气,卧不安[1];肺胀者,虚满而喘咳[2];肝胀者,胁下满而痛引小腹;脾胀者,善哕[3],四肢烦悗[4],体重不能胜[5]衣,卧不安[6];肾胀者,腹满引背,央央①然[7]腰髀痛。

《灵枢·胀论》

【校勘】

[1]"卧不安":《甲乙》卷八作"卧不得安"。

[2]"咳":《脉经》卷六"咳"后有"逆倚息,目如脱状,其脉浮"十字。

[3]"善哕":《甲乙》卷八作"苦哕"。《太素》卷二十九作"喜哕"。

[4]"四肢烦悗":《甲乙》卷八作"四肢闷"。《太素》卷二十九作"四支急"。

[5]"胜":《甲乙》卷八、《太素》卷二十九、《脉经》卷六均无此字。

[6]"卧不安":《甲乙》卷八、《脉经》卷六、《太素》卷二十九均无此三字。

[7]“央央然”:《甲乙》卷八作“怏怏然”。《太素》卷二十九作“快然”,连下句读。

【注释】

①“央央”:闭闷不畅。

【直译】 心胀的症状是心烦气短,睡卧不安。肺胀的症状是体虚,胸满,气喘咳嗽。肝胀的症状是胁下胀满,疼痛,连及小腹也疼痛。脾胀的症状是常常呃逆,四肢不安,全身肿胀沉重而穿不上衣服,睡卧不安。肾胀的症状是腹部胀满,牵引背部不舒服,腰髀部疼痛。

【原文】 胃胀者,腹满,胃脘痛[1],鼻闻焦臭,妨于食,大便难;大肠胀者,肠鸣而痛濯濯[2]①,冬日重感于寒,则飧泄食不化[3];小肠胀者,少腹䐜胀[4],引腰[5]而痛;膀胱胀者,少腹而气癃[6];三焦胀者,气满于皮肤中[7],轻轻然[8]而不坚[9];胆胀者,胁下痛胀,口中苦,善太息。

《灵枢·胀论》

【校勘】

[1]“胃脘痛”:《太素》卷二十九作“胃管痛”。

[2]“濯濯”:《脉经》卷六第八、《千金》卷十八第一并无。

[3]“则飧泄食不化”:《甲乙》卷八作“则泄不化”。《太素》卷二十九作“则泄食不化”。《太素》义长。

[4]“少腹䐜胀”:《甲乙》卷八作“小肠胀䐜”。

[5]“引腰”:《脉经》卷六、《千金》卷十四均作“腹”。

[6]“少腹而气癃”:《甲乙》卷八作“小腹满而气癃”。

[7]“中”:《脉经》卷六第十一、《千金》卷二十第四并无。

[8]“轻轻然”:《甲乙》卷八、《太素》卷二十九均作“㲉㲉然”。

[9]“不坚”:《脉经》卷六作“坚不痛”。

【注释】

①“濯濯(音卓)”:肠鸣的声音。

【直译】 六腑胀的症状分别是:胃胀的症状,腹中胀满,胃脘疼痛,鼻子总闻到焦味,妨碍饮食,大便困难。大肠胀的症状是肠鸣且疼痛,一受寒,就会发生完谷不化的飧泄。小肠胀的症状是小腹胀满,连及整个腹部疼痛。膀胱胀的症状是少腹胀,小便不通。三焦胀的症状是气充满皮肤而肿胀,用手按感觉空而不坚。胆胀的症状是胁下疼痛、发胀,口苦,经常叹气。

【原文】 凡此诸胀者,其道在一,明知逆顺,针数不失①。泻虚补实,神去其室②,致邪失正,真不可定,粗之[1]所败,谓之天命;补虚泻实,神归其室,久塞其空③，谓之良工。

《灵枢·胀论》

【校勘】

[1]"之"：《甲乙》卷八第三作"工"，似是。

【注释】

①"针数不失"：数，此指技术。掌握针灸技术而言。

②"神去其室"：神，精神气血。室，内守之处。意即神气离开其内守之处。

③"久塞其空"："空"同"孔"，此指皮肤孔窍而言。本句意为经常保持皮肤孔窍致密。《灵枢集注》注："塞其空者，外无使经脉肤腠疏空，内使脏腑之神气充足。"

【直译】 以上这些胀病，治疗的原理都一样，只要清楚地了解气行的顺逆与胀病的关系，针刺的道理不出错就行了。如果虚证用泻法，实证用补法，就会使神气离散，导致邪气侵入，正气削弱，真气不能安定，出现这种情况就是由粗陋的医生所致的，称为夭命。如果虚证用补法，实证用泻法，就会使神气安藏，正气充塞人身孔穴，达到此种效果可称为好医生。

【原文】 肤胀者，寒气客于皮肤之间。鼟鼟[1]然不坚，腹大，身尽肿，皮厚[2]，按其腹，窅而不起[3]，腹色不变，此其候也。

《灵枢·水胀》

【校勘】

[1]"鼟鼟(kong 音空)"：鼓志。《甲乙》卷八、《太素》卷二十九、《千金》卷二十、《外台》卷二十均作"彀彀"。

[2]"皮厚"：《甲乙》卷八作"皮肤厚"。

[3]"窅而不起"：《甲乙》卷八作"腹陷而不起"。

【直译】 肤胀是寒气滞留于皮肤里边，叩击病部，响如鼓声，内里不坚实，腹部胀大，全身尽肿，皮厚，按压腹部，深陷不起，腹部皮色没有变化。这就是肤胀病的证候。

【原文】 鼓胀……腹胀身皆大[1]，大与肤胀等也[2]，色苍黄，腹筋[3]起，此其候也。……先泻其胀之血络[4]；后调其经，刺去其血络也[5]。

《灵枢·水胀》

【校勘】

[1]"腹胀身皆大"：《甲乙》卷八作"腹身皆肿大"。《太素》卷二十九作"腹身皆大"。

[2]"大与肤胀等也"：《甲乙》卷八作"如肤胀等"。

[3]“腹筋”:《甲乙》卷八校语谓“一本作脉。”《太素》卷二十九作“腹脉”。

[4]“先泻其胀之血络”:《甲乙》卷八、《太素》卷二十九均作“先刺其腹之血络”。

[5]“刺去其血络也”:《甲乙》卷八、《太素》卷二十九均作“亦刺去其血脉”。

【直译】 鼓胀……腹部鼓胀,全身肿大,与肤胀相同,皮肤呈青黄色,腹部青筋暴起。这就是鼓胀病的证候……先用泻法针刺肿胀部位的血络,然后调理其经脉,但应以针刺血络为主。

【原文】 足太阴之别,名曰公孙。去本节之后一寸,别走阳明;其别者,入络肠胃……虚则鼓胀,取之所别也。

《灵枢·经脉》

【直译】 足太阴脾经的别出络脉,名叫公孙。在足大趾本节后一寸处,别走足阳明胃经的经络;它的别行之脉,上行入腹,络于肠胃……属虚的,会出现腹胀如鼓。治疗时,应取本经别出的公孙穴。

【原文】 三焦病者,腹气满[1],小[2]腹尤坚[3],不得小便,窘急,溢则水,留即为胀[4]。候在足太阳之外大络,大[5]络在太阳少阳之间,亦见于脉[6],取之委阳[7]。

《灵枢·邪气脏腑病形》

【校勘】

[1]“腹气满”:《甲乙》卷九作“腹胀气满”。

[2]“小”:《甲乙》卷九、《太素》卷十一均作“少”。

[3]“坚”:《甲乙》卷九“坚”前有“甚”字。

[4]“溢则水,留即为胀”:《甲乙》卷九、《太素》卷十一均作“溢则为水,留则为胀”。

[5]“大”:《甲乙》卷九、《太素》卷十一均无此字。

[6]“亦见于脉”:《脉经》卷六作“赤见于脉”。

[7]“委阳”:《甲乙》卷九第九作“委中”。

【直译】 三焦发病,腹胀气满,小腹结硬,小便不通,感到窘迫难受,水溢于皮肤就成为水肿,留在腹部就成为胀病。三焦病候会呈现在足太阳外侧的大络上,这大络在太阳经和少阳经之间,如三焦有病,此脉即呈红色,可取委阳穴进行治疗。

【原文】 胀取三阳①。

《灵枢·九针十二原》

【注释】

①“三阳”:足三阳经,即足太阳膀胱经、足阳明胃经、足少阳胆经。

【直译】 凡患腹胀疾病，应取足三阳经(即胃、胆、膀胱)。

【原文】 胀论言无问虚实[1]，工在疾泻，近者一下，远者三下。今有其三而[2]不下者，其过焉在？此言陷于肓①而中气穴②者也。不中气穴，则气内闭[3]；针[4]不陷肓，则气不行。上[5]越中肉，则卫气相乱，阴阳相逐[6]。其于胀也，当泻不泻[7]，故气不下，三而不下[8]，必更其道，气下乃止，不下复始[9]，可以万全，乌有殆者乎？其于胀也，必审③其胗[10]，当泻则泻，当补则补，如鼓[11]应桴，恶有不下者乎？

《灵枢·胀论》

【校勘】

[1]"胀论言无问虚实"：《太素》卷二十九《胀论》"言"下有"曰"字。

[2]"而"：胡本、熊本、统本、金陵本、明本并作"下"。

[3]"则气内闭"：《甲乙》卷八第三"则"作"而"，"闭"下有"藏"字。

[4]"针"：《甲乙》卷八第三无。

[5]"上"：《太素》卷二十九《胀论》作"不"

[6]"逐"：《太素》卷二十九《胀论》作"逐"，《甲乙》卷八第三作"逆"。

[7]"当泻不泻"：《甲乙》卷八第三"当泻"下有"而"字。

[8]"三而不下"：《甲乙》卷八第三无。

[9]"始"：《甲乙》卷八第三作"起"。

[10]"胗"：《太素》卷二十九《胀论》《甲乙》卷八第三并作"诊"。周学海曰："胗，即诊也。诊，即证也，即五脏六腑之胀形也。"

[11]"鼓"：《甲乙》卷八第三、《太素》卷二十九《胀论》此下并有"之"字。

【注释】

①"肓"：此处是指肌肉间的空隙。

②"气穴"：针刺的穴位。

⑧"审"：慎重的意思。

【直译】 本篇前面讲治胀病不问虚实，取得疗效的关键在于迅速采用泻法，得病时日少的刺泻一次，得病时间长的刺泻三次，但现有刺泻三次而胀不消退的情况，治疗的失误在哪里呢？这里所说的刺泻是指刺到皮下肉上之膜，而且要刺中发胀的气穴。如果刺不中发胀的气穴，就会使胀气内闭不出。如果刺不到皮下肉上之膜，就会使经气不行。如果针刺不中皮下肉上之膜而仅刺入分肉之间，就会导致卫气乱行，阴阳相争。治疗胀病，应当速泻而没有采用泻法，胀气就不会消退。三次刺泻而胀气不泻，就一定要改变穴位针刺，直到胀气消退为止。如果胀气不消，再重新开始针刺，这样可保证治愈，怎么会有危重的病情呢？治疗胀病，一定要仔细观察胀病的症状，应当泻的就采用泻法，应当补的就采用补法，就如同鼓应槌而响一样，哪里还会有胀不消退的道理呢？

【原文】 腹暴[1]满，按之不下，取手[2]太阳经络[3]者，胃之募①也[4]，少阴俞②去脊椎三寸傍五，用员利针[5]。

《素问·通评虚实论》

【校勘】

[1]“暴”：此后《甲乙》卷九第七有“痛”字。

[2]“手”：《甲乙》卷九第七、《太素》卷三十《刺腹满数》均无。

[3]“络”：此后《甲乙》卷九第七有“血者”二字。

[4]“胃之募也”：《甲乙》卷九第七作“则已”。

[5]“针”：此后《甲乙》卷九第七有“刺已如食顷，久立已，必视其经之过于阳者数刺之”二十字。

【注释】

①“胃之募”：指足阳明胃经的募穴中脘。

②“少阴俞”：即肾俞穴。

【直译】 腹部突然胀满，按之不减，应取手太阳经的络穴，即胃的募穴和脊椎两旁三寸的肾俞穴各刺五次，用员利针。

【原文】 胗络①季胁引少腹而痛胀，刺譩譆。

《素问·骨空论》

【注释】

①“胗络”：胗，肋梢。胗络，肋梢的络脉。

【直译】 从络季胁牵引到少腹而痛胀的，刺譩譆穴。

【按语】 胀证，又称鼓胀、单腹胀、胀病，是以腹部膨大胀满为主证的一类证。本病的成因是由于“厥气在下，营卫留止，寒气逆上，真邪相攻，两气朽搏，乃合为胀也”（《灵枢·胀论》）。

由于卫营之气运行于人体各脏腑组织之中，故胀证的发病可涉及五脏六腑。《灵枢·胀论》曰：“夫气之令人胀也，在于血脉之中耶，脏腑之内乎？……三者皆存焉”。由于气机阻滞，血行不利，胀病可发生于气分血分以及各脏腑器官之中，在临床上对胀证既要明辨病变所在之处，又要分清虚实。《灵枢·胀论》说，“脉之应于寸口……其脉大坚以涩者，胀也……阴为脏，阳为腑。”脉大而坚者邪实，病在六腑，属阳；脉涩而小者为血虚，病在五脏，属阴。临床上必须脉证合参，才能处理得当。

经文关于胀病的治疗，在于分辨阴阳虚实的基础上施治。胀病初起，正气未伤，其治在泻。如《灵枢·胀论》说："无问虚实，工在疾泻，若病日久，正气渐衰"，则应掌握"补虚泻实"的原则，当补则补，当泻则泻，"俾使神归其室，久塞其空"，胀病悉除。《灵枢·水胀》指出："先泻其胀之血络，后调其经，刺去其血络也。"如病在气分，其邪尚浅，可根据"病在气，调之卫"的原则，先泻其络脉；如病邪深入至经脉，当根据"血有余，则泻其盛经，出其血"的原则，而"调其经，刺去其血络也"。

现在一般认为本病是由于饮酒过多，饮食不节，房室劳倦，情志所伤，血吸虫感染可致肝、脾、肾三脏皆病，气、血、水等瘀结于腹内，以致腹部日渐胀大而成鼓胀。本病多见于现代医学的各型肝硬化、结核性腹膜炎、黑热病、血吸虫病、疟疾以及腹腔内恶性肿瘤等病的晚期。临床上针灸治疗时分气鼓、水鼓、血鼓施治。气鼓：取足厥阴、阳明，任脉经穴，针用泻法，选膻中、中脘、气海、足三里、太冲等穴；水鼓取足太阴、少阴，任脉经穴为主，背俞为辅，针用泻法，背俞水分宜灸，选脾俞、肾俞、水分、复溜、公孙等穴；血鼓取肝脾募穴及任脉经穴为主，针用泻法，选期门、章门、石门、三阴交等穴。治疗时对病情严重者应综合治疗，并应与肾炎水肿作鉴别。

三、积聚

主要论述了胸腹、下腹及少腹各种症瘕积聚的病机、症状和针灸治疗及其注意事项。

【原文】 病在少腹有积[1]，刺皮髓[2]以下，至少腹而止；刺侠脊两傍四椎间①刺两髂髎②季胁肋间③，导腹中气热下已。

《素问·长刺节论》

【校勘】

[1]"病在少腹有积"：《太素》卷二十三作"病在小肠者有积"。

[2]"刺皮髓"：《太素》卷二十三作"刺腹齐"。马莳说："内经中有应用旁者每以骨旁代之，有应用骨旁者每以肉旁代之，则髓可作腯。"张介宾说："当作皮骺……骺，骨端也。……盖谓足厥阴之章门、期门二穴，皆可横皮肋骨之端也，及下至小腹而止者，如足阳明之天枢、归来，足太阴之府舍、冲门，足少阴之气穴、四满皆主奔豚积聚等病。"新校正云："皮髓应作皮骺，骺，骨端也，谓齐正横骨之端。"全元起本作"皮髓"，注："齐傍埵起也。"

【注释】

①"侠脊两傍四椎间"：马莳，"乃手厥阴心包络之俞也。"按《甲乙》无此穴。王冰说："据经无输。"张介宾说："此足太阳之厥阴俞，手心主脉气所及也。按'脉

要精微论’曰：心为北藏，小肠为之使，故曰少腹当有形也。’然则厥阴俞，能主少腹之疾无疑。”张说虽属有据，但古经夫此输而反取之者，实鲜，待考。

②“髂髎”：即居髎穴。

③“季胁肋间”：张介宾说，“季胁肋间，京门也。”

【直译】 病在少腹而有积聚，应刺腹部皮肉丰厚之处以下的部位，向下直到少腹为止；再针第四椎间两旁的穴位和髂骨两侧的居髎穴，以及胁肋间的穴位，以引导腹中热气下行，则病可以痊愈。

【原文】 卫气之留于腹中[1]，稸[2]积不行①，苑蕴[3]不得常所②，使人支胁胃中满[4]，喘呼逆息者，何以去之……其气积于胸中[5]者，上取之；积于腹中者，下取之；上下皆满者，傍取之。……积于上者[6]，泻人迎[7]、天突、喉中③；积于下者，泻三里与气街；上下皆满者，上下[8]取之，与季胁之下[9]一寸④；重者[10]，鸡足取之⑤，诊视其脉大而弦[11]急，及绝不至者，及腹皮急[12]甚者，不可刺也。

《灵枢・卫气失常》

【校勘】

[1]“卫气之留于腹中”：《甲乙》卷九第四“气”下无“之”字。“腹”作“脉”。按：“腹”上疑脱“胸”字，以下“积于胸”、“积于腹”证之，则其脱显然。

[2]“稸”：原作“搐”。据马注本、张注本、荧校本及《甲乙》卷九第四改。

[3]“苑蕴”：马注本、张注本“苑”并作“菀”。按：“苑”、“菀”二字虽通，但以作“菀”为是。《诗经・小雅・都人士》：“我心苑结。”《释文》：“苑作菀。”“菀”、“蕴”二字可互训，即蕴结之义。

[4]“支胁胃中满”：《甲乙》卷九第四作“榰胁中满”。

[5]“中”：周本无。

[6]“者”：原脱，据《甲乙》卷九第四补。按：有“者”字，与下“积于下者”名法一致。

[7]“人迎”周本、张注本、荧校本“人”并作“大”。《纲目》卷二十七《喘类》引“人”亦作“大”。

[8]“下”：《甲乙》卷九第四此下有“皆”字。

[9]“下”：《甲乙》卷九第四此下有“深”字。

[10]“重者”：疑此二字，与上文“与季胁之下一寸”误倒。连上下文当做“上下皆满者，上下皆取之；重者，与季胁之下一寸，鸡足取之”。文义方含，否则，上下皆满者，与上下皆满之“重者”无别矣。

[11]“弦”：《甲乙》卷九第四作“强”。

[12]“急”：《甲乙》卷九第四作“绞”。按：“急”、“绞”义同。《论语・泰伯》：

“直而无补则绞。”郑注：“绞，急也。”

【注释】

①“稸积不行”：慧琳《音义》六十五引《仓颉》篇：“稸聚也，积也。”稸积不行，是形容卫气的运行受到阻碍，积聚而不能畅行。

②“菀蕴不得常所”：形容卫气郁结而不能运行到所应该运行的部位。

③“喉中”：指廉泉穴。

④“与季胁之下一寸”：指章门穴而言。

⑤“鸡足取之”：指上取人迎、天突、喉中，下取三里、气街，中取章门，上、中、下三取之，若鸡足之分三岐。

【直译】 卫气滞留在腹内，蓄积聚藏而不运转，无法到达它平常周流循行之处，使人支胁中满，喘息气逆，怎样消除这些病状呢？……气积聚在胸中的，取上部穴位治疗；气积聚在腹部的，取下部穴位治疗；胸部、腹部都气结胀满的，兼取旁近的穴位治疗……气聚积在胸部的，当针泻人迎、天突、喉中各穴；气聚积在腹部的，针泻三里、气街；胸部、腹部都气结胀满的，取治在上的人迎、天突、喉中，在下的三里、气街，以及中部季胁下一寸处的章门穴；胀满严重的，则用鸡足形取穴法就前举上中下各穴刺治。经诊视，如果患者的脉象大而弦急、脉绝不至及肚皮过于绷紧，则不可进行针刺。

【原文】 石瘕生于胞中，寒气客于子门，子门[1]闭塞，气不得通[2]，恶血当泻不泻，衃以留止[3]①，日以[4]益大，状如怀子，月事不以时下[5]皆生于女子，可导而下②。

《灵枢·水胀》

【校勘】

[1]“门”：《千金》卷二十一第四、《普济方》卷一百九十一《水病门总论》并作“宫”。

[2]“气不得通”：《太素》卷二十九《胀论》《甲乙》卷八第四并无“得”字。《卫生宝鉴·石瘕论》引作“使气不通”。

[3]“衃以留止”：《甲乙》卷八第四“衃以”作“血衃乃”。《素问·病机气宜保命集》“衃”作“因”。

[4]“以”：《卫生宝鉴·石瘕论》引作“久”。

[5]“月事不以时下”：熊本、日抄本“下”并作“不”，属下读。《素问·病机气宜保命集》作“月事不时”。

【注释】

①“衃（胚）以留止”：《说文》，“衃，凝血也。”《类经》十六卷第五十七注：“衃，

凝败之血也。”衃以留止，就是败恶凝聚之血停留在内的意思。

②“可导而下”：有两种解释，一种认为是用导血之剂下之。另一种，认为导是会导药，其病在胞中，故用坐药以导下之。

【直译】 石瘕病起于子宫，寒气滞留于子宫口，子宫闭塞，气不能畅通，应排泄的恶血无法排泄，因而凝结滞留于内，而且一天比一天增大，样子像是怀了胎儿，月经也不能按时来潮。得这种病的都是妇女，可用通利的方法将凝聚的恶血去除。

【原文】 男子如蛊①，女子如阻[1]，身体腰脊如解，不欲饮食，先取涌泉见血，视跗上盛者，尽见血也。

《灵枢·热病》

【校勘】

[1]“阻”：原作“怚”。据《甲乙》卷八第一上、《千金》卷三十《针灸下杂病七》及张志聪“怚”当做“阻”。女子如阻者，如月经之阻隔也。

【注释】

①“蛊(古)”：病名，蛊胀病。此处的“蛊”字，是指病邪深入于肾而导致疝瘕之类的病。《素问·玉机真脏论》说：“脾传之肾，病名曰疝瘕，少腹冤热而痛，出白，一名曰蛊。”

【直译】 男子如果患了蛊病，女子如果患了妊娠恶阻之病，身体腰脊懈怠无力，不思饮食，治疗先取涌泉穴，刺之出血，再观察脚面上血盛的络脉，略微刺其出血。

【按语】 积聚是指腹内结块，或胀或痛的一种疾病。积证和聚证病机和病情不同。积为有形，固定不移，痛有定处，病属血分，是属脏病。聚为无形，乍聚乍散，痛无定处，病属气分，是属腑病。积证形成的时间长，病情较重，治疗较难；聚证病程较短，病情较轻，治疗较为容易。积聚之证，虽然按其性质有为积为聚之别，但临床所见，每有先因气聚，日久血瘀成积者。因此，两者似难绝对划分，故前人每以积聚并称。西医学中，凡多种原因引起的肝脾肿大、增生型肠结核、腹腔肿瘤等，多属“积”之范畴；胃肠功能紊乱、不完全性肠梗阻等原因所致的包块，则与“聚”关系密切。

本病的发生或因七情郁结，气机郁滞，甚则瘀血内停；或由饮食内伤，致肝脾受损，痰滞交阻；或由寒温失调，脏腑失和，正虚瘀凝所致。这些原因并不是孤立的，而是相互交错相互联系的。正如《灵枢·百病始生》所云：“卒然外中于寒，若内伤于忧怒，则气上逆，气上则六输不能，温气不行，凝血蕴里而不散，津液涩渗，着而不去，而积结成点。”因此内有痰食之积，或内伤七情，外有风寒之邪，内外合邪,尤易导致积聚之证。

本病根据病情变化,大致初病多实,久病多虚。一般以积块软而不坚,正气未伤为初期,积块坚硬,正气大伤为末期。本节经文关于积聚的针刺治疗,要求视积聚之所在部位而定。《灵枢·卫气失常》说:“其气积于胸中者,上取之;积于腹中者,下取之;上下皆满者,傍取之。……积于上者,泻人迎、天突、喉中;积于下者,泻三里与气街;上下皆满者,上下取之,与季胁之下一寸;重者,鸡足取之。诊视其脉大而弦急,及绝不至者,乃腹皮急甚也不可刺也。”若气积于胸中者,表现为喘呼逆息,应上取人迎、膻中、天突、廉泉以泄肺气之壅滞;气积在腹中者,证见脘腹胀满,胁肋撑胀,应取足阳明胃经之气冲、足三里及中脘以疏泄胃肠气滞。《素问·长刺节论》说:“病在少腹有积,刺皮骺以下,至少腹而止,刺侠脊两傍四椎间,刺两髋髎季胁肋间,导腹中气热下已。”由此可见,少腹为足厥阴肝经所循。肝与胆互为表里,气积少腹,应针刺居髎、章门以行气活血,佐以局部腧穴,或取天枢、归来;或取府舍、冲门,或取气海、四满,皆因其积所在而调之,以化血行瘀。气积于胸腹。“上下皆满者”应上下皆取,先刺其上,后刺其下,还应根据“病在中者傍取之”的原则,选取章门,因章门为脏之会穴,泻之可疏泄五脏气机的壅塞。对于病情重的,可用鸡足刺法(即《官针》篇合谷刺)以通调中焦之气机,以达到气行结散的目的。

四、噎膈

主要论述了噎膈的症状及治疗。

【原文】 隔塞闭绝,上下不能,则暴忧之病也。

《素问·通评虚实论》

【直译】 凡是郁结不舒,气粗上下不通,都是暴怒或忧郁所引起的。

【原文】 气为上膈①者,食饮[1]入而还出……虫为下膈②,下膈者,食晬时③乃出。

《灵枢·上膈》

【校勘】

[1]“食饮”:《甲乙》卷十一第八无“饮”字,重“食”字。

【注释】

①“上膈”:食后即吐的噎膈证,俗称膈食。膈,指膈膜上下,塞不能。《太素》卷二十六《虫痈》注:“鬲(膈),痈也。气之在于上管(脘),痈而不通,食入还即吐出。”

②“下膈”:食后经一定时间,仍复吐出的病证,属反胃之类,但这里是指虫痈

为主因的一种膈证。

③“晬时”：即一周时，亦即二十四小时。

【直译】 因为气郁而形成上膈证的，吃进东西去随即又呕吐出来……因为有虫而形成下膈证，下膈这种病，是吃过东西一昼夜之后才吐出。

【原文】 脾脉急甚为瘛瘲；微急为膈中[1]①，食饮[2]入而还出，后沃沫②。

《灵枢·邪气脏腑病形》

【校勘】

[1]“微急为膈中”：《太素》卷十五《五脏脉诊》《甲乙》卷四第二上、《千金》卷十五第一“隔”并作“鬲”。按：《说文》无“膈”字，古作“鬲”。《脉经》卷三第三“膈”作“脾”，“中”下有“满”字。《中藏经》卷上第二十六“为膈中”作“则胸膈中不利”。

[2]“饮”：《中藏经》卷上第二十六无。

【注释】

①“膈中”：食入即吐的病，叫做膈中。《太素》卷十五《五脏脉诊》注：“鬲中，当咽冷，不受食也。”

②“后沃沫”：是大便下冷沫。《太素》卷十五《五脏脉诊》注：“大便沃冷沫也。”

【直译】 脾脉急甚的，为瘛瘲病，会手足抽搐；微急的，为膈中，会发现进食后又吐出来，大便下厚沫。

【原文】 饮食不下，膈塞[1]不通，邪在胃脘。在上脘，则刺[2]抑而下之，在下脘，则散而去之①。

《灵枢·四时气》

【校勘】

[1]“塞”：《素问·至真要大论》新校正引《甲乙》文作“咽”。

[2]“刺”：《甲乙》卷九第七及《普济方》卷三十五并无，似是。

【注释】

①“在上脘……则散而去之”：病在上脘，则针刺上脘，以抑降上逆的胃气；病在下脘，则当温散停积的寒滞。

【直译】 如果患者饮食不入，膈膜阻塞不通，这是病邪在胃脘的症状。病邪在上脘则刺上脘之穴，抑制病邪而使上逆之气下降；若病邪在下脘，则刺下脘之穴来消散祛除病邪。

【原文】 黄帝曰：刺之奈何？岐伯曰：微按其痈，视气所行①，先浅刺其傍，稍内②益深，还而刺之，毋过三行，察其浮沉[1]③，以为浅深[2]，已刺必熨，令热入中，日使热内④，邪气益衰，大痈乃溃。伍以参禁[3]，以除其内⑤；恬憺⑥无为，乃能行气，后以咸苦[4]，化谷乃下⑦矣。

《灵枢·上膈》

【校勘】

[1]“浮沉”：原作“沉浮”，据《甲乙》卷十一第八改，与“深”协韵。

[2]“浅深”：原作“深浅”，据《甲乙》卷十一第八改，与“沉”协韵。

[3]“伍以参禁”：《太素》卷二十六《虫痈》作“以参伍禁”。《甲乙》卷十一第八“伍”作“五”。

[4]“后以咸苦”：《甲乙》卷十一第八“以”作“服”，“咸”作“酸”。《太素》卷二十六《虫痈》同。

【注释】

①“视气所行”：指通过按诊，以观察病气发展的动向。《太素》卷二十六《虫痈》注：“以手轻按痈上以候其气，取知痈气所行有三：一欲知痈气之盛衰；二欲知其痈之浅深；三欲知其刺处之要，故按以视也。”

②“内”：同“纳”。《说文·入部》：“内，入也。”

③“浮沉”：指浅深。《太素》卷二十六《虫痈》注：“沉浮，浅深也。察痈之浅深，以行针也。”

④“热内”：即“热入”。

⑤“伍以参禁，以除其内”：伍，配伍。参，参合。互相配合参考，通称“参伍”。《太素》卷二十六《虫痈》注：“参伍，揣量也。”“伍以参禁，以除其内”，是指治疗应与护理互相配合，使饮食起居调养得宜，勿犯禁忌，以免致病因素再伤内脏。《类经》卷二十二第四十八注：“三相参为参，五相伍为伍。凡食息起居，必参伍宜否，守其禁以除内之再伤。”

⑥“恬憺”：心情安静。

⑦“后以咸苦，化谷乃下”：《类经》卷二十二第四十八注，“咸从水化，可以润下软坚；苦从火化，可以温胃，故皆能下谷也。”

【直译】 以手轻轻按痈，诊察痈气的行往之处及盛衰、深浅等情况，而后先浅刺痈的旁侧，针渐渐由浅而深，而且绕痈周环而刺，不得超过三遍，视痈之沉浮，以决定进针的深浅。针刺之后，一定要用温熨法，使温热入于内部。天天使温入内，则寒邪之气日益衰退，大痈就会溃烂化脓。这时，综合日月四时等气候情况及患者身体内部状况，注意不要违犯针刺禁忌，用泻法排除患部的脓血；患者本人还须保持心境的安恬淡泊，这样才能使正气畅行。然后再服用含有酸味、苦味的食品、药物以助谷物的消化，则痈即除去，下膈证愈。

【按语】 噎，噎塞，指吞咽之时梗噎不顺；膈，格拒，指饮食不下，或食入即吐。二症可单独出现,也可同时出现,故往往噎膈并称。

《素问·通评虚实论》说:"膈塞闭绝,上下不通,则暴忧之病也。"可见本病主要是因为忧思恼怒,饮食不节,或酒色过度,以致气血瘀滞,胃阴枯槁,表现为"饮食不下,膈塞不通"。

对于噎膈的针刺治疗,《灵枢·四时气》提出了"在上脘,则刺抑而下之;在下脘,则散而去之"的治疗原则,邪在上脘,胃气上逆,故取上脘穴,刺抑而下,使上逆之胃气下降;若邪在下脘,则当取下脘,温熨以散寒邪。正如张景岳指出:"上脘下脘,俱任脉穴,即胃脘也。刺抑而下之,谓刺上脘以泻其至高之食气;散而去之,谓温下脘以散停积之寒滞也,针药皆然。"这是治疗噎膈不易之大法。本证近似现代医学的贲门痉挛、食道炎、食道憩室、食道癌、贲门癌以及食道功能性疾患。现在临床上治疗时,取任脉,是以足阳明经穴为主,以背俞及手厥阴经穴为辅,针刺补法并可加灸。选天突、膻中、足三里、内关、上脘、胃俞、脾俞、膈俞等穴。但在治疗时应注意排除癌症,以防延误手术时机。此外,针灸治疗食道炎、贲门痉挛等食道功能性疾患疗效较好;对食道癌、贲门癌则只能改善胸闷,胸痛和咽下困难等症状。

例如,有人在X线下观察发现,重刺天突、膻中、合谷、巨阙等穴,不仅可使正常人食管蠕动增强,内径增宽,且可使食管癌患者癌肿部位的上、下段食管蠕动呈相同改变(《针刺作用机理研究》)。可见针刺对食管蠕动的影响对于改善咽下困难及疼痛症状有一定作用。但对癌症患者,同须配合早期手术或其他根治措施。

五、气病

主要论述了气病的病因、病机、症状及治疗原则。

【原文】 气海①有余者,气满胸中,悗息[1]面赤;气海不足[2],则气少不足以言……审守其输,而调其虚实,无犯其害,顺者得复,逆者必败。

《灵枢·海论》

【校勘】

[1]"悗(音瞒)息":《甲乙》卷一"悗"字连上名读,"息"前有"急"字。《太素》卷五无"悗"字,余同《甲乙》。

[2]"气海不足":《甲乙》卷一无"气海"二字,"不足"连下名读。

【注释】

①"气海":一指任脉穴名,在脐下一寸半;一指胸中。

【直译】 气海有余,邪气胜过真气,就会出现胸中气满,呼吸急促,面色赤红；气海不足，就会出现气短，无力说话……详尽掌握与四海相连的上下腧穴的作用来调理它们的虚实，不犯虚实的禁忌。能够顺应这个原则的，患者就可恢复健康；违背这个原则的，患者就会每况愈下。

【原文】 气逆，则取其太阴①、阳明②、厥阴[1]③，甚取少阴④、阳明，动者之经也。

短气息短，不属，动作气索，补足阴，去血络也[2]。

少气，身漯漯也，言吸吸也，骨痠体重，懈惰不能动[3]，补足少阴。

《灵枢·癫狂》

【校勘】

[1]“厥阴”：《甲乙》卷九、《太素》卷三十均无“阴”字。

[2]“出血络也”：《太素》卷三十作“取血络”。

[3]“懈惰不能动”：《太素》卷十一作“解不能动”。

【注释】

①“太阴”：指隐白、公孙等穴。

②“阳明”：指三里、解溪穴。

③“厥阴”：指章门、期门穴。

④“少阴”：指复溜穴。

【直译】 如果气逆，可取足太阴、足阳明两经的穴位，厥逆严重的取足少阴、足阳明两经动脉的穴位。气衰的患者，身体大汗淋漓，说话上气不接下气，骨节酸痛，身体沉重，懈怠无力而不能动。治疗可用补法补足少阴肾经的穴位。如果患者气短，呼吸短促而不连续，一活动就像没气了似的，治疗可用补法补足少阴经的穴位，用针刺泻去少阴经的瘀血。

【原文】 气在于心者，取之手少阴、心主之输[1]；气在于肺者；取之手太阴荥、足[2]少阴输；气在于肠胃者，取之足太阴、阳明，不下者[3]，取之[4]三里；气在于头者，取之天柱、大杼，不知，取足太阳[5]荥输；气在于臂足，取之先去[6]血脉，后取其阳明、少阳之荥输。

《灵枢·五乱》

【校勘】

[1]“手少阴心主之输”：《太素》卷十二《营卫气行》“阴”下有“经”字，“主”下无“之”字。

[2]“足”：《甲乙》卷六第四此上有“手”字。

[3]“不下者”：《太素》卷十二《营卫气行》无“不”字，“下者”二字，连上“阳明”为句。

[4]"之":《太素》卷十二《营卫气行》无。

[5]"足太阳":《甲乙》卷六第四"太阳"下有"之"字。校注云:"足,《灵枢》作手。"

[6]"取之先去":《太素》卷十二《营卫气行》无"取之"二字,《甲乙》卷六第四同,"去"下有"于"字。

【直译】 乱气在于心的患者,取他的手少阳经的输穴神门和手厥阴心包络经的输穴大陵刺治。乱气在于肺的患者,取他的手太阴经的荥穴鱼际,足少阴经的输穴太溪刺治。乱气在于肠胃的患者,取他的足太阴经的输穴太白、足阳明经的下输穴三里刺治。乱气在于头的患者,取他的天柱穴、大杼穴刺治,如果治不好,再取足太阳经的荥穴通谷和输穴束骨刺治。乱气在于手臂足胫的患者,先去瘀血,后取手、足阳明经和手、足少阳经的荥穴、输穴刺治。

【按语】 气病是指由于气机升降失常所致的疾病。其表现不外是气虚、气陷、气滞、气逆。且有虚实之分。一般来说气虚、气陷为虚;气滞、气逆为实。

气虚证是脏腑组织内能减退所表现的证候。常由久病体重、劳累过度、年老体弱等因素引起,表现为少气懒言,神疲乏力,头晕目眩,自汗,活动时诸证加重等。临床上常取脾俞、关元、百合等穴针治疗,每获良效。

气陷证是气虚无力升举反而下陷的证候。多为气虚证的发展,或劳累用力过度,损伤某一脏气而致。表现为头晕目眩,少气倦怠,久痢久泄,腹部有坠胀感,脱肛、胃下垂或子宫脱垂等。临床常取百会、气海、关元、足三里、脾俞等穴针灸治疗。并以灸为主。

气滞证是人体某一脏腑,某一部位气机阻滞,运行不畅所表现的证候。凡是病邪内阻七情郁结,以及阳气虚弱,温运无力,均能导致气机郁滞。常表现为胀闷、疼痛。全身许多部位都可发生气滞证,对本证的治疗可参考有关胀满疼痛病证的治疗,兹不赘述。

气逆证是指气机升降失常,逆而向上升引起的证候。临床以肺胃之气上逆和肝气升发太过的病变多见。如肺气上逆,则是咳嗽喘息;胃气上逆则是呃道、嗳气、恶心、呕吐;肝气上则见头晕、昏厥、呕血等。在此谈谈呃逆的治疗,其他病证治疗可参考有关单节。

呃逆,又称"哕","打呃",治以和胃降逆为主。寒证多用灸法温阳,热证多用针以清热中脘、内关、足三里、膈俞等穴。呃逆是多种原因引起的症状,是膈神经受到刺激而引起的膈肌痉挛。病程短者,疗效较好。如见于危重病后期,正气虚败,呃感不止,饮食不进,出现虚脱倾向者,预后不良。

六、心痛

论述了心痛的病因病机和辨证治疗。

【原文】 厥心痛①，与背相控[1]②，善瘛③，如从后触其心[2]，伛偻④者[3]，肾[4]心痛也，先取京骨、昆仑，发针不已[5]，取然谷。

厥心痛，腹胀胸满[6]，心尤痛甚，胃心痛也，取之大都、太白。

厥心痛，痛如以锥针刺其心[7]，心痛甚者[8]，脾心痛也，取之然谷、太溪[9]⑤。

厥心痛，色苍苍如死[10]状，终日不得太[11]息⑥，肝心痛也，取之行间、太冲一厥心痛，卧若⑦徒[12]居⑧心痛间[13]⑨；动作[14]痛益甚，色不变，肺心痛也，取之鱼际，太渊。

《灵枢·厥病》

【校勘】

[1]“控”：《甲乙》卷九第二、《千金》卷十三第六、《外台》卷七、《三因方病证方论》（简称《三因方》）卷九并作“引”。

[2]“如从后触其心”：《千金》卷十三第六、《三因方》卷九“如”下并有“物”字。

[3]“伛偻者”：《甲乙》卷九第二、《千金》卷十三第六、《外台》卷七“伛”上并有“身”字。

[4]“肾”：袁刻本作“背”。

[5]“发针不已”：“针”，原作“狂”，据《太素》卷二十六《厥心痛》《甲乙》卷九第二改。《甲乙》“不”作“立”。

[6]“腹胀胸满”：《甲乙》卷九第二“腹胀”前有“暴泄”二字，“胀”下无“胸”字。《外台》卷七“满”下有“不欲食，食则不消”七字，《三因方》卷九同。

[7]“痛如以锥针刺其心”：《千金》卷十三第六无“痛”字。《太素》卷二十六《厥心痛》《外台》卷七并无“以”字。《三因方》卷九“心”下有“腹”字。

[8]“心痛甚者”：《三因方》卷九作“蕴蕴然气满”。

[9]“然谷、太溪”：张志聪曰，“然谷当作漏谷，太溪当作天溪。”

[10]“色苍苍如死”：《千金》卷十三第六卷三十第二“苍苍”下有“然”字，“死”下有“灰”字。

[11]“太”：《窦太师流注指要赋》引作“休”。

[12]“徒”：《太素》卷二十六《厥心痛》作“徙”。

[13]“心痛间”：《外台》卷七无“心”字，《甲乙》卷九第二“痛”下有“乃”字。

[14]“作”：《景岳全书》卷二十五《心腹痛类》引作“则”。

【注释】

①“厥心痛”：因五脏气机逆乱而致之心痛。《难经·六十难》：“其五脏气相干，名厥心痛。”杨玄操注：“诸经络皆属于心，若一经有病，其脉逆行，逆则乘心，乘心则心痛，故曰厥心痛。是五脏气冲逆致痛，非心家自痛也。”

②“控”：牵引。

③“瘛”：拘急。

④“伛偻”：弯腰曲背。

⑤“然谷、太溪”：即足少阴肾经的然谷、太溪二穴。考本篇论述厥心痛之治疗，皆取受病脏器所属经脉或与之相表里的经脉上的穴位，进行针刺，独此脾心痛，地取足少阴肾经之穴，意甚难解。张志聪：“然谷当作漏谷，太溪当作天溪。”其说可参。

⑥“太息”：指深长的呼吸。

⑦“若”：音义同“或”。

⑧“徒居”：闲居静养。

⑨“间”：缓解。

【直译】　由五脏气冲逆所致的厥心痛，牵连背部疼痛、抽搐，好像有东西从后背触动心脏，以致曲脊驼背，这是肾心病。治疗先取京骨、昆仑穴，发针后仍疼痛不止的，再取然谷穴刺之。

厥心痛，腹胀胸满，心痛特别厉害，这是胃心痛。治疗应取大都、太白穴。

厥心痛，痛得好像用银针刺心一样，心痛剧烈，这是脾心痛。治疗应取然谷、太溪穴。

厥心痛，面色苍白像死人一样，终日疼痛不止，这是肝心痛。治疗应取行间、太冲穴。

厥心痛，在卧床或休息时，心痛停止，如果活动则心痛加剧，但面色不变，这是肺心痛，治疗应取鱼际、太渊穴。

【原文】　真心痛，手足清[1]至节，心痛甚[2]，旦发夕死[3]，夕发旦死。

《灵枢·厥病》

【校勘】

[1]“清”：周本、张注本并作“青”。

[2]“心痛甚”：《三因方》卷九“心痛甚”作“若甚”。

[3]“旦发夕死”：《病源》卷十六《心痛候》“旦”作“朝”。《中藏经》卷上第二十四“发”作“得”。

【直译】　真心痛，手足冰凉直至肘膝关节，心痛剧烈。这种症状，早晨发作，晚上就会死亡;晚上发作,第二天早晨就会死亡。

【原文】 心痛[1]不可刺者,中有盛[2]聚①,不可取于腧。

《灵枢·厥病》

【校勘】

[1]"痛":《甲乙》卷九第二、《千金》卷十三第六并作"不"。

[2]"盛":《千金》卷十三第六作"成"。

【注释】

①"盛聚":指积聚、瘀血等。《类经》二十一卷第四十六注:"中有盛聚,谓有形之,或积或血停聚于中。"

【直译】 心痛但不可以刺治的病证是内有积聚瘀血,这种病证不可以取腧穴治疗。

【原文】 心痛引腰脊,欲呕,取[1]足少阴①。

心痛,腹胀,啬啬②然大便不利,取足太阴。

心痛引背,不得息,刺足少阴,不已,取手少阳[2]③。

心痛引小腹满[3],上下无常[4]处,便溲[5]难,刺足厥阴。

心痛,但[6]短气不足以息,刺手太阴④。

心痛,当九节刺之[7],不已[8],刺按之,立已。不已,上下求之,得之立已。

《灵枢·杂病》

【校勘】

[1]"取":《甲乙》卷九第三作"刺"。

[2]"阳":《甲乙》卷九第二、《千金》卷十三第六、《圣济总录》卷一百九十二《治心腹痛灸刺法》并作"阴"。

[3]"心痛引小腹满":《太素》卷二十六《厥心痛》"痛"下无"引"字。《千金》无"满"。

[4]"常":马注本、张注本并作"定"。

[5]"溲":《素问·病机气宜保命集》作"溺"。

[6]"但":《千金》卷十三第二、《圣济总录》卷一九二《治心腹痛灸刺法》并无。

[7]"当九节刺之":胡本、熊本、周本、统本、金陵本、藏本、张注本"刺"并作"次"。《素问·病机气宜保命集》"当"上有"刺"字,"节"作"穴","刺之"属下读。

[8]"不已":原作"按已",据《太素》卷二十六《厥心痛》改。

【注释】

①"取足少阴":《太素》卷三十《刺腹满数》注,"足少阴脉行腰脊,上至心,故心痛引腰脊欲呕,取足少阴脉腧穴也。"

②“啬啬然”：形容滞涩不爽的样子。

③“心痛引背……取后少阳”：《类经》二十一卷第四十六注，“足少阴之脉贯脊，故痛引于背，手少阳之脉布膻中，故不得息。”

④“刺手太阴”：《太素》卷二十六《厥心痛》注，“手太阴主于气息，故气短息不足，取此脉疗主输穴。”

【直译】 心痛牵连腰部、脊背疼痛，想呕吐，治疗可取足少阴经的穴位。

心痛，腹胀，大便不利，治疗可取足太阴经的穴位。

心痛牵连背部疼痛，呼吸不畅，治疗可刺足少阴经的穴位；若仍疼痛不止，可取手少阳经的穴位刺治。

心痛，小腹胀满，上下疼痛无定处，大小便困难，治疗可刺足厥阴经的穴位。

心痛，气短，呼吸困难，治疗可刺手太阴经的穴位。

心痛，治疗应刺九椎下的筋缩穴，先在穴位上按揉，刺后，再按揉，可以立即止痛；如果仍疼痛不止，再上下寻求治本病的有关穴位刺治，找到了相应的穴位刺治，就会立即止痛。

【原文】 邪客于足少阴之络，令人卒心痛，暴胀①，胸胁支满，无积者②，刺然骨之前出血，如食顷③不已[1]，左取右，右取左。病新发者，取五日[2]已。

《素问·缪刺论》

【校勘】

[1]“不已”：《太素》《甲乙》并无此二字。

[2]“取五日”：《太素》《甲乙》“五日”上并无“取”字。按“取”误，应作“刺”，核以王注可证。

【注释】

①“卒心痛，暴胀”：杨上善，“足少阴肾脉以肾上入肺中；支者，从肝出络心，注胸中，故卒心痛，从肾而上，故暴胀，注于胸中，胸胁支满也，以跳少阴大钟之络，傍经而上，故少阴脉行处，络为病也。”

②“无积者”：高世栻说，“胀满有积，当刺其胸胁，若无积者病。少阴之络。上走心包，故当刺骨之前。”

③“食顷”：一饭时间。

【直译】 邪气侵入足少阴经的络脉，使人突然发生心痛，腹胀大，胸胁部胀满但并无积聚，针刺然谷穴出血，大约过一顿饭的工夫，病情就可以缓解；如尚未好，左病则刺右边，右病则刺左边。新近发生的病，针刺五天就可痊愈。

【原文】 邪在心，则病尽痛喜悲，时眩仆，视有余不足而调之其输也。

《灵枢·五邪》

【直译】 病邪在心，就会心痛，常有悲伤的感觉，时常眩昏仆倒。治疗应先察病证是虚是实，取本经的腧穴来调治。

【原文】 故气乱于心，则烦心密嘿[1]，俯首静状……气在于心者，取之手少阴心主之腧[2]。

《灵枢·五乱》

【校勘】

[1]“嘿”：《甲乙》卷六第四作“默”。

[2]“手少阴心主之输”：《太素》卷十二《营卫气行》“阴”下有“经”字，“主”下无“之”字。

【直译】 所以，气乱于心，就会心烦，不愿讲话，低首静卧不想动……乱气在于心的患者，取他的手少阳经的腧穴神门和手厥阴心包络经的腧穴大陵刺治。

【原文】 一阴[1]至，厥阴之治也，真虚痟①心，厥气留薄②，发为白[2]汗，调食和药③，治在下俞④。

《素问·经脉别论》

【校勘】

[1]“一阴至”：按“一阴”下脱“独”字，律以各节之文可证。

[2]“白汗”：“白”应作“自”。

【注释】

①“痟”：酸痛。

②“厥气留薄”：吴昆说，“厥气，逆气。留薄，留而不散与正气相搏。”

③“调食和药”：吴昆说，“食以调为节，不得过少过多；药以和为节，不得过凉过热。”

④“下俞”：指太冲。

【直译】 一阴经脉偏盛，是厥阴所主，出现真气虚弱，心中酸痛不适的症状，厥气留于经脉与正气相搏而发为自汗，应该注意饮食调养和药物的治疗，如用针刺，当取厥阴经下部的太冲穴，以泄其邪。

【按语】 “心痛”是指患者的一种自觉证状，泛指心胃部的疼痛。虞抟说：“古方九种心痛，详其所由，皆在胃脘，而实不在于心。”因为“心者，五脏六腑之大主，精神之所舍，其脏坚固，邪弗能容，容之则心伤，心伤则神去，神去则死矣。故诸之在心者，皆在心之包络”(《灵枢·邪客》)。为邪气入心，则神去而亡。故《灵枢·厥病》中又有“真心痛”之分，以别于一般的心胃部疼痛，这种“真心痛”的发作，“旦发夕死，夕发旦死”，死亡极其迅速。

“心痛”的发病原因是多种多样的。《古今医鉴·心痛门》在论述“心痛”发病之因时指出:“或因身受寒邪,口食冷物,内有郁热,素有顽痰死血,或因恼怒气滞”。可见,“心痛”的发病,或由忧思恼怒,肝气失调,上逆于心;或因脾不健运,寒逆中焦;或胃有寒邪,或为阴邪上冲,或气滞血凝,或土焦不清,或中焦停滞,或不焦失调,皆可为病。《灵枢·厥病》将“五脏气逆,上干于心”而出现的心痛称为“厥心痛”。由于十二经络皆属于心,如果某脏有病邪气乘心,都可发为心痛,这种心痛就为某脏的心痛。如心痛伴曲背弯腰为“肾心痛”;伴腹部胀满,胸闷不舒的为“胃心痛”;伴中寒湿阻,影响气血运行,痛如锥针刺其心者为“肝心痛”;伴休息痛轻,动则加剧者是肺气不济之“肺气痛”。正如杨玄操说:“诸经络皆属于心,若一经有病,其脉逆行,逆则乘心,乘心则心痛,故曰厥心痛。是五脏气冲逆致痛,非心家自痛也。”

对于“心痛”的针灸治疗,《内经》中有丰富的内容,由于心包代心受邪,所以选取心包络经的腧穴,可治疗心痛疾患。即如《灵枢·邪客》所云“独取其经于掌后锐骨之端(神门穴)”。由五邪乘心所致的“厥心痛”,其针灸治疗皆取受病脏器所属经脉或与之相表里的经脉上的穴位辨证求因,从根本入手,可供临床参考。

由于“心痛”一证所患病证复杂,后世医家在总结前人的经验基础上,进一步分为胸痹、心痛和真心痛,并在针灸治疗上作了进一步的补充和完善。如《神应经》说:“胸痹,取太渊。”《针灸全书》说:“胸膈疼痛,取期门、内关、太冲。”《针灸大成》“气攻胸痛,取照海、通里、大陵。”《针灸经验方》谓:“胸中引胁痛,针巨阙、肝俞、内关、鱼际、绝骨。”《针灸易学》曰:“胸中引胁痛,大陵、期门、膻中、劳宫。”至于心痛剧烈,手足青至节,汗出肢冷,脉沉细者,多见于心绞痛、急性心肌梗死等疾患,应采取综合治疗。

近年来,临床上以针刺治疗探讨治疗心血管病取得了一些进展,除针法、灸法外,还创造电针、耳针、水针、磁疗等方法,大部分取得了肯定疗效。

七、喘咳

论述了喘、咳的病因、病机、症状辨证和针灸治疗方法。

【原文】 肺[1]病者,喘咳逆气[2],肩背痛[3],汗出,尻①、阴股、膝[4]、髀②、腨③、胻④、足皆痛⑤。虚则少气不能报息,耳聋嗌干[5],取其经太阴[6]、足太阳之外厥阴内[7]血者。

《素问·脏气法时论》

【校勘】

[1]“肺”:《甲乙》卷六作“肝”。

[2]“喘咳逆气”:《甲乙》卷六作“喘逆咳气”。《脉经》卷七“喘”前有“必”字。

[3]"肩背痛":《脉经》卷七作"肩息背痛"。

[4]"膝":《甲乙》卷六、《脉经》卷七"膝"后均有"挛"字。

[5]"嗌干":《甲乙》卷六作"喉咙干"。

[6]"太阴":《甲乙》卷六、《脉经》卷七均作"手太阴"。

[7]"厥阴内":《甲乙》卷六、《脉经》卷七"内"后均有"少阴"二字,似是。

【注释】

①"尻":脊骨尾端。

②"髀":股骨。

③"腨":腓肠肌。

④"胻":小腿。

⑤"喘咳逆气……足皆痛":王冰说,"肺藏气而主喘息,在变动为咳。故病者喘咳逆气也。背为胸中之府,肩接近之,故肩背痛也。肺养皮毛,邪盛则心液外泄,故汗出也。肾少阴之脉,从足下上循腨内出腘内廉,上股内后廉,贯脊属肾络膀胱。今肺病则肾脉受邪,故尻、阴股、膝、髀、腨、胻、足皆痛。"

【直译】 肺脏有病,则喘咳气逆,肩背部疼痛,出汗,尻、阴股、膝、髀骨、足等部皆疼痛,这是肺实的症状;如果肺虚,就出现少气,呼吸困难而难于接续,耳聋,咽干。治疗时,取太阴肺经的经穴,更取足太阳经的外侧及足厥阴内侧,即少阴肾经的经穴,刺出其血。

【原文】 (气)乱于肺,则俯[1]仰喘喝,接手以呼[2]……取之手太阴荥①、足少阴俞②。

《灵枢·五乱》

【校勘】

[1]"俯":《甲乙》卷六、《太素》卷十二《顽抗》作"俛 ",意同。

[2]"按手以呼":《甲乙》卷六作"按手以呼"。

【注释】

①"手太阴荥":即鱼际穴。

②"足少阴俞":即太溪穴。

【直译】 气乱于肺,就会俯仰皆不安,喘息有声,手按着胸部以帮助呼吸……乱气在于肺的患者,取他的手太阴经的荥穴鱼际,足少阴经的输穴太溪刺治。

【原文】 邪客于手阳明之络,令人气满胸中,喘息[1]而支胠①,胸中热,刺手大指次指爪甲上,去端如韭叶②,各一痏,左取右,右取左,如食顷已。

《素问·缪刺论》

【校勘】

[1]“喘息”:《甲乙》卷五作“喘急”。

【注释】

①“支胠”:胁肋支撑感。

②“手大指次指爪甲上,去端如韭叶”:即商阳穴。

【直译】 邪气侵袭手阳明经的络脉,使人发生胸中气满,喘息而胁肋部撑胀,胸中发热,针刺手大指侧的次指指甲上方,距离指甲如韭菜叶宽那样远处的商阳穴,各刺一针。左病则刺右边,右病则刺左边。大约一顿饭的工夫也就好了。

【原文】 气有余则喘咳上气,不足则息利少气①……气有余则泻其经隧[1],无伤其经,无出其血,无泄其气。不足则补其经隧,无出其气。

《素问·调经论》

【校勘】

[1]“经隧”:《甲乙》卷六作“经渠”。

【注释】

①“气有余则喘咳上气,不足则息利少气”:王冰说,“肺藏气,息不利则喘。《针经》载:肺气虚则鼻息利少气,实则喘喝胸凭抑息也。”

【直译】 气有余的则喘咳气上逆,气不足则呼吸虽然通利,但气息短少……气有余的应当泻其经隧,但不要伤其经脉,不要使之出血,不要使其气泄。气不足的则应补其经隧,不要使其出气。

【原文】 气满胸中,喘息,取足太阴大趾之端①,去②爪甲如薤叶,寒则留之,热则疾之③,气上乃止。

《灵枢·热病》

【注释】

①“足太阴大趾之端”:足太阴经在大趾之端的穴位,即隐白穴。

②“去”:距离。

③“寒则留之,热则疾之”:张介宾说,“内寒者气至迟,故宜久留其针;内热者气至速,故宜疾去其针。”

【直译】 胸中气满,喘息,治疗可取足太阴经在足大趾之端距脚趾甲薤叶宽的隐白穴,寒证则留针,热证则快速去针,待上逆之气下降,喘息平定,就可止针。

【原文】 腹中常鸣[1],气上[2]冲胸,喘不能久立,邪在大肠,刺肓之原[3]、巨虚上廉①、三里②。

《灵枢·四时气》

【校勘】

[1]“常鸣”:《甲乙》卷九作“雷鸣”。后原校云:“一本作常。”

[2]“气上”:《甲乙》卷九作“气常”。

[3]“肓之原”:《太素》卷二十三作“贲之原”。杨上善说:“贲隔也,隔之原出鸠尾也。”

【注释】

①“巨虚上廉”:即胃经的上巨虚穴。

②“三里”:胃经的足三里穴。

【直译】 腹中经常鸣响,气向上冲顶胸部,气喘而不能长久站立,这些症状表明病邪在肠,应针刺气海穴、上巨虚穴和足三里穴。

【原文】 肾病者,腹大胫肿[1],喘咳,身重,寝汗出①,憎风②。虚则胸中痛,大腹、小腹[2]痛,清厥③,意不乐。取其经,少阴[3]、太阳血者。

《素问·脏气法时论》

【校勘】

[1]“胫肿”:《甲乙》卷六“肿”后有“痛”字。

[2]“大腹、小腹”:《甲乙》卷六作“大肠、小肠”。后有原校云:“素作大腹、小腹。”

[3]“少阴”:《脉经》卷六作“足少阴”。

【注释】

①“寝汗出”:睡眠出汗。

②“憎风”:恶风。

③“清厥”:即清冷厥逆的意思。

【直译】 肾脏有病,则腹部胀大,胫部浮肿,气喘,咳嗽,身体沉重,睡后出汗,恶风,这是肾实的症状;如果肾虚,就会出现胸中疼痛,大腹和小腹疼痛,四肢厥冷,心中不乐。治疗时,取足少阴肾经和足太阳膀胱经的经穴,刺出其血。

【原文】 刺节言振埃①,夫子乃言刺外经[1],去阳病,余不知其所谓也,愿卒闻之……振埃者,阳气大逆,上满于胸中,愤瞋[2]肩息②,大气逆上,喘喝坐伏,病恶埃烟,䬅不得息[3]③,请言振埃,尚[4]疾于振埃。……取之何如? 取之天容[5]。其咳上气、穷诎④胸痛者,取之奈何? 取之廉泉。取之有数乎? 取天容者,无过一里[6]⑤,取廉泉者,血变⑥而[7]止。

《灵枢·刺节真邪》

【校勘】

[1]“经”:《甲乙》卷九第三此下有“而”字。

[2]"愤瞋":张注本及《甲乙》卷九第三"瞋"并作"膜"。《太素》"愤"作"烦"。

[3]"病恶埃烟,䭇不得息":熊本、周本、明本、藏本、日抄本"䭇"作"饲"。《要旨》卷二上二十五引"䭇"作"饲"。《甲乙》卷九第三"恶埃烟饲"作"咽噎"。按《玉篇·食部》:"饲,于结切,或噎字,食不下也。"

[4]"尚":《太素》卷二十二《五节刺》作"而"。

[5]"天容":疑作"天突"。《灵枢·卫气失常》有"其气积于胸者,上取之","积于止,泻人迎、天突、喉中"。其意与本篇合。故彼之"喉中"似即此之"廉泉",而此"天容",亦似"天突"之误。

[6]"无过一里":《太素》卷二十二《五节刺》"里"下,有"而止"二字。《甲乙》卷九第三作"深无一里"。

[7]"而":《甲乙》卷九第三作"乃"。

【注释】

①"振埃":为五节刺法之一,振掉灰尘,言其轻易。是指针刺浅表经脉以治阳病。

②"愤瞋肩息":是形容胸部气满发胀,耸肩呼吸之状。

③"䭇(噎)不得息":"䭇",古"噎"字,形容咽部像被异物堵塞而不得呼吸。

④"穷诎":形容气机不展,语言难出。

⑤"无过一里":里,寸的意思。无过一里,就是不要超过一寸的意思。

⑥"血变":血络疏通的意思。

【直译】 刺节所说的振埃,你说是针刺外经以去除阳病,我不明白"振埃"的含义,请你详细讲给我听听……振埃这种针法,是治疗阳气大逆,积满胸中,胸部闷胀,呼吸时两肩耸动,胸中之气逆上,气喘吁吁有声,坐卧不安,厌恶灰尘烟气,常噎得喘不上气来。所谓振埃,是比喻针刺的疗效迅速,比振落尘埃还要快。……怎样取穴刺治呢?当取天容穴。如果气上逆咳嗽,气机不得伸展,胸痛,应取治什么穴位?应取廉泉穴。取用这两个穴位刺治,用针有一定法则吗?针刺天容穴,进针不要超过一寸。针刺廉泉穴,见患者面部血色改变就止针。

【原文】 大阳藏独至①,厥喘虚②气逆,是阴不足阳有余也,表里当俱泻,取之下俞③。

《素问·经脉别论》

【注释】

①"独至":言一脏病盛,脉气独至。

②"虚":同嘘。

③"下俞":指膀胱经的腧穴。

【直译】 太阳经脉偏盛，则发生厥逆、喘息、虚气上逆等症状，这是阴不足而阳有余，表里两经俱当用泻法，取足太阳经的束骨穴和足少阴经的太溪穴。

【按语】 喘咳均为肺脏受邪，不能统摄诸气，气乱于胸、喉而发生的病证。喘咳两者常相伴出现并相互转化，但又有不同。

喘指肺气上逆作声，且常伴有咯吐痰液，所以常"喘咳"并称。常见于上呼吸道感染，支气管炎、支气管扩张、肺炎支气管哮喘、肺结核等疾病。本证有急慢之分，急者为外感，慢者属内伤，咳嗽迁延日久，或年体弱，脏气大伤，则可并发"咳喘"。临床治疗时，属外感偏风寒者，取手太阴、阳明经穴，针用泻法，灸可选列缺、合谷、肺俞、外关；偏风热者，取手太阴、阳明，督脉经穴，针用泻法，可放血，选尺泽、肺俞、太渊、太白、丰隆、合谷；偏肝火者取手太阴、足厥阴经穴，针用泻法，选肺俞、肝俞、经渠、太冲等。

喘指呼吸困难急促，且常伴有喉中痰鸣音(哮)，故常"哮喘"同称。常见于支气管哮喘、慢性喘息性支气管炎、肺炎、肺气肿、心脏性哮喘、肺结核、矽肺及癔病型喘。本证基本病因是痰饮内伏，每遇气候饮食失宜，或情志、劳累过度而诱发。临床治疗须分虚实而治，属实证偏寒饮者，取手太阴、足太阳经穴，针用泻法，并可在背部穴位加灸或拔罐，选列缺尺泽、风门、肺俞；偏痰热者，取手太阳、手足阳明经穴为主，针用泻法，选合谷、大椎、丰隆、膻中、中府、孔最。属虚证者取手太阴经穴及背俞为主，针用补法，或补泻兼施，或加灸，选定喘、膏肓俞、肺俞，针用补法，或补泻并用。咳喘在治疗时必须注意保暖，忌食辛辣厚味、戒烟、戒怒。

八、脾胃病

主要论述了脾胃诸疾的症状及其针灸治疗方法。

【原文】 脾病者，身重善肌[1]肉痿，足不收行，善瘈①脚下痛，虚则腹满肠鸣，飧泄食不化，取其经，太阴阳明少阴血者。

《素问·脏气法时论》

【校勘】

[1]"肌"：《甲乙》卷六第九"肌"作"饥"，今从之。

【注释】

①"瘈"：《素问·玉机真脏论》，"筋脉相引而急，病名曰瘈。"

【直译】 脾脏有病，则出现身体沉重，易饥，肌肉痿软无力，两足弛缓不收，行走时容易抽搐，脚下疼痛，这是脾实的症状；脾虚则腹部胀满，肠鸣，泄下而食物不化。治疗时，取太阴脾经、阳明胃经和少阴肾经的经穴，刺出其血。

【原文】 飧泄，补[1]三阴之[2]上，补阴陵泉，皆久留之，热行乃止。

《灵枢·四时气》

【校勘】

[1]“补”:《景岳全书》卷二十四《泄泻类》引作“取”。

[2]“之”:《甲乙》卷十一第五作“交”。

【直译】 脾脏有病,则出现身体沉重,易饥,肌肉痿软无力,两足弛缓不收,行走时容易抽搐,脚下疼痛,这是脾实的症状;脾虚则腹部胀满,肠鸣,泄下而食物不化。治疗时,取太阴脾经、阳明胃经和少阴肾经的经穴,刺出其血。

【原文】 邪在脾胃[1],则病肌肉痛,阳气有余,阴气不足①,则热中善饥;阳气不足,阴气有余②,则寒中肠鸣腹痛。阴阳俱有余,若俱不足,则有寒有热,皆调于[2]三里。

《灵枢·五邪》

【校勘】

[1]“胃”:《脉经》卷六第五无。

[2]“于”:《脉经》卷六第五、《甲乙》卷九第七及《普济方》卷二十并作“其”。

【注释】

①“阳气有余,阴气不足”:系指胃中燥热,伤津耗液,而胃阴不足,致饥饿嘈杂口渴多饮等证。

②“阳气不足,阴气有余”:系指脾阳不足,阴寒偏盛,健运失积,致肠鸣腹痛等证。

【直译】 病邪在脾胃,就会导致肌肉疼痛。如果患者阳气有余,阴气不足,就会内热,常有饥饿的感觉;如果患者阳气不足,阴气有余,就会发生内寒,有肠鸣腹痛等症状;如果阴阳都有余或都不足,就会有内寒内热等各种症状。这些病证都取足三里穴调治。

【原文】 喜怒而不欲食,言益少[1],刺[2]足太阴;怒而多言,刺足少阳[3]。

《灵枢·杂病》

【校勘】

[1]“少”:原作“小”,据《甲乙》卷九第五及《太素》卷三十《喜怒》改。

[2]“刺”:张注本作“取”。

[3]“少阳”:《甲乙》卷九第九作“少阴”。

【直译】 爱发怒且不想吃东西,话少,应刺足太阴经的穴位治疗;爱发怒且话多,应刺足少阴经的穴位。

【原文】 小腹[1]满大,上走胃[2],至心,淅淅[3]①身时寒热,小便不利,取足厥阴。

腹满，大便不利，腹大，亦上走胸嗌[4]，喘息[5]喝喝②然，取足少阴[6]。

腹满，食不化，腹[7]向向然，不能大便[8]，取足太阴[9]。

《灵枢·杂病》

【校勘】

[1]"小"：《太素》卷三十《刺腹满数》篇、《甲乙》卷九第九并作"少"。

[2]"胃"：《甲乙》卷九第九作"胸"。

[3]"淅淅"：《太素》卷三十《刺腹满数》篇作"沂沂"与"洒洒"通。《广雅·释诂二》："淅，洒也。"洒，有寒意。

[4]"腹大，亦上走胸嗌"：《太素》卷三十《刺腹满数》《甲乙》卷九第七并无"亦"实际上。《兰室秘藏》卷上《中满腹胀论》无"腹大亦"三字。

[5]"喘息"：《甲乙》卷九第七无。

[6]"取足少阴"：《太素》卷三十《刺腹满数》杨注，"取其脉之腧穴，有本少阴为少阳"。《甲乙》卷九第七"少阴"正作"少阳"。

[7]"腹"：《甲乙》卷九第七无。

[8]"不能大便"：《太素》卷三十《刺腹满数》无"能大"二字。《甲乙》卷九第七"能"作"得"。

[9]"阴"：《甲乙》卷九第七作"阳"。

【注释】

①"淅淅"：恶寒的样子。

②"喝喝"：喘息张口，其声喝喝。

【直译】 小腹部胀满膨大，气逆向上连及胃部以至心胸，发冷，全身忽而寒冷忽而发热，小便不利，治疗可取足厥阴经的穴位。

腹部胀满，大便不利，腹部胀大，气逆向上影响胸部、喉部，喘息急促，喘声很大，治疗可取足少阴经的穴位。

腹部胀满，进食不能消化，腹内鸣响，不能大便，治疗可取足太阴经的穴位。

【原文】 胀取三阳，飧泄取三阴[1]。

《灵枢·九针十二原》

【校勘】

[1]"飧泄取三阴"：《甲乙》卷一第六校注"一云滞取三阴"。

【直译】 凡患腹胀疾病，应取足三阳经（即胃、胆、膀胱）；凡患飧泄疾病，应取足三阴经（即脾、肝、肾）。

【原文】 腹暴满[1]，按之不下，取手太阳经络者，胃之募也[2]，少阴俞去脊椎三寸傍五，用员利针。

《素问·通评虚实论》

【校勘】

[1]“腹暴满”:《甲乙》卷九作“腹暴痛满”。

[2]“手太阳经络者,胃之募也”:《甲乙》卷九第七作“太阳经络血,则已”。《太素》卷三十作“太阳经络,经络者,则入募者也”。王冰说:“太阳为手太阳经之所生,故取中脘穴,即胃之募者也。”按从王注“太阳,为手太阳经络之所生”之文来看,原文当无“手”字,《甲乙经》为是,《太素》亦可证。丹波元简说:“王引《中诰图经》,文与《甲乙经》全同。”又说胃之募也“此四字《甲乙经》无,盖是衍文”。

【直译】 腹暴满,按之不下,取手太阳经络者,胃之募也,少阴俞去脊椎三寸旁五,用员利针。

【原文】 太阴藏搏者,用心省真①,五脉气少②,胃气不平,三阴也,宜治其下俞,补阳泻阴。

《素问·经脉别论》

【注释】

①“省真”:省,省察。真,指真脏脉。用心省真,即仔细观察是否有真脏脉的出现。

②“五脉气少”:吴昆,“五藏皆受气于脾而后治,若胃气不调于脾,则诸脉皆失其母,无以受气,故气少也。”

【直译】 太阴经脉鼓搏有力,应当细心的审查是否真脏脉至,若五脏之脉均气少,胃气又不平和,这是足太阴脾太过的缘过,应当用补阳泻阴的治疗方法。

【按语】 脾胃为水谷之海,气血生化之源,脾主升清,胃主降浊,脾胃两者表里相合,升降相因,燥湿相济,共同完成水谷的收纳、腐熟、消化、吸收全过程。脾胃功能失调,则可发生“清气在下,则生飧泄,浊气在上,则生湞胀”等阴阳反作,升降失调的病证。关于脾胃病的针刺治疗,《内经》论述丰富,现将所辑经文的治疗内容总结如下:

先辨虚实:胃气有余取足阳明胃经的气冲、足三里穴,用泻法;不足的用补法。但应注意“调其虚实,无犯其害”,无实实,无虚虚,以达调和脾胃,补虚泻实的治疗目的。

(1)调其升降:《素问·阴阳应象大论》说“清气在下,则生飧泄。”足太阴脾失职所致,故“腹满,食不化”,“腹响响然,不能大便”(《灵枢·杂病》)。针刺治疗,可取足太阴脾经的大都、太白穴针灸并施,或配公孙和胃健脾,使脾胃调和,中州自健之目的,则诸证可除。

(2)补肾益脾:肾开窍于二阴,无论肾阳虚或肾阳虚,都可以影响二便。《灵枢·杂病》说:"腹满,大便不利,腹大,亦上走的胸嗌,喘息喝喝然,取足手阴。"由于肾经上贯肝膈入肺中,故肾气上逆可见腹满而伴喘息喝喝有声。治疗当取少阴肾经太溪穴,以滋肾养阴而补肾益脾。

"腹胀三阳,飧泄取三阴",腹胀满的病,当取足之三阳经,飧泄不化的病,当取三阴经。《灵枢·四时气》说:"飧泄,补三阴之上,补阴陵泉,皆久留之,热行乃止。"《灵枢·杂病》说:"小腹满大……取足厥阴","腹满……取足少阴","腹满……取足太阴"。这都是由于这种腹满的成因或因肝气犯脾,或由肾气不足和太阴本经虚弱所致,故治疗分别取三阴经的穴位。至于"胀取三阳"的原则,在经文中也有体现。《素问·脏气法时论》说:"太阴阳明少阴血者。"《灵枢·杂病》说:"喜怒而欲食,言益少,刺足太阴;怒而多言,刺足少阳。"《灵枢·五邪》说:"邪在脾胃……有寒有热,皆调于三里。"《素问·通评虚实论》说:"腹暴满,按之不下,取手太阳经络者,胃之募也。"以上经文,分别指出,如阳明胃实,飧泄食不化,取阳明;以阻胃不和者取少阳;腹暴满,可取手太阳经之络穴,即胃的募穴中脘穴,这是由于三阴三阳脏腑之气不和是造成脾胃病的主要原因。"胀取三阳,飧泄取三阴"是后世针灸治疗脾胃病的重要原则。

九、腹痛

主要论述了邪在三焦或肠腑所致之腹痛的症状及其治疗方法。

【原文】 小腹痛[1]肿,不得小便,邪在三焦①,约取之[2]太阳大络,视其[3]络脉[4]与厥阴小络结而血者,肿上及胃脘,取三里。

《灵枢·四时论》

【校勘】

[1]"痛":《太素》卷二十三《杂刺》及《脉经》卷六第十一并作"病"字。

[2]"取之":《太素》卷二十三《杂刺》及《甲乙》卷第九此下有"足"字。《脉经》卷六第十一、《千金》卷二十、《普济方》卷四十三"取"下无"之"字。

[3]"视其":《甲乙》卷九第九此下有"结"字。

[4]"络脉":《千金》卷二十及《普济方》卷四十三作"结脉"。

【注释】

①"邪在三焦":这里的三焦,是指病邪在膀胱而言。因三焦具有疏通水道之功能,下通膀胱,故小便不能,主要为膀胱病变。

【直译】 小腹肿痛,不能小便,这是病邪在膀胱的症状,治疗应取足太阳经的大络委阳穴。如果观察到足太阳经大络与足厥阴经小络有聚结瘀血现象,而且肿势向上延及胃脘,应取三里穴针治。

【原文】 腹痛,刺脐左右动脉,已刺按之,立已;不已,刺气街,已刺[1]按之,立已。

《灵枢·杂病》

【校勘】

[1]“已刺”:《甲乙》卷九第七无。

【直译】 腹痛,治疗可刺脐左右动脉,针刺后再按揉该处,就会立即止痛;如果仍不止痛,再刺气冲穴,刺后再按揉该穴,就会立即止痛。

【原文】 大肠病者,肠中切痛,而鸣濯濯[1]①,冬日[2]重感于寒即泄[3],当脐而痛②,不能久立,与胃同候③,取巨虚上廉。

《灵枢·邪气脏腑病形》

【校勘】

[1]“肠中切痛而鸣濯濯”:《针灸问对》卷上无“濯濯”二字。《圣济总录》卷一百三十一作“腹中痛濯濯”。

[2]“日”:原作“曰”。张注本作“日”,《脉经》卷六第八、《千金》卷十八第一、《外台》卷十大肠论并作“日”。义长,据改。

[3]“即泄”:《甲乙》卷九第七无。

【注释】

①“濯濯(浊)”:为肠鸣音。《太素》卷十一《府病合输》注:“肠中水声”。

③“当脐而痛”:大肠正当脐之部位,故当脐而痛为大肠症状之一。

③“与胃同候”:指大肠与胃的密切关系,大肠气与胃气具合于巨虚,所以大肠病可取胃的巨虚穴来治疗。《太素》卷十一《府病合输》注:“与胃同候者,大肠之气,与足阳明合巨虚上廉,故同候之。”

【直译】 大肠发病,肠中剧痛,并发出一阵阵肠鸣,如是在冬天再感受寒邪,就会出现腹泻和脐部疼痛,甚至不能久立。因为大肠连属于胃,与胃同候,治疗时应取巨虚上廉穴。

【按语】 现代医学的急慢性肠炎、痢疾、胃溃疡、急性阑尾炎、肠痉挛、肠神经官能症等引起的腹痛都属于本证范围。现在临床治疗分四型而治:①寒邪腹痛,取手足阳明、太阴经穴,针用泻法加灸,选中脘、足三里、大横、公孙、合谷等穴。②气滞腹痛,取任脉、手足阳明经穴,针用泻法,选中脘、梁门、天枢、曲池等穴。③肝郁腹痛,取手足厥阴、任脉经穴为主,多用针法,选膻中、内关、太冲、阳陵泉等穴。④阳虚腹痛,取俞募及任脉经穴为主,多用灸法,选脾俞、肾俞、京门、关元等穴。顺便提一下“痢疾”的治疗,有取手足阳明经穴为主,针用泻法,选合谷、天枢、上巨墟,并注意随证的配穴,在治疗时须注意对癌瘤痛、结石及重痢等危重病，需采用综合疗法。

“细菌性痢疾”：近年来，国内许多地区先后对本病单用针灸治疗，取得很好疗效。如针治方法以清热化湿，消积导滞，调和气血为主，取天枢、气海和巨虚等穴，热重加曲池、合谷以清阳明经之热。湿重者加阴陵泉，以理脾化湿。后法以泻为主。

“急性阑尾炎”，针刺对急性单纯型阑尾炎和轻型化脓性阑尾炎疗效较好，可以作为主要治疗方法。针刺穴位：主穴为足三里、阑尾穴和右下腹阿是穴（压痛点）。恶心呕吐加上脘、内关。发热加曲池、合谷或尺泽放血。合并腹膜炎加天枢。

急性腹痛是急性胰腺炎的主要症状。为了控制腹痛，近几年来采用腹部深刺，再配刺下肢穴位，收到满意效果。在无明显腹膜炎的情况下，于胰腺部位找压痛点；在压痛最明显处垂直进针。深度根据患者肥胖程度而定，一般进针 3～7 寸，强刺激勿提插，留针 15 分钟。再针阳陵泉穴，留针通电 1 小时，每日一到二次。也有单用一般针刺方法治疗急性胰腺炎获得临床治愈的。其法以足三里、合谷、上脘等穴为主，配以阳陵泉和日月（同上）。

十、呕吐

本节主要论述了各种病因所致呕吐的病机、症状及其针灸治疗方法。

【原文】 善呕，呕有苦[1]，长[2]太息，心中憺憺[3]，恐[4]人将捕之，邪在胆，逆在胃，胆液泄则口苦，胃气逆则呕苦[5]，故曰呕胆。取[6]三里以下。胃气逆[7]，则刺[8]少阳血络[9]以闭[10]胆逆，却调其虚实，以去其邪。

《灵枢·四时气》

【校勘】

[1]“善呕，呕有苦”：《脉经》卷六第二及《千金》卷十二“善呕”下不重“呕”字，《脉经》卷六第二“苦”下有“计”字。《甲乙》卷九第五无“善呕”以下十七字，此十七字为《邪气脏腑病形》篇文。

[2]“长”：《证治准绳》五册《恐类》作“善”，似是。

[3]“憺憺”：《脉经》卷六第二及《千金》卷十二第一及本书《邪气脏腑病形》篇并作“澹澹”。

[4]“恐”：《脉经》卷六第二及《千金》卷十二第一作“善悲恐如”四字。

[5]“苦”：《脉经》卷六第二、《甲乙》卷九第五、《千金》卷十二第一及《普济方》卷四百十二此下并有“计”字。

［6］“取”:《脉经》卷六第二、《千金》卷十二第一及《普济方》卷四百十二并作“刺”。

［7］“逆”:《医统》卷二十四《呕吐哕门》此下有“为哕”二字。

［8］“则刺”:《脉经》卷六第二、《太素》卷二十三《杂刺》及《千金》卷十二第一均无“则”字。《甲乙》卷九第五、《千金》卷十二第一“刺”下有“足”字。

［9］“血络”:《脉经》卷六第二作“经络”。

［10］“闭”:《证治准绳》三册《呕吐类》作“开”。

【直译】 患者往常呕吐,常常吐出苦水,常叹气,心中感觉空荡不安,就像害怕有人将要抓捕他似的感觉,这是病邪在胆,气逆于胃的症状。吐出胆汁就会感觉口苦,胃气上逆就会导致吐出苦水,所以称这种症状为呕胆。治疗应取足三里穴,使上逆的胃气下降,刺足少阳的血络来抑制胆气上逆,根据病证的虚实情况来祛除病邪。

【原文】 胆病者,善太息,口苦,呕宿汁[1],心下[2]澹澹①,恐[3]人将捕之,嗌中吤吤然,数唾[4],在[5]足少阳之本末②,亦视其脉之陷下者,灸之,其寒热者取[6]阳陵泉。

《灵枢·邪气脏腑病形》

【校勘】

［1］“呕宿汁”:《中藏经》卷上第二十六“宿”作“清”。《甲乙》卷九第五“汁”作“水”。

［2］“下”;《脉经》卷六第二、《千金》卷十二第一并无。《中藏经》卷上第二十六、《针灸问对》卷上并作“中”。

［3］“恐”:《甲乙》卷九第五“恐”上有“善”字,下有“如”字,《太素》卷十一《府病合输》《脉经》卷六第二、《千金》卷十二第一、《中藏经》卷上第二十六同。《病源》卷十五《胆病候》“恐”作“如”。

［4］“嗌中吤吤然,数唾”:《千金》卷十二第一“嗌”作“咽”。《脉经》卷六第二“吤”作“介”,《病源》卷十五《胆病候》同,惟下无“然”字。《医心方》卷二同。《甲乙》卷九第九“数”下有“咳”字。

［5］“在”:《太素》卷十一《府病合输》《脉经》卷六第二、《甲乙》卷九第五、《千金》卷十二第一此上并有“候”字。

［6］“取”:《脉经》卷六第二、《千金》卷十二第一作“刺”。《太素》卷十一《府病合输》此下有“之”字。

【注释】

①“澹澹”:跳动的意思。丹波元简:“澹与憺同,为跳动貌。”

②“足少阳之本末”：指足少阳经的起止而言。又，《太素》卷十一《府病合输》注：“足少阳本在窍阴之间，标在窗笼，即本末也。”又，《类经》二十卷第二十四注：“本末者，在府为本，在经为末也。”《太素》《类经》二注可作参考。

【直译】 胆经发病，经常叹气，口苦，呕吐清水，心中跳动不安，好像有人要来逮捕他一样，喉咙中感觉有物作梗，频频咳嗽，吐唾沫，这都属于足少阳经脉本末的病变，也要看看络脉出现阳陷于阴的现象，这就必须用灸法；如出现寒热往来的情况，应取阳陵泉穴进行治疗。

【按语】 “呕吐”是由于胃失和降，气逆于上所致的病证，古人以有声无物谓之呕，有物无声谓之吐，由于两者常同时出现，故称为“呕吐”。本病多见于多种神经性呕吐、胃炎、幽门痉挛或梗阻、胆囊炎等病。对于“呕吐”的发病原因，《内经》有一些认识。《素问·举痛论》说：“寒气容于肠胃，厥气上逆，故痛而呕也。”《素问·六元正纪大论》说：“火郁之发，民病呕逆。”《素问·至真要大论》：“太阴之复，湿变乃举……呕而密默，唾吐清液。”认为本病的发生可由寒气、火热、湿浊等病引起。呕吐之病机虽多，但最为常见的为胆胃失和所致。《灵枢·四时气》说：“邪在胆，逆在胃。”胆主决断，又主少阳春生之气；胆又属木，木能疏土，胆气失调，可引起胃失和降而发生呕吐。

关于胆胃不和的针灸治疗，《内经》指出应从少阳胆经和阳明胃经取穴。“取三里以下胃气逆”，“在足少阳之本末，亦视其脉之陷下者，灸之；其寒热者，取阳陵泉”（《灵枢·邪气脏腑病形》，取胆经合穴阳陵泉，胃经合穴足三里，施以泻法，以疏泄胆胃之逆气，则呕吐可止。

现在临床上对呕吐分下面四个方法来治疗。①伤食呕吐，取任脉、足阳明经穴，选下脘、璇玑、足三里、腹结等。②痰饮呕吐，取足太阴、足阳明经穴，选章门、公孙、中脘、丰隆等。③肝气呕吐，取足厥阴、少阳、阳明经穴。选上脘、阳陵泉、太冲、梁丘、神门。④外感呕吐：多用灸，可选大椎、外关、合谷、内庭、中脘、三阴交、太冲。

十一、泄泻

主要论述飧泄的病因、症状及其治疗方法。

【原文】 脾病者……虚则腹满肠鸣，飧泄食不化，取其经，太[1]阴、阳明、少阴血者。

《素问·脏气法时论》

【校勘】

[1]“太”：此前《脉经》卷六第五、《千金》卷十五上第一均有“足”字。

【直译】 脾脏有病……脾虚则腹部胀满，肠鸣，泄下而食物不化。治疗时，取太阴脾经、阳明胃经和少阴肾经的经穴，刺出其血。

【原文】 志有余则腹胀飧泄……写然筋血者[1]①

《素问·调经论》

【校勘】

[1]"写然筋血者"：《甲乙》卷六第三、《太素》卷二十四《虚实补泻》均作"写然筋血者出其血"。

【注释】

①"然筋血者"：王冰注，"然，谓然谷，足少阴荥也，在内踝之前大骨之下陷者中，血络盛则泄之。"杨上善说："然筋，足少阴荥，在足内踝之下，名曰然谷。足少阴经无然筋，当是然谷下筋也。"

【直译】 志有余的则腹胀飧泄……志有余的应泻然谷以出其血。

【原文】 飧泄取三阴。

《灵枢·九针十二原》

【直译】 患飧泄疾病，应取足三阴经（即脾、肝、肾）。

【原文】 飧泄，补[1]三阴之[2]上，补阴陵泉，皆久留之，热行乃止。

《灵枢·四时气》

【校勘】

[1]"补"：《景岳全书》卷二十四《泄泻类》引作"取"。

[2]"之"：《甲乙》卷十一第五作"交"。

【直译】 患飧泄病，治疗可取用三阴交穴，用补法，上刺阴陵泉，都长时间留针，等到患者感觉针下发热才可以止针。

【原文】 清气在下，则生飧泄。……湿胜则濡写。

《素问·阴阳应象大论》

【直译】 清阳之气居下而不升，就会发生泄泻之病……湿气太过，则能发生濡泻。

【按语】 泄泻，简称泻或泄，是指大便稀薄，甚至水样，次数增多的病证，也有认为泄为大便质薄，泻为大便如水。一般认为本病是因外感六淫、食积、痰阻、脾肾虚弱、情志失调等引起脾胃运化和肠道功能失调所致。从病因辨，有风泄、寒泄、暑泻、湿泻、濡泄、伤食泻、痰泻、气泻、肾泻等证；从泄泻症状和大便性质辨，有飧泄、鹜泄、溏泄、水泻、洞泻、滑泄、五更泻、禄食泻、大瘕泄等证。现代医学中由于胃、肠、肝、胆、胰腺等器官功能性和器质性引起的某些病变，如急慢性肠炎、肠结核、胃肠神经功能紊乱等引起的腹泻均属此病证范围。

本节经文所述飧泄，为泄泻的一种，又称水谷利，是指泄泻完谷不化而言。正如经文所言“清气在下，则生飧泄”、“老有余则腹胀飧泄”，此发病多由脾胃气虚阳弱，或风、湿、寒、热诸邪客犯肠胃及情志失调所致。经文论述治疗时，多取足三阳及足阳明经穴。

现在临床上把泄泻分为两类。一类是急性泄泻，是指因感受外邪或饮食所伤而致的发病紧急，大便次数显著增多，小便减少的病证。一般实证居多，治疗时以调整肠胃气机为主，取手足阳明经为主，针用泻法，寒上加灸，热证可放血，取天柱、合谷、阴陵泉、上巨虚、下巨虚穴。另一类是慢性泄泻，是指因脾胃虚弱或肝木侮土，或肾阳虚衰微而致的便泻次数较少，病情较长的泄泻，一般由急性泄泻演变而来，也每因感染而急性发作，或为虚证，或为虚实夹杂证。治疗时宜健脾、疏肝、温肾，取任脉、足阳明经穴及背俞穴，针用补法，并可加灸。耳针治疗，取小肠、大肠、胃、脾、肝、肾、交感、神门，每次取 3～5 穴，急性泄泻每次 5～10 分钟，每日 1～2 次，慢性泄泻每针 10～20 分钟，隔日 1 次，10 次为一疗程。在治疗时应注意，对于严重失水或急性病所引起的腹泻患者，应采用综合疗法，如输液等。

十二、虫痛

论述了肠道蛔虫引起之腹痛的症状及针灸治疗方法。

【原文】 肠中有虫瘕及蛟蛕[1]皆不可取以小针[2]；心腹[3]痛，憹侬②发作肿聚[4]，往来上下行[5]，痛有休止[6]，腹热[7]，喜渴[8]涎出者，是蛟蛕也。以手聚按而紧持之，无令得移，以大针刺之，久持之，虫不动，乃出针也。恙腹侬痛，形中上者[9]。

《灵枢·厥病》

【校勘】

[1]“虫瘕及蛟蛕”：《千金》卷十三第六“虫”下无“瘕及”二字，“蛟蛕”作“蛕咬”。

[2]“皆不可取以小针”：《甲乙》卷九第二无“皆”字。《太素》卷二十六《厥心痛》“取”下无“以”字。

[3]“腹”：原作“肠”，今据《脉经》卷六第三、《甲乙》卷九第二、《千金》卷十三第六、《中藏经》卷上第二十四改。

[4]“憹侬发作肿聚”：原作“侬作痛肿聚”，今据《脉经》卷六第三、《千金方》卷十三第六改。

[5]“往来上下行”：《中藏经》卷上第二十四“往”上有“气”字。《病源》“往”作“气”，“下”后无“行”字。

[6]"痛有休止":《中藏经》卷上第二十四"有"下有"时"字。《脉经》"止"作"作"。《病源》卷十八"止"作"息"。

[7]"腹热":《甲乙》卷九第二、《千金》卷十三第六"腹"下并作"中"字。《脉经》卷六第三、《中藏经》卷上第二十四并作"心腹中热"。

[8]"喜渴":《千金》卷十三第六"喜"下无"渴"字。《中藏经》卷上第二十四"喜渴"作"喜水"。

[9]"悲腹侬痛,形中上者":译文义疑是后人粘注,且有脱误,《甲乙》卷九第二、《脉经》卷六第三及《千金》卷十三第六并无。

【注释】

①"虫瘕及蛟蛕":虫瘕,因寄生虫结聚而形成的在腹内能移动的肿物。蛟蛕,泛指体内寄生虫。"蛕",同"蛔"。

②"懊侬":烦闷。

③"悲":(烹)满也。

【直译】 肠中有寄生虫,都不可用小针取穴刺治。心腹痛,发作时疼痛难忍,腹内有肿块,可上下移动,疼痛间歇性发作,腹中热,经常口渴流涎,这是有蛔虫的症状。治疗可用手聚拢按住肿块,不使移动,用大针刺之,手仍按着不动,待虫不动后,再拔出针来。

【原文】 虫为下膈①,下膈者,食晬时乃出……喜怒不适,食饮不节,寒温不进,则寒汁流[1]于肠中,流于肠中则虫寒,虫寒则积聚,守于下管[2]②,则肠胃[3]充郭,卫[4]气不营③,邪气居之。人食则虫上食,虫上食则下管虚,下管虚则邪气胜之,积聚以留,留则痈成,痈成则下管约。其痈在管内者,即而痛深;其痈在[5]外者,则痈外而痛浮,痈上皮热。……微按其痈,视气所行④,先浅刺其傍,稍内⑤益深,还而刺之,毋过三行,察其浮沉[6]⑥,以当浅深[7],已刺必熨,令热入中,日使热内⑦邪气益衰,大痈乃溃。伍以参禁[8],以除其内⑧;恬憺⑨无为,乃能行气。后以咸苦[9],化谷乃下⑩矣。

《灵枢·上膈》

【校勘】

[1]"流":《甲乙》卷十一第八作"留",下同。

[2]"管":《甲乙》卷十一第八皆作"脘"。

[3]"肠胃":《太素》卷二十六《虫痈》作"下管"。

[4]"卫":《甲乙》卷十一第八作"胃"。

[5]"在":《甲乙》卷十一第八此下有"脘"字。

[6]"浮沉":原作"沉浮",据《甲乙》卷十一第八改,与"深"协韵。

[7]“浅深”：原作“深浅”，据《甲乙》卷十一第八改，与“沉”协韵。

[8]“伍以参禁”：《太素》卷二十五《虫痈》作“以参伍禁”。《甲乙》卷十一第八“伍”作“互”。

[9]“后以咸苦”：《甲乙》卷十一第八“以”作“服”，“成”作“酸”，《感太素》卷二十六《虫痈》同。

【注释】

①“下膈”：食后经一定时间，仍复吐出的病证，属于反胃之类，但这里是指虫痈为主因的一种膈证。

②“守于下管”：指虫积盘踞在下脘部。

③“卫气不营”：卫气，指脾胃的阳气。《类经》卷二十二第四十八注：“气，脾气也。脾气不能营运，故邪得聚而居之。”

④“视其所行”：指通过按诊，以观察病气发展的动向。《太素》卷二十六《虫痈》注：“以手轻按痈上以候其气，取知痈气所行有三，一欲知痈气之盛衰；二欲知其痈之浅深；三欲知其刺处之要，故按以视也。”

⑤“内”：同“纳”。《说文·入部》：“内入也。”

⑥“浮沉”：指浅深。

⑦“热内”：即“热入”。

⑧“伍以参禁以除其内”：伍，配伍。参，参合。互相配合参考，通称“参伍”。《太素》卷二十六《虫痈》注：“参伍，揣量也。”伍以参禁，以除其内，是指治疗应与护理互相配合，使饮食起居调养得宜，勿犯禁忌，以免致病因素再伤内脏。

⑨“恬憺”：心情安静。

⑩“后以咸苦，化谷乃下”：《类经》卷二十二第四十八注，“咸从水化，可以润下软坚；苦从火化，可以温胃，故皆能下谷也。”

【直译】 因为有虫而形成下膈证，下膈这种病，是吃过东西一昼夜之后才吐出……喜怒不能适度，饮食不加节制，衣着不能随气候变化增减，时而衣少身寒，时而衣多过暖，以致损伤了胃气；胃如受寒，则寒汁流于肠内；寒汁流肠内，则肠内寄生之虫感觉寒冷；虫觉寒冷，就会拥挤在一起，聚守于下脘部，因而使肠胃充满、胀大，以致卫气不能营运护养，而邪气留止其中。人吃进东西，虫即上而取食；虫上而取食，则下脘虚空；下脘虚空，则邪气占了上风，积聚而滞留不去；邪气滞留，就形成痈；痈成，则下脘收束。其痈在下脘之内的，一经碰触，则疼痛剧烈；其痈在下脘之外的，则痈外显而痛轻，痈上的皮肤发热。……以手轻轻按痈，诊察痈气的行往之处及盛衰、深浅等情况，而后先浅刺痈的旁侧，针渐渐由浅而深，而且绕痈周环而刺，不得超过三遍，视痈之沉浮，以决定进针的深浅。针刺之后，一定要用温熨法,使温热入于内部。天天使温入内,则寒邪之气日益衰退,大痈就会溃烂化脓。这时,综合参依日月四时等气候情况及患者身体内部状况,注意不要违犯针刺禁忌,用泻法排除患部的脓血;患者本人还须保持心境的安恬淡泊,这样才能使正气畅行。然后再服用含有酸味、苦味的食品、药物以助谷物的消化,则痈即除去,下膈症愈。

【按语】 "虫痛"主要是由蛔虫结聚所致。《灵枢·厥病》指出:"肠中有虫瘕及蛟蛕……心肠痛,侬作痛,肿聚,往来上下行,痛有休止腹热喜渴,涎出者,是蛟蛕也。"其生动地叙述了蛔虫在肠道寄生、移行及由此而引起的特有症状。《灵枢·口问》载:"饮食者皆入于胃,胃中有热则虫动,虫动则胃缓,胃缓则廉泉开,故涎下。"这是蛔虫寄生于肠道,造成肠胃功能紊乱所致。虫踞肠胃,湿热内扰,故腹内结聚而痛口渴。又蛔虫性喜团聚,又好钻窜,聚而成团,阻于肠中,格塞不通,所以出现"虫瘕"而有形可触。张介宾说:"凡虫痛证,必时作时止,来去无定,或呕吐青缘水,或吐出虫,或痛而坐卧不安,或大痛不可忍,面色或清或茨或白而唇红,然痛定则能饮食者,便是虫积之证。"

关于"虫痛"的针灸治疗,在不发作时和发作时取穴治疗不同。对于蛔虫症不发作时,可取天枢、足三里以调整胃肠气机,并有排虫之效;对于肠蛔虫症的腹痛,针刺内关、中脘、天枢、足三里、支沟、阳陵泉、胆俞等穴,都有止痛之效。至于《灵枢·厥病》指出的"以手聚按而坚持之,无令得移,以大针刺之,久持之,虫不动乃出针也"的操作法,尚待临床研究证实。

十三、霍乱

本节主要论述霍乱的病因、病机、症状及其治法。

【原文】 太阴所至为中满霍乱吐下。

《素问·六元正纪大论》

【直译】 太阴之气至而致病,为脾气不运,蓄积胀满,霍乱吐下。

【原文】 不远热则热至……热至则身热,吐下霍乱。

《素问·六元正纪大论》

【直译】 不避热时则热至……热至则发生身热,呕吐下利,霍乱。

【原文】 清气在阴,浊气在阳,营气顺脉[1],卫气逆行,清浊相干……乱于肠胃,则为霍乱……气在于肠胃者,取之足太阴、阳明,不下者[2],取之[3]三里。

《灵枢·五乱》

【校勘】

[1]"脉":《太素》卷十二《营卫气行》作"行"。

[2]“不下者”:《太素》卷十二《营卫气行》无“不”字及“下者”二字,连上“阳明”为句。

[3]“之”:《太素》卷十二《营卫气行》无。

【直译】 清气在阴,浊气在阳,营气顺行于阳分,卫气逆行于阴分,清浊之气互相侵犯,在胸中乱搅……气乱于肠胃,就会发生霍乱……乱气在于肠胃的患者,取他的足太阴经的腧穴太白、足阳明经的下腧穴三里刺治。

【原文】 霍乱,刺俞傍五①,足阳明及上傍三②。

《素问·通评虚实论篇》

【注释】

①“刺俞傍五”:指刺少阴肾俞旁之志室穴五次。王冰注:“谓取足少阴俞,外去脊椎三寸,两傍穴各五痏也。”

②“足阳明及上傍三”:指足阳明之气发于背部的胃俞穴及其上部之胃仓穴各刺三次。亦有认为是指胃仓穴及其上部的意舍穴;胃俞空前主其上方的脾俞穴。

【直译】 霍乱,应针肾俞旁志室穴五次,足阳明胃俞及意舍穴各三次。

【原文】 转筋于阳治[1]其阳[2],转筋于阴治[1]其阴,皆卒刺①之[3]。

《灵枢·四时气》

【校勘】

[1]“治”:《太素》卷二十三《杂刺》作“理”。

[2]“阳”:《太素》卷二十三《杂刺》此下有“卒针之”三字。

[3]“刺之”:《太素》卷二十三《杂刺》作“针”。

【注释】

①“卒刺”:此处指用焠针、燔针刺治。

【直译】 手足外侧转筋,取手足外廉的阳经刺治;手足内侧转筋,取手足内廉的阴经刺治,都用焠针。

【原文】 足太阴……厥气上逆则霍乱。

《灵枢·经脉》

【直译】 足太阴……厥气上逆至于肠胃,必然发生霍乱。

【按语】 霍乱是以起病急骤,卒然发作,上吐下泻,腹痛或不痛为特征的疾病。以其“挥霍三阴,便致缭乱”故名。本病可见于霍乱、副霍乱、急性胃肠炎、食物中毒等疾病。本病起病因饮食生冷不洁,或感受寒邪、暑湿、疫疠之气,使阴阳清浊之气相干,营卫气逆乱,致使脾胃、大小肠功能紊乱而发。本病有寒热之辨、干湿之分及转筋之变。经文所述本病证的治疗取足太阴、阳明、少阴及背部俞穴，如足三里、志室、胃俞、胃仓等穴位。其转筋一证，系由霍乱吐泻之后，津液亏竭，气阴两亏，筋脉失养而成，其轻者两腿挛缩，重者腹部拘急，囊缩舌卷。经文中提到可用焠针、燔针治疗。

现代医学的霍乱、副霍乱属于本证范畴，但它是由霍乱弧菌和副霍乱弧菌引起的烈性肠道传染病。临床上以剧烈吐泻大量米泔样排泄物，严重脱水，肌肉痉挛与周围循环衰竭等为特征，常呈暴发性流行，死亡率很高。新中国成立前，我国霍乱数次大流行，涉及地区甚广，每年夏秋季节几乎在南沿海及长江流域都有大小不等的流行。新中国成立后，党和政府采用了积极有效的防治措施，霍乱在我国已绝迹，因此现在临床上关于本病常参考急性泄泻和食物中毒治疗。

十四、痹证

本节主要论述了痹证的病因、病机、辨证和针灸治疗方法。

【原文】 著痹① 不去，久寒不已，卒取其三里[1]。骨为干[2]，肠[3]中不便②，取三里，盛泻之，虚补之。

《灵枢·四时气》

【校勘】

[1]“卒取其三里”：《太素》卷二十三《杂刺》杨注，“卒，当为焠。”《太素》无“三”字，“里”字属下读。《甲乙》卷十第一下作“为肝痹”三字。原校注云：“一作骭痹。”

[2]“骨为干”：《太素》卷二十三《杂刺》“干”作“骭”，《甲乙》卷十第一下校语同。《甲乙》卷九第七无“骨为干”三字。按“骨为干”三字为《经脉》篇文，上下不蒙，疑为窜衍者。

[3]“肠”：《甲乙》卷九第七作“腹”。

【注释】

①“著痹”：是湿邪偏重，以有沉重感为特征的一种痹证。《素问·痹论》：“湿气胜者为著痹也。”

②“肠中不便”：肠，指大小肠。不便，指功能失常。

【直译】 患湿邪的著痹病，经久不愈，常感寒冷不已，治疗用焠针刺里骨。如患肝痹，腹中不舒服，就要取三里穴针治，邪气盛就用泻法，正气虚就用补法。

【原文】 寒痹之为病也，留而不去，时痛而皮不仁①。……刺布衣②者[1]，以火焠之[2]③；刺大人④者，以[3]药熨之⑤。

《灵枢·寿夭刚柔》

【校勘】

[1]“者”:《要旨》卷二第十引无“者”字,下同。

[2]“以火焠之”:《甲乙》卷十第一上“以”作“用”。《太素》卷二十二《三变大同小异》作“必火焠”。

[3]“以”:《甲乙》卷十第一上、《太素》卷二十二《三变刺》无。

【注释】

①“时痛而皮不仁”:有时疼痛,有时麻木不仁。《素问·风论》:“故其肉有不仁也。”王注:“不仁,谓而不知寒热痛痒。”《素问·痹论》:“故为不仁。”王注:“不仁者,皮顽不知有无也。”

②“布衣”:指劳动人民,喻示体质强盛者。

③“以火焠之”:《素问·调经论》,“焠针药熨。”王注:“焠针,火针也。”《类经》二十一卷第三十二注:“以火焠之,即近世所用雷火针及艾蒜针灸之类。”

④“大人”:王爵贵族,喻示体质娇嫩者。

⑤“以药熨之”:《史记·扁鹊传》,“案扤毒熨。”索隐:“毒病之处,以药熨贴也。”

【直译】 寒痹之病,是寒邪留于经络之间,长久不去,肌肉时常疼痛,或皮肤麻木不仁。……人的体质不同即有差别,对一般百姓,可用火针法;对尊贵大人,就要在用针后以药熨贴。

【原文】 凡痹往来,行无常处者[1],在分肉间痛而刺之①,以月死生为数,用针者随气盛衰②,以为痏数,针过其日[2],数则脱气③,不及日数则气不泻④。左刺右,右刺左,病已止。不已,复刺之如法。月生一日一痏,二日二痏,渐多之,十五是十五痏,十六日十四痏,渐少之。

《素问·缪刺论》

【校勘】

[1]“凡痹往来,行无常处者”:《甲乙》卷五作“凡痛行往来无常处者”。《太素》卷二十三无“凡”字。高世栻说:“此言往来行痹,不涉经脉,但当缪刺其络脉,不必刺其输穴也。”

[2]“其日”:《太素》卷二十三作“其月”。

【注释】

①“在分肉间痛而刺之”:即根据疼痛部位进行缪刺。张介宾说:“谓随病所在,求其络而缪刺之也。”

②“随气盛衰”:根据虚实进行针刺。

③“脱气”:耗散正气。

④“气不泻”：邪气不去。

【直译】 凡是痹证疼痛走窜，无固定地方的，就随疼痛所在而刺其分肉之间，根据月亮盈亏变化确定针刺的次数。凡有用针刺治疗的，都要随着人体在月周期中气血的盛衰情况来确定用针的次数，如果用针次数超过其相应的日数，就会损耗人的正气，如果达不到相应的日数，邪气又不得泻除。左病则刺右边，右病则刺左边。病好了，就不要再刺；若还没有痊愈，按上述方法再刺。月亮新生的初一刺一针，初二刺二针，以后逐日加一针，知道十五日加到十五针，十六日又减为十四针，以后逐日减一针。

【原文】 骨痹①，举节不用而痛②，汗注烦心。取三阴之经，补之。

《灵枢·寒热病》

【注释】

①“骨痹”：指气血不足，寒湿之邪伤于骨髓的病证。主要症状为骨痛身重，有麻痹感，四肢沉重难举。

②“举节不用而痛”：《灵枢识》云，“举，合也，谓支节尽痛。”

【直译】 患骨痹的，周身关节不能自如活动而且疼痛，大汗淋漓，心中烦躁。治疗应取三阴经的穴位，用补法。

【原文】 病在骨，骨重不可举，骨髓酸痛，寒气至，名曰骨痹[1]深者，刺无伤脉肉为故，其道大分小分[2]①，骨热病已止。

《素问·长刺节论》

【校勘】

[1]“骨痹”：《太素》卷二十三“骨”字重见疑衍，不从。

[2]“其道大分小分”：《甲乙》卷十作“其道大小分”。《太素》卷二十三无“道”字。

【注释】

①“其道大分小分”：即针刺大分小分之间。张介宾说：“针入之道，由大分、小分之间干。”

【直译】 病在骨，肢体沉重不能抬举，骨髓深处感到酸痛，局部寒冷，病名为骨痹。治疗时应深刺，以不伤血脉肌肉为度。针刺的道路在大小分肉之间，待骨部感到发热，说明病已痊愈，可以停止针刺。

【原文】 病在筋，筋挛节痛，不可以行，名曰筋痹①，刺筋上为故，刺分肉间，不可中骨也，病起筋炅②病已止。

《素问·长刺节论》

【注释】

①“筋痹”：指以筋的症状为主的痹证，临床表现为筋脉拘急，关节疼痛难以伸张。因筋聚于关节，风寒湿邪气侵于筋所致。

②“筋炅”：即筋热而舒的意思。

【直译】 病在筋，筋脉拘挛，关节疼痛，不能行动，病名为筋痹。应针刺在患病的筋上，由于筋脉在分肉之间，与骨相连，所以针从分肉间刺入，应注意不能刺伤骨。待有病的筋脉出现热感，说明病已痊愈，可以停止针刺。

【原文】 病在肌肤，肌肤尽痛，名曰肌痹①，伤于寒湿，刺大分小分②，多发针而深之，以热为故，无伤筋骨，伤筋骨[1]，痈发若变③，诸分尽热病已止。

《素问·长刺节论》

【校勘】

[1]“伤筋骨”：《甲乙》卷十《第一阴受病发痹下》作“筋骨伤”。

【注释】

①“肌痹”：又名肉痹，是指以肌肉症状为主的痹证，临床表现为肌肉麻木可酸痛无力、困倦、汗出等。由风寒湿邪侵入肌肉所致。

②“大分小分”：即谿谷。肉之大分为谷，肉之小分为谿，统指肌肉会合处。

③“若变”：若，悬指之词，即这样的。若变，即这样的变化。

【直译】 病在肌肤，周身肌肤疼痛，病名为肌痹，这是被寒湿之邪侵犯所致。应针刺大小肌肉会合之处，取穴要多，进针要深，以局部产生热感为度。不要伤及筋骨，若损伤了筋骨，就会引起痈肿或其他病变。待各肌肉会合之处都出现热感，说明病已痊愈，就可以停止针刺。

【原文】 邪在肾，则病骨痛阴痹①，阴痹者，按[1]之而[2]不得，腹胀腰痛，大便难，肩背颈[3]痛，时眩，取之涌泉、昆仑，视有血者尽取之。

《灵枢·五邪》

【校勘】

[1]“按”：《千金》卷十九第一作“抚”。

[2]“之而”：《太素》卷二十二《五脏刺》作“如”。

[3]“强”：原脱，据《脉经》卷六第九、《甲乙》卷九第八及《千金》卷十九第一补。

【注释】

①“阴痹”：马莳，“阴痹者，痛无定所，按之而不可得，即痹论之所谓以寒胜者为痛痹也。”

【直译】 病邪在肾，就会骨痛、阴痹。所谓阴痹，就是疼痛不定，用手按摸又找不到疼痛所在，且伴有腹胀腰痛，大便困难，肩、背、颈项疼痛，时常昏眩等症状。治疗应取涌泉、昆仑穴，看到有瘀血的现象，可以在血络上针刺放血。

【原文】 厥痹者，厥气上及腹。取阴阳之络，视主病也[1]，泻阳补阴经也①。

《灵枢·寒热病》

【校勘】

[1]“也”：《甲乙》卷十第一下及《太素》卷二十六《寒热杂说》并作“者”。

【注释】

①“厥痹者……泻阳补阴经也”：《类经》二十二卷第五十注，“厥必起于四支，厥而兼痹，其气上及于腹者，当取足太阴之络穴公孙，足阳明之络穴中隆，以腹与四肢治在脾胃也。然必视其主病者，或阴或阳而取之。阳明多实故宜泻；太阴多虚故宜补。”

【直译】 患厥痹证，厥逆之气上达腹部。治疗应取阴经或阳经的络穴，但要察明主要病证在何经，若在阳经则用泻法，在阴经用补法。

【原文】 足髀①不可举，侧而取之，在枢合中，以员利针，大针不可刺。

《灵枢·厥病》

【注释】

①“髀（比）”：腿股部。

【直译】 大腿不能抬起，治疗可让患者侧卧取穴，在髀枢中的环跳穴用员利针刺之，不可用大针。

【原文】 邪客于足少阳之络，令人留于枢中①痛，髀不可举②，刺枢中以毫针，寒则久留针，以月死生为数，立已。

《素问·缪刺论》

【注释】

①“枢中”：即髀枢。

②“髀不可举”：指髀枢活动不灵便。

【直译】 邪气侵入足少阳经的络脉，使人环跳部疼痛，腿骨不能举动，以毫针刺其环跳穴，有寒的可留针久一些，根据月亮盈亏的情况确定针刺的次数，这样很快就会好。

【原文】 膝中痛，取犊鼻①，以员利针[1]，发而间之，针大如氂②，刺膝无疑。

《灵枢·杂病》

【校勘】

[1]“针”：《太素》卷三十《痹痛》篇、《甲乙》卷十第一下并作“针针”。

【注释】

①“犊鼻”：穴名，属足阳明胃经，在外膝眼陷中。

②“氂（毛；厘）”：本为牦牛，在此指牛尾之长毛。

【直译】 膝关节疼痛，治疗可取犊鼻穴，用员利针刺治，刺后过一会再刺。员利针大如牛尾之毛，用它刺治膝部是最为适宜的。

【原文】 项痛[1]不可俯仰，刺足太阳①；不可以[2]顾，刺手太阳[3]也②。

《灵枢·杂病》

【校勘】

[1]“项痛”：《甲乙》卷九第一作“头项”。

[2]“以”：《太素》卷三十《项痛》篇、《甲乙》卷九第一并无。

[3]“手太阳”：《甲乙》卷九第一校注云，“一云手阳明。”

【注释】

①“刺足太阳”：项部前，仰头低头都困难，取足太阳膀胱经，是因为该经经过项部。

②“刺手太阳也”：马莳，“顾则属肩也项，故曰手太阳也。”因手太阳小肠经经过肩、项，故取之。

【直译】 颈项疼痛，不能前俯后仰，可刺足太阳经的穴位；如果颈项不能回转，可刺手太阳经的穴位。

【原文】 邪客于臂掌之间，不可得屈，刺其踝后[1]①，先以指按之痛，乃刺之，以月死生②为数，月生一日一痏，二是二痏，十五是十五痏，十六日十四痏。

《素问·缪刺论》

【校勘】

[1]“踝后”：新校正云，“按全元起本云，是人手之本节踝也。”

【注释】

①“踝后”：马莳认为是指心经的通里穴；张景岳认为是心包经的内关穴；高士宗认为，“先以指按之，按之而痛，乃刺之。”按前后文之意，不宜固定于某穴。

②“月死生”：月从晦到望称为生，月从望到晦称为死。

【直译】 邪气侵入手厥阴经的络脉，使人发生臂掌之间疼痛，不能弯曲，针刺手腕后方，先以手指按压，找到痛处，再针刺。根据月亮的圆缺确定针刺的次数，例如月亮开始生光，初一刺一针，初二刺二针，以后逐日加一针，知道十五日加到十五针，十六日又减为十四针。

【原文】 蹇，膝①伸不屈，治其楗②，坐而膝痛治其机③。立而暑解[1]，治骸关④。膝痛，痛及拇指治其腘⑤。坐而膝痛如物隐者⑥，治其关⑦。膝痛不可屈伸，治其背内⑧，连骨行若折⑨，治阳明中俞髎⑩。若别⑪，治巨阳少阴荥。淫泺胫痠[2]⑫，不能久立，治少阳之维[3]，在外上五寸[4]。

《素问·骨空论》

【校勘】

[1]“暑解”：尤怡说，“暑当是骨字。骨解，言骨散堕如解也。‘骨’，相似，传写之误。”

[2]“淫泺胫痠”：《太素》“淫泺”下无“胫痠”二字。

[3]“治少阳之维”：“维”误，应作“络”，核王注原作“络”。

[4]“在外上五寸”：全本“外”下有“踝”字，按《太素》《圣济总录》卷一百九十一并有“踝”字，与全本合。

【注释】

①“蹇”：跛，行走困难。

②“楗”：张介宾说，“股骨曰楗，盖指股中足阳明髀关等穴。”

③“机”：张介宾说，“侠臀两傍，骨缝之动处曰机，即足少阳之环跳穴。”

④“骸关”：膝关节部。张介宾说：“为足少阳之阳关穴。”

⑤“拇指”：手跟足在指皆谓之拇。

⑥“如物隐者”：《国语·齐语》韦注，“隐，藏也。此谓膝痛如其中藏有东西。”

⑦“关”：杨上善说，“腘上髀枢为关也”。

⑧“背内”：杨上善说，“谓足太阳背输内也。”

⑨“连骱若折”：骱，小腿部。折，断也。

⑩“阳明中俞髎”：高世栻，“髎，骨穴也，中俞，足阳明俞穴也，五俞之穴，前有井荥，后有经合，俞居中，故曰中俞髎，足中指间，隐谷穴也。”

⑪“若别”：按《图经》卷五，“阴谷，治膝痛如离。”彼，“如离”，与此“若别”义同。此谓膝痛如离股然。马张注并作“别求治法”解，不合。

⑫“淫泺”：似酸痛而无力。

【直译】 膝关节能伸不能屈，治疗取其股部的经穴。坐下而膝痛，治疗取其环跳穴。站立时膝关节热痛，治疗取其膝关节处经穴。膝痛，疼痛牵引到拇指，治疗取其膝弯处的委中穴。坐时膝痛如有东西隐伏其中的，治疗取其承扶穴。膝痛而不能屈伸活动，治疗取其背部足太阳经的腧穴。如疼痛连及尻骨像折断似的，治疗取其阳明经中的俞髎三里穴；或者别取太阳经的荥穴通谷、少阴经的荥穴然谷。湿渍水湿之邪日久而胫骨酸痛无力，不能久立，治取少阳经的别络光明穴，穴在外踝上五寸。

【原文】 故刺痹者，必先切循其下之六经[1]，视其虚实，及大络之血结而不通[2],及虚而脉陷空者而调之[3],熨而通之,其瘈坚[4]①,转引而行之。

《灵枢·周痹》

【校勘】

[1]“必先切循其下之六经”:《甲乙》卷十第一上作“循切其上下大经”。

[2]“血结而不通”:《太素》卷二十八《痹论》“结而”作“而结”。《甲乙》卷十第一上“不能”下有“者”字。

[3]“陷空者而调之”:《要旨》卷二十九“空”下有“中”字。《太素》卷二十八《痹论》“调”上无“而”字。

[4]“其瘈坚”:《甲乙》卷十第一上作“其瘈紧者”。

【注释】

①“瘈坚”:牵引拘急而坚劲。

【直译】 因此,针刺痹证,一定要先沿着足六经按压,观察病证的虚实,以及大络有无血郁结而不通的情况和因虚证而脉下陷空的情况,然后进行调治,可采用熨法来疏通经脉。如果筋脉拘紧,也可牵引患者肢体来帮助经脉通行。

【原文】 周痹者[1],在于[2]血脉之中,随脉以上,随[3]脉以下,不能左右,各当其所……痛[4]从上下者,先刺其下以遏[5]之,后刺其上以脱①之,痛从下上者,先刺其上以遏之,后刺其下以脱之。

《灵枢·周痹》

【校勘】

[1]“者”:《甲乙》卷二第一上无。

[2]“于”:《太素》卷二十八《痹论》无。

[3]“随”:《太素》卷二十八《痹论》作“循”。

[4]“痛”:《甲乙》卷十第一止此上有“其”字。

[5]“遏”:原作“过”,原校语谓“一作遏”,《太素》卷二十八《痹论》正作“遏”,故据改。《甲乙》卷十第一上作“通”。

【注释】

①“脱”:解除。

【直译】 周痹这种病,是邪在血脉之中,随着血脉上行,随着血脉下行,不会左右相应,而是各在一定的部位……如果疼痛从上而下,应先刺治其下以阻止病情的发展,后刺治其上以除掉病根;如果疼痛从下而上,应先刺治其上以阻止病情发展,后刺治其下以除掉病根。

【原文】 此众痹也……此[1]各在其处,更发更止,更居更起,以右应左,以左应右,非能周也。更发更休也。……刺此者,痛虽已止,必刺其处,勿令复起。

《灵枢·周痹》

【校勘】

[1]"此":《古今医统》卷十一《痹证门》引作"凡众痹"。

【直译】 这是众痹……众痹各自有一定的部位,但会交替发作和停止,动静交替,左侧会影响右侧,右侧会影响左侧,不会周身并发,而是交替发作和休止。……刺治这种病,疼痛虽已停止,也一定要针刺疼痛部位,不要让疼痛再发作。

【原文】 久痹不去身者,视其血络,尽出[1]其血。

《灵枢·寿夭刚柔》

【校勘】

[1]"出":《甲乙》卷六第六作"去"。

【直译】 如久患痹病,邪气留滞不去,就应诊视血络,尽力去掉恶血。

【原文】 足太阳之筋,其病小指支,跟肿[1]痛,腘挛[2],脊反折,项筋急,肩不举,腋支,缺盆中纽[3]痛,不可左右摇。治在燔针①劫刺②,以知为数③,以痛为输④,名曰仲春痹⑤也。

《灵枢·经筋》

【校勘】

[1]"肿":《甲乙》卷二第六及《太素》卷十三《经筋》作"踵"。

[2]"挛":《甲乙》卷二第六此下有"急"字。

[3]"纽":《太素》卷十三《经筋》作"纫"。杨注:"纫,谓转展痛也。"

【注释】

①"燔针":即火针,将针烧红刺入相应的部位。

②"劫刺":针刺即出,叫劫刺,即疾刺疾出的刺法。

③"以知为度":知,治病获效或病愈的意思;数,指针刺次数的限度。

④"以痛为输":在痛处取穴,即所谓天应穴、阿是穴。

⑤"仲春痹":古人以手六经、足六经分主一年的十二月,一年分四时,第一时的三个月以孟、仲、季的顺序分别命名。每个月发生的痹证,也按月的名称分别命名,如春季有孟春痹、仲春痹、季春痹,以此来表示阴阳盛衰的状况。

【直译】 足太阳膀胱经经筋所发生的病证有足小趾及跟踵部疼痛,膝腘部拘挛,脊背反折,项筋发急,肩不能上举,腋部及缺盆部纽结疼痛,肩部不能左右摇动。治疗时要采用火针,不用迎随手法,以病见效确定针刺次数,以痛处作为腧穴,这种病叫做仲春痹。

【原文】 足少阳之筋……其病小指次指支转筋,引膝外转筋,膝不可屈伸,腘筋急,前引髀,后引尻,即上乘眇季胁痛,上引缺盆膺乳颈,维筋急,从左之右,右目不开[①]，上过右角，并跷脉而行，左络于右，故伤左角，右足不用，命曰维筋相交[②]。治在燔针劫刺，以知为数，以痛为输，名曰孟春痹也。

《灵枢·经筋》

【注释】

①“从左之右，右目不开”：《太素》卷十三《经筋》注，“此筋本起于足，至项上而交至左右目，故左箱有病，引右箱目不得开，右箱有病，引左箱，目不得开也。”

②“上过右角……命曰维筋相交”：《太素》卷十三《经筋》注“乔脉至于目眦，故此筋交颠，左右下于目眦，与之并行也。筋既交于左右，故伤左额角，右足不用；伤右额角，左足不用，以此维筋相交故也。”

【直译】 足少阳胆经经筋所发生的病证有足第四趾转筋，牵引到膝外侧也转侧，膝关节不能屈伸，膝窝中的筋拘急，前面牵引髀部，后面牵引尻部，向上牵及胁下空软处和软肋部疼痛，再向上牵引到缺盆、胸、乳、颈等部位的筋都感到拘紧。如果从左侧向右侧的筋感到拘紧，右眼就不能睁开，本筋上过右头角，与跷脉并行，左侧的筋与右侧相连结，所以，伤了左侧的筋，右脚就不能动，这叫做维筋相交。治疗时采用火针法，不用迎随手法，以病愈确定针刺次数，以痛处作为腧穴，这种病叫做孟春痹。

【原文】 足阳明之筋……其病足中指支胫转筋，脚跳坚[①]，伏兔转筋，髀前肿，㿗疝，腹筋急，引缺盆及颊，卒口僻[②]，急者目不合，热则筋纵，目不开，颊筋有寒，则急引颊移口；有热则筋弛纵缓，不胜收故僻。治之以马膏[③]，膏其急者，以白酒和桂，以涂[1]，其缓者，以桑钩钩之，即以生桑灰[2]置之坎中，高下以[3]坐等，以膏熨急[4]颊，且饮美酒，噉美炙肉，不饮酒者，自强也，为之三拊[④]而已。治在燔针劫刺，以知为数，以痛为输，名曰季春痹也。

《灵枢·经筋》

【校勘】

[1]“涂”：《圣济总灵》卷一九一及《普济方》卷四百十二此下有“之”字。

[2]“灰”：张注本、日刻本作“炭”，《太素》卷十三《经筋》《圣济总录》卷一九一并同。

[3]“以”：《太素》卷十三《经筋》《甲乙》卷二第六、《圣济总录》卷一九一及《普济方》卷四百十二并作“与”。

[4]“急”：《普济方》卷四百十二作“其”。

【注释】

①“脚跳坚”：指足部有跳动及强硬不适感。《类经》十七卷第六十九注：“跳者，跳动；坚者，坚强也。”

②“卒口僻”:卒,突然的意思。口僻,口角歪斜。

③“马膏”:即马膏油,其性味甘平柔润,能养筋治痹,所以此痹可以舒缓拘急。

④“三拊”:“拊”同“抚”。三拊,即再三抚摩患处。

【直译】 足阳明胃经之筋所发生的病证有足中趾及胫部转筋,足背拘急,伏兔部转筋,大腿前部发肿,阴囊肿大,腹筋拘紧,牵引缺盆、面颊和嘴,突然歪斜,如寒,眼就不能闭合;如热,筋弛缓,眼就不能睁开。颊筋有寒,就会牵扯面颊,使口不能闭合;颊筋有热,就会使筋弛缓无力,所以发生口角歪斜。治疗时,要用马脂,病较急的,将白酒和桂末涂抹于弛缓的一侧;病较缓的,用桑钩钩住口角,再将桑木炭火,置于地坑中,地坑的深浅与患者坐的高低相等,再用马脂熨贴挛急的颊部,同时要饮些美酒,吃点烤羊肉,不喝酒的人也要勉强喝点,并在患部再三抚摩就可以了。治疗转筋的患者,要采用火针法,不用迎随手法,以病愈确定针刺的次数,以痛处作为腧穴。这种病叫做季春痹。

【原文】 足太阴之筋……其病足大指支,内踝痛,转筋痛,膝内辅骨痛,阴股引髀而痛,阴器纽痛,上[1]引脐[2]两胁痛,引膺中[3]脊内痛。治在燔针劫刺,以知为数,以痛为输,命曰仲[4]秋痹也。

《灵枢·经筋》

【校勘】

[1]“上”:原作“下”,据《甲乙》卷二第六及《太素》卷十三《经筋》改。

[2]“引脐”:此下似应据《太素》卷十三《经筋》补“与”字。

[3]“膺中”:此下似应据《太素》卷十三《经筋》补“与”字。

[4]“仲”:原作“孟”,据《太素》卷十三《经筋》改。

【直译】 足太阴脾经之筋,本经之筋所发生的病证有足大趾和内踝转筋疼痛,膝内辅骨疼痛,大腿内侧牵引髀部作疼,阴器有扭结痛之感,并上引脐部、两胁、胸膺及脊内部疼痛。治疗时,应当采用火针法,不用迎随手法,以病愈确定针刺的次数,以痛处作为腧穴。这种病叫做仲秋痹。

【原文】 足少阴之筋……其病足下转筋,及所遇而结者皆痛及转筋。病在此者主痫瘛及痉①,在[1]外者不能俯,在内者不能仰。故阳病者腰反折不能俯,阴病者不能仰②。治在燔针劫刺,以知为数,以痛为输,在内者熨引饮药。此筋折纽[2],纽发数甚者,死不治[3],名曰孟[4]秋痹也。

《灵枢·经筋》

【校勘】

[1]“在”:《甲乙》卷二第六此上有“病”字。

[2]“纽”：《太素》卷十三《经筋》作“纫”。

[3]“治”：熊本作“知”。

[4]“孟”：原作“仲”，据《太素》卷十三《经筋》改。

【注释】

①“痌瘈及痉”：《类经》十七卷第六十九注，“痌，癫痌也。瘈，牵急也。痉，坚强反张尤甚于瘛者也。”

②“在外者不能俯……阴病者不能仰”：《太素》卷十三《经筋》注，“背为外为阳也，腹为内为阴也。故病在背筋，筋急故不得低头也；病在腹筋，筋急不得仰身也。”

【直译】 足少阴肾经之筋……本经之筋所发生的病证有足下转筋，本经所循行和结聚的部位都感到疼痛和转筋。病在这方面的，以癫痫、拘挛和痉证为主。病在外，腰脊不能前俯；病在内，不能后仰，所以背部苦于拘急，腰就反折而不能前俯，腹部苦于拘急，身体就不能后仰。治疗时，应当采用火针法，不用迎随手法，以病愈确定针刺的次数，以痛处作为腧穴。如病在内，可用熨经、导引、饮服汤药。如转筋次数逐渐增多而又加重的，为不可治的死证。这种病叫做孟秋痹。

【原文】 足厥阴之筋……其病足大指支，内踝之前痛，内辅痛，阴股痛转筋，阴器不用，伤于内则不起，伤于寒则阴缩入，伤于热则纵挺不收。治在行水清阴气[1]①。其病转筋者，治在燔针劫刺，以知为数，以痛为输，命曰季秋痹也。

《灵枢·经筋》

【校勘】

[1]“气”：《太素》卷十三《经筋》同，而《甲乙》卷二第六作“器”。

【注释】

①“治在行水清阴气”：孙鼎宜，“《诗》曰‘泉流既清’，传，‘水治日清’，‘阴’，厥阴也。水为肝母，故行水即以治厥阴之气。”

【直译】 足厥阴肝经之筋……本经之筋所发生的病证有足大趾、内踝前和内辅骨等处都感觉疼痛，大腿内侧疼痛并且转筋，前阴器不能使用，如伤于房劳就要阳痿，伤于寒邪则阴器缩入，伤于热邪则阴器挺直不收。治疗时，应当行水以治厥阴之气。对转筋病证，要用火针法，不用迎随手法，以病愈确定针灸次数，以痛处作为腧穴，这种病叫做季秋痹。

【原文】 手太阳之筋……其病小指支[1]肘内锐骨后廉痛，循臂阴入腋下，腋下[2]痛，腋后廉痛，绕[3]肩胛引颈而痛，应耳中鸣痛，引颔目瞑，良久乃得[4]视，颈[5]筋急则为筋瘘[6]颈肿①。寒热在颈者，治在燔针劫刺[7]，以知为数，以痛为输，其为肿者，复[8]而锐之[9]，名曰仲夏痹也。

《灵枢·经筋》

【校勘】

[1]“其病小批支”：《太素》卷十三《经筋》“病”下有“手”字，“支”下有“痛”字。《甲乙》卷二第六“支”作“及”。

[2]“腋下”：顾氏《校记》云，“《圣济总录·经脉统论·手太阳小肠经》‘腋下’二字不重。”

[3]“绕”：《太素》卷十三《经筋》此下重一“肩”字。

[4]“得”：《太素》卷十三《经筋》及《甲乙》卷二第六并作“能”。

[5]“颈”：《圣济总录》卷一九一及《普济方》卷四百十二并作“头”。

[6]“瘘”：张注本作“痿”，《太素》《甲乙》及《普济方》亦均作“瘘”，与张注本合。

[7]“劫刺”：此下原有“之”字，据《甲乙》卷二第六、《太素》卷十三《经筋》及《圣济总录》卷一九一删，与本篇各条句法一致。

[8]“复”：《太素》卷十三《经筋》作“伤”。

[9]“复而锐之”：此下原有“本支者，上曲牙，循可前，属外眦，上颌、结于角。其痛当所过者支转筋。治以燔针劫刺，以知为数，以痛为输”四十一字，与下段手少阳之筋之重，故据《甲乙》卷二第六删除。

【直译】 手太阳小肠经之筋……本经之筋所发生的病证有手小指和肘内锐骨的后缘疼痛，沿臂内侧入腋下也痛，腋后侧也痛，围绕肩胛牵引颈部作痛，耳中鸣痛，并牵引领部也痛，痛时必须闭目休息一段时间才能看见东西。颈筋拘急，寒热发于颈部的，就是鼠瘘、颈肿一类疾病。治疗时，当用火针法，以病愈确定针刺次数，以痛处作为腧穴，如刺后肿仍不消的，再用锐针刺治。如疼痛正在循行部位而又转筋的，也用火针法，也以病愈为针刺次数，以痛处为腧穴。这种病叫做仲夏痹。

【原文】 手少阳之筋……其病当所过者即[1]支[2]转筋，舌卷。治在燔针劫刺，以知为数，以痛为输，名曰季夏痹也。

《灵枢·经筋》

【校勘】

[1]“即”：《太素》卷十三《经筋》无，似应据删。

[2]“支”：《证治准绳》八册《舌类》引此下有“痛”字。

【直译】 手少阳三焦经之筋……本经之筋所发生的病证有在经筋所过之处出现转筋、舌卷。治疗时，应当采用火针法，不用迎随手法，以病愈确定针刺次数，以痛处作为腧穴。这种病叫做季夏痹。

【原文】 手阳明之筋……其病当所过者支痛及转筋，肩不举，颈不可左右视①。治在燔针劫刺，以知为数，以痛为输，名曰孟夏痹也。

《灵枢·经筋》

【注释】

①"不可左右视"：《太素》卷十三《经筋》注，"其筋左右交络，故不得左右顾视。"

【直译】 手阳明大肠经之筋……本经之筋所发生的病证有在其筋所经过的部位，出现疼痛、转筋，肩不能举，脖子不能左右顾盼。治疗时，应采取火针法，不用迎随手法，以病愈确定针刺次数，以痛处作为腧穴。这种病叫做孟夏痹。

【原文】 手太阴之筋……其病当所过者支转筋痛，甚成息贲[1]①。胁急吐血。治在燔针劫刺，以知为数，以痛为输，名曰仲冬痹也。

《灵枢·经筋》

【校勘】

[1]"甚成息贲"：《太素》卷十三《经筋》"甚"作"其"，"贲"下有"者"字。《圣济总录》卷一九一及《普济方》卷四百十二引"甚"下并有"则"字。

【注释】

①"息贲"：五积病之一，肺气积于胁下，喘息上贲，因而得名。

【直译】 手太阴肺经之筋……本经之筋所发生的病证有在它循行经过的部位，下肢转筋、疼痛，严重时发展成息贲证，胁下拘急、吐血。治疗时，应当采取火针法，不用迎随手法，以病愈确定针刺次数，以痛处作为腧穴。这种病叫做仲冬痹。

【原文】 手心主之筋……其病当所过者支转筋，及胸痛息贲[1]。治在燔针劫刺，以知为数，以痛为输，名曰孟冬痹也。

《灵枢·经筋》

【校勘】

[1]"及胸痛息贲"：此上原有"前"字，今据《太素》卷十三《经筋》删。

【直译】 手厥阴心包络经之筋……本经之筋所发生的病证有在其经过的部位出现转筋，胸痛，息贲。治疗时，应采用火针法，不用迎随手法，以病愈确定针刺次数，以痛处作为腧穴。这叫做孟冬痹。

【原文】 手少阴之筋……其病内急，心承伏梁①，下为肘网[1]②。其病当所过者支[2]转筋，筋痛[3]。治在秋季针劫刺，以知为数，以痛为输。其成伏梁唾[4]血脓[5]者③，死不治，名曰季冬痹也[6]。

《灵枢·经筋》

【校勘】

[1]“网”:《甲乙》卷二第六、《太素》卷十三《经筋》及《圣济总录》卷一九一作“纲”。

[2]“支”:《太素》卷十三《经筋》此上有一“则”字。

[3]“转筋,筋痛”:《甲乙》卷三第六及《普济方》卷四百十二“筋”字不重。

[4]“唾”:《甲乙》卷二第六作“吐”。

[5]“血脓”:《甲乙》卷二第六及《太素》卷十三《经筋》作“脓血”。

[6]“名曰季冬痹也”:此六字原在“无用燔针”之后。今据《医学纲目》卷十四《筋类》注及《类经》十七卷第六十九注移至此。

【注释】

①“心承伏梁”:承,由下承上之意;心承,指在内的筋拘急坚伏承于心下。伏梁,五积之一。此病起于心经气血凝滞,久留不愈,脐旁或脐上突起如手臂之状,伏而不动,如屋之梁,因而得名。

②“下为肘网”:下,指由胸部下至臂肘部。下为肘网,是指上肢的筋有病,肘部感到如罗网一样的牵急不舒。

③“其成伏梁,唾血脓者”:《类经》十七卷第六十九注,“若伏梁已成而唾见血脓者,病剧脏伤,故死不治。”

【直译】 手少阴心经之筋……本经之筋所发生的病证有胸内拘急,心下坚积而成伏梁。本筋是肘部屈伸的纲维,本筋经过的部位,有转筋和疼痛的症状。治疗时,应采用火针法,不用迎随手法,以病愈确定针刺次数,以痛处作为腧穴。如果已成伏梁病而吐脓血的,是不可治的死证。这叫做季冬痹。

【原文】 以针治之奈何?岐伯曰:五脏有俞①,六府有合②,循脉之分,各有所发,各随[1]其过,则病瘳也。

《素问·痹论》

【校勘】

[1]“各随”:《太素》《甲乙》“随”并作“治”。

【注释】

①“五脏有俞”:“俞”指输穴。肝输太冲,心输大陵,脾输太白,肺输太渊,肾输太溪。

②“六府有合”:“合”指合穴。胃之合三里,胆之合阳陵泉,大肠之合曲池,小肠之合小海,三焦之合委阳,膀胱之合委中。

③“瘳”:病愈。

【直译】 怎样用针刺治疗呢?岐伯说:五脏各有输穴可取,六腑各有合穴可取，循着经脉所行的部位，各有发病的征兆可察，根据病邪所在的部位，取相应的输穴或合穴进行针刺，病就可以痊愈了。

【按语】 "痹证"是指气血为病邪阻闭而引起的疾病，凡人体肌表经络遭受风寒湿邪侵袭后，使气血运行不畅引起筋骨、肌肉、关节等处的疼痛，酸楚，重者，麻木和关节肿大屈伸不利等证统称为痹证。

《内经》对本病的病因病机作了详细论述。《素问·痹论》说："所谓痹者，各以其时，重感于风寒湿之气也。"指出了风寒湿邪是本病的病因。同时因发病的时间、部位不同，而把本病分为五痹。《素问·痹论》说："以冬遇此者为骨痹，以春遇此者为筋痹，以夏遇此者为脉痹，以至阴遇此者为肌痹，以秋遇此者为皮痹。"且据风寒湿三气的偏胜，合而为痹也。其风气胜者为行痹、寒气胜者为痛痹、湿气胜者为着痹。如痹证日久不愈，可进一步发展侵入五脏，则成为五脏痹证。《素问·痹论》说："骨痹不已，复感于邪，内舍于心；肌痹不已，复感于邪，内舍于脾；皮痹不已，复感开邪，内舍于胰。"其中以心痹最为常见。所以痹证是因风寒湿邪乘虚侵入，经络痹阻所致。

对于痹证的针刺治疗《灵枢·周痹》指出："刺痹者，必先切循其下之六经，视其虚实，及大络之血结而不能，及虚而脉陷空者而调之，熨而通之，其瘈坚，能引而行之。"示人凡是刺痹时，应先切循其经，察其虚实，别其寒温，根据不同病情而用不同的治法。正如张介宾说："大络之血结者，宜泻之；虚而脉陷空者，宜补之；寒凝而气不调者，熨而通之，其瘈坚转者，瘈急转筋之谓，当针引其气而行之也。"这可以作为治痹的常法。

本证包括现代医学的风湿热、风湿性关节炎、肌纤维组织炎及单发坐骨神经痛等，现临床治疗以近部与循经取穴为主，邻近取穴辅以阿是穴。病在皮、肌肉宜浅刺，或用皮肤针叩击；病在筋骨宜深刺留针，病在血脉可放血。一般加肩部，选肩髎、肩髃、臑俞；肘臂部，选曲池、合谷、天井、外关、尺泽；腕部，选阳池、阳溪、腕骨；背脊，选水沟、身柱、腰阳关；髀部，选环跳、居髎、悬钟；股部，选秩边、承扶、阳陵泉；膝部，选犊鼻、梁丘、阳陵泉、膝阳关；踝部，选申脉、照海、昆仑、丘墟。据证可选：行痹，膈俞、风门、肺俞、肝俞；痛痹，肾俞、关元；着痹，可选脾俞、足三里、阴陵泉；热痹，大椎、曲池。

十五、痿证

主要论述痿证的病因病机和针灸治疗原则。

【原文】 黄帝问曰：五脏使人痿① 何也？岐伯对曰：肺主身之皮毛，心主身之血脉，肝主身之筋膜②，脾主身之肌肉，肾主身之骨髓，故肺热叶焦[1]，则皮毛虚弱急薄[2]，著则生痿躄也③；心气热，则下脉厥而上④，上则下脉虚，虚则生脉痿，枢折挈[3]，胫纵[4]而不任地也⑤；肝气热，则胆泄口苦筋膜干，筋膜干则筋[5]急而挛，发为筋痿；脾气热，则胃干而渴，肌肉不仁，发为肉痿；肾气热，则腰脊不举⑥，骨枯而髓减[6]，发为骨痿。

《素问·痿论》

【校勘】

[1]"肺热叶焦"：《太素》卷二十五《五脏痿》《甲乙》卷十第四"肺"下并有"气"字。按有"气"字是，律以下文"心气"各节可证。

[2]"则皮毛虚弱急薄"：《甲乙》"则皮"上有"焦"字。按有"焦"字是。"肺气热叶焦，焦则皮毛虚弱急落"，与下"上则下脉虚，虚则生脉痿"句法一律。

[3]"枢折挈"："挈"上疑脱"不"字。王注："膝腕枢纽如折去而不相提挈。"是王注本明作"不挈"。

[4]"胫纵"：《太素》"纵"作"疭"。《甲乙》作"肿"。按"纵""疭"相通。

[5]"则筋"：《太素》"则"下无"筋"字。

[6]"骨枯而髓减"：《难经·十五难》虞注引"枯"下无"而"字。

【注释】

①"五脏使人痿"：杨上善说，"痿者，屈弱也，以五藏热，遂使皮肤筋肉骨缓痿，屈弱不用故名为痿。"

②"筋膜"：包于肌肉之肌腱外的，叫筋膜。

③"著则生痿躄也"："著"有"甚"意。痿躄，谓不能行。

④"下脉厥而上"："下脉"谓下行之脉，"厥"者，逆行之谓。

⑤"胫纵而不任地也"：杨上善说，"脚胫疭缓，不能履地。"

⑥"腰脊不举"："不举"是说不能动作。

【直译】 黄帝问道：五脏都能使人发生痿病，是什么道理呢？岐伯回答说：肺主全身皮毛，心主全身血脉，肝主全身筋膜，脾主全身肌肉，肾主全身骨髓。所以肺脏有热，灼伤津液，则枯焦，皮毛也成虚弱、干枯不润的状态，热邪不去，则变生痿躄；心脏有热，可使气血上逆，气血上逆就会引起在下的血脉空虚，血脉空虚就会变生脉痿，使关节如折而不能提举，足胫弛缓而不能着地行路；肝脏有热，可使胆汁外溢而口苦，筋膜失养而干枯，以至筋脉挛缩拘急，变生筋痿；脾有邪热，则灼耗胃津而口渴，肌肉失养而麻木不仁，变生不知痛痒的肉痿；肾有邪热，热浊精枯，致使髓减骨枯，腰脊不能举动，变生骨痿。

【原文】 论①言治痿者独取阳明，何也？岐伯曰：阳明者，五脏六府之海，主闰[1]宗筋，宗筋主束骨[2]而利机关也②。冲脉者，经脉之海也，主渗灌豁谷③，与阳明合于宗筋④，阴阳揔宗筋之会⑤，会于气街，而阳明为之长，皆属于带脉，而络于督脉。故阳明虚则宗筋纵，带脉不引，故足痿不用也。

《素问·痿论》

【校勘】

[1]“主闰宗筋”：吴本、朝本“闰”并作“润”，按《太素》作“润”，与吴本合。

[2]“宗筋主束骨”：《甲乙》“宗筋”下有“者”字，“主束骨”作“束骨肉”。按“束骨肉”与“利机关”对文。

【注释】

①“论”：论，一指古代某种医论书籍。吴昆注：“论，亦古论也。”一指《灵枢·根结》篇，《类经》十七卷第七十一注：“论言者，即《根结》篇曰，痿者取之阳明。”当以前说为是。

②“阳明者……宗筋主束骨而利机关也”：《类经》十七卷第七十一注，“阳明，胃脉也，主纳水谷化气血，以滋养表里，故为五脏六腑之海，而下润宗筋。宗筋者，前阴所聚之筋也，为诸筋之会，凡腰脊溪谷之筋，皆属于此，故主束骨而利机关也。”机关，指大关节而言。

③“渗灌谿谷”：渗灌，渗透灌溉。谿谷，《气穴论》王冰注：“肉之大会为谷，肉之小会为溪。”

④“与阳明合于宗筋”：冲脉起于气街，并少阴之经挟脐上行，阳明脉则挟脐两旁下行，二脉在宗筋相会合。

⑤“阴阳揔宗筋之会”：“揔”与“总”同。张介宾：“宗筋聚于前阴。前阴者，足三阴、阳明、少阳及冲、任、督、带九脉之所会也。九者之中，则阳明为五脏六腑之海，冲脉为经脉之海，此一阴一阳，总乎其间，故曰阴阳宗筋之会。”

【直译】 治痿应独取阳明，这是什么道理呢？岐伯说：阳明是五脏六腑营养的源泉，能濡养宗筋，宗筋主管约束骨节，使关节运动灵活。冲脉为十二经气血汇聚之处，输送气血以渗透灌溉分肉肌腠，与足阳明经会合于宗筋，阴经阳经都总汇于宗筋，再会合于足阳明经的气街穴，故阳明经是它们的统领，诸经又都连属于带脉，系络于督脉。所以阳明经气血不足则宗筋失养而弛缓，带脉也不能收引诸脉，就使两足痿弱不用了。

【原文】 帝曰：治之奈何？岐伯曰：各补其荥而通其俞①，调其虚实，和其逆顺，筋[1]、脉、骨、肉②各以其时受月[2]③，则病已矣。

《素问·痿论》

【校勘】

[1]“筋”：此前《甲乙》卷十第四有“则”字。

[2]"月":《太素》二十五《五脏痿》作"日"。《吴注素问》改作"气"。

【注释】

①"各补其荥而通其俞":吴昆说,"十二经有荥有俞,所溜为荥,所注为俞。补,致其气也。"张介宾说:"上文云独取阳明,此复云各补其荥而通其俞。盖治痿者,当取阳明,又必察其所受之经,而兼治之也。"

②"筋、脉、骨、肉":姚止庵说,"筋者,肝也;脉者,心也;骨者,肾也;肉者,脾也。五脏独缺肺者,肺合皮毛,皮毛附于肉,或省文也。"

③"各以其时受月":姚止庵说,"时受月者,五脏各有应王之月,如肝伤则筋病,欲治筋病,必于春月木王之时,因时以受王月之气,则邪易去而正易复。"

【直译】 黄帝问道:怎样治疗呢?岐伯说:调补各经的荥穴,疏通各经的输穴,以调机体之虚实和气血之逆顺;无论筋脉骨肉的病变,只要在其所合之脏当旺的月份进行治疗,病就会痊愈。

【原文】 痿厥心悗,刺足大指间[1]上二寸①留之,一曰足外[2]踝下②留之。

《灵枢·口问》

【校勘】

[1]"刺足大指间":《甲乙》"刺"上有"急"字,"大指"下无"间"字。

[2]"外":日刻本无"外"字。《甲乙》卷十二第一此上有"补"字。

【注释】

①"足大指间上二寸":即太冲穴或太白穴。

②"足外踝下":即申脉穴。

【直译】 痿厥,胸闷,治疗上一种说法是可刺足大趾间上二寸处的太冲或太白穴,要留针;另一种说法是可刺足外踝下的申脉穴,要留针。

【原文】 痿厥为四末[1]束悗①,乃疾解之,日二,不仁者,十日而知,无休,病已止②。

《灵枢·杂病》

【校勘】

[1]"末悗":《太素》卷三十《痿厥》无。

【注释】

①"束悗":束缚而致闷闭的感觉。

②"痿厥……病已止":孙鼎宜,"此言治痿厥法,当缚其手足,良久觉烦闷,又必须疾解之,隔半日又缚,后解如故。不仁者,谓缚久不觉烦闷。知者,谓十日方知烦闷。止,谓止其束。"

【直译】 痿厥病,治疗可将患者四肢捆绑起来,待患者气闷时,就迅速解开,每天两次，发病时失去知觉的患者这样治疗十天后就会有知觉，但治疗不要停止，直到病好了，才停止捆缚。

【原文】 阖①折则气无所止息而痿疾[1]起矣，故痿疾[2]者，取[3]之阳明，视有余不足。

《灵枢·根结》

【校勘】

[1]“痿疾”：《素问·阴阳离合论》新校正引《九墟》及《甲乙》卷二第五并作“悸病”。

[2]“痿疾”：《素问·阴阳离合论》新校正引《九墟》作“悸”字。

[3]“取”：《甲乙》卷二第五此上有“皆”字。

【注释】

①“阖”：此处指阳明。所谓“阳明为阖”。

【直译】 如果阳明经失去了阖的功能，阳气就会无所止息而发生痿病，所以诊治痿病，可取用足阳明胃经，看病的情况，泻有余而补不足。

【原文】 脾病者，身重善肌[1]肉痿，足不收行[2]，善瘈①，脚下痛……取其经，太阴阳明少阴血者[3]。

《素问·脏气法时论》

【校勘】

[1]“善肌”：明抄本、朝本“肌”并作“饥”。按“饥”是。

[2]“肉痿，足不收行”：林校引《千金》作“足痿不行”。

[3]“太阴阳明少阴血者”：沈祖孙说，“此句有脱字，上文言‘脾主长夏，足太阴阳明主治’，不当再入少阴血。”’合上下文观之，宜作“取其经太阴阳明之补，少阴血者”。

【注释】

①“善瘈”：“瘈”与“瘴”通。善瘈，谓行路足常曳地，即俗所谓抬不起脚。

【直译】 脾脏有病，则出现身体沉重，易饥，肌肉痿软无力，两足弛缓不收，行走时容易抽搐，脚下疼痛，这是脾实的症状；脾虚则腹部胀满，肠鸣，泄下而食物不化。治疗时，取太阴脾经、阳明胃经和少阴肾经的经穴，刺出其血。

【原文】 足少阳之别，名曰光明，去踝五寸，别走厥阴，并经[1]下络足跗[2]。实则厥，虚则痿躄，坐不能起，之所别也。

《灵枢·经脉》

【校勘】

[1]“并经”：原脱，据《甲乙》卷二第一下及《素问·刺腰痛》篇王注补。

[2]"跗":《太素》卷九十五《络脉》此下有"上"字。

【直译】 足少阳胆经的别出络脉，名叫光明。在外踝上五寸，别走足厥阴肝经的经络，并经下行绕络于足背。如本络脉发生病变，属实的，会出现厥逆；属虚的，会难以行走，坐不能起。治疗时，可取本经别出的光明穴。

【按语】 痿证是指肢体筋脉弛缓，软弱无力，日久因不能随意运动而致肌肉萎缩的一种病证。多见于现代医学中的多发性神经炎、急性脊髓炎、进行性肌萎缩、重症肌无力、周期性瘫痪、肌营养不良症、癔症性瘫痪和表现为软瘫的中枢神经系统感染后遗症等。痿证在临床上以下肢痿弱较为多见，故有"痿躄"之称。"痿"是指肢体痿弱不用，"躄"是指下肢软弱无力，不能步履之证。

《素问·痿论》对本病进行了详细的论述。指出本病的病因病机是"肺热叶焦"，肺燥不能输精于五脏，而出现痿躄症状。其将痿证分为皮、脉、筋、骨、肉五痿，事实上五痿不能机械地划分，但确有浅深轻重之别。《素问·生气通天论》指出："因于湿，首如裹，湿热不攘，大筋软短，小筋弛长，软短为拘、弛长为痿。"可见湿热也是痿证的成因之一。后世医家是在临床实践中不断有所阐发。如张景岳认为"元气败伤，则精虚不能灌溉，血虚不能营养者，亦不少矣。概从火论，则恐真阳亏败，及土衰水涸者，有不能堪。"《临证指南医案》明确指出本病为"肝、肾、肺、胃四经之病"，说明了肝肾肺胃气血津液不足是形成痿证的主要因素。

"痿证"的治疗原则，《素问·痿论》有"治痿独取阳明"之说。因为"阳明者，五脏六腑之海，主润宗筋、宗筋主束骨而利机关也"。肺之津液来源于脾胃，肝肾的精血亦有赖于脾胃的生化。若脾胃虚弱，运化无力，气血生化不足，则肢体之痿弱不易恢复。临床上针灸治疗，也以调理脾胃为重要原则。正如《素问·痿论》所指出："各补其荥，而通其俞，调其虚实，和其逆顺，筋脉骨肉，各以其时受月，则病已矣。"

肺为脏之长，为五脏的华盖，饮食入胃经过脾的运化，上归于肺，肺朝百脉，将水谷精微输布于皮毛、筋骨、脏腑，以营养全身。肺主皮毛，肺热叶焦则皮毛虚薄，精液不能转输，因此五脏皆热而生痿躄。心主脉，心气热则生脉痿；肝之筋，肝气热则生筋痿；脾主肉，脾气热则生肉痿；肾主骨，肾气热则生骨痿。各以其所主生病。所以治疗痿证，在"独取阳明"的原则指导下，还当察其所受之经，兼取其荥输而治之。如筋痿取阳明、厥阴荥输；脉痿取阳明、少阴之荥输；肉痿取阳明、太阴之荥输；骨痿取阳明、少阴之荥输。以补五脏之真气，而祛五脏之热邪。气虚则补之，热盛则泻之，和其逆顺，则病可愈。

后世在"治痿独取阳明"的原则指导下，进一步丰富了痿证针刺治疗的内容。在治疗上取手足阳明、太阴经穴，兼取足少阴、厥阴经穴。针用泻法。处方主要是肩髃、曲池、合谷、阳溪、髀关、梁丘、足三里、解溪等穴。肺热配尺泽、肺俞;胃热配内庭、中脘;湿热配阴陵泉、脾俞;肝肾阴虚配肝俞、肾俞、悬钟、阳陵泉等穴。

对痿证的治疗也可用皮肤针轻叩背部肺、胃、肝、脾等俞穴和手足阳明经线,隔日一次,10 日为一疗程。耳针取穴:肺、胃、大肠、肝、肾、神门相应部位,用强刺激。每次选 3~5 穴。留针 10 分钟,隔日一次,10 次为一疗程。

十六、腰痛

本篇主要论述足三阴、足三阳、奇经八脉病变而发生腰痛的各种症状及不同兼症,同时指出了随症分经,再按经取穴进行针刺的治疗原则。

【原文】 腰者肾之府,转摇不能,肾将惫矣。

《素问·脉要精微论》

【直译】 腰为肾之府,若见到腰部不能转侧摇动,是肾气将要衰惫。

【原文】 足太阳脉令人腰痛,引项脊尻背如重[1]状①,刺其郄中②,太阳正经③出血,春无见血④。

《素问·刺腰痛》

【校勘】

[1]“重”:《甲乙》卷九第八作“肿”。

【注释】

①“足太阳脉令人腰痛,引项脊尻背如重状”:王冰注,“足太阳脉,别下项,循肩内,挟脊抵腰中,别下贯臀,故令人腰痛,引项脊尻背如负重之状也。”尻,音kao,此指脊骨的末端。

②“郄中”:即委中穴,一名血郄。王冰注:“在膝后屈处腘中央约纹中动脉,足太阳脉之所入也。”

③“太阳正经”:《黄帝内经素问校释》注,“有二说。一指昆仑穴。一指委中穴。因足太阳之正,别入腘中,今从后说,即取委中穴处刺出其血。”

④“春无见血”:王冰注,“太阳合肾,肾旺于冬,水衰于春,故春无见血也。”

【直译】 腰足太阳经脉发病使人腰痛,痛时牵引项脊尻背,好像担负着沉重的东西一样,治疗时应刺其合穴委中,即在委中穴处刺出其恶血。

【原文】 少阳[1]令人腰痛,如以针刺其皮中,循循然不可以俯仰,不可以顾[2]①,刺少阳成骨②之端出血,成骨在膝外廉之骨独起者,夏无见血③。

《素问·刺腰痛》

【校勘】

[1]“少阳”:《黄帝内经素问校释》云,“此后按文例当有‘之脉’二字。下‘阳

明’、‘少阴’同。”

[2]“顾”:《甲乙》卷九第八作“左右顾”。

【注释】

①“少阳令人腰痛……不可以顾”:《黄帝内经素问校释》注,“足少阳之脉,循胁里,出气街,绕毛际,横入髀厌中,故可令人腰痛。少阳属火主于夏,夏气在皮肤,故皮中如针刺。循循然,依次貌。足少阳脉行身之侧,故不可以俯仰。其脉起于目锐眦,上抵头角,下耳后,循颈下胸中,故不可以顾。顾,回首也。”

②“成骨”:又名骭骨,即胫骨。张景岳注:“膝外侧之高骨独起者,乃胻首之上端,所以成立其身,故曰成骨。”

③“夏无见血”:少阳合肝,肝旺于春,木衰于夏,故无见血。

【直译】 足少阳经脉发病使人腰痛,痛如用针刺于皮肤中,逐渐加重不能前后俯仰,并且不能左右回顾。治疗时应刺足少阳经成骨的起点出血,成骨即膝外侧高骨突起处,若在夏季则不要刺其出血。

【原文】 阳明令人腰痛,不可以顾,顾如有见者,善悲①,刺阳明于骺[1]前三痏,上下和之出血②,秋无见血③。

《素问·刺腰痛》

【校勘】

[1]“骺”:新校正云,“按《甲乙经》‘骺’作‘骭’。”今本《甲乙》卷九第八作“胻”。《太素》卷三十《腰痛》作“骭”。

【注释】

①“阳明令人腰痛……善悲”:《黄帝内经素问校释》注,“足阳明之筋,上循胁属脊,故阳明脉病可以令人腰痛。其脉循喉咙入缺盆,故不可以回顾。阳明为水谷之海,气血营卫皆由此生,阳明病则神气虚乱,故目见怪异而善悲哀。”

②“刺阳明于骺前三痏,上下和之出血”:诸注不同。《太素》卷三十《腰痛》注:“足阳明……下循臑外廉,故刺之以和上下。”王冰注:“刺骺前三痏,则正三里穴也。”马莳同此注。《类经》二十二卷第四十九注:“骺前三痏,即三里也。上下和之,兼上下巨虚而言也。”高士宗注:“骺前三痏,三里、上廉、下廉也,故曰上下和之,乃三里合上廉、下廉以和之,而出其血也。”按:以《类经》注义较明,今从之。

③“秋无见血”:王冰注,“阳明合脾,脾旺长夏,土衰于秋,故秋无见血。”

【直译】 腰阳明经脉发病而使人腰痛,颈项不能转动回顾,如果回顾则神乱目花犹如妄见怪异,并且容易悲伤,治疗时应刺足阳明经在胫骨前的足三里穴三次,并配合上、下巨虚穴刺出其血,秋季则不要刺出其血。

【原文】足[1]少阴令人腰痛,痛引脊内廉[2]①,刺少阴[3]于内踝上②二痏,春无见血③。出血太多,不可复也④。

《素问·刺腰痛》

【校勘】

[1]"足":新校正云,"此前少足太阴腰痛证并刺足太阴法,应古文脱简也。"

[2]"脊内廉":新校正云,"按全元起本'脊内廉'作'脊内痛'。《太素》亦同。"

[3]"少阴":《甲乙》卷九第八、《太素》卷三十《腰痛》均作"足少阴"。

【注释】

①"足少阴令人腰痛,痛引脊内廉":《黄帝内经素问校释》注,"足少阴脉贯脊属肾,腰为肾为府,故其病如是。"

②"少阴于内踝上":即复溜穴。在内踝上同身寸二寸。

③"春无见血":马莳注,"春时木旺则水衰,故春无见血。"

④"不可复也":马莳注,"肾气不可复也。"《素问识》云:"据《甲乙》,谓血虚不可复也。"少阴脉属肾,气血外泄,必伤肾气,当以前说为是。

【直译】 腰足少阴脉发病使人腰痛,痛时牵引到脊骨的内侧,治疗时应刺足少阴经在内踝上的复溜穴两次,若在春季则不要刺出其血。如果出血太多,就会导致肾气损伤而不易恢复。

【原文】 厥阴[1]之脉令人腰痛,腰中如张弓弦①,刺厥阴[1]之脉[2],在腨踵鱼腹之外,循之累累然②,乃刺之,其病令人言[3]默默然不慧③,刺之三痏[4]。

《素问·刺腰痛》

【校勘】

[1]"厥阴":《太素》卷三十《腰痛》作"居阴"。王冰注:"厥阴一经作居阴,是传写草书厥字为居也。"

[2]"脉":新校正云,"按经云'厥阴之脉令人腰痛',次言'刺厥阴之脉',注言'刺厥阴之络',经注相违,疑经中'脉'字乃'络'字之误也。"

[3]"言":此前原有"善"字,《太素》卷三十《腰痛》无。新校正云:"'善言默默然不慧',详'善言'与'默默'二病难相兼,全元起本无'善'字,于义为允。"据删。

[4]"其病令人言默默然不慧,刺之三痏":《素问识》云,"其病云云以下十五字,与前四经腰痛之例不同,恐是衍文。"

【注释】

①"厥阴之脉令人腰痛,腰中如张弓痟弦":《黄帝内经素问校释》注,"足厥阴脉,其支者与太阳、少阳之脉同结于腰踝下中髎、下髎之间,故厥阴之脉病则令人腰痛。肝主筋,肝足厥阴之脉病则筋急,筋急则腰部强直拘急,故如新张弓弩之弦。"

②“腨踵鱼腹之外，循之累累然”：王冰注，“腨踵者，言脉在外侧，下当足跟也。腨形势如卧鱼之腹，故曰鱼腹之外也。循其分肉，有血络累暴然，乃刺出之。此正当蠡沟穴分，足厥阴之络，在内踝上五寸。”腨，腿肚。踵，足跟。累累然，如串珠之状。

③“言默默然不慧”：《黄帝内经素问校释》注，“指沉默寡言而精不爽。”

【直译】 腰厥阴经脉发病使人腰痛，腰部强急如新张的弓弩弦一样，治疗时应刺足厥阴的经脉，其部位在腿肚和足根之间鱼腹之外的蠡沟穴处，摸之有结络累累然不平者，就用针刺之，如果患者多言语或沉默抑郁不爽，可以针刺三次。

【原文】 解脉令人腰痛，痛引肩，目䀮䀮然，时遗溲①，刺解脉，在膝筋肉分间郄外廉之横脉出血，血变而止②。

解脉[1]令人腰痛如引带[2]，常如折腰状，善恐[3]③，刺解脉，在郄中结络如黍米，刺之血射以黑，见赤血而已。

《素问·刺腰痛》

【校勘】

[1]“解脉”：新校正云，“按全元起云，有两解脉，病源各异，恐误示详。”《医学读书记》云：“详本篇备举诸经腰痛，乃独遗带脉，而重出解脉，按带脉起于少腹之侧，季胁之下，环身一周，如不带然，则此所谓腰痛如引带，常如折腰状者，自是带脉为病，云解脉者，传写之误也。”此说可参。

[2]“引带”：《甲乙》卷九第八作“裂”，《太素》卷三十《腰痛》作“别”。

[3]“恐”：《甲乙》卷九第八、《太素》卷三十腰痛均作“怒”。

【注释】

①“解脉令人腰痛……时遗溲”：王冰文注，“解脉，散行脉也，言不合而别行也。此足太阳之经，起于目内眦，上额交巅上，循肩髆挟脊抵腰中，入循膂，络肾属膀胱，下入腘中。故病斯候也。又其支别者，从髆内别下贯胛，循髀外后廉而下合于腘中。两脉如绳之解股，故名解脉也。”䀮䀮然，不明貌。

②“膝筋肉分间郄外廉之横脉出血，血变而止”：膝筋肉分间指委中穴处，亦即郄中，此外侧之横脉，指委阳穴处。王冰注：“膝后两旁，大筋双上，股之后，两筋之间，横纹之处，努肉高起则郄中之分也……当取郄外廉有血络横见，迢然紫黑而盛满者，乃刺之，当见黑血，必候其血色变赤乃止。”《医学纲目》卷二十八《腰痛》注：“膝外廉筋肉分间，即委阳穴是也。”

③“令人腰痛如引带，常如折腰状，善恐”：《黄帝内经素问校释》注，“足太阳之脉，其支者从腰中下挟脊，贯臀入腘中，故其痛如引带，如腰折，其脉络肾，肾志为恐，故善恐。”

【直译】 腰解脉发病使人腰痛，痛时会牵引到肩部，眼睛视物不清，时常遗尿，治疗时应取解脉在膝后大筋分肉间（委中穴）外侧的委阳穴处，有血络横见，紫黑盛满，要刺出其血直到血色由紫变红才停止。

解脉发病使人腰痛，好像有带子牵引一样，又好像腰部被折断一样，并且时常有恐惧的感觉，治疗时应刺解脉，在郄中有络脉结滞如黍米者，刺之则有黑色血液射出，等到血色变红时即停止。

【原文】 同阴之脉①令人腰痛，痛如小锤[1]居其中，怫然肿②，刺同阴之脉，在外踝上绝骨之端③，为三痏。

《素问·刺腰痛》

【校勘】

[1]“小锤”：《太素》卷三十《腰痛》作“小针”。

【注释】

①“同阴之脉”：王冰注，“足少阳之别络也，并少阳经上行，去足外踝上同身寸之五寸，乃别走厥阴，并经下络足跗，故曰同阴脉也。”

③“怫然肿”：肿起之状。怫，《说文》：“郁也。”黄元御注：“怫然，肿貌。”

③“绝骨之端”：指足少阳经之阳辅穴，在足外踝上四寸。

【直译】 腰同阴之脉发病使人腰痛，痛时胀闷沉重，好像有小锤在里面敲击，病处突然肿胀，治疗时应刺同阴之脉，在外踝上绝骨之端的阳辅穴处，针三次。

【原文】 阳维之脉令人腰痛，痛上怫然肿，刺阳维之脉，脉与太阳合腨下间，去地一尺所①。

《素问·刺腰痛》

【注释】

①“脉与太阳合腨下间，去地一尺所”：指承山穴处。《类经》二十二卷第四十九注：“阳维脉气所发，别于金门而上行，故与足太阳合于腨下间。去地一尺所，即承山穴也。”

【直译】 腰同阴之脉发病使人腰痛，痛时胀闷沉重，好像有小锤在里面敲击，病处突然肿胀，治疗时应刺同阴之脉，在外踝上绝骨之端的阳辅穴处，针三次。

【原文】 衡络[1]①之脉令人腰痛，不可以俯仰[2]，仰则恐仆，得之举重伤腰；衡络绝[3]，恶血归之②，刺之在郄阳筋之间[4]，上郄数寸，衡居[5]为二痏出血③。

《素问·刺腰痛》

【校勘】

[1]“衡络”：《太素》卷三十《腰痛》作“冲绝”。王冰注云：“一经作‘衡（疑

‘冲’)绝之脉’,传写鱼鲁之误也。若是衡(疑‘冲’)脉,《中诰》不应取太阳脉委阳、殷门之穴也。”

[2]“不可以俯仰”:《甲乙》卷九第八作“得俯不得仰”。按下文句,似以《甲乙》义胜。

[3]“衡络绝”:《太素》卷三十《腰痛》作“冲绝络”。《甲乙》卷九第八作“衡络绝伤”。

[4]“筋之间”:《甲乙》卷九第八作“之筋间”。

[5]“衡居”:《太素》卷三十《腰痛》作“冲居”。

【注释】

①“衡络”:王冰注,“衡,横也,谓太阳之外络,自腰中横入髀外后廉,而下与中经合于腘中者。”

②“举重伤腰,衡络绝,恶血归之”:《类经》二十二卷第四十九注“若举重伤腰,则横络阻绝,而恶血归之,乃为腰痛。”

③“郄阳筋之间,上郄数寸,衡居为二痏出血”:郄阳,指委阳穴,郄阳筋间上行数寸,乃殷门穴处。当视其血络横居盛满者,针刺此二穴,使之出血。王冰注云:“横居二穴,谓委阳、殷门,平视横相当也。郄阳,谓浮郄穴上侧委阳穴也。筋之间,谓膝后腘上两筋之间殷门穴也。二穴各去臀下横纹同峰寸之六寸,故曰上郄数寸也。”

【直译】 腰衡络之脉发病使人腰痛,不可以前俯和后仰,后仰则恐怕跌倒,这种病大多因为用力举重伤及腰部,使横络阻绝不通,瘀血滞在里。治疗时应刺委阳大筋间上行数寸的殷门穴,视其血络横居满者针刺两次,乏其出血。

【原文】 会阴之脉①令人腰痛,痛上漯漯然[1]汗出,汗干令人欲饮,饮已欲走②,刺直阳[2]之脉③上三痏,在跷上郄下五寸[3]横居④,视其盛者出血。

《素问·刺腰痛》

【校勘】

[1]“漯漯然”:《甲乙》卷九第八作“濈然”,原校作“濈然”。

[2]“直阳”:《太素》卷三十《腰痛》注,“刺直阳者,有本作会阳,乔上郄上横络也。”

[3]“五寸”:《太素》卷三十《腰痛》作“三寸所”,《甲乙》卷九第八作“三所”。

【注释】

①“会阴之脉”:有二说。一是指足太阳之中经。王冰注:“足太阳之中经也,其脉循腰下会于后阴,故曰会阴之脉。”姚止庵同此说。二是指为指任督之脉,二脉会于前后二阴的会阴穴处,故名会阴之脉。马莳注:“会阴者,本任脉经之穴

名。督脉由会阴而行于背，则会阴之脉，自腰下会于后阴。”高士宗注：“会阴在大便之前，小便之后，任督二脉相会于前后二阴间，故曰会阴。”吴昆、张介宾、张志聪等均同此说，不知孰是，姑从王注。

②“令人腰痛……饮已欲走”：《黄帝内经素问校释》注，“太阳之脉行身之背，挟脊抵腰中，故令人腰痛。太阳为巨阳热盛，阳热迫津外泄，故痛上漯漯然汗出。汗干阴液消亡，故令人饮水自救。饮已正复，正邪又相争，故令人烦躁而欲奔走。漯（蹋）漯然，汗出貌。”

③“直阳之脉”：诸说不一，一指太阳之脉。王冰注：“直阳一脉则太阳之脉，侠脊下等到贯臀，下至腘中，下循腨，过外踝之后，条直而行者，故曰直阳之脉也。”马莳、吴昆、张介宾、姚止庵等同此说。二指督脉。张志聪注：“直阳之脉，督脉也，督脉总督一身之阳，贯脊直上，故曰直阳。”三指太阳与督脉相结合之脉。高士宗注：“直阳，太阳与督相合之脉也。”不知孰是，姑从王注。

④“蹻上郄下五寸横居”：诸说不一。王冰注：“蹻为阳蹻所生申脉穴，在外踝下也。郄下，则腘下也。言此刺处在腘下同身寸之五寸，上承郄中之穴，下当申脉之位，是谓承筋穴，即腨中央如外陷者中也，太阳脉气所发，禁不可刺，可灸三壮。今云刺者，谓刺其血络之盛满者也。”张介宾同此说。高士宗注：“蹻上郄下，各相去五寸之承山，皆有血络横居，视其盛者，刺出其血。……不必拘于穴也。”不知孰是，姑从王注。

【直译】 腰会阴之脉发病使人腰痛，痛则汗出，汗止则欲饮水，并表现着行动不安的状态，治疗时应刺直阳之脉上三次，其部位在阳蹻申脉穴上，足太阳郄中穴下五寸的承筋穴处，视其左右有络脉横居、血络盛满的，刺出其血。

【原文】 飞阳[1]之脉①令人腰痛，痛上怫怫然[2]②，甚则悲以恐③，刺飞阳之脉，在内踝上二寸[3]，少阴之前，与阳维之会④。

《素问·刺腰痛》

【校勘】

[1]“飞阳”：《太素》卷三十《腰痛》注，“有本‘飞’作‘蜚’。”飞、蜚，同“间”通假。

[2]“怫怫然”：原作“拂拂然”，《甲乙》卷九第八作“怫然”，吴昆、张介宾、高士宗等均改为“怫怫然”，为是，据。《太素》卷三十《腰痛》作“弗弗然”。义同。

[3]“二寸”：原作“五寸”，《甲乙》卷九第八、《太素》卷三十《腰痛》均作“二寸”。另王冰注云：“内踝后上同身寸之五寸复溜穴。”新校正云：“今此经注都与《甲乙》不合者，疑经注中‘五寸’字当作‘二寸’。”今据《甲乙》《太素》改。

【注释】

①"飞阳之脉":诸说不一。《太素》卷三十《腰痛》注:"足太阳别,名早飞阳……太阳去外踝上七寸,别走足少阴。"《太素》卷九十五《络脉》注:"此太阳络,别走向少阴经,迅疾如飞,故名飞阳也。"王冰注:"是阴维之脉也,去内踝上同身寸之五寸(疑'二寸'之误)分中,并少阴经而上也。"《类经》二十二卷第四十九注:"飞阳,足太阳之络穴,别走少阴者也。"《素问识》云:"考《经脉》篇,飞阳在去踝七寸,且在少阴之后,而下文云,在内踝上五寸,又云少阴之前,乃知飞阳非太阳经之飞阳也。下文云阴维之会,亦知飞阳是非阴维之脉也。盖此指足厥阴蠡沟穴。"张志聪注:"足太阳之别名曰飞阳,去踝七寸,别走少阴。阴维之脉,起于足少阴筑宾穴,为阴维之郄。故名飞阳者,谓阴维之原,从太阳之脉,走少阴而起者也。"姑从杨、王及张志聪等注。

②"怫怫然":黄元御注,"气郁而不行也。"

③"悲以恐":《黄帝内经素问校释》注,"悲者生于心肺,恐者生于肾。跳少阴脉属肾,从肾上贯肝膈入肺中,其支别者,从肺出络心,故其脉病,甚则悲以恐。"

④"在内踝上二寸,少阴之前,与阴维之会":王冰注,"内踝后上同身寸之二寸(原作五寸,据《气穴论》注改)复溜穴,少阴脉所行,刺可入同身寸之三分。内踝后筑宾穴,阴维之郄……少阴之前阴维之会,以三脉会在此穴分也……今《中诰》经文,正同此法。"

【直译】 腰飞阳之脉发病使人腰痛,疼痛使人气郁不行,胀闷不舒,严重时欲悲欲恐,治疗应刺内踝上五寸筑宾穴,即阴维之郄,少阴之前阴维之会。

【原文】 昌阳之脉①令人腰痛,痛引膺,目䀮䀮然,甚则反折,舌卷不能言②,刺内筋③为二痏,在内踝上大筋前太阴后,上踝二寸[1]所。

《素问·刺腰痛》

【校勘】

[1]"二寸":《太素》卷三十《腰痛》作"三寸"。

【注释】

①"昌阳之脉":王冰、高士宗以为阴跷脉。马莳、张介宾、吴昆以为足少阴肾脉。马莳注:"昌阳,系足少阴肾经穴名,又名复溜。"《甲乙》卷三第三十二注:"复溜者,金也,一名伏白,一名昌阳。"据此,当从后说。

②"昌阳之脉令人腰痛……舌卷不能言":《黄帝内经素问校释》注,"足少阴脉属肾,腰显肾之府,故为腰痛。肾脉注胸中,故痛引膺。肾之精为瞳子,故目䀮䀮然。少阴经合于太阳,太阳脉行于脊背,故甚则反折。肾脉循喉咙,挟舌本,故舌卷不能言。"

③“内筋”:《类经》二十二卷第四十九注,“内筋,筋之内也,即复溜穴,在足太阴经之后,内踝上二寸所。”

【直译】 腰昌阳之脉发病使人腰痛,疼痛牵引胸膺部,眼睛视物昏花,严重时腰背向后反折,舌卷短不能言语,治疗时应取筋内侧的复溜穴刺两次,其穴在内踝上大筋的前面,足太阴经的后面,内踝上两寸处。

【原文】 散脉[①]令人腰痛而热,热甚生烦,腰下如有横木居其中,甚则遗溲[②],刺散脉,在膝前骨肉分间,络外廉[③],束脉为三痏。

《素问·刺腰痛》

【注释】

①“散脉”:诸说不一。一云足厥阴、足少阳脉,杨上善注:“散脉在膝前肉分间者,十二经脉中唯足厥阴、足少阳在膝前,主溲,故当是此二经之别名。”一云足太阴之别络,王冰注:“散脉,足太阴之别也,散行而上,故以名焉。”张介宾同此说。一云冲脉,张志聪注:“冲脉者,起于胞中,上循背里,为经络之海,其浮而外者,循腹右上行至胸中,而散灌于皮肤,渗于脉外,故名散脉也。”高士宗同此说。一云阳明别络,吴昆注:“散脉,阳明别络之散行者也。”姑从张志聪冲脉之说。

②“令人腰痛而热……甚则遗溲”:张志聪注,“冲脉为十二经脉之原,心主血脉,故痛而热,热甚生烦。其循于腹者,出于气街,侠脐下两旁各五分,至横骨一寸,经脉阻滞于戎间,故腰下如有横木居其中。起于胞中,故甚则遗溺。”

③“刺散脉……络外廉”:张志聪注,“其俞上在于大杼,下出于巨虚之上下廉,故取膝前外廉者,取冲脉之下俞也。”巨虚之上下廉,即上、下巨虚穴。

【直译】 腰散脉发病使人腰痛而发热,热甚则生心烦,腰下好像有一块横木梗阻其中,甚至会发生遗尿,治疗时应刺散脉下俞之巨虚上廉和巨虚下廉,其穴在膝前外侧骨肉分间,看到有表筋缠束的脉络,即用针刺三次。

【原文】 肉里之脉[①]令人腰痛,不可以咳,咳则筋缩急[1][②],刺肉里之脉为二痏,在太阳之外,少阳绝骨之后[2][③]。

《素问·刺腰痛》

【校勘】

[1]“筋缩急”:《甲乙》卷九第八作“筋挛”,《太素》卷三十《腰痛》作“筋挛急”。

[2]“后”:《甲乙》卷九第八作“端”。

【注释】

①“肉里之脉”:王冰注,“肉里之脉,少阳所生,则阳维之脉气所发也。”据王冰注文之义,肉里当指分肉穴之里。

②“不可以咳,咳则筋缩急”:《黄帝内经素问校释》注,“少阳主筋,其脉循胸

过季胁，故病则不能咳，咳则相引而痛，且筋脉拘急挛缩。”

③“在太阳之外，少阳绝骨之后”：王冰注，“如指曰，在太阳之外，少阳绝骨之后也。分肉穴在足外踝直上绝骨之端如后，同身寸之二分，筋肉分间，阳维脉气所发。”按：足少阳在足太阳经的外侧前，故云在太阳之外。以太阳经而论，则分肉穴又在绝骨之后矣。

【直译】 腰肉里之脉发病使人腰痛，痛得不能咳嗽，咳嗽则筋脉拘急挛缩，治疗时应刺肉里之脉两次，其穴在足太阳的外前方，足少阳绝骨之端的后面。

【原文】 腰痛侠脊而痛至头几几然[1]①，目𥇦𥇦欲僵仆，刺足太阳郄中出血。

《素问·刺腰痛》

【校勘】

[1]“几几然”：《太素》卷三十《腰痛》作“沉”。

【注释】

①“腰痛侠脊而痛至头几几然”：马莳注，“此言腰痛之证，有关于足太阳者，当即其本经而刺之也。足太阳膀胱经之脉，起于目内眦，上额交巅，其直者从巅入络脑，还出别下项，循肩髆内，侠脊抵腰中，故腰痛之疾，有侠脊而痛者至头。”几几然，拘强不舒貌。

【直译】 腰痛侠脊而痛，上连头部拘强不舒，眼睛昏花，好像要跌倒，治疗时应刺足太阳经的委中穴出血。

【原文】 腰痛上寒，刺足太阳、阳明；上热，刺足厥阴；不可以俯仰，刺足少阳；中热而喘，刺足少阴①，刺郄中出血[1]。

《素问·刺腰痛》

【校勘】

[1]“郄中出血”：《甲乙》卷九第八作“郄中血络”，《灵枢·杂病》作“腘中血络”。

【注释】

①“腰痛上寒……刺足少阴”：《类经》二十二卷第四十九注，“上寒上热，皆以上体言也。寒刺阳经，去阳分之阴邪；热刺厥阴，去阴中之风热也。少阳脉行身之两侧，故俯仰不利者当刺之。少阴主水，水病无以制火，故中热；少阴之脉贯肝膈入肺中，故喘，当刺足之少阴，涌泉、大钟悉主之。”

【直译】 腰痛时有寒冷感觉的，应刺足太阳经和足阳明经，以散阳分之阴邪；有热感觉的，应刺足厥阴经，以去阴中之风热；腰痛不能俯仰的，应刺足少阳经，以转枢机关；若内热而喘促的，应刺足少阴经，以壮水制火，并刺委中的血络出血。

【原文】 腰痛，上寒不可顾，刺足阳明；上热，刺足太阴①；中热而喘，刺足少阴。大便难，刺足少阴②。少腹满，刺足厥阴③。如折不可以俯仰，不可举，刺足太阳④。引脊内廉，刺足少阴[1]⑤。

《素问·刺腰痛》

【校勘】

[1]"腰痛……刺足少阴"：新校正云，"按全元起本及《甲乙经》并《太素》自腰痛上寒至此并无，乃王氏所添也。"

【注释】

①"腰痛……刺足太阴"：《黄帝内经素问校释》注，"足阳明脉上络头项，故病则不可以顾。腰痛上寒，为阳分阴邪盛，故刺足阳明以散其阴邪。上热，为阴分阳热盛，故刺足太阴以泻其阳热。"王冰注："上寒，阴市主之……不可以顾，三里主之。……上热，地机主之。"

②"大便难，刺足少阴"：《黄帝内经素问校释》注，"肾开窍于二阴，肾病关门不利，故大便难，应刺足少阴肾经。"王冰注："涌泉主之。"

③"少腹满，刺足厥阴"：《黄帝内经素问校释》注，"足厥阴脉环阴器抵少腹，故病则少腹胀满，应刺足厥阴经。"王冰注："太冲主之。"

④"如折不可以俯仰，不可举，刺足太阳"：《黄帝内经素问校释》注，"足太阳之脉循腰背，故其病如是，应刺足太阳。"王冰注："如折，束骨主之。不可以俯仰，京骨、昆仑悉主之。不可举，申脉、仆参悉主之。"

⑤"引脊内廉，刺足少阴"：《黄帝内经素问校释》注，"足少阴循行脊内廉，故腰痛引脊内廉者，应刺足少阴经。"王冰注："复溜主之。"

【直译】 腰腰痛时，感觉上部寒冷，头项强急有能回顾的，应刺足阳明经；感觉上部火热的，应刺足太阴经；感觉内里发热兼有气喘的，应刺足少阴经。大便困难的，应刺足少阴经。少腹胀满的，应刺足厥阴经，腰痛犹如折断一样不可前后俯仰，不能举动的，应刺足太阳经。腰痛牵引脊骨内侧的，应刺足少阴经。

【原文】 腰痛引少腹控䏚①，不可以仰[1]，刺腰尻交者②，两髁胂③上，以月生死为痏数④，发针立已，左取右，右取左[2]。

《素问·刺腰痛》

【校勘】

[1]"不可以仰"：新校正云，"按《甲乙经》作不可以俯仰。"今本《甲乙》卷九第八同本经。

[2]"左取右，右取左"：《甲乙》卷九第八、《太素》卷三十《腰痛》均无。此后新校正云："详此腰痛引少腹一节，与缪刺论重。"

【注释】

①"控眇":控,牵引的意思。眇,季胁之下髂嵴之上空软处。

②"腰尻交者":指下髎穴。王冰注:"谓髁下尻骨两旁四骨空,左右八穴,俗呼此骨为八髎骨也。此腰痛取腰髁下第四髎,即下髎穴也。足太阴、厥阴、少阳三脉,左右交结于中,故曰腰尻交者也。"

③"髁胂":髁,即髋骨,由髂骨、坐骨和耻骨组成。胂,指高起丰满的肌肉群,如脊椎两旁或髂嵴以下的肌肉等处。王冰注:"两髁胂,谓两髁骨下坚起肉也。"

④"以月生死为痏数":即以月亮的圆缺变化作为计算针刺的次数。《素问·缪刺论》曰:"月生一日一痏,二日二痏,渐多之,十五日十五痏,十六日十四痏,渐少之。其痏数多少,如此即知也。"

【直译】 腰痛时牵引少腹,引动季胁季胁之下,有能后仰,治疗时应刺腰尻交处的下髎穴,其部位在两踝骨上挟脊两旁的坚肉处,针刺时以月亮的盈亏计算针刺的次数,针后会立即见效,并采用左痛刺右侧、右痛刺左侧的方法。

【原文】 邪客于足太阴之络,令人腰痛,引少腹控眇①,不可以仰息②,刺腰尻之解,两胂之上[1]③,以月死生为痏数,发针立已。左刺右,右刺左。

《素问·缪刺论》

【校勘】

说明:此段与上段《素问·刺腰痛》篇基本相同。

[1]"上":此后原有"是腰俞"三字,《太素》卷二十三《缪刺》无。新校正云:"此特多'是腰俞'三字耳。别按全元起本,旧无此三字。"《吴注素问》亦删。按:本篇各节均未提及穴名,而此独具穴名,与上下文例不合。又此穴为督脉气气发,无左右之分。故据删。

【注释】

①"令人腰痛,引少腹控眇":《太素》卷二十三《缪刺》注,"足太阴别上至髀,合于阴阳,与别俱行……此络既言至髀上行,则贯腰入少腹过脐,所以腰痛引少腹控眇者也。"控,引也。眇,即季胁之下空软处。

②"仰息":即挺胸直腹的仰身呼吸。

③"腰尻之解,两胂之上":王冰注,"腰尻骨间曰解,当中有腰俞……《中诰孔穴经》云,左取右,右取左。穴当中,不应尔也。次腰下侠尻有骨空各四,绵主腰痛,下主与经同,是足太阴厥阴少所结。刺可入同身寸之二寸,留十呼,若灸者可三壮。"胂,挟脊之肌肉。

【直译】 邪气侵入足太阴经的络脉,使人腰痛连及少腹,牵引至胁下,不能挺胸呼吸,针刺腰尻部的骨缝当中及两旁肌肉上的下尻穴,这是腰部的输穴,根据月亮圆缺确定用针次数，出针后马上就好了。左病则刺右边，右病则刺左边。

【原文】 腰痛不可以转摇，急引阴卵，刺八髎[1]与痛上，八髎[1]在腰尻分间。

《素问·骨空论》

【校勘】

[1]“八髎”：指上髎、次髎、中髎、下髎左右八穴的总称。

【直译】 腰痛而不可以转侧动摇，痛而筋脉挛急，下引睾丸，刺八髎穴与疼痛的地方。八髎穴在腰尻骨间空隙中。

【原文】 腰痛，痛[1]上寒，取足太阳阳明[2]；痛[3]上热，取足厥阴；不可以俯仰，取足少阳[4]，中热而喘，取足少阴、腘中血络[5]。

《灵枢·杂病》

【校勘】

说明：《灵枢经校释》云，“与本文相似的段落，在《素问·刺腰论》有二。其一为：‘腰痛上寒，刺足太阳阳明；上热，刺足厥阴；不可以俯仰，刺足少阳；中热而喘，刺足少阴；刺郄中出血。’其二为：‘腰痛，上寒不可顾，刺足阳明；上热刺足太阴；中热而喘，刺足少阴。大便难，刺足少阴。少腹满，刺足厥阴。如折不可以俯仰，不可举，刺足太阳。引脊内廉，刺足少阴。’两段相连，新校正谓后段‘全元起本及《甲乙》《太素》关于‘腰痛’亦有二段文字与本文相似，其一与《素问·刺腰痛》篇前段略同（仅‘中热而喘’中‘而’字作‘如’），其二为《素问》所无，故《太素》之后段，似应取自《灵枢》。下列校勘中，言《素问》者，指第一段；言《太素》者，指第二段。”

[1]“痛”：《素问·刺腰痛》篇、《甲乙》卷九第八、《圣济总录》卷一百九十四《治腰痛灸刺法》并无。

[2]“取足太阳阳明”：《素问·刺腰痛》篇、《圣济总录》卷一百九十四《治腰痛灸刺法》“取”并作“刺”；《太素》卷三十《腰痛》无“阳明”二字。

[3]“痛”：《素问·刺腰痛》篇、《甲乙》卷九第八、《圣济总录》卷一百九十四《治腰痛灸刺法》并无。

[4]“不可以俯仰，取足少阳”：《圣济总录》卷一百九十四《治腰痛灸刺法》无此九字。《太素》卷三十《腰痛》篇“少”作“太”。

[5]“腘中血络”：《素问·刺腰痛》篇作“刺郄中出血”，《圣济总录》卷一百九十四《治腰痛灸刺法》同。

【直译】 腰痛，如果身体上部发寒，治疗可取足太阳、足阳明两经的穴位；如果身体上部发热，治疗可取足厥阴经的穴位。腰痛得不能前俯后仰，治疗可取足少阳经的穴位。腰痛，内热而气喘，治疗可取足少阴经的穴位，并刺委中穴的血络。

【原文】 足少阴之别，名曰大钟，当踝后绕跟，别走太阳；其别者，并经上走于心包，下外[1]贯腰脊。……虚则腰痛，取之所别者也。

《灵枢·经脉》

【校勘】

[1]“外”：《脉经》卷六第九、《太素》卷九十五《络脉》及《千金》卷十九第一并无。

【直译】 足少阴肾经的别出络脉，名叫大钟。在足内踝后绕足跟，别走入于足太阳膀胱经的经络；它的别出络脉，与本经并行，上走于心包之下，再下行贯通腰脊。……属虚的，会腰痛。治疗时，可取本经别出的大钟穴。

【按语】 腰痛是指以腰部疼痛为主要症状的一种病证，可表现在腰部的一侧或两侧。本证多因劳累过度，年老体衰，肾气亏损，或因感受外邪、外伤等致腰部经气循行受阻而发病。又“腰为肾之府”，故本证与肾脏的关系非常密切。现代医学的肾脏疾患、风湿病、类风湿病、腰部肌肉骨骼的劳损及外伤等，表现以腰痛为重时，均属于本证范围。

腰部是人体上下连接的枢纽部位，全身大部分经络，如足三阴、足三阳和奇经八脉都从这里通过。足三阳循腰而下，足三阴和奇经八脉循腰而上。所以经文分经论述了足三阴、足三阳和奇经八脉等病变所引起的腰痛证。一般来说，足太阳、少阴，督、带脉与腰痛的关系密切。这是因为足太阳经在腰部分行四行，与腰部联系较为广泛；足少阴经贯脊属肾，又与足太阳相为表里；督脉循脊柱，又络脉于脊柱两旁；带脉为腰束带，环绕腰部，约束诸经，诸经在腰痛的发生中起着重要的作用。

腰痛一证，在临床上有虚实之分，如《素问·脉要精微论》就指出，“腰者，肾之府，转摇不能，肾将惫矣”，说明了肾虚腰痛的特点。《金匮要略》有“肾着”的记载，其特点为“腰以下冷痛，腹重如带五千钱”，是属于寒湿内侵所致腰痛。至《诸病源候论》和《圣济总录》，则认为腰痛和少阴阳虚、风寒着于腰部、劳役伤肾、坠堕伤腰和寝卧湿地五种情况有关；《丹溪心法·腰痛》篇则指出，“腰痛主湿热、肾虚、瘀滞、挫闪，有痰积”。

上面这些论述概括了临床上常见腰痛的病因和分型。根据其病因病机，在临床上可分为寒湿腰痛、湿热腰痛、肾虚腰痛、瘀血腰痛四型。

在治疗方面，经文以循经取穴为主，如足太阳腰痛取委中；足少阳腰痛取阳陵泉；足阳明腰痛取三里；足少阴腰痛取复溜，足厥阴腰痛取蠡沟；同阴之脉腰痛取阳辅；阳维腰痛取承山；会阴三脉腰痛取申脉、承筋；解脉腰痛取委中放血；衡络之脉腰痛取委阳、殷门放血；飞阳之脉腰痛取筑宾；昌阳之脉腰痛取复溜；散脉腰痛取地机;肉里三脉腰痛取阳辅。并同进有配穴的应用。如腰痛兼上寒,刺足太阳、阳明,刺法用缪刺法和放血法。

另外,经文中还提到针刺禁忌。刺足太阳、少阴,春天见血;刺足少阳,夏天见血;刺足阳明,秋天见血。这是古人根据四时五行盛衰在及脏腑相配的理论提出的。认为相生之气虚,故无见血,但临床上不必拘泥于此。

现在临床上治疗本证以取足太阳、督脉经穴为主。根据证候虚实,配用毫针补泻,或平补平泻,或针灸并用,常以肾俞、委中、阿是穴为基础穴。寒湿型配用风府,湿热型配用大肠俞、腰阳关,瘀血型配用膈俞,湿热型配用大肠俞、腰阳关,瘀血型配用膈俞、次髎,肾虚型配用命门、志室、太溪。也有分急性、慢性治疗的。一般急性腰痛取人中、后溪,腰痛点,局部皮肤三针。慢性腰痛取肾俞、志室、腰眼、腰阳关、人中、命门等。在治疗时应注意因脊椎结核、肿瘤等引起的腰痛,不宜在病灶局部针刺,并须以予病因治疗。

十七、胸胁痛

本节主要论述了胸胁痛的脉、症和针灸治疗。

【原文】 背与心①相控②而痛,所治天突与十椎③及上纪④下纪⑤,上纪者胃脘也。下纪者关元也。背胸邪系阴阳左右,如此其病前后痛濇,胸胁痛而不行息,不得卧,上气短气偏痛,脉满起斜出尻脉⑥,络胸胁支心贯鬲,上肩加天突,斜下肩交十椎下。

《素问·气穴论》

【注释】

①"心":此处指心胸。

②"控":当牵引讲。

③"十椎":张景岳说,"十椎,督脉之中枢也,此穴诸书不载,惟《气府论》督脉气所发条下,王氏注曰,中枢在第十椎节下间,与此相合,无可疑也。"马莳认为是大椎穴。张志聪则认为是大椎下第七椎"至阳穴"。

④"上纪":上纪为胃脘,实即中脘穴,胃经之募穴。

⑤"下纪":下纪为关元,即关元穴,小肠经之募穴。

⑥"尻脉":即过臀部之经络。

【直译】 背部与心胸互相牵引而痛,其治疗方法应取任脉的天突穴和督脉的中枢穴,以及上纪下纪。上纪是胃脘部的中脘穴,下纪是关元穴。盖背在后为阳,胸在前为阴,经脉斜系于阴阳左右,因此其病前胸和背相引而痹涩,胸胁痛得不敢呼吸,不能仰卧,上气喘息,呼吸短促,或一侧偏痛,若经脉的邪气盛实则溢于络，此络从尻脉开始斜出，络胸胁部，支心贯穿横膈，上肩而至天突，再斜下肩交于背部第十椎节之下，所以取此处穴位治疗。

【原文】 邪客于足少阳之络，令人胁痛不得息，咳而汗出[1]，刺足小指次趾爪甲上[2]，与肉交者，各一痏不得息立已，汗出立止，咳者温衣饮食，一日已，左刺右，右刺左，病立已，不已，复刺如法。

邪客于足太阳之络，令人拘挛背急，引胁而痛，刺之从项始数脊椎侠脊，疾按之应手如痛，刺之傍①三痏，立已。

《素问·缪刺论》

【校勘】

[1]“胁痛不得息，咳而汗出”：《太素》卷二十三作“胁痛可汗出”。

[2]“足小趾次趾爪甲上”：《甲乙》卷五作“足小趾爪甲上”。

【注释】

①“傍”：指脊柱两旁足太阳经的穴位。

【直译】 邪气侵入足少阳经的络脉，使人胁痛而呼吸不畅，咳嗽而汗出，针刺足小趾侧的次趾爪甲上方与皮肉交接处的窍阴穴，各刺一针，呼吸不畅马上就缓解，出汗也就很快停止了；如果有咳嗽的要嘱其注意衣服、饮食的温暖，这样一天就可好了。左病则刺右边，右病则刺左边，疾病很快就可痊愈。如果仍未痊愈，按上述方法再刺。

邪气侵入足太阴经的络脉，使人腰痛连及少腹，牵引至胁下，不能挺胸呼吸，针刺腰尻部的骨缝当中及两旁肌肉上的下尻穴，这是腰部的腧穴，根据月亮圆缺确定用针次数，出针后马上就好了。左病则刺右边，右病则刺左边。

【原文】 邪在肝，则两胁中痛，寒中，恶血在内，䯒[1]善掣[2]，节时肿[3]，取之行间以引胁下，补三里以温胃中，取血脉以散恶血，取耳间青脉，以[4]去其掣①。

《灵枢·五邪》

【校勘】

[1]“䯒”：原作“行”，据《甲乙》卷九第四、《脉经》卷六第一及《千金》卷十一第一改。

[2]“掣”：《太素》卷二十二《五脏刺》作“瘈”。

[3]“肿”：此上原有“脚”字，据《甲乙》卷九第四、《脉经》卷六第一、《太素》卷二十二《五脏刺》及《千金》卷十一第一删，与上为对文。

[4]“以”：《脉经》卷六第一作“已”。

【注释】

①“取耳闻青脉，以去其掣”：《类经》二十卷第二十五注，“足少阳经循耳前

后，足厥阴主诸经而与少阳为表里，故取耳间青脉，可以去掣节。”

【直译】 病邪在肝，就会使两胁里面疼痛，寒气在中焦，瘀血在内，小腿关节部经常肿胀，容易抽筋。治疗应取行间穴来导引胁下邪气下行，补三里穴来温中焦，针刺瘀血脉络来散除瘀血，取耳朵间的青脉，来消除小腿关节部的抽筋。

【原文】 肝病者，两胁下痛引少腹。令人善怒。虚则目䀮䀮无所见，耳无所闻，善恐，如人将捕之，取其经[1]，厥阴与少阳[2]，气逆则头痛[3]，耳聋不聪，颊肿，取血者。

《素问·脏气法时论》

【校勘】

[1]“取其经”:《脉经》卷六作“欲治者，当取其经”，义胜。

[2]“阳”:《甲乙》卷六“阳”后有“血者”二字。

[3]“头痛”:《脉经》卷六作“头目痛”。

【直译】 肝脏有病，则两胁下疼痛牵引少腹，使人多怒，这是肝气实的症状；如果肝气虚，则出现两目昏花而视物不明，两耳也听不见声音，多恐惧，好像有人要逮捕他一样。治疗时，取用厥阴肝经和少阳胆经的经穴。如肝气上逆，则头痛、耳聋而听觉失灵、颊肿，应取厥阴、少阳经脉，刺出其血。

【原文】 心病者，胸中痛，胁支满，胁下痛[1]，膺背肩甲间痛，两臂内痛。虚则胸腹大，胁下与腰相引而痛。取其经少阴、太阳、舌下血者[2]。其变病，刺郄中[3]血者。

《素问·脏气法时论》

【校勘】

[1]“胁下痛”:《甲乙》卷六作“两脚下痛”。

[2]“舌下血者”:《甲乙》卷六无“舌下”二字，“血者”连上句读。

[3]“郄中”:阴郄穴。张介宾说:“郄中，阴郄穴也。”

【直译】 心脏有病，则出现胸中痛，胁部支撑胀满，胁下痛，胸膺部、背部及肩胛间疼痛，两臂内侧疼痛，这是心实的症状。心虚，则出现胸腹部胀大，胁下和腰部牵引作痛。治疗时，取少阴心经和太阳小肠经的经穴，并刺舌下之脉以出其血。如病情有变化，与初起不同，刺阴郄穴出血。

【原文】 眇络[1]季胁引少腹而痛胀，刺譩譆①。

《素问·骨空论》

【校勘】

[1]“眇(秒)络”:《太素》卷十一作“除眇络”。王冰注:“眇，谓侠脊两傍空软处也。”

【注释】

①“譩譆”:足太阳膀胱经穴。

【直译】 从络季胁牵引到少腹而痛胀的,刺譩譆穴。

【按语】 所谓胸胁痛,就是指一侧或两侧胸胁部位疼痛的病证。

胸痛的发病,外感多为湿热犯肺,内伤多为寒痰壅塞,水饮留积胸胁,心阳不足或心血瘀阻等致阳虚阴盛,也有肝火犯肺所致者。可见于肺炎、胸膜炎、肋间神经痛、冠心病等多种疾患中。临床根据病因的不同予以施治:一般取内关、膻中、支沟、丘墟;若心绞痛取内关、心俞、厥阴俞;气管、肺疾患取天容、风门、肺俞、中府;食道疾患取天突,颈、胸 1~5 夹脊穴;肋间部疼痛取其椎间相应的夹脊穴;带状疱疹,在病变四周沿皮围刺;闪挫伤取丘墟、阳陵泉。

胁肋为足厥阴、足少阳两经循行所过,故发病多与肝胆有关,胁痛有外感内伤之分,虚实之辨、左右之别。外感为风寒、暑热、疫疠的侵袭,内伤为气郁、痰饮、淤血、气积等,均能导致肝胆疏泄功能失职、经脉气机阻滞,血运不畅而发生胁痛。本证可见于肝、胆囊、胸膜等急慢性疾患及肋间神经疼痛等。临床分四型施治。①肝郁胁痛:取足厥阴、少阳经穴为主,任脉及背俞为辅,针用泻法,选中庭、肝俞、期门、侠溪。②湿热胁痛:取足厥阴、手足少阳经穴为主,针用泻法,选期门、日月、支沟、阳陵泉、太冲。③瘀血胁痛:取足厥阴、少阳经穴为主、足太阴和背俞为辅,针用泻法,选大包、京门、行间、膈俞、三阴交。④阴虚胁痛:取足太阴、阳明及手少阴经穴为主,针用补法,选阴郄、心俞、血海、三阴交等。

十八、四肢病痛

本节主要论述了四肢关节病痛的病因病机和针灸治疗方法。

【原文】 邪客于臂掌之间,不可得屈,刺其踝后,先以指按之痛,乃刺之。

邪客于足少阳之络,令人留于枢中①痛,髀不可举[1],刺枢中以毫针,寒则久留针。

《素问·缪刺论》

【校勘】

[1]“不可举”:《甲乙》卷五作“不得气”。后有原校作“髀不可举”。《太素》卷二十三作“不举”。

【注释】

①“枢中”:环跳穴。张志聪:“枢中,髀枢之中两髀厌分中,环跳二穴。”

【直译】 邪气侵入手厥阴经的络脉,使人发生臂掌之间疼痛,不能弯曲,针刺手腕后方,先以手指按压,找到痛处,再针刺。

邪气侵入足少阳经的络脉，使人环跳部疼痛，腿骨不能举动，以毫针刺其环跳穴，有寒的可留针久一些。

【原文】 足[1]髀①不可举，侧而取之，在枢合中，以员利针，大针不可刺。

《灵枢·厥病》

【校勘】

[1]“足”：《太素》卷三十《髀疾》无。

【注释】

①“髀(bǐ 比)”：腿股部。

【直译】 大腿不能抬起，治疗可让患者侧卧取穴，在髀枢中的环跳穴用员利针刺之，不可用大针。

【原文】 蹇膝①伸不屈，治其楗②。

《素问·骨空论》

【注释】

①“蹇(jiān)膝”：《说文》载，“蹇，跛也。”马莳说：“谓伸而不能屈一，即膝之艰难也。”即膝部活动困难。

②“治其楗”：辅骨上，横骨下为楗。即取股骨部穴位进行治疗。

【直译】 膝关节能伸不能屈，治疗取其股部的经穴。

【原文】 坐而膝痛治其机①。

《素问·骨空论》

【注释】

①“治其机”：侠髋为机。张介宾说：“侠臀两旁，骨缝之动处曰机，即足少阳之环跳穴。”

【直译】 坐下而膝痛，治疗取其环跳穴。

【原文】 立而暑解①治其骸关[1]。

《素问·骨空论》

【校勘】

[1]“骸关”：《太素》卷十一作“厌关”。足少明经阳关穴。

【注释】

①“立而暑解”：站立膝痛，感觉膝中热骨似解。王冰说：“暑，热也，若膝痛，立而膝骨解中热者，治在骸关。”

【直译】 站立时膝关节热痛，治疗取其膝关节处经穴。

【原文】 膝痛，痛及拇指①，治其腘②。

《素问·骨空论》

【注释】

①“拇指”：谓小拇指。

②“腘”：委中穴。

【直译】　膝痛，疼痛牵引到拇指，治疗取其膝弯处的委中穴。

【原文】　坐而膝痛如物隐者，治其关①。

《素问·骨空论》

【注释】

①“治其关”：腘上为关。杨上善谓：“腘上髀枢为关也。”

【直译】　坐膝痛如有东西隐伏其中的，治疗取其承扶穴。

【原文】　膝痛不可屈伸，治其背内①，连骱若折，治阳明中俞髎，若别治巨阳少阴荥③。

《素问·骨空论》

【注释】

①“背内”：背部足太阳经的俞穴。

②“俞髎”：《太素》卷十一作“输窌”。杨上善说：“膝痛不得屈伸，连足骱其痛若折者，疗足阳明中输，谓是巨虚上廉也。窌输也。”王冰：“俞髎，正取三里穴也。”

③“巨阳少阴荥”：足太阳荥穴通谷，足少阴荥穴然谷。

【直译】　膝痛而不能屈伸活动，治疗取其背部足太阳经的俞穴。如疼痛连及尻骨像折断似的，治疗取其阳明经中的俞髎、三里穴；或者别取太阳经的荥穴通谷、少阴经的荥穴然谷。

【原文】　淫泺月酸①，不能久立，治少阳之维②，在外上五寸③。

《素问·骨空论》

【注释】

①“淫泺月酸”：杨上善说，“淫泺，膝胻痹痛无力也。”

②“少阳之维”：即少阳之络。

③“外上五寸”：外踝上五寸的光明穴。

【直译】　湿渍水湿之邪日久而胫骨酸痛无力，不能久立，治取少阳经的别络光明穴，穴在外踝上五寸。

【原文】　膝中痛，取犊鼻①，以员利针[1]，发而间之，针大如氂，刺膝无疑。

《灵枢·杂病》

【校勘】

[1]“针”：《太素》卷三十、《甲乙》卷十一下并作“针针”。

【注释】

①"犊鼻":足阳明胃经穴。

②"氂(miǎo;lí 毛:厘)":本为牦牛,在此指牛尾之长毛。

【直译】 膝关节疼痛,治疗可取犊鼻穴,用员利针刺治,刺后过一会再刺。员利针大如牛尾之毛,用它刺治膝部是最为适宜的。

【原文】 胻酸痛甚,按之不可,名曰胕髓病①,以镵针针绝骨②出血[1],立已。

《素问·刺疟论》

【校勘】

[1]"以镵针针绝骨出血":"《太素》卷二十五作"以镵,镵绝骨出其血"。

【注释】

①"胕髓病":即病邪深伏的病。

②"绝骨":足少阳胆经穴名。

【直译】 小腿疼剧烈而拒按的,名叫胕髓病,可用镵针刺绝骨穴出血,其痛可以立止。

【按语】 四肢病多以痹、痿为多,表现以疼痛为主,或酸困麻木,或沉重,或有筋急,或关节屈伸不利,多见于风湿和某些神经痛引起的四肢疾患,若因正气不足,营卫空虚,风寒湿等外邪乘虚侵袭所致者为痹;若由肺热叶焦,元气败伤,精气亏虚,血虚不能营养则发为痿。另外,脾主四肢,主肌肉,四肢关节由肌肉连缀,筋又为肝所主;又四肢由骨支撑,肾主骨生髓,所以四肢病又与脾、肝、肾三脏关系密切,临床对四肢病的治疗,是以"先以指按之痛,乃刺之"的"以痛为腧"为主,辅以分经辨证选穴为原则。如肩痛取肩髃、肩贞,肩外前缘痛,加商阳;肩内前缘痛加少商,肩痛连腋胁加少冲、内关;肩痛连背加前谷、少泽、关冲;下肢后侧痛,取大肠俞、秩边,外侧痛取居髎、环跳、阳陵泉;内侧痛取血海、阳陵泉;股前部痛取髀关;膝关节痛,取犊鼻、内庭;腓肠肌痉挛,取承山等。在其刺灸方法上,一般用留针泻法或针灸并用,或针后拔罐。

目前,应用多种测痛指标,在人体和许多动物模型进行观察的结果,都肯定了针刺确有镇痛作用。并证明动物和人体的针刺镇痛规律,有许多相似之处,一定的穴位刺激量和诱导期是必要的,但也不宜过强和过长。针刺的镇痛作用,在停针之后有一个逐步恢复的过程。无论是在人或动物,针刺镇痛的效果都有较大的个体差异。

大量的实践研究证明,针刺镇痛,是来自痛源部位的感觉传入冲动和针刺穴位深部组织,引起的传入冲动在中枢神经系统内相互作用的结果。中枢神经递质,在实现这种相互作用中,起着重要的作用,其中,对针刺镇痛有重要意义的有内吗啡、乙酰胆碱、5-羟色胺等，针刺镇痛机制的研究，是近年来我国针灸针麻科学研究中进展较快的一个方面，但痛觉是一个十分复杂的心理病理现象，由于尚缺乏比较理想的客观指标，因而在疗效评估和指标方面尚须深入探讨。

十九、偏枯

本节论述了偏枯的症状及针灸治疗方法。

【原文】 偏枯[1]①，身偏[2]不用而痛，言不变，志[3]不乱，病在分腠之间，宜温卧取汗[4]，巨针取之[5]，益其不足，损其有余，乃可复也。痱②之为病也[6]，身无痛者[7]，四肢不收，智乱不甚[8]，其言微知[9]可治[10]，甚则不能言，不可治也。病先起于阳，后入于阴者，先取其阳，后取其阴，浮而取之[11]。

《灵枢·热病》

【校勘】

[1]“枯”：《千金》卷八第一此下有“者”字。

[2]“身偏”：《千金》卷八第一作“半身不遂，肌肉偏”七字。

[3]“志”：《太素》卷二十五《热病说》作“知”，《甲乙》卷十第二下、《千金》卷八第一并作“智”。

[4]“宜温卧取汗”：原脱，今据《病源》卷一《风偏枯候》，并参考《千金》卷八第一及校语引《甲乙》文补。

[5]“巨针取之”：《病源》卷一《风偏枯候》无。

[6]“痱之为病也”：《千金》卷八第一作“风痱者”，《病源》卷一《风痱候》作“风痱之状”。

[7]“身无痛者”：《千金》卷八第一无“者”字。《病源》卷一《风痱候》作“身体无痛。”

[8]“智乱不甚”：《医学纲目》卷十、《证治准绳》一册《中风类》引“智”并作“志”。《病源》卷一《风痱候》作“神智不乱”。

[9]“言微知”：《千金》卷八第一作“言微可知”。

[10]“可治”：《千金》卷八第一“可”上有“则”字。

[11]“浮而取之”：《甲乙》卷十第二下作“必审其气之浮沉而取之”。

【注释】

①“偏枯”：义同偏风。由“虚邪偏客于半身，其入深，内居营卫，营卫稍衰则真气去，邪气独留”而发，其表现多为一侧肢体瘫痪或不能随意运动而疼痛，此病日久，患肢多比健肢枯瘦或麻木不仁。《类经》二十一卷第三十六注：“偏枯者，半身不遂，风之类也，其身偏不用而痛。”

②“痱(fěi 音费)”:废的意思。本病又称风痱,它与偏枯一样,也出现肢体不能随意运动等症状,但二者是有区别的,偏枯是半身不遂而痛,神志清楚;痱病是四肢不能收引,身体无疼痛,并有意识障碍。《医学纲目》:“痱,废也。痱即偏枯之邪气深者,痱与偏枯是二疾,以其半身无气荣运,名曰偏枯;以其手足废而不收,故名痱。或偏废,或全废,皆曰痱也。”

【直译】 偏枯的症状为半身不遂且疼痛,言语如常,神志清醒,这是病在分肉腠理之间,没影响内脏的表现。治疗可用大针刺之,患者气虚则用补法,气盛则用泻法,这样就可以恢复。痱病的症状为身体不觉得疼痛,四肢运转不灵,神志错乱但不严重,说话声音微弱但可以听明白,病到这种程度还可以治疗。病情加重到不能说话的程度,就无法救治了。如果病先发于阳分,然后入阴分,应当先取阳经刺治,后取阴经刺治,用浅刺取穴的方法。

【原文】 大风①在身,血脉偏虚[1],虚者,不足,实者有余,轻重不得,倾侧宛状②,不知东西,不知南北[2],乍上乍下。乍反乍复[3],颠倒无常③,甚于迷惑,黄帝曰:善。取之奈何?岐伯曰:泻其有余,补其不足,阴阳平复。用针若此,疾于解惑。

《灵枢·刺节真邪》

【校勘】

[1]“血脉偏虚”:“血脉”疑应作“血气”。《病源》卷一《风偏枯候》:“风偏枯者,由血气偏虚。”《病源》卷十八《风半身不遂候》:“半身不遂者,血气偏虚。”并可证。

[2]“不知南北”:《太素》卷二十二《五节刺》“不”上有“又”字。《甲乙》卷十第二下无“不知”二字。

[3]“乍反乍复”:《太素》卷二十二《五节刺》“乍反”下无“乍”字。《甲乙》卷十第二下“反”、“复”上并无“乍”字,“反复”二字连下读。

【注释】

①“大风”:指中风偏枯一类的疾病。《太素》卷二十二《五节刺》注:“风,谓是痱风等病也。”

【直译】 人身中了大风,血气就要偏虚,属虚的正气不足,属实的邪盛有余,四肢此轻彼重,不相协调,身体倾斜,屈曲不伸,不知东西,不辨南北,其病忽上忽下,反复不定,颠倒无常,比迷惑还要厉害。黄帝说:讲得好。怎样取穴治疗呢?岐伯说:泻其有余,补其不足,使阴阳平调,恢复正常。运用针法像这个样子,疑惑很快就会解除。

【按语】 偏枯,又名偏风,顾名思义就是半身不遂,实为中风之后遗症。多由卫气营血俱虚,其气不能周于全身,或兼邪气侵袭而致。症见一侧肢体偏废不用，或兼头痛，久则患肢肌肉枯瘦。一般神志无异常变化，包括现代医学所说的脑血管意外及其后遗症。目前临床上多采用以下穴位来治疗：上肢取肩髃、外关、曲池、手三里；下肢取丰隆、绝骨、三阴交等。此外，还用穴位注射疗法和头针疗法。

经文中提到"痱证"与"偏枯"相比，它可表现为四肢瘫痪，身无痛，或有意识障碍，除现代医学的脑血管病及后遗症之外，还包括肌营养不良、重症肌无力和脊髓灰质炎。治疗时取手阳明经为主，上肢取肩髃、曲池、手三里、合谷、内关等；下肢取髀关、伏兔、梁丘、足三里、阳陵泉、丰隆、三阴交等，可用电针。

以上两证在治疗时均应配合肢体锻炼。

二十、寒热

本节主要论述了各种寒热证候的症状及其针灸治疗方法与注意事项。

【原文】 皮寒热者，皮[1]不可附[2]席，毛发焦[3]鼻槁腊①不得汗。取三阳之络②，以[4]补手太阴③。

肌寒热者，肌痛[5]，毛发焦而唇槁腊，不得汗[6]。取三阳于下④以去其血者，补足太阴以出其汗。

骨寒热者，病[7]无所安，汗注不休。齿未槁[8]⑤，取其少阴于阴股之络；齿已槁，死不治。骨厥亦然。

《灵枢·寒热病》

【校勘】

[1]"皮"：原脱，据《难经·五十八难》《甲乙》卷八第一上及《太素》卷二十六《寒热杂说》补。

[2]"附"：《难经·五十八难》作"近"。

[3]"毛发焦"：《太素》卷二十六《寒热杂说》杨注作"皮毛焦"。

[4]"以"：《太素》卷二十六《寒热杂说》及《甲乙》卷八第一上均无，似是。

[5]"肌痛"：《甲乙》卷八第一上此上有"病"字，《难经·五十八难》作"皮肤痛"。

[6]"不得汗"：《难经·五十八难》作"无汗"。

[7]"病"：《甲乙》卷八第一上作"痛"。

[8]"齿未槁"：《难经·五十八难》及《甲乙》卷八第一均作"齿本藁痛"。

【注释】

①"鼻槁腊"：腊，干的意思。"槁"与"腊"是同义复词。鼻槁腊，就是鼻腔

干燥。

②“三阳之络”：三阳，指足太阳经。三阳之络穴即飞扬穴。

③“补手太阴”：关于补手太阴的穴位，马莳认为“当取手太阴肺经之络穴列缺”，而张介宾主张是“手太阴之鱼际、太渊”二穴。列缺是肺经络穴，兼通肺与大肠，虚证实证都可取用，鱼际是肺经的荥穴，太渊是输穴，可补可泻，故此三穴临床均可随证选用。

④“取三阳于下”：指取用足太阳膀胱经下肢的络穴飞扬。马莳：“为不得汗，当取足太阳于下……不言穴者，必俱是络穴耳。”

⑤“骨寒热者……齿未槁”：《类经》二十一卷第四十一注，“肾主骨，骨寒热者，邪在至阴也，阴虚者必躁，故无所安也。阴伤则液脱，故汗注不休也。齿者骨之余，若齿未槁者，阴气尚充，犹为可治，当取足少阴之络穴大钟以刺之。”

【直译】 邪在皮肤而发寒发热，就会使皮肤不能挨着床席，毛发干枯，鼻孔干燥，不出汗。治疗应取足太阳经的络穴，再用补法针刺手太阴经的经穴。

邪在肌肉而发寒发热，就会出现肌肉疼痛，毛发干枯而且嘴唇干燥，不出汗等症状。治疗应取足太阳经在下肢的络穴来祛除瘀血，用补法补足太阴经来使患者出汗。

邪入于骨而发寒发热，疼痛得寝食难安，出汗不止。如果患者牙齿尚未枯槁，可取足少阴经大腿内侧的络穴治疗；如果患者牙齿已经枯槁，就是不可治疗的死证。对骨厥证的诊治也是这样的。

【原文】 上寒下热①，先刺其项太阳②，久留之，已刺则熨项与肩胛，令热下合[1]乃止，此所谓推而上之者也。

《灵枢·刺节真邪》

【校勘】

[1]“令热下合”：《甲乙》卷七原校“一本作冷”。

【注释】

①“上寒下热”：杨上善说，“上寒，腰以上寒；下热，腰以下热。”

②“刺其项太阳”：指针刺项部太阳经腧穴大杼、天柱等穴。张介宾说：“上寒下热者，阳虚于上而实于下也。当先刺项间足太阳经大杼、天柱等穴，久留针而补之。”

【直译】 腰以上寒，腰以下热，应首先针刺项间足太阳经穴位，而且要留针较长时间，针刺已毕，再在项与肩胛部加以温熨，使温热之气下行，与腰下之热通而相合，然后停止针刺。这就是所谓推热而使它向上的针法。

【原文】 上热下寒，视其虚脉而陷之[1]于经络者，取之，气下乃上，此所谓引而下之者也。

《灵枢·刺节真邪》

【校勘】

[1]"陷之":《甲乙》卷七、《太素》卷二十二均作"陷下",其义为长。

【直译】　腰以上热,腰以下寒,要诊察是哪一条经脉脉气不足并影响、伤损了其他经络,然后取适当穴位刺治,待到阳气下行,便停止针刺。这就是所谓引热而使下行的针法。

【原文】　凡刺寒热者,皆多血络,必间日而一取之[1],血尽而止,乃调其虚实。

《灵枢·经脉》

【校勘】

[1]"必间日而一取之":《甲乙》卷二作"必间日而取之"。

【直译】　凡是针刺胃中寒热的病变,都是多刺血络,一定要隔日一刺,瘀血泻完即止针,然后再察明病证的虚实。

【原文】　灸寒热之法,先灸项大椎[1],以年为壮数①;次灸橛骨②,以年为壮数。

《素问·骨空论》

【校勘】

[1]"先灸项大椎":《甲乙》卷八、《太素》卷二十六均作"先取项大椎"。

【注释】

①"以年为壮数":以,根据。壮数,每艾灸一炷为一壮。"以年为壮数"即根据年龄决定艾灸壮数。为十岁灸十壮,五十岁灸五十壮。

②"橛(jūe 音厥)骨":即骨厥骨,指尾骶骨,在此意指督脉的长强穴。

【直译】　灸寒热证的方法,先针灸项后的大椎穴,根据患者年龄决定艾灸的壮数;其次灸尾骨的尾闾穴,也是以年龄为艾灸的壮数。

【原文】　黄帝曰:人之振寒①者,何气使然?岐伯曰:寒气客于皮肤,阴气盛,阳气虚,故为[1]振寒寒慄,补诸阳②。

《灵枢·口问》

【校勘】

[1]"为":《太素》卷二十七《十二邪》无。

【注释】

①"振寒":发冷之意。振,发也。《左传·六十六年振廪同食》注:"振,发也。"

②“补诸阳”:《太素》卷二十七《十二邪》注,“以阳虚阴盛,阳虚故皮肤虚,阴盛故寒客皮肤,故振寒寒慄,宜补三阳之脉。”

【直译】 黄帝问:人身体发冷打战,是什么气导致的?岐伯说:寒气侵入皮肤,阴气盛,阳气虚,所以身体出现发冷发抖现象。治疗可用温补各阳经的方法。

【原文】 振寒洒洒[1]鼓颔①不得汗出,腹胀烦悗②,取手太阴③。

《灵枢·寒热病》

【校勘】

[1]“振寒洒洒”:《甲乙》卷七作“振寒凄凄”。

【注释】

①“鼓颔(hàn 音旱)”:张介宾说,“振寒鼓腮也。”

②“烦悗”:闷乱,烦满。

③“取手太阴”:王冰说,“当取手太阴少商穴。”

【直译】 浑身发冷,上下腭像鼓一样打战,不出汗,腹胀,心中烦闷,治疗应取手太阴经穴。

【原文】 热病①三日,而[1]气口静、人迎躁者,取之诸阳,五十九[2]刺,以泻其热而出其汗,实其阴以补其不足者[3],身热[4]甚,阴阳皆静者,勿刺也[5];其可刺者,急取之,不汗出[6]则泻。所谓勿刺者[7],有[8]死征也。

热病七日[9]八日,脉口动喘而眩[10]者,急刺之,汗且自出,浅刺手大[11]指间。

热病七日八日,脉微小,病者溲[12]血,口中干,一日半而[13]死,脉代者,一日死[14]。热病已得汗出[15],而脉尚躁[16],喘[17],且复热,勿庸刺[18]②,喘甚者死[19]。

热病七日八日,脉不躁,躁[20]不散[21]数,后三日中[22]有汗;三日不汗,四日死。未曾汗者,勿腠[23]刺之。

《灵枢·热病》

【校勘】

[1]“而”:《脉经》卷七第十三、《甲乙》卷七第一中及《伤寒补亡论》卷十二并无。

[2]“九”:《伤寒论》成注卷二引此下有“穴”字。

[3]“以补其不足者”:《伤寒论》成注卷二引“以”作“而”,无“者”字。《脉经》卷七第十三、《甲乙》卷七第一中及《伤寒补亡论》卷十二并同。

[4]“身热”:《伤寒补亡论》卷十二此上有“热病”二字。

[5]“也”:《甲乙》卷七第一中及《伤寒补亡论》卷十二并作“之”。

[6]“出”:《脉经》卷七第十三、《甲乙》卷七第一中及《太素》《热病说》并无。

[7]“者”:《甲乙》卷七第一中无。

[8]"有":《甲乙》卷七第一中此上有"皆"字。

[9]"日":《太素》卷二十五《热病说》及《伤寒补亡论》卷十二并无，下同。

[10]"眩":原作"短"，据《甲乙》卷七第一中、《脉经》卷七第十三及《太素》卷二十五《热病说》改。《太素》杨注，"脉喘动头眩"。日刻本、《类经》卷二十一引并作"眩"、"弦"与"眩"形近乃误。

[11]"大":《太素》卷二十五《热病说》无。

[12]"溲":《外台》卷一《诸伤寒》及《普济方》卷一百四十八并作"便"。

[13]"半而":周本无，《病源》卷九《热病候》"半"下无"而"字。

[14]"脉代者，一日死":周本无此六字。《病源》卷九《热病候》"代"下无"者"字。

[15]"出":《脉经》卷七第十八、《太素》卷二十五《热病说》《甲乙》卷七第一中、《病源》卷九《热病候》及《伤寒补亡论》卷十三引并无。

[16]"而脉尚躁":《甲乙》卷七第一中校注，"躁，一作盛。"《病源》卷九《热病候》作"脉尚数躁而喘"。

[17]"喘":《伤寒补亡论》卷十三无。

[18]"勿庸刺":原作"勿刺肤"，据《甲乙》卷七第一中、《病源》卷九《热病候》及《太素》卷二十五《热病说》改。《脉经》卷七第十八及《伤寒补亡论》卷十三均作"勿肤刺"，"肤"与"庸"形近，可见其误传之迹。

[19]"喘甚者死":《甲乙》卷七第一中作"喘甚者必死"。

[20]"躁":《甲乙》卷七第一中及《外台》卷一《诸论伤寒》并无。《脉经》卷七第二十作"喘"。

[21]"散":《脉经》卷七第十二、《太素》卷二十五《热病说》及《病源》卷九热病候并无。

[22]"后三日中":《太素》卷二十五《热病说》"后"上重数字。《普济方》卷一百四十八"三日"下无"中"字。

[23]"腠":《甲乙》卷七第一中、《太素》卷二十五《热病说》及《病源》卷九《热病候》并作"庸"。

【注释】

①"热病":《类经》二十一卷第四十注，"此下所言热病，即伤寒时疫也。"

②"勿庸刺":犹言不可刺。

【直译】 患热病三日，患者气口脉象平静，人迎脉象躁乱的，治疗可取用各阳经，在治热病的五十九个穴中选穴，用来泻去病热，使患者出汗，用补法充实阴经来补三阴的不足。患者身体热得很厉害，而阴阳之脉象都平静的，不可用针刺。如果还可以针刺，应尽快取穴针刺，即使病热不随汗而出，也会外泄。这里所说的不可针刺的原因，是因为患者有死的征兆。

患热病七、八天，患者脉口有动象，气喘头昏的，应尽快针治，汗就会自然流出。针刺应浅刺手大指间的穴位，即少商穴。

患热病七、八天，患者脉搏微弱细小，尿血，口干，一天半后就会死亡。出现代脉(内气枯竭之迹象)的患者，一天内就会死亡。热病经刺治已经出汗，但脉象仍显躁乱，气喘而且身体重新发热，这样的病情就不要刺治了，气喘严重的患者会死亡。

患热病七、八天，脉不躁动，即使躁动但没有散象和数象，这种情况如果在往后的三日内能出汗的，可以救治。三日内不出汗的，第四天就会死亡。从患病起就没出汗的患者，不要用针治。

【原文】 热病先肤痛窒鼻充面，取之皮，以第一针，五十九[1]，苛[2]轸鼻[3]①，索皮于肺，不得索之[4]火，火者心也。

热病先身涩，烦而热[5]，烦悗，唇嗌干[6]，取之脉[7]，以第一针，五十九[8]，腹胀[9]口干，寒汗出[10]②，索脉于心，不行索之水，水者肾也。

热病嗌干多饮、善惊，卧不能安[11]，取之肤肉，以第六针，五十九，目眦青[12]，索肉于脾，不得索之木，本者肝也。

热病面青脑痛[13]，手足躁[14]，取之筋间，以第四针[15]，于四逆[16]，筋躄[17]目浸[18]③，索筋于肝，不得索之金，金者肺也。

热病数惊，瘈疭而狂，取之脉[19]以第四针，急泻有余者，癫疾毛发[20]去，索血于心，不得索之水，水者肾也。

热病[21]身重骨痛，耳聋而好瞑[22]，取之骨，以第四针，五十九刺[23]，骨病不[24]食，啮[25]齿④耳青[26]，索骨于肾，不[27]力得索之土，土者脾也。

《灵枢·热病》

【校勘】

[1]“五十九”:《甲乙》卷七第一中此下有“刺”字，下同。

[2]“苛”:《脉经》卷七第十三此下有“菌为”二字。

[3]“轸鼻”:《甲乙》卷七第一中作“鼻干”。校注云:“《灵枢》作诊鼻干。”

[4]“之”:《甲乙》卷七第一中此下有“子”字。

[5]“烦而热”:原作“倚而热”，据《甲乙》卷七第一中改。《太素》卷二十五《热病说》作“倚”。《脉经》卷十七第十三及《伤寒补亡论》卷十二均作“傍敦”。按:“傍教”亦具烦躁义，与《甲乙》义合，故可为据改之参证。

[6]“唇嗌干”:原作“干唇口嗌”，据《甲乙》卷七第一中改。《太素》卷二十五

《热病说》作"干唇嗌"。

[7]"脉":原作"皮",据马注本、张注本及《伤寒补亡论》卷十二引改。

[8]"九":《太素》卷二十五《热病说》及《甲乙》卷七第一中此下并有"刺"字。

[9]"腹胀":《甲乙》卷七第一中此上有"热病"二字。

[10]"出":《太素》卷二十五《热病说》及《脉经》卷七第十三无。

[11]"安":原作"起",据《甲乙》卷七第一中及《脉经》卷七第十三,并参考《太素》卷二十五《热病说》改。

[12]"青":《甲乙》卷七第一中及《脉经》卷七第十三均作"赤"。

[13]"面青脑痛":《素问·刺热》篇新校正引《灵枢》文作"而胸胁痛",《太素》卷二十五《热病说》《甲乙》卷七第一中及《脉经》卷七第十三并同。《甲乙》校注云:"《灵枢》作面青胸痛。"

[14]"燥":《伤寒补亡论》卷十二引作"烦"。

[15]"针":《脉经》卷七第十三及《甲乙》卷七第一中此下重"针"字。

[16]"于四逆":周本无"于"字,《素问·刺热》新校正引无"于四逆"三字,《脉经》卷七第十三"逆"作"达",《伤寒补亡论》卷十二注引"逆"作"边"。

[17]"躄":《脉经》卷七第十三、《太素》卷二十五《热病说》及《伤寒补亡论》卷十二并作"辟"。

[18]"于四逆,筋躄目浸":此七字《素问·刺热论》新校正引《灵枢》文无,刘衡如《灵枢经》校勘本校语谓,"译文义是后人粘注。"

[19]"脉":顾氏《校记》,"下言索血于心,则'脉"当作'血'。"似可从。

[20]"发":《太素》卷二十五《热病说》作"髦"。

[21]"热病":《素问·刺热》篇新校正引此下有"而"字,《脉经》卷七第十三及《伤寒补亡论》卷十二并同新校正。

[22]"耳聋而好瞑":《甲乙》卷七第一中"聋"上无"耳"字。《素问·刺热》篇"瞑"作"暝",新校正引《灵枢》同。

[23]"刺":《太素》卷二十五《热病说》无。《灵枢识》丹波氏按:"刺字下句"。

[24]"不":《脉经》卷七第十三及《太素》卷二十五《热病说》并无。"不"下之"食"字似应与下"啮齿"连读。

[25]"啮":《脉经》卷七第十三此下有"牙"字。《伤寒补亡论》卷十二引同。

[26]"青":《脉经》卷七第十三作"清",《甲乙》卷七第一中"青"下有"赤"字。

[27]"不":《脉经》卷七第十三作"无"。

【注释】

①"五十九,苛轸鼻":五十九刺即五十九穴名;苛,细小的意思;轸与瘆、胗、

疹同。苛轸鼻，即鼻生小疹。《灵枢识》丹波元简按："苛轸谓小疹也。苛，芥也，本小草之谓，故假为疥之义。《礼记》疾痛苛养，《素问》苛疾肉苛，义并同。"轸"，本作"胗"，见《释名》又作"瘆"。《病源》多用轸字，乃瘾疹之疹也。"

②"寒汗出"：即出冷汗。

③"筋躄目浸"：《类经》二十一卷第四十注，"筋躄者，足不能行也。目浸者，泪出不收也。皆为肝病，肝属木，其合在筋，故但求之于筋，即所以求于肝也。"

④"啮（niè 音聂）齿"：张志聪，"啮齿者，热盛而咬牙也。"

【直译】 患热病首先感到皮肤痛，鼻子不通气就像塞上了东西，治疗可取表皮，用九针中的第一针镵针，在治热病的五十九个穴位中选刺。若鼻部生疹，应当用浅刺法刺肺经腧穴，不能取心经腧穴，因为心属火，心火克肺金。

患热病首先感到皮肤燥涩不爽，身体无力且发热，烦躁，口、唇、咽喉干燥，治疗应取血脉，用九针中的第一针镵针，在治热病的五十九个穴位中取穴。如果患热病者皮肤发胀，口干，出冷汗，应刺心经腧穴血脉，不能取肾经腧穴，因为肾属水，肾水克心火。

热病患者喉干，饮水多，易受惊，卧床不起，治疗应取肤肉，用九针中的第六针员利针，在治热病的五十九个穴位中选穴。如果患者眼角呈青色，应刺脾经腧穴肌肉，不能取肝经腧穴，因为肝属木，肝木克脾土。

患热病的人，脸青胸痛，手足躁动，治疗应取筋间，用九针中第四针锋针。如果患者筋拘挛，眼睛生翳看不清，应刺肝经腧穴的筋间，不能刺肺经腧穴，因为肺属金，肺金克肝木。

患热病的人屡发惊悸，手足抽搐，狂躁，治疗当取血，用九针中的第四针锋针，急泻热邪。如果有癫病症状，毛发脱落，应刺心经腧穴之血，不可刺肾经腧穴，因为肾属水，肾水克心火。

患热病的人身体沉重，骨节疼痛，耳聋，嗜睡，治疗应取骨，用九针中的第四针锋针，在治热病的五十九个穴位中选穴。如果患者骨病而不思饮食，咬牙，双耳发凉，应刺肾经腧穴之骨，不可刺脾经腧穴，因为脾属土，脾土克肾水。

【原文】 热病不知所痛[1]，耳聋[2]不能自收，口干[3]，阳热甚，阴颇有寒者，热在髓，死不可[4]治。

热病头痛，颞颥[5]①，目瘈脉痛[6]，善衄，厥热病[7]②也也，取之以第三针，视有余不足，寒热痔[8]。

热病体重，肠中热，取之以第四针，于其腧及下诸指间，索气于胃络[9]，得气也。

热病挟脐急痛，胸胁[10]满，取之涌泉与阴陵泉③，以[11]第四针，针嗌里④。

热病而汗且出[12]⑤，及[13]脉顺可汗⑥者，取之[14]鱼际、太渊、大都、太白，泻之则热去，补之则汗出，汗出太甚[15]，取内[16]踝上横脉[17]⑦以止之。

《灵枢·热病》

【校勘】

[1]“痛”：《甲乙》卷七第一中作“病”。

[2]“耳聋”：《太素》卷二十五《热病说》无。

[3]“口干”：《伤寒明理论》卷二第三十二引《针经》作“口干舌黑者死”。

[4]“可”：《太素》卷二十五《热病说》无，《景岳全书》卷二十七耳证类引同。

[5]“颞颥”：《脉经》卷七第十三作一“摄”字，“摄”有迫意。

[6]“目瘳脉痛”：《太素》卷二十五《热病说》“瘳”作“瘈”，且无“痛”字，《脉经》卷七第十三及《甲乙》卷七第一中并作“目脉紧”。《说文》：“引纵曰瘳”，“目瘳脉”，谓目边脉抽动也。

[7]“病”：《脉经》卷七第十三及《太素》卷二十五《热病说》并无。

[8]“寒热痔”：《类经》二十一卷第四十注，“寒热痔三字，于上下文义不相续，似为衍文。”似可从。

[9]“络”：原作“胳”，据《太素》卷二十五《热病说》《脉经》卷七第十三及《甲乙》卷七第一中改。

[10]“胁”：《脉经》卷七第十三及《伤寒补亡论》卷十二引此下有“支”字。

[11]“以”：此上原有“取”字。据《甲乙》卷七第一中、《脉经》卷七第十三及《太素》卷二十五《热病说》删。

[12]“而汗且出”：《太素》卷二十五《热病说》无“而”字。孙鼎宜：“‘且’当作‘自’，形误，热病顺证。”

[13]“及”：《脉经》卷七第十三作“反”，《伤寒补亡论》作“之”，且属上读。

[14]“取之”：《甲乙》卷第一中“取”下无“之”字。

[15]“太甚”：《脉经》卷七第十三及《伤寒补亡论》卷十二引此下并用“者”字。

[16]“内”：《脉经》卷七第十三无，《太素》同。

[17]“脉”：《脉经》卷七第十三作“文”，《伤寒补亡论》卷十二引同。

【注释】

①“颞颥（nieru 聂如）”：又叫鬓骨，位于眼眶（眉棱骨）的外后方、颧骨弓上方的部位。

②“厥热病”：《类经》二十一卷第四十注，“厥热病，热逆于上也。”

③“挟脐急痛……阴陵泉”：《类经》二十一卷第四十注，“挟脐急痛，足少阴肾经所行也；胸胁满，足太阴脾经所行也。故在少阴则取涌泉，在太阴则取阴

陵泉。”

④“针嗌里”:《类经》卷二十一第四十注,“针嗌里,以少阴太阴之脉俱上络咽嗌,即下文所谓廉泉也。”

⑤“热病而汗且出”:《类经》二十一卷第四十注,“热病阳气外达,脉躁盛者,汗且出也。”

⑥“及脉顺者可汗”:《类经》第二十一卷四十注,“阳证得阳脉者,脉之顺也,皆为可汗。”

⑦“内踝上横脉”:指足太阴经的三阴交穴。

【直译】 患热病者说不清哪痛,耳聋,四肢不能动,口干,外热严重,内热也很盛,这是热邪深入骨髓的表现,患者无法救治而死。患热病者整个头部疼痛,眼睛的脉络抽搐,易流鼻血,这是厥热病。治疗应用九针中的第三针鍉针,根据病证的虚实,用不同的针法。

患热病者身体沉重,肠中灼热,治疗应用九针中的第四针锋针,在患者脾胃腧穴和手足指间取穴,也可刺胃经络穴,这是为了得气。患热病者脐部两侧骤然疼痛,胸胁间满闷,治疗应取涌泉穴和阴陵泉穴,用九针中的第四针锋针,刺咽喉部的廉泉穴。

患热病,汗将出,而脉象病证相合的患者,可取鱼际、太渊、大都、太白穴,用泻法可以去热,用补法可以使汗出来,如果出汗过多,可刺踝上横纹三阴交穴来止汗。

【原文】 热病不可刺者[1]有九:一曰,汗不出,大颧发赤哕者死;二曰,泄而腹满甚[2]者死;三曰,目不明,热不已者死;四曰,老[3]人婴儿,热而腹满[4]者死;五曰,汗不出,呕下[5]血者死;六曰,舌本烂,热水已者死;七曰,咳而衄[6],汗不出,出不至足[7]者死;八曰,髓[8]热者死;九曰,热而痉者死[9],热而痉者[10],腰[11]折,瘛疭。齿噤骱①也[12]。凡此九者,不可刺也。

《灵枢·热病》

【校勘】

[1]“不可刺者”:《甲乙》卷七第一中及《外台》卷一《诸论伤寒》并作“死候”二字。

[2]“甚”:《外台》卷一《诸论伤寒》校注,“甚,一作黄。”《太平圣惠方》卷十七《热病类》引无“甚”字。

[3]“老”:《知心方》卷十四引《太素》此上有“耆”字。

[4]“而腹满”:《外台》卷一《诸论伤寒》《普济方》卷一百四十八“而”并作“病”。《伤寒补亡论》卷十二引“满”下有“甚”字。

[5]"呕下":《伤寒补亡论》卷十二引"呕"作"吐",《甲乙》卷七第一中、《病源》卷九《热病候》《太平圣惠方》卷十七《热病类》《医心方》卷十四引及《普济方》卷一百五十二引"呕"下并无"下"字。

[6]"咳而衄":《病源》卷九《热病候》作"咳血衄血"四字。

[7]"出不至足":《医心方》卷十四引作"出不止。"

[8]"髓":《太平圣惠方》卷十七《热病候》及《普济方》卷一百四十八引并作"体"。

[9]"热而痉者死":《太素》卷二十五《热病说》"痉"作"痓",《医心方》卷十四引"痉"亦作"痓",与《太素》同。《外台》卷一《诸论伤寒》"而"作"病"。

[10]"热而痓者":原脱,据《太素》卷二十五《热病说》及《甲乙》卷七第一中补。

[11]"腰":《甲乙》卷七第一中此下有"反"字。

[12]"齿噤齘也":《针灸问对》卷上"齿"作"口",《甲乙》卷七第一中"齘"作"断"。

【注释】

①"齘(xie 谢)":《说文·齿部》,"齘,齿相切也。"

【直译】 热病有九种是不可刺治的死证:第一,不出汗,颧骨部发红,呃逆的患者,死。第二,虽下泄而腹部仍然严重胀满的患者,死。第三,目已不明仍发热不退的患者,死。第四,老人和婴儿,发热且腹部胀满的,死。第五,不出汗且吐血的患者,死。第六,舌根腐烂,发热不退的患者,死。第七,咳嗽,鼻出血,不出汗,就是出汗而足部也不出汗的患者,死。第八,热邪深入骨髓的病人,死。第九,发热至痉挛的患者,死。发热至痉挛就是指腰脊反张,手足抽搐,牙关紧闭,牙齿紧咬。凡以上这九种死证,不可刺治。

【原文】 肝病热者,小便先黄,腹痛多卧,身热。热争①,则狂言及惊,胁满痛[1],手足躁,不得安卧;庚卒甚,甲乙大汗②,气逆③则庚辛死。刺足厥阴、少阳。其逆则头痛员员[2]④,脉引冲头也[3]。

心热病者,先不乐,数日乃热。热争则卒心痛[4],烦闷善呕[5],头痛面赤,无汗;壬癸甚,丙丁大汗,气逆则壬癸死。刺手少阴、太阳。脾热病者,先头重,颊痛,烦心[6],颜青[7];欲呕,身热。热争则腰痛,不可用俯仰[8],腹满泄,两颔痛,甲乙甚,戊己大汗,气逆则甲乙死。刺足太阴、阳明。

肺热病者,先淅然厥起毫毛[9],恶风寒[10],舌上黄,身热。热争则喘咳,痛走胸膺背,不得大息[11],头痛不堪,汗出而寒;丙丁甚,庚辛大汗,气逆则丙丁死,刺手太阴、阳明,出血为大豆,立已[12]。

肾热病者，先腰痛骱⑤酸，苦渴数饮⑥，身热。热争则项痛而强，骱寒且酸，足下热，不欲言，其逆则项痛员员谵谵然[13]。戊己甚，壬癸大汗，气逆则戊己死。刺足少阴、太阳。诸汗者，至其所胜日汗出也[14]。

《素问·刺热》

【校勘】

[1]“胁满痛”:《甲乙》卷七作“胸中胁满痛”。

[2]“员员”:《甲乙》卷七作“贡贡”。

[3]“冲头也”:《甲乙》卷七作“冲头痛也”。

[4]“卒(cu 猝)心痛”:《甲乙》卷七无“卒”、“痛”二字，“心”连下读。

[5]“烦闷善呕”:《太素》卷二十五作“烦惋喜呕”。

[6]“颊痛，烦心”:《太素》作“颊痛，心烦”。

[7]“颜青”:《甲乙》卷七、《太素》卷二十五均无“颜青”二字。

[8]“不可用俯仰”:《太素》卷二十五无“可”及“俯仰”三字，“不用”连上句读。

[9]“先淅(xi 夕)然厥起毫毛”:《甲乙》卷七作“先悽悽厥起毫毛”。《太素》卷二十五无“厥”字。

[10]“恶风寒”:《太素》卷二十五无“寒”字。

[11]“大息”:《甲乙》卷七、《太素》卷二十五均作“太息”。

[12]“出血为大豆立已”:按高世栻将此七字移于“刺足少阴太阳”之下，注云，“承上文诸刺而言，若出针之时，出血为大豆，则邪热去，而经脉和其病当立已。”丹波元简:“余藏热病不言出血，独于肺热病而言之实为可疑，高说近是。”

[13]“谵谵然”:《甲乙》卷七无“谵谵”二字。

[14]“至其所胜日汗出也”:《甲乙》作“至其所胜日汗甚”。《太素》卷二十五无此八字。

【注释】

①“热争”:即热邪与正气互相斗争。

②“庚辛甚，甲乙大汗”:古人认甲、乙、丙、丁、戊、己、庚、辛、壬、癸等十个字称为天干。庚辛甚，甲乙大汗，是把天干与脏腑、五行结合起来，根据脏腑所属的五行及其彼此间的生克关系，认为疾病传其所胜者则死，传其所生者则生，至其所旺日则可愈。为肝病，甲乙为其旺日，故汗出而愈;肝属木，庚辛属金，金克木，故病加重，甚则死。以下仿此。

③“气逆”:即病甚邪气胜而正气溃乱的意思。吴昆:“逆，谓邪胜脏。”

④“员员”:《通雅》，“头痛员员，正谓作晕，故今人言头悬。”

⑤“骱(xing 行)”:即骱骨，今谓之胫骨。在此指小腿。

⑥“苦渴数饮”：吴昆，“肾者水脏，当火炎水干之时，故口渴而数饮。”

【直译】 肝脏发生热病，先出现小便黄，腹痛，多卧，身发热。当气邪入脏，与正气相争时，则狂言惊骇，胁部满痛，手足躁扰不得安卧；逢到庚辛日，则因木受金克而病重，若逢甲乙日木旺时，便大汗出而热退若将在庚辛日死亡。治疗时，应刺足厥阴肝和足少阳胆经。若肝气上逆，则见头痛眩晕，这是因热邪循肝脉上冲于头所致。

心脏发热病，先觉得心中不愉快，数天以后始发热，当热邪入脏与正气相争时，则突然心痛，烦闷，时呕，头痛，面赤，无汗；逢到壬癸日，则因火受水克而病重，若逢丙丁日火旺时，便大汗出而热退，若邪气胜脏，病更严重将在壬癸日死亡。治疗时，应刺手少阴心和手太阳小肠经。

脾脏发生热病，先感觉头重，面颊痛，心烦，额部发青，欲呕，身热。当热邪入脏，与正气相争时，则腰痛不可以俯仰，腹部胀满而泄泻，两颌部疼痛，逢到甲乙日木旺时，则因土受木克而病重，若逢庚己日土旺时，便大汗出而热退，若邪气胜脏，病更严重，就会在甲乙日死亡。治疗时，刺足太阴脾和足阳明胃经。

肺脏发生热病，先感到体表淅淅然寒冷，毫毛竖立，畏恶风寒，舌上发黄，全身发热。当热邪入脏，与正气相争时，则气喘咳嗽，疼痛走窜于胸膺背部，不能太息，头痛得很厉害，汗出而恶寒，逢丙丁日火旺时，则因金受火克而病重，若逢庚辛日金旺时，便大汗出而热退，若邪气胜脏，病更严重，就会在丙丁日死亡。治疗时，刺手太阴肺和手阳明大肠经，刺出其血如大豆样大，则热邪去而经脉和，病可立愈。

肾脏发生热病，先觉腰痛和小腿发痠，口渴得很厉害，频频饮水，全身发热。当邪热入脏，与正气相争时，则项痛而强直，小腿寒冷痠痛，足心发热，不欲言语。如果肾气上逆，则项痛头眩晕而摇动不定，逢利戊己日土旺时，则因水受土克而病重，若逢壬癸日水旺时，便大汗出而热退，若邪气胜脏，病更严重，就会在己日死亡。治疗时，刺足少阴肾和足太阳膀胱经。以上所说的诸脏之大汗出，都是到了各脏器旺之日，正胜邪却，即大汗出而热退病愈。

【原文】 荣气稽留，卫散荣溢[1]，气竭血著[2]，外为发热，内为少气，疾泻无怠，以通荣卫，见而泻之，无问所会①。

《素问·气穴论》

【校勘】

[1]“荣卫稽留，卫散荣溢”：《甲乙》卷二无此一节。《太素》卷十一作“稽留荣洫”。

[2]“气竭血著”：《太素》卷十一作“气浊血著”。

【注释】

①"见而泻之，无问所会"：看到有瘀滞的地方就针刺泻之，不必问是否为气血之腧穴。王冰："荣积卫留，内外相应者，见其血络，当即泻之，亦无问其脉之输会。"

【直译】 若邪客之则营卫稽留，卫气外散，营血满溢，若卫气散尽，营血留滞，外则发热，内则少气，因此治疗时应迅速针刺用泻法，以通畅营卫，凡是见到有营卫稽留之处，即泻之，不必问其是否是穴会之处。

【原文】 大热遍身，狂而妄见、妄闻、妄言[1]，视足阳明及大络取之，虚者补之，血而[2]实者泻之①，因其[3]偃卧，居其头前，以两手四指挟按颈动脉②，久持之，卷而切推，下至缺盆中，而复止[4]如前，热去乃止，此所谓推而散之者也。

《灵枢・刺节真邪》

【校勘】

[1]"狂而妄见、妄闻、妄言"：《甲乙》卷七第二作"故狂言而妄见妄闻"。

[2]"而"：《太素》卷二十二《五邪刺》无，《甲乙》卷七第二作"如"。

[3]"其"：《甲乙》卷七第二及《太素》卷二十二《五邪刺》均作"令"。

[4]"止"：《太素》卷二十二《五邪刺》作"上"字。

【注释】

①"虚者补之，血而实者泻之"：《太素》卷二十二《五邪刺》注，"足阳明上实下虚为狂等病，补下虚经也。上之血络盛而实者，可刺去血以泻之。"

②"两手四指挟按颈动脉"：马莳，"以两手各用大指食指共四指，挟其颈之动脉而按之，即人迎、大迎处也。"

【直译】 全身大热，发狂而且幻视、幻听、妄言妄语，应诊视足阳明胃经及其大络，取其适当穴位刺治。经络虚的就用补法；如血气盛实郁结，就用泻法。并让患者仰卧，在其头前用两手的拇指、食指夹按其颈部人迎动脉，做较长时间夹按后，再屈指切按推揉，由上而下推至缺盆穴，如此重复多次，待到热去才停止。这就是所谓推而散之的方法。

【原文】 黄帝曰：刺节言彻衣[1]，夫子乃言尽刺诸阳之奇输，未有常处也。愿卒闻之。岐伯曰：是阳气有余，而阴气不足。阴气不足则内热，阳气有余则外热，两热相抟[2]，热于怀炭，外畏绵帛近[3]，不可近身，又[4]不可近席。腠理闭塞，则汗不出[5]，舌焦唇槁腊[6]干①嗌燥[7]。饮食不让美恶[8]。黄帝曰：善。取之奈何？岐伯曰：取[9]之于其天府、大杼三痏，又[10]刺中膂，以去[11]其热，补足手太阴，以去其汗，热去汗稀[12]，疾于彻衣。黄帝曰：善。

《灵枢・刺节真邪》

【校勘】

[1]“衣”:《甲乙》卷七第一上“衣”下有“者”字。

[2]“两热相抟”:“两”原作“内”,据《甲乙》卷七第一上改。胡本、周本、统本、金陵本、明本、藏本、日抄本,“抟”并作“搏”,《太素》卷二十二《五节刺》“内”作“与”,“抟”作“薄”。

[3]“外畏绵帛近”:《太素》卷二十二《五节刺》作“外重丝帛衣”。《甲乙》卷七第一上作“衣热”。姚文田曰:“近字疑误。”

[4]“又”:《甲乙》卷七第一上作“身热”二字。

[5]“则汗不出”:《太素》卷二十二《五节刺》作“不汗”。《甲乙》卷七第一上作“而不汗”。

[6]“槁腊”:《甲乙》卷七第一上作“稿臘”。

[7]“干嗌燥”:《太素》卷二十二《五节刺》《甲乙》卷七第一上并作“嗌干”。

[8]“饮食不让美恶”:《太素》卷二十二《五节刺》“饮食”作“欲饮”。《甲乙》卷七第一上同,但无“不让美恶”四字。

[9]“取”:原作“或”,据日刻本改。

[10]“又”:《太素》卷七第一上作“有”。按:“有”可训“又”。《礼记·内则》郑注:“有读为又。”

[11]“去”:周本、日刻本、马注本、张注本并作“出”。

[12]“稀”:《太素》卷二十二《五节刺》作“希”。《甲乙》卷七第一上作“唏”。

【注释】

①“腊干”:腊,盐渍鱼肉称为腊。腊干在此指肌肉干枯。

【直译】 黄帝说:刺节所说的彻衣,你说就是针刺六腑的别络,是没有固定部位的。请你再详细讲给我听。岐伯说:彻衣这种刺法,治疗的是阳气有余而阴气不足的病。阴气不足,就会发生内热;阳气有余,就会发生外热。两热相互交合,则体热过甚,像怀着火炭似的,以致外怕绵帛,衣着不可加于身,连卧席也不能挨近,而且腠理闭而不开,汗不得出,舌焦唇枯,嗓干喉燥,饮食分辨不出味道的好坏。黄帝说:讲得好。怎样取穴刺治呢?岐伯说:取手太阴的天府穴、足太阳的大杼穴,各刺三次,再针刺足太阳中膂俞,以去除其热,补足太阴经和手太阴经,使汗外出,等到热去汗稀,病就痊愈了,其去热的效应比撤除衣服还要快。黄帝说:讲得好。

【原文】 邪在肺,则病[1]皮肤痛,寒热[2],上气[3]喘,汗出,咳动肩背。取之膺中外腧①,背[4]三椎[5]之傍,以手疾[6]按之,快然,乃刺之,取之缺盆中②以越[7]之。

《灵枢·五邪》

【校勘】

[1]“病”:《素问·至真要大论》新校正引《甲乙》文、《脉经》卷六第七及《千金》卷十七第一并无。

[2]“寒热”:《脉经》卷六第七、《甲乙》卷九第三及《千金》卷十七第一此上有“发”字。

[3]“气”:《脉经》卷六第七、《千金》卷十七第一及《普济方》卷二十六此下重“气”字。

[4]“背”:《脉经》卷六第七及《千金》卷十七第一此下并有“第”字。

[5]“椎”:原作“节五脏”三字,据《甲乙》卷九第三、《脉经》卷六第七、《千金》卷十七第一及《普济方》卷二十六改,并将原校语删去。

[6]“疾”:《脉经》卷六第七、《千金》卷十七第一及《普济方》卷二十六并作“痛”。

[7]“越”:《太素》卷二十二《五脏刺》作“起”。

【注释】

①“膺中外腧”:指锁骨下窝外侧的中府、云门等穴。

②“缺盆中”:缺盆二字,在此处非指缺盆穴,而实指两缺盆之间的天突穴。如《本输》篇曾说:“缺盆之中任脉也,名曰天突。”

【直译】 病邪在肺,就会皮肤疼痛,并发寒热,气上而喘,出汗,咳嗽时牵动肩背痛。治疗应取胸侧的中府、云门穴,背上第三椎骨旁的肺俞穴,先用手使劲按穴位,等到患者感觉舒服一些,然后再针刺其穴。也可取缺盆穴来针治。

【原文】 邪在脾胃,则病肌肉痛[1],阳气有余,阴气不足①,则热中善饮。阳气不足,阴气有余,则寒中肠鸣、腹痛。阴阳俱有余,若②俱不足,则有寒有热,皆调于三里[2]。

《灵枢·五邪》

【校勘】

[1]“则病饥肉痛”:《太素》卷二十二无“病”字。

[2]“皆调于三里”:《甲乙》卷九作“皆调其三里”。

【注释】

①“阳气有余,阴气不足”:杨上善说,“阳气即,足阳明也,阴气即足太阴也。”

②“若”:即或者的意思。

【直译】 病邪在脾胃,就会导致肌肉疼痛。如果患者阳气有余,阴气不足,就会内热,常有饥饿的感觉;如果患者阳气不足,阴气有余,就会内寒,有肠鸣腹痛等症状；如果阴阳都有余或都不足，就会有内寒内热等各种症状。这些病证都取足三里穴调治。

【原文】 膀胱病者[1]，小腹偏肿而痛[2]，以手按之，即欲小便而不得，肩上热，若脉陷，及足小趾外廉[3]，及胫踝后皆热，若脉陷[4]，取委中央[5]。

《灵枢·邪气脏腑病形》

【校勘】

[1]“者”：《太素》卷十一无此“者”字。《甲乙》卷九“者”作“在”连下句读。

[2]“小腹偏肿而痛”：《甲乙》卷九、《太素》卷十一“小”均作“少”。杨上善说：“偏肿者，大腹不肿也，此府病也。”

[3]“外廉”：《甲乙》卷九、《太素》卷十一均作“外侧”。

[4]“若脉陷”：《甲乙》卷九无此三字。

[5]“委中央”：《甲乙》卷九无“央”字。

【直译】 膀胱发病，小腹偏肿而痛，用手按之，就想小便，但又尿不出来，肩部发热，如发现陷脉，以及足小指外侧、胫骨、踝骨后都发热，应取委中穴来进行治疗。

【原文】 热病始于足胫者，刺足阳明①而汗出止。

热病先身重，骨痛，耳聋，好瞑②，刺足少阴[1]，病甚为五十九刺。

热病先胸胁痛[2]，手足躁，刺足少阳，补足太阴[3]，病甚者，为五十九刺。

热病始于手臂痛者[4]，刺手阳明、太阴③，而汗出止。

热病先眩冒而热[5]，胸胁满，刺足少阴，少阳④。

热病始于头首者，刺项太阳而汗出止[6]。

《素问·刺热论》

【校勘】

[1]“刺足少阴”：《太素》卷二十五作“刺少阳”。杨上善说：“足少阳脉起于目兑眦，络身骨节，入耳中，故热病先身重耳聋好瞑，所以取此脉之输穴者也，有本为足少阴也。”

[2]“胸胁痛”：《甲乙》卷七作“胸胁痛满”。

[3]“刺足少阳，补足太阴”：《脉经》卷七、《太素》卷二十五均作“刺足少阳，补手太阴”。杨上善：“足少阳脉下颈合缺盆，下胸中贯膈络肝属胆，循胁里过季胁，下外辅骨，之前，下抵绝骨，循足跗下至指间。手太阴上属肺，从肺出腋下，故胸胁痛手足躁，刺此二脉也。”

[4]“始于手臂痛者”：《甲乙》卷七无“痛”字，《太素》卷二十五“始于”作“先”，无“者”字。

[5]“冒而热”:《太素》卷二十五作“胃热”。

[6]“刺项太阳”:《甲乙》卷七作“先取项太阳”。

【注释】

①“刺足阳明”:张介宾,“当是内庭,陷谷二穴。”

②“好瞑”:喜欢睡觉。

③“刺手阳明、太阴”:王冰说,“手臂痛,列缺主之。列缺者,手太阴之络,去腕上同身寸一寸半,别走阳明者也,刺入可同身寸之三分,留三呼,若灸者可灸五壮。欲出汗,商阳主之。商阳者,手阳明之井,在手大指次指内侧去爪甲为韭叶,手阳明脉之所出也,刺入同身寸之一分,留一呼,若灸者可灸三壮。”

④“刺足少阴、少阳”:王冰注,“亦井荥也。”

【直译】 热病开始发于腿脚的,是阳明为病,刺足阳明小腿的穴位,汗出则热止。

热病先出现身体重,骨节痛,耳聋,昏倦嗜睡的,是发于少阴的热病,刺足少阴经之穴,病重的用“五十九刺”的方法。

热病先出现胸胁痛,手足躁扰不安的,是邪在足少阳经,应刺足少阳经以泻阳分之邪,补足太阴经以培补脾土,病重的就用“五十九刺”的方法。

热病先手臂痛的,是病在上而发于阳,刺手阳明、太阴二经之穴,汗出则热止。

热病先出现头眩晕昏冒而后发热,胸胁满的,是病发于少阳,并将传入少阴,使阴阳枢机失常,刺足少阴和足少阳二经,使邪从枢转而外出。

热病开始发于头部的,是太阳为病,刺足太阳颈部的穴位,汗出则热止。

【原文】 头上五行行五者①,以越诸阳之热逆也。

气街②、三里③、巨虚上下廉④,此八者,以泻胃中之热也。

五脏俞傍五⑤,此十者,以泻五脏之热也。

大杼⑥、膺俞⑦、缺盆⑧、背俞⑨,此八者以泻胸中之热也。

《素问·水热穴论》

【注释】

①“头上五行行五者”:头上五行,督脉在中,两旁各两行,共五行,每行五穴。中行为督脉的上星、囟会、前顶、百会、后顶。向外两行为足太阳膀胱经,每行五穴,即五处、承光、通天、络却、玉枕。最外两行为足少阳胆经,每行五穴,即头临泣、目窗、正营、承灵、脑空。

②“气街”:即足阳明胃经的气冲穴。

③“三里”:即足阳明胃经的合穴足三里。

④“巨虚上下廉”：即上巨虚、下巨虚，即属足阳明胃经腧穴。

⑤“五脏俞傍五”：即肺俞之旁魄户、心俞之旁神堂、肝俞之旁魂门、脾俞之旁意舍、肾俞之旁志室，皆足太阳膀胱经穴。

⑥“大杼”：王冰，“大杼在项第一椎下两傍，相去各同身寸之一寸五分陷者中，督脉别络手足太阳三脉气之会，刺可入同身寸之三分，留七呼，若灸者，可灸五壮。”

⑧“缺盆”：王冰，“足阳明脉气所发。”《甲乙》：“一名天盖，在肩上横骨陷者中，刺入三分，留七呼，灸三壮，刺太深，令人逆息。”

⑨“背俞”：王冰，“背俞即风门热府俞也，在第二椎下两傍各同身寸之五分，留七呼，若灸者，可灸七壮。”

【直译】 头上有五行，每行五个穴位，能泄越诸阳经上逆的热邪。

气街、三里、上巨虚和下巨虚这八个穴位，可以泻出胃中的热邪。

肺俞之旁魄户、心俞之旁神堂、肝俞之旁魂门、脾俞之旁意舍、肾俞之旁志室这十个穴位，可以泻除五脏的热邪。

大杼、膺俞、缺盆、背俞这八个穴位，可以泻除胸中的热邪。

【原文】 热病气穴①，三椎②下间主胸中热，四椎下间主鬲中热[1]，五椎下间主肝热，六椎下间主脾热，七椎下间主肾热。

《素问·刺热》

【校勘】

[1]“鬲中热”：《甲乙》卷七作“胃中热”。

【注释】

①“气穴”：即孔穴。

②“椎”：脊椎骨。

【直译】 治疗热病的气穴：第三脊椎下方主治胸中的热病，第四脊椎下方主治膈中的热病，第五脊椎下方主治肝热病，第七脊椎下方主治肾热病。

【原文】 云门①、髃骨②、委中③、髓空④，此八者，以泻四支⑤之热也。

《素问·水热穴论》

【注释】

①“云门”：《甲乙》，“云门在巨骨下，气户两傍各二寸陷者中，动脉应手，太阴脉气所发，举臂取之，刺入七分，灸七壮。刺太深令人逆息。”

②“髃骨”：王冰，“按今《中诰孔穴图经》无髃骨穴，有肩髃穴，穴在肩端两骨间，手阳明、脉之会，刺入同身寸之六分，留六呼，若灸者，可灸三壮。”

③“季中”：足太阳膀胱的合穴。

④“髓空”：一说为“腰俞”，王冰说，“按今《中诰孔穴图经》云，腰俞穴一名髓空，在脊中第二十一椎节下，主汗不出，足不仁，督脉气所发也。”按腰俞只一穴，与经文“此八者”之穴数不符。张志聪：“髓空即横骨穴，所谓股际骨空，属足少阴肾经。”《甲乙》载：“横骨一名下极，在赫下一寸，冲脉、足少阴之会，刺入一寸，灸五壮。”今暂从张说。

⑤“四支”：即四肢。

【直译】 云门、肩髃、委中、髓空这八个穴位，可以泻出四肢的热邪。

【原文】 诸治热病，以饮之寒水[1]，乃刺之；必寒衣之，居止寒处[2]，身寒而止①也。

《素问·刺热》

【校勘】

[1]“以饮之寒水”：《甲乙》卷七作“先饮以寒水”。《太素》卷二十五作“已饮之寒水”。杨上善说：“诸病热病以寒疗之，凡有四别，一饮寒水，使其内寒；二刺于穴，令其脉寒；三以寒衣，使其外寒；四以寒居，令其体寒，以四寒之令身内外皆寒，故热病止也。”

[2]“居止寒处”：《太素》卷二十五作“居寒多”。

【注释】

①“身寒而止”：王冰说“热退则凉生，故身寒而止针。”

【直译】 凡治疗热病，应先喝些清凉的饮料，以解里热之后，再进行针刺，并且要患者衣服穿的单薄些，居住于凉爽的地方，以解除表热，如此使表里热退身凉而病愈。

【按语】 “寒热”是临床上常见的症状，多见于现代医学的许多传染病的前驱期和其他一些热性病中。其证有但热不寒，或先寒后热，或寒热并作，或外寒里热，或外热内寒，或上热下寒，或上寒下热之分。其外感所致者多实，内伤所致者多虚。本节经文中对热性病提出表里经配穴法，肺热取中府、肺俞，俞募配穴法及椎间诸穴治疗五脏六腑禁证，“五十九刺”、“刺禁”等都具有重要的临床价值。一般来说，外感者取合谷、大椎、曲池、井穴放血，内伤者取足三里、三阴交、膏肓俞、关元，并可灸。病发在头取风府、印堂；在面取迎香、内庭；在胸取身柱、肺俞、心俞、中府；在腹取肝俞、脾俞、胃俞、足三里；在腰背取委中、肾俞；在上肢取外关、曲池；在下肢取足三里、内庭、侠溪、太冲；在手足心取合谷、太溪、足三里。在治疗时注意对高热多采用放血疗法，并应针对病因治疗。对退热不显者应采取综合疗法。其他病兼发热者，治疗请参考其他有关篇章。

二十一、厥逆

【原文】 热厥取足太阴、少阳①，皆留之；寒厥取阳明[1]、少阴于足，皆留之。

《灵枢·寒热病》

【校勘】

[1]“阳明”：此上原有“足”字，与下“于足”文重，据《甲乙》卷七第三及《太素》卷二十六《寒热杂说》删。

【注释】

①“热厥取足太阴、少阳”：《类经》二十二卷第五十注，“热厥者，阳邪有余，阴气不足也，故当取足太阴而补之，足少阳而泻之。”

【直译】 热厥证的治疗应取足太阴经、足少阴经，都要留针；寒厥证的治疗应取足阳明经、足少阴经，在足部取穴，都要留针。

【原文】 风逆①暴四肢肿，身漯漯②，唏然③时寒，饥则烦，饱则善变，取手太阴表里，足少阴、阳明之经，肉[1]清[2]④取荥，骨清取井，经也。

《灵枢·癫狂》

【校勘】

[1]“肉”：《甲乙》卷十第二下此下有“反”字。

[2]“清”：熊本、周本、统本、金陵本、日抄本均作“凊”，下同。

【注释】

①“风逆”：《类经》二十二卷第五十注，“风感于外，厥气内逆，是为风逆。”

②“身漯漯”：形容身体如被水淋而寒栗发抖。

③“唏然”：形容寒栗时发出的一种唏嘘声。

④“清”：寒冷的意思。《广雅·释诂四》：“清，寒也。”《类经》二十三卷第五十注：“清，寒冷也。”

【直译】 外感风邪而厥气内逆的风逆病，症状为突然间四肢疼痛，时而大汗淋漓，时而寒冷得唏嘘不止，饿了则心中烦乱，饱了则多动不安。治疗可取手太阴肺经和手阳明大肠经这表里二经，以及足少阴肾经、足阳明胃经的穴位。如果感觉肌肉寒凉的，取上述各经的荥穴；如果感觉骨里寒凉的，取上述各经的井穴。

【原文】 厥逆为病也，足暴清，胸[1]若将裂[2]，肠[3]若将[4]以刀切之，䐜[5]而不能食，脉大小皆涩，暖取足少阴，清取足阳明，清则补之，温则泻之。

《灵枢·癫狂》

【校勘】

[1]“胸”：《甲乙》卷七第三此下有“中”字。

[2]"裂":《太素》卷三十《厥逆》作"别"。

[3]"肠":《甲乙》卷七第三此上有"腹"字,而《太素》卷三十《厥逆》作"腹",似可从。

[4]"将":《甲乙》卷七第三无。

[5]"膜":原作"烦",据《甲乙》卷七第三改。

【直译】 厥逆病的症状是两脚突然发冷,胸部像要裂开,肠子痛得好像用刀在刮磨,心烦而不能进食,脉来的大小皆呈涩像。如果患者身体温暖,就取足少阴经的穴位治疗;如果患者身体寒凉,就取足阳明经的穴位治疗,身体寒凉的用补法,身体温暖的用泻法。

【原文】 厥逆腹胀满,肠鸣,胸满不得息。取之下胸二胁[1]①咳而动[2]手[3]者,与背腧以手按之立快者是也。内闭不得溲,刺足少阴、太阳与骶上以长针,气逆则取其太阴、阳明,厥[4]甚取少阴、阳明动者之经也。少气,身漯漯也,言吸吸②也,骨痠体重,懈惰不能动,补足少阴。短气,息短不属,动作气索③,补足少阴,去血络也。

《灵枢·癫狂》

【校勘】

[1]"胁":《甲乙》卷七第三及《太素》卷三十《厥逆》并作"肋"。

[2]"动":《甲乙》卷七第三此下有"应"字。

[3]"手":《甲乙》卷七第三及《太素》卷三十《厥逆》并作"指"。

[4]"厥":此下原有"阴"字。"厥"字原属上读,据《甲乙》卷九第十及《太素》卷三十《厥逆》删。"厥"字属下读。

【注释】

①"下胸二胁":《类经》二十二卷第五十注,"下胸二胁,谓胸之下,左右二胁之间也。盖即足厥阴之章门、期门,令病人咳,其脉动而应手者,是其穴也。"

②"言吸吸":气虚声怯,言语时续时断,不能连接。

⑧"气索":索,消、乏。动作少气无力的样子。

【直译】 厥逆病的症状若是腹部胀满,肠鸣,胸满,呼吸不畅,治疗应取胸下部两胁间的穴位,就是患者咳嗽时有起动而应手之处,也可取用背俞穴,用手按压感觉舒快之处,就是背俞穴所在。内闭而小便不通,应刺足少阴、足太阳经的穴位和骶骨上的长强穴,用长针。如果气逆,可取足太阴、足阳明两经的穴位,厥逆严重的取足少阴、足阳明两经动脉的穴位。气衰的患者,身体大汗淋漓,说话上气不接下气,骨节酸痛,身体沉重,懈怠无力而不能动。治疗可用补法补足少阴肾经的穴位。如果患者气短,呼吸短促而不连续,一活动就像没气了似的,治疗可用补法补足少阴经的穴位，用针刺泻去少阴经的瘀血。

【原文】 厥挟脊而痛至顶[1]，头沉沉然①目䀮䀮然②，腰脊强，取足太阳腘中血络。厥胸满面肿，唇漯漯然[2]③，暴言难，甚则不能言，取足阳明。厥气④走喉而不能[3]言，手足清，大便不利，取足少阴。厥而腹向向然[4]⑤，多寒气，腹中榖榖[5]⑥，便溲难，取足太阴。

《灵枢·杂病》

【校勘】

[1]"厥挟脊而痛至顶"："痛"下原有"者"字，据《太素》卷二十六《厥头痛》及《甲乙》卷七第一、张注本等删。又，"顶"原作"项"，《太素》卷二十六《厥头痛》作"项"。

[2]"唇漯漯然"：金陵本、黄校本并无"然"字。又，"漯漯"，《太素》卷二十六《厥头痛》作"思思"。又，"唇漯漯然"，《甲乙》卷七第三作"肩中热"。

[3]"能"：《甲乙》卷七第三无。

[4]"向向然"：《甲乙》卷七第三作"膨膨"。

[5]"榖榖"：《甲乙》卷七第三作"㶒㶒。"《太素》卷二十六《厥头》痛作"荥"。又，底本"榖"误作"穀"，按"榖"为水声（见《集韵》），甚合经义，故改。

【注释】

①"头沈沈然"：沈（chēn 沉），即头沉重的意思。沈，音义与沉通。

②"䀮䀮（huang 荒）"：目不明。

③"唇漯漯（tá 踏）然"：《类经》二十二卷第五十注，"唇漯漯，肿起貌。"马莳："唇漯漯然，有涎出唾下之意。"两合其义，即谓口唇肿起，涎唾不收之意。

④"厥气"：即逆气，此言逆乱之经气。

⑤"向向然"：膨满有声的意思。

⑥"榖榖（hù 户）"：流水的声音。

【直译】 经气厥逆，脊柱两侧疼痛，连及头顶，导致头昏沉沉，眼睛看不清东西，腰脊僵直，治疗应取足太阳经的委中穴，刺络脉出血。经气厥逆，胸部满闷，面部肿胀，口唇肿起，突然间说话困难，严重的则不能言语，治疗应取足阳明经的穴位。经气厥逆，逆至喉部就不能言语，手足发冷，大便不利，治疗应取足少阴经的穴位。经气厥逆，腹部膨胀，叩之有声，内多寒气，腹鸣如水响，大小便困难，治疗应取足太阴经的穴位。

【原文】 邪客于手足少阴、太阴，足阳明之络，此五络皆会于耳中，上络左角①，五络俱竭，令人身脉皆动，而形无知也，其状若尸，或曰尸厥[1]②，刺其足大指内侧爪甲上[2]，去端如韭叶③，后刺足心④，后刺足中指爪甲上[3]，各一痏，后刺手大指内侧[4]，去端如韭叶[5]，后刺手心主[6]，少阴锐骨之端⑤，各一痏，立已。不已，以竹管[7]吹其两耳[8]，鬄⑥其左角之发，方一寸[9]，燔治，饮以美酒一杯，不能饮者，灌之，立已[10]。

《素问·缪刺论》

【校勘】

[1]“其状若尸，或曰尸厥”：《太素》卷二十三作“其状如尸厥”。

[2]“爪甲上”：《太素》卷二十三作“甲下”。

[3]“中指爪甲上”：《太素》卷二十三作“中指甲上”。指足阳明胃经厉兑穴。

[4]“侧”：此后《甲乙》卷五第三有“爪甲”二字，义长。

[5]“手大指内侧，去端如韭叶”：《太素》卷二十三作“手大指之内”。指手太阴肺经的少商穴。

[6]“手心主”：《甲乙》卷五“主”后有原校，“《素问》又云后刺手心主者，非也。”《太素》卷二十三无此三字。

[7]“竹管”：《太素》卷二十三作“竹筒”。

[8]“两耳”：《甲乙》卷五作“两耳中”。

[9]“方一寸”：《太素》卷二十三作“方寸”。

[10]“立已”：《太素》卷二十三作“立止”。

【注释】

①“左角”：左耳上额角。

②“尸厥”：王冰注，“言其卒冒闷如死尸，身脉犹如常人而动也。然阴气盛于上，则下气熏上而邪气逆，邪气逆则阳气乱，阳气乱则五络闭结而不通，故其状若尸也，以其从厥而生，故或曰尸厥。”

③“刺其足大指内侧爪甲上，去端如韭叶”：指足太阴脾经的隐白穴。

④“足心”：指足少阴肾经的涌泉穴。

⑤“少阴锐骨之端”：杨上善说，“刺少阴神门穴。”

⑥“鬄”：同“剃”，即用刀刮去毛发。

⑦“燔(fán 繁)治”：即烧治的意思。燔，烧也。

【直译】 邪气侵入到手少阴、手太阴、足少阴、足太阴和足阳明的络脉，这五经的络脉都聚会于耳中，并上绕左耳上面的额角，假如由于邪气侵袭而至此五络的真气全部衰竭，就会使经脉都振动，而形体失去知觉，就像死尸一样，有人把它叫做“尸厥”。这时应当针刺其足大趾内侧爪甲距离爪甲有韭菜叶宽那么远处的隐白穴，然后再刺足心的涌泉穴，再刺足中趾爪甲上的厉兑穴，各刺一针；然后再刺手大指内侧距离爪甲有韭菜叶宽那么远处的少商穴，再刺手少阴经在掌后腕横纹尺侧端的神门穴，各刺一针，当立刻清醒。如仍不好，就用竹管吹患者两耳之中，并把患者左边头角上的头发剃下来，取一方寸左右，烧制为末，用好酒一杯冲服，如因失去知觉而不能饮服，就把药酒灌下去，很快就可恢复过来。

【原文】 有病身热，汗出烦满，烦满不为汗解[1]……汗出而身热者，风也，汗出而烦满不解者，厥①也，病名曰风厥……巨阳主气[2]，故先受邪，少阴与其为表里也，得热则上从之②，从之则厥也[3]……表里刺之③，饮之服汤[4]。

《素问·评热病论》

【校勘】

[1]“烦满不为汗解”：《甲乙》卷七作“不解”，连上句读。

[2]“巨阳主气”：《甲乙》卷七作“太阳为诸阳主气”。

[3]“以之则厥也”：《甲乙》卷七作“上从则厥”。

[4]“饮之服汤”：《太素》卷二十五作“饮之汤”。

【注释】

①“厥”：在此指下气上逆。

②“得热则上从之”：《类经》十五卷第三十注，“巨阳主气，气言表也。表病则里应，故少阴得热，则阴分之气，亦从阳而上逆，逆则厥矣。”此处之“上从之”是指少阴之气，随从太阳之气上逆。故“厥”系指少阴气逆。

③“表里刺之”：指刺太阳、少阴两经。《类经》十五卷第三十注：“阳邪盛者阴必虚，故当泻太阳之热，补少阴之气，合表里而刺之也。”

【直译】 有的病全身发热，汗出，烦闷，其烦闷并不因汗出而缓解，这是什么病呢？……汗出而全身发热，是因感受了风邪；烦闷不解，是由于下气上逆所致，病名叫风厥。……太阳为诸阳主气，主人一身之表，所以太阳首先感受风邪的侵袭。少阴与太阳相为表里，表病则里必应之，少阴手太阳发热的影响，其气亦从之而上逆，上逆便称为厥。……治疗时应并刺太阳、少阴表里两经，即刺太阳以泻风热之邪，刺少阴以降上逆之气，并内服汤药。

【原文】 阳气大逆，上满于胸中[1]，愤䐜[2]肩息，大气逆上，喘喝坐伏[3]，病恶埃烟，䬪不得息[4]……取之天容①……其咳上气穷诎②胸痛者……取之廉泉③。……取天容者，无过一里[5]。取廉泉者，血变而止。

《灵枢·刺节真邪》

【校勘】

[1]“上满胸中”：《太素》卷二十二作“满于胸中”。

[2]“愤䐜”：《太素》卷二十二作“烦䐜”。形容胸部气愤高起而胀的症状。

[3]“喘喝坐伏”：《甲乙》卷九作“喘喝坐卧”。

[4]“病恶埃烟，餲（yé 耶）不得息”：《甲乙》卷九作“病咽噎不得息”。即食物噎塞不下。

[5]“无过一里”：《甲乙》作“深无一里”。《太素》卷二十二作“无过一里而止”。

【注释】

①“天容”：足太阳小肠经穴。

②“诎（qū 屈）”：弯曲。

③“廉泉”：任脉穴名。

【直译】 治疗阳气大逆，积满胸中，胸部闷胀，呼吸时两肩耸动，胸中之气逆上，气喘吁吁有声，坐卧不安，厌恶灰尘烟气，常噎得喘不上气来……当取天容穴。……如果气上逆咳嗽，气机不得伸展，胸痛……应取廉泉穴。……针刺天容穴，进针不要超过一寸。针刺廉泉穴，见患者面部血色改变就止针。

【原文】 刺热厥①者，留针反为寒；刺寒厥②者，留针反为热。刺热厥者，二阴一阳[1]；刺寒厥者，二阳一阴[2]。所谓二阴者，二刺阴也；一阳者[3]，一刺阳也。

《灵枢·终始》

【校勘】

[1]“二阴一阳”：《针灸对问》卷下引作“二刺阴而一刺阳”。

[2]“二阳一阴”：《甲乙》卷七第三作“一阴二阳”。《针灸对问》卷下引作“二刺阳而一刺阴”。

[3]“一阳者”：《甲乙》卷七第三及《千金》卷十四《风癫第五》“一阳”作“二阳”，“二阳”之上均有“所谓”二字。

【注释】

①“热厥”：《素问·厥论》，“阴气衰于下，则为热厥。”

②“寒厥”：《素问·厥论》，“阳气衰于下，则为寒厥。”

【直译】 针刺热厥的病，留针等针下觉寒而后去针；针刺寒厥的病，留针等针下觉热而后去针。针刺热厥，要补其阴经两次，泻其阳经一次；针刺寒厥，要补其阳经两次，泻其阴经一次。所谓“二阴”，是在阴经针刺两次；“二阳”是在阳经针刺两次。

【原文】 清气在阴，浊气在阳；营气顺脉[1]，卫气逆行，清浊相干……乱于头，则为厥逆，头重[2]眩仆。……取之天柱、大杼①；不知，取足[3]太阳荥俞。

《灵枢·五乱》

【校勘】

[1]“营气顺脉”：《太素》卷十二作“营气顺行脉”。

[2]“头重”:《甲乙》卷六作“头痛”。

[3]“足”:《甲乙》卷六校语引《灵枢》作“手”。

【注释】

①“取之天柱、大杼”:《太素》卷十二载,“足太阳脉行头,天柱、大杼并是足太阳脉气所发,故取之也。”

【直译】 清气在阴,浊气在阳,营气顺行于阳分,卫气逆行于阴分,清浊之气互相侵犯……气乱于头,就会发生厥逆,头部沉重,眩晕而仆倒。……取他的天柱穴、大杼穴刺治,如果治不好,再取足太阳经的荥穴通谷和输穴束骨刺治。

【原文】 清气在阴,浊气在阳,营气顺脉[1],卫气逆行,清浊相干……乱于臂胫,则为四厥……取之[2]先去血脉[3],后取其阳明、少阳之荥俞①。

《灵枢·五乱》

【校勘】

[1]“顺脉”:《太素》卷十二作“顺行脉”。

[2]“取之”:《太素》卷十二无此二字。

[3]“先去血脉”:《太素》卷十二作“先去于血脉”。

【注释】

①“阳明少阳之荥俞”:杨上善说,“手足四厥可先刺其手足盛络之血,然后取手足阳明之荥与俞,当是手阳明经的荥穴二间,俞穴三间,和手少阳的荥穴液门,俞穴中渚,以及足阳明之荥穴内庭,俞穴陷谷,足少阳之荥穴侠溪、俞穴足临泣。”

【直译】 清气在阴,浊气在阳,营气顺行于阳分,卫气逆行于阴分,清浊之气互相侵犯……气乱于手臂足胫,就会发生四肢厥证;气乱于头,就会发生厥逆,头部沉重,眩晕而仆倒……先去瘀血,后取手、足阳明经和手、足少阳经的荥穴、输穴刺治。

【原文】 厥痹者,厥气上及腹。取阴阳之络,视主病者[1],泻阳补阴经也①。

《灵枢·寒热病》

【校勘】

[1]“也”:《甲乙》卷十第一下及《太素》卷二十六《寒热杂说》并作“者”。

【注释】

①“厥痹者……泻阳补阴经也”:《类经》二十二卷第五十注,“厥必起于四肢,厥而兼痹,其气上及于腹者,当取足太阴之络穴公孙,足阳明之络穴丰隆,以腹与四肢治在脾胃也。然必视其主病者,或阴或阳而取之。阳明多实故宜泻;太阴多虚故宜补。”

【直译】 患厥痹证,厥逆之气上达腹部。治疗应取阴经或阳经的络穴,但要察明主要病证在何经，若在阳经则用泻法，在阴经用补法。

【原文】 热病头痛，颞颥[1]①，目瘈脉痛[2]，善衄，厥热病[3]②也，取之以第三针，视有余不足，寒热痔[4]。

《灵枢·热病》

【校勘】

[1]“颞颥”：《脉经》卷七第十三作一“摄”字，“摄”有迫意。

[2]“目瘈脉痛”：《太素》卷二十五《热病说》“瘈”作“瘛”且无“痛”字。《脉经》卷七第十三及《甲乙》卷七第一中并作“目脉紧”。《说文》：“引纵曰瘈”。“目瘈脉”谓目边脉抽动也。

[3]“病”：《脉经》卷七第十三及《太素》卷二十五《热病说》并无。

[4]“寒热痔”：《类经》二十一卷第四十注曰，“寒热痔三字，于上下文义不相续，似为衍文。”似可以。

【注释】

①“颞颥(niè rú 聂如)”：又叫鬓骨，位于眼眶(眉棱骨)的外后方，颧骨弓上方的部位。

②“厥热病”：《类经》二十一卷第四十注，“厥热病，热逆于上也。”

【直译】 患热病者整个头部疼痛，眼睛的脉络抽搐，易流鼻血，这是厥热病。治疗应用九针中的第三针镍针，根据病证的虚实，用不同的针法。

【原文】 太阳藏独至①，厥喘虚气逆，是阴不足、阳有余也，表里②当俱泻，取之下俞③。

《素问·经脉别论》

【注释】

①“独至”：即偏盛。张介宾说：“言脏不和而有一脏太过者，气必独至。”

②“表里”：指少阴经和太阳经互为表里。

③“下俞”：指太阳下俞束骨穴，少阴下俞太溪穴。张介宾说：“膀胱下俞名束骨，肾经之俞名太溪。”

【直译】 太阳经脉偏盛，则发生厥逆、喘息、虚气上逆等症状，这是阴不足而阳有余，表里两经俱当用泻法，取足太阳经的束骨穴和足少阴经的太溪穴。

【原文】 少阳藏独至，是厥气也，跷前卒大取之下俞①。

《素问·经脉别论》

【注释】

①“跷前卒大，取之下俞”：张介宾说，“厥气必始于足下；故于跷前察之。跷，阳跷也……阳跷之前，乃少阳之经，少阳气盛，则跷前卒大，故当取少阳之下俞，

穴名临泣。""卒",同"猝",突然。

【直译】 少阳经脉偏盛,是厥气上逆,所以阳跷脉前的少阳脉猝然盛大,当取足少阳经的临泣穴。

【原文】 一阳独啸,少阳厥也①,阳并于上,四脉争张,气归于肾,宜治其经络②,泻阳补阴。

《素问·经脉别论》

【注释】

①"一阳独啸,少阳厥也":《素问·经脉别论》新校正,"一阳,当是二阴之误;少阳,当是少阴之误。"张景岳说:"二阴者,足少阴肾经也。独啸,独炽之谓。盖啸为阳气所发,阳出阴中,相火上炎,则为少阴热厥。而阳并于上,故心肝脾肺四脉为之争张,而其气归于肾,故曰独啸。"

②"经络":指治少阴经穴复溜、络穴大钟和与其相表里的足太阳经穴昆仑、络穴飞扬。

【直译】 二阴经脉独盛,是少阴厥气上逆,而阳气并越于上,心、肝、脾、肺四脏受其影响,四脏之脉争张于外,病的根源在于肾,应治其表里的经络,泻足太阳经的经穴昆仑、络穴飞扬,补足少阴的经穴复溜、络穴大钟。

【按语】 本节所论述的厥逆病包括厥证和厥逆证。经文对厥逆的论述较多,可包括这三类病证:一是指四肢寒冷,如"热厥"、"寒厥"、"四厥"等。二是指气血悖逆而致的狂乱昏厥现象。三是指六经不和的症状。现代医学上的休克、虚脱、昏迷、中暑、低血糖以及癔证性昏迷都属此证范畴。

临床对本类病证分虚实论治。一般实证以苏厥开窍为治疗大法,取督脉、厥阴经穴为主,选用水沟、内关、太冲、行间、涌泉、十二井、巨厥等穴,针刺用泻法;虚证以回阳救逆为治疗大法,取任督脉经穴为主,选用百会、气海、足三里、神厥、关元等穴,针灸并用,或单用灸法。治疗时须注意本证是临床常见的危急重症,多为疾病发展的严重阶段。在急救的同时,须注意并发症的治疗及施用综合疗法。

二十二、疟病

【原文】 凡治疟,先发为食顷乃可以治,过之则失时也[1]。

诸疟而脉不见[2],刺十指间出血①,血去必已;先视身之赤如小豆②者,尽取之。

十二疟③者,其发各不同时,察其病形,以知何脉之病也。先其发时如食顷而刺之,一刺则衰,二刺则知,三刺则已④。不已,刺舌下两脉出血;不已,刺郄中盛经出血，又刺项已下侠脊[5]者，必已。舌下两脉者，廉泉也[6]。

《素问·刺疟》

【校勘】

[1]“过之则失时也”：新校正云，“详从前疟脉满大至此，全元起本在第四卷中，王氏移续于此也。”《甲乙》此八十九字在“十二疟”之前，《太素》卷三十《刺疟节度》足证为王冰所移。

[2]“而脉不见”：“而”《甲乙》卷七作“如”。张介宾说：“脉不见者，邪盛气逆而脉伏也。”

【注释】

①“诸疟而脉不见者，刺十指间出血”：诸疟而脉不见，乃因阳热盛实，阻遏于中不得外达，故脉不外现。治此当刺十指间井穴出血，以通阳泻热，交通内外，吴昆注：“脉不见者，阳亢而脉反伏也，故刺十指间以泻阳。”

②“赤如小豆”：张志聪说，“邪在肤表气分有伤、澹渗皮肤之血，故赤如小豆。”

③“十二疟”：指十二种疟疾，计六阳经、五脏和胃疟。

④“三刺则已”：杨上善说，“一刺病衰，病人未觉有愈；二刺知愈，其病未尽；三刺病气都尽也。”

⑤“侠脊”：按此侠脊，注家意见不一。杨上善说：“刺项下侠脊足太阳大杼、譩譆等穴。”王冰注：“侠脊者，谓风门热府穴也。”暂从王注。

⑥“舌下两脉者，廉泉也”：王冰、马莳、张介宾、张志聪等均以为任脉之廉泉穴。《素问识》：“诸家为任脉之廉泉非也。任脉廉泉只一穴，不宜言两脉，此言足少阴廉泉也。《气府论》云：足少阴舌下各一。王注：足少阴舌下二穴，在人迎前陷中动脉前，是曰舌本，左右二也。《根结》篇云：少阴根于涌泉，结于廉泉。可以互证。”今从后说。

【直译】 大凡治疗疟疾，应在病没有发作之前约一顿饭的时候，予以治疗，过了这个时间，就会失去时机。

凡疟疾患者脉沉伏不见的，急刺十指间出血，血出病必愈；若先见皮肤上发出像赤小豆的红点，应都用针刺去。

上述十二种疟疾，其发作各有不同的时间，应观察患者的症状，从而了解病属于哪一经脉。如在没有发作以前约一顿饭的时候就给以针刺，刺一次病势衰减，刺两次病就显著好转，刺三次病即痊愈；如不愈，可刺舌下两脉出血；如再不愈，可取委中血盛的经络，刺出其血，并刺项部以下挟脊两旁的经穴，这样，病一定会痊愈。上面所说的舌下两脉，就是指的廉泉穴。

【原文】 刺疟者，必先问其病之所先发者①，先刺之。先头痛及重者，先刺头上②及两额③两眉间出血。先项背痛者④，先刺之。先腰脊痛者，先刺郄中出血。先手臂痛者，先刺手少阴阳明[1]十指间⑤。先足胫[2]酸痛者，先刺足阳明十指间⑥出血。

《素问·刺疟》

【校勘】

[1]"少手阴阳明"：新校正云，"按别本作'手阴阳'，全本亦作'手阴阳'。"《太素》卷二十五《十二疟》作"阴阳"。

[2]"胫"：《太素》卷二十五作"骺"。

【注释】

①"必先问其病之所先发者"：《太素》卷二十五云，"先问者，问其疟发之先欲疗其始，问而知之也。"

②"头上"：指督脉的神庭、上星、囟会、百会等穴。

③"两额"：张介宾，"两额者，悬颅也，足少阳穴。"

④"项背痛者"：杨上善说，"先起项及背者，先刺项及背疗疟之处也。"王冰注："项，风池、风府主之；背，大杼、神道主之。"

⑤"手少阴、阳明十指间"：杨上善说，"手表里阴阳脉十指之间也。"

⑥"足阳明十指间"：王冰注，"各以邪居之所而脱泻之。"

【直译】 凡刺疟疾，必先问明患者发作时最先感觉症状的部位，给以先刺。如先发头痛头重的，就先刺头上及两额、两眉间出血。先发倾项脊背痛的，就先刺颈项和背部。先发腰脊痛的，就先刺委中出血。先发手臂痛的，就先刺手少阴、手阳明的十指间的孔穴。先发足胫痛的，就先刺足阳明十趾间出血。

【原文】 疟脉满大急，刺背俞，且中针傍五胠俞①各一，适肥瘦出其血也②疟脉小实急，灸胫少阴，刺指井。疟脉满大急，刺背俞，用五胠俞，背俞各一，适行至于血也[1]。疟脉缓大虚，便宜用药[2]，不宜用针。

《素问·刺疟》

【校勘】

[1]"疟脉满大急，刺背俞，用五胠俞背俞一，适行至于血也"：新校正云，"详此条从疟脉满大至此注《指王冰注》终，文注共五十五字，当从删削，经文与次前经文重复，王氏随而注之，别无义例，不若士安之精审不复出也。"《甲乙》卷七第五无此条。元刻本、道藏本无"至"字。

[2]"便宜用药"：《甲乙》卷七无"宜"字。《太素》卷三十作"便用药所宜"。杨上善："可用药，用药者用所宜之药以补也。"

【注释】

①“五胠俞”：诸说不一。杨上善为“两胁下胠中之输有疗疟者”。王冰、马莳均指为譩譆。吴昆指为魄户、神堂、譩譆、鬲关、魂门五穴。张介宾、张志聪均指为魄户、神堂、魂门、意舍、志室五穴。不知孰是，今并存之。

②“适肥瘦出其血也”：王冰注，“瘦者，浅刺少出血，肥者深刺多出血。”

【直译】 如疟疾患者的脉搏满大而急，刺背部的俞穴，用中等针按五胠俞各取一穴，并根据患者形体的胖瘦，确定针刺出血的多少。如疟疾患者的脉搏小实而急的，灸足胫部的少阴经穴，并刺足指端的井穴。如疟疾患者的脉搏满大而急，刺背部俞穴，取五俞、背俞各一穴，并根据患者体质，刺之出血。如疟疾患者的脉搏缓大而虚的，就应该用药治疗，不宜用针刺。

【原文】 疟发身方热[1]，刺跗上动脉①，开其空，出其血[2]，立寒。疟方欲寒，刺手阳明、太阴，足阳明、太阴②。

《素问·刺疟》

【校勘】

[1]“疟发方身热”：《甲乙》卷七作“疟发身热”，《太素》卷二十五作“疟以发，身方热”。

[2]“出其血”：《太素》卷二十五《十二疟》无此三字。

【注释】

①“跗上动脉”：即足背动脉处的冲阳穴。

②“手阳明、太阴，足阳明、太阴”：王冰说，“当随井俞而刺之也。”

【直译】 治疗疟疾，在刚要发热的时候，刺足背上的动脉，开其孔穴，刺出其血，可立即热退身凉；如疟疾刚要发冷的时候可刺手阳明、太阴和足阳明、太阴的腧穴。

【原文】 风疟，疟[1]发则汗出恶风，刺三阳[2]经背俞之血者①。胻酸痛甚，按之不可，名曰胕髓病②。以镵针针绝骨出血，立已。身体小痛，刺至阴[3]。诸阴之井，无出血，间日一刺。疟不渴，间日而作，刺足太阳[4]。渴而间日作，刺足少阳[5]。

《素问·刺疟》

【校勘】

[1]“疟”：《甲乙》卷七无此“疟”字。《太素》卷二十五作“之”与上句连读。

[2]“三阳”：《甲乙》卷七第五作“足三阳”。

[3]“刺至阴”：《甲乙》卷七无“至阴”二字，“刺”字连下句读。《太素》卷二十五“至阴”作“之”。《素问识》丹波元简认为：“刺至阴，三字衍，当以甲乙删之。”

[4]“足太阳”:新校正云,“按《九卷》云‘足阳明’。《太素》同。”今本《灵枢·杂病》篇同新校正,《太素》卷二十五《十二疟》同本经。

[5]“足少阳”:新校正云,“按《九卷》云‘手少阳’。《太素》同。”今本《灵枢·杂病》篇作“手阳明”,《太素》卷二十五《十二疟》同本经。

【注释】

①“刺三阳经背俞之血者”:即取足太阳经在背部的腧穴,并刺出其血。王冰注:“三阳,太阳也。”张志聪注:“背俞,太阳之经俞也,盖太阳之气主表,邪伤太阳,则表气虚而恶风,故宜泻太阳之邪。”

②“胕髓病”:《类经》十六卷第五十注,“其邪深伏,故名曰胕髓病。”

【直译】 风疟,发作时是汗出怕风,可刺三阳经背部的腧穴出血。小腿疼剧烈而拒按的,名叫胕髓病,可用针刺绝骨穴出血,其痛可以立止。如身体稍感疼痛,刺至阴穴。但应注意,凡刺诸有病的井穴,皆不可出血,并应隔日刺一次。疟疾口不渴而间日发作的,刺足太阳经;如口渴而间日发作的,刺足少阳经。

【原文】 温疟①汗不出,为五十九刺②。

《素问·刺疟》

【注释】

①“温疟”:《素问·疟论》,“先热而后寒也,亦以时作为温疟。”《太素》卷二十五杨上善注:“阴虚阳乘,内里为热,故先热也,热极复衰,反入于内,外阳多虚,阳虚阴乘为寒,所以后寒,故曰温疟也。”

②“五十九刺”:指针刺具有泻热功效的五十九穴。泻诸阳之热二十五穴:计督脉上星、囟会、前顶、百会、后顶;足太阳经五处、承光、通天、络却、玉枕(左右各一穴);足少阳经临泣、目窗、正营、承灵、脑空(左右各一穴)。泻胸中热八穴:大杼、膺俞(中府)、缺盆、背俞(风门、左右各一穴)。泻胃热八穴:气街、三里、上巨虚、下巨虚(左右各一穴)。泻四肢热八穴:云门、肩髃、委中、髓空(左右各一穴)。泻五脏热十穴:魄户、神堂、魂门、意舍、志室(左右各一穴)。以上共五十九穴。

【直译】 温疟而汗不出的,用“五十九刺”的方法。

【原文】 足太阳之疟,令人腰痛头重,寒从背起,先寒后热,熇熇暍暍然[1],热止汗出[2]难已,刺郄中①出血。

足少阳之疟,令人身体解㑊②,寒甚,热不甚,恶见人,见人心惕惕然③,热多,汗出甚,刺足少阳。

足阳明之疟,令人先寒洒淅洒淅,寒甚久乃热,热去汗出,喜见日月光火气,乃快然,刺足阳明跗上④。

足太阴之疟,令人不乐,好大息,不嗜食多寒[3]热汗出,病至则善呕,呕已乃衰，即取之[4]。

足少阴之疟，令人呕吐甚，多寒热，热多寒少，欲闭户牖⑤而处，其病难已[5]。

足厥阴之疟，令人腰痛，少腹满，小便不利，如癃状，非癃也，数便[6]，意[7]恐惧，气不足，腹中悒悒⑥刺足厥阴。

《素问·刺疟》

【校勘】

[1]"熇熇(hè 音赫)暍暍然"：《甲乙》卷七、《太素》卷二十五均无此五字。

[2]"热止汗出"：《甲乙》卷五、《太素》卷二十五均作"渴，渴止汗出"。新校正云："全元起本并《甲乙》《太素》，巢元方并作先寒后热，渴，渴止汗出。与此文异。"

[3]"多寒"：《甲乙》卷七"多寒"后有"少"字。

[4]"即取之"：《甲乙》卷七"之"后有"足太阴"三字。按以上文例《甲乙》为是。王冰说："取之井俞及公孙也。"

[5]"其病难已"：丹波元简，"甲乙此下有'取太溪'三字。依上文例，当有此三字。"

[6]"数便"：《太素》卷二十五作"数小便"。

[7]"意"：《甲乙》卷七注云，"一作噫。"

【注释】

①"郄中"：即膝腘窝部的委中穴。

②"解㑊"：困倦懈怠。

③"惕惕然"：恐惧不安的样子。

④"跗上"：即足背上，正当冲阳穴。

⑤"牖"：窗子。

⑥"悒(yi 音邑)悒"：不畅貌，即悒悒不畅快的样子。

【直译】 足太阳经的疟疾，使人腰痛头重，寒冷从脊背而起，先寒后热，热势很盛，热止汗出，这种疟疾，不易痊愈，治疗方法，刺委中穴出血。

足少阳经的疟疾，使人身倦无力，恶寒发热都不甚厉害，怕见人，看见人就感到恐惧，发热的时间比较长，汗出亦很多，治疗方法，刺足少阳经。

足阳明经的疟疾，使人先觉怕冷，逐渐恶寒加剧，很久才发热，退热时便汗出，这种患者，喜欢亮光，喜欢向火取暖，见到亮光以及火气，就感到爽快，治疗方法，刺足阳明经足背上的冲阳穴。

足太阴经的疟疾，使人闷闷不乐，时常要叹息，不想吃东西，多发寒热，汗出亦多，病发作时容易呕吐，吐后病势减轻，治疗方法，取足太阴经的孔穴。

足少阴经的疟疾，使人发生剧烈呕吐，多发寒热，热多寒少，常常喜欢紧闭门窗而居，这种病不易痊愈。

足厥阴经的疟疾，使人腰痛，少腹胀满，小便不利，像似癃病，而实非癃病，只是小便频数不爽，患者心中恐惧，气分不足，腹中郁滞不畅，治疗方法，刺足厥有病。

【原文】 肺疟者，令人心寒，寒甚热[1]，热间善惊，如有所见者，刺手太阴、阳明。

心疟者，令人烦，心甚[2]欲得清水，反[3]寒多，不甚热[4]，刺手少阴。

肝疟者，令人色苍苍然，太息[5]，其状若死者，刺足厥阴见血①。

脾疟者，令人寒[6]，腹中痛，热则肠中鸣，鸣已汗出，刺足太阴②。

肾疟者，令人洒洒然[7]，腰脊痛宛转[8]，大便难，目眴眴③然，手足寒，刺足太阳、少阴。

胃疟者，令人且病[9]也，善饥而不能食，食而支满④腹大，刺足阳明、太阴横脉⑤出血。

《素问·刺疟》

【校勘】

[1]“寒甚热”：《甲乙》卷七无“寒”字。《太素》卷二十五无“热”字。按《外台·疗疟方》云：“寒甚发热热间”来看其义可明。

[2]“甚”：《太素》卷二十五“甚”字连下句读。

[3]“反”：《甲乙》类七无此字。《太素》卷二十五“反”作“及”，连上句读。

[4]“不甚热”：《太素》卷二十五作“寒不甚，热甚”。

[5]“太息”：《甲乙》卷七无“太息”二字。按，从下文之“其状若死者”来看，似是剩文。

[6]“令人寒”：《甲乙》卷七作“令人病寒”。《太素》卷二十五作“令人疾寒”。

[7]“洒洒然”：《甲乙》卷七作“悽悽然”。

[8]“宛转”：《甲乙》卷七连下句读。吴昆说：“宛，似也；转，传送也，言似乎传送，大便难出也。”

[9]“且病也”：《甲乙》卷七作“且病寒”，《太素》卷二十五作“疽病也。”

【注释】

①“刺足厥阴见血”：杨上善说，“可取肝之经络见血愈也。”王冰谓：“中封主之。”

②“刺足太阴”：王冰谓，“商丘主之。”杨上善说：“可取脾之经脉大都、公孙、商丘等穴也。”

③"眴(xuān 音眩)眴":眼花惑乱,视物不清。

④"支满":支撑胀满。

⑤"横脉":王冰谓,"横脉谓足内踝前斜过之大脉。"张介宾说:"谓足内踝前斜过大脉,则足太阴之经,盖即商丘也。"

【直译】 肺疟,使人心里感到发冷,冷极则发热,热时容易发惊,好像见到了可怕的事物。治疗方法,刺手太阴、手阳明两经。

心虐,使人心中烦热得很厉害,想喝冷水,但身上反觉寒多而不太热。治疗方法,刺手少阴病。

肝疟,使人面色苍青,时欲太息,厉害的时候,形状如死。治疗方法,刺足厥阴病出血。

脾疟,使人发冷,腹中痛,待到发热时,则脾气行而肠中鸣响,肠鸣后阳气外达而汗出。治疗方法,刺足太阴经。

肾疟,使人洒淅寒冷,腰脊疼痛,难以转侧,大便困难,目视眩动不明,手足冷。治疗方法,刺足太阳、足少阴两经。

胃疟,发病时使人易觉饥饿,但又不能进食,进食就感到脘腹胀满膨大。治疗方法,取足阳明、足太阴两经横行的络脉,刺出其血。

【按语】 疟证是以寒战壮热,休作有时为特征的一种病证。多发生于夏秋之间,其他季节也散在发生。祖国医学认为本病是由感受疟邪及风、寒、暑、湿之邪,邪伏半表半里,出入营卫之间,入于阴争则寒,出于阳争则热,正邪交争而发病。为邪正相离、邪气伏藏,不与营卫相搏,则寒热休止。本病主要在半表半里,居于少阳经,但也可兼有其他脏腑经脉证候。本病与正气虚衰有密切关系。由于脾胃受损,气血虚弱,或劳累太过、起居失宣,元气消耗,营卫空疏,虚邪即可乘虚而入。

经文论述了足三阳、三阴六经疟的不同症状和治疗方法。这些症状之所以不同,主要是与经络的循行部位以及所在脏腑的功能有关。因此,只的掌握了它们的不同特点,才可以进行正确的治疗。文中足阳明与足少阴之疟,历代注家多随文注释,在理论上甚为费解,疑二节互相错简,因"令人呕吐甚,多寒热,热多寒少,欲闭户牖而处"等症,很像阳明病;而"令人先寒洒淅洒淅,寒甚久乃热,热去汗出,喜见日月光火气,乃快然",颇似少阴病。故此提出,存疑待考。

经文提出了两种治疗疟疾的方法。一是在一般情况下的治疗方法,即"先其发时如食顷而刺之"。但疾病是复杂的,疟疾也不例外,如果正当疟疾发作,由于阳热盛极阻遏于中不得外达,出现脉伏不见、皮肤紫斑等严重症状时,又应立即采取紧急措施,如针刺十指间井穴出血等,以使邪热外泄,内外调和,转危为安。

这又是一种通权达变的治疗方法，临床亦不可忽视。

经文还把本证分为风疟、温疟，辨经及辨五脏六腑等，这在临床上有一定意义。现在一般认为本证是感染“疟邪”所引起的传染病。可因外感风寒暑湿、饮食所伤、劳倦太过等，降低了人体的抵抗能力而诱发。现代医学除疟证外，其他肝胆疾患、流行性感冒、败血症等出现的寒热往来也属本证范围。现治疗以和解少阳、祛邪截疟为主，取督脉、手三阳经穴为主，新病和偏热者针用泻法，并可放血；久病和偏寒者用补法、针后加灸。在疟疾发作前1～2小时针灸。选大椎、后溪、液门、曲池等穴。治疗时对恶性疟疾病情危重者，应采取综合治疗措施，并要与相似病回归热、黑热病、病毒性感染相鉴别。

二十三、癫狂

本节主要论述了癫狂、痫证的病因、病机、辨证及其针灸治疗方法。

【原文】 癫疾始生，先不乐，头重痛[1]，视[2]举目赤，其[3]作极已而烦心，候之于颜①，取手太阳、阳明、太阴②。血变而止③。癫疾始作[4]而引口啼呼喘悸者，候之手阳明、太阳，左强者攻其右，右强者攻其左，血变而止。癫疾始作而[5]反僵，因而脊痛，候之足太阳、阳明、太阴，手太阳，血变而止。

《灵枢·癫狂》

【校勘】

[1]“痛”：《千金》卷十四第五、《圣济总录》卷一百九十二《风癫灸刺法》无。

[2]“视”：《难经·五十九难》《甲乙》卷十二第二、《千金》卷十四第五此上并有“直”字。

[3]“其”：原作“甚”，据《太素》第三十《癫疾》《千金》卷十四第五及《圣济总录》卷一百九十二改。

[4]“癫疾始作”：周本作“血甚作极，已而烦心”八字。

[5]“而”：原作“先”，据《太素》卷三十《癫疾》及《千金》卷十四第五改。

【注释】

①“候之于颜”：《类经》二十一卷第三十七注，“颜，天庭也。候之于颜，邪色必见于此也。”

②“取手太阳、阳明、太阴”：《类经》二十一卷第三十七注，“当取手太阳支正、小海；手阳明偏历、温溜；手太阴太渊、列缺等穴。”

③“血变而止”：《类经》二十一卷第三十七注，“泻去邪血，必待其血色变而后止针也。”

【直译】 癫病刚开始表露的时候，患者先是闷闷不乐，头部沉重且疼痛，眼光发直，全眼通红。当进一步加重发作时，就会心烦不安。诊断时可观察患者面部情况，治疗取手太阳经、手阳明经和手太阴经的穴位，等到患者面部血色转为正常后止针。癫病开始发作的时候，患者口中发出啼呼，气喘心悸，对此应从手阳明、手太阳两经诊候取穴治疗，采用缪刺法，即身体左侧僵硬的，针刺右侧，身体右侧僵硬的，针刺左侧，待患者面部血色转为正常后止针。

【原文】 治癫疾者，常与之[1]居①，察其所当取之处。病至，视之有过者[2]泻之，置其血于瓠壶②之中，至其发时，血独动矣，不动，灸穷骨二十壮，穷骨者，骶骨[3]③也。

《灵枢·癫狂》

【校勘】

[1]"之"：张注本作"其"。

[2]"者"：《太素》卷三十《癫疾》《甲乙》卷十一第二及《千金》卷十四第五此下有"即"字。

[3]"骶骨"：《甲乙》卷十一第二、《千金》卷十四第五及《圣济总录》卷一百九十二《风癫灸刺法》作"尾骶"。

【注释】

①"常与之居"：《类经》二十一卷第三十七注，"凡治癫疾者，须常与之居，庶得察其病在何经，及当取之处，不致谬误也。"

②"瓠（hú 胡）壶"：张志聪，"瓠壶，葫芦也。"

③"骶骨"：马莳，"骶骨，穴名长强。"

【直译】 治疗癫病的医生，应常和患者住在一起，观察决定应取什么经穴治疗。病发作时，见患者有病的经脉就放血，将放出的血装在葫芦里，待到患者再发病时，葫芦里的血就会有响动。如果没有响动，可以灸穷骨二十壮。穷骨，就是骶骨。

【原文】 骨癫疾①者，顑[1]②齿诸腧分肉皆满，而骨居[2]。汗出烦悗③。呕多涎[3]沫，气下泄，不治④。筋癫疾者，身倦[4]挛急脉[5]大，刺项大经之大杼[6]。呕多涎沫，气下泄，不治。脉癫疾者，暴仆，四肢之脉皆胀而纵。脉满，尽刺之出血；不满，灸之挟项太阳，灸[7]带脉⑤于腰相去三寸，诸分肉本输。呕多涎沫，气下泄，不治，癫疾者，疾[8]发如狂者，死不治。

《灵枢·癫狂》

【校勘】

[1]"顑"：《甲乙》卷十一第二、《太素》卷三十《癫疾》及《千金》卷十四第五并作"颔"。

[2]“居”:《甲乙》卷十一第二及《千金》十四第五作“倨”;下有“强直”二字。

[3]“涎”:原作“沃”,据《甲乙》卷十一第二改。

[4]“倦”:《甲乙》卷十一第二及《太素》卷三十癫疾作“卷”。

[5]“脉”:原脱,据《甲乙》卷十一第二及《千金》卷十四第五,将下句“大杼”下之“脉”字移上至此。

[6]“大杼”:此下原有“脉”字,据《甲乙》卷十一第二及《千金》十四第五,将“脉”字移上句“挛急”之下。

[7]“灸”:《甲乙》卷十一第二、《千金》卷十四第五此上有“又”字。

[8]“疾”:黄校本作“病”,《太素》卷三十《癫疾》及《千金》卷十四第五并作“病”,与黄校本合。

【注释】

①“骨癫疾”:《类经》二十一卷第三十七注,“骨癫疾者,病深在骨也。”

②“顑(kǎn 坎)”:是口外、颊前、颐上的部位,相当于腮部。

③“烦悗(mèn 闷):指心中烦乱且闭闷不舒。

④“呕多涎沫,气下泄,不治”:《类经》二十一卷第三十七注,“若呕多涎沫,气泄于下者,尤为脾肾俱败,必不可治。”

⑤“带脉”:指足少阳胆经带脉穴。

【直译】 癫病深入骨的患者,腮、齿部的腧穴,分肉之间都胀满,而且骨肉分离,出汗、烦闷,呕吐多涎沫,气下泄,这是不治之症。癫病深入筋的患者,身体蜷缩,严重拘挛,脉大,治疗应刺项后足太阳膀胱经的大杼穴。如果患者已呕吐较多涎沫,气下泄,就是不治之症。癫病已深入血脉的患者,发病时会突然仆倒,四肢的脉都胀而纵缓。如果脉满,都可以刺之出血;如果脉不满,可以取挟行于颈项两旁的足太阳经的腧穴用灸法治疗,并可以灸带脉与腰相距三寸的穴位,也可以灸分肉之间和四肢的腧穴。如果患者呕吐出许多涎沫,气下泄,就是不治之症。患癫病的人,如果发病时像患狂病一样,就会无法救治而死。

【原文】 病在诸阳脉①,且寒且热②,诸分且寒且热,名曰狂③。刺之虚脉④,视分尽热⑤,病已止。

《素问·长刺节论》

【注释】

①“诸阳脉”:手足诸阳经之经脉,即手足太阳、少阳、阳明等经脉。

②“且寒且热”:丹波元简说,“四字疑衍。”

③“名曰狂”:张介宾说,“阳盛则狂病,凡病在诸阳分,而经脉分肉之间且寒且热者,皆阳气邪乱其血气,热极则生寒也,故病名狂。”

④“刺之虚脉”：即针刺用泻法，以泻病邪，使其盛者为虚的意思。

⑤“视分尽热”：张志聪说，“视其分肉尽热，是邪从肌肉而外散矣。”

【直译】 病在手足三阳经脉，出现或寒或热的症状，同时各分肉之间也有或寒或热的感觉，这叫狂病。针刺用泻法，使阳脉的邪气外泄，观察各处分肉，若全部出现热感，说明病已痊愈，应该停止针刺。

【原文】 狂始生，先自悲也，喜忘，苦怒，善恐者，得之忧饥，治之取[1]手太阴[2]、阳明，血变而止，及取足太阴、阳明。狂始发①，少卧不饥，自高贤也，自辩智也，自尊贵也，善骂詈，日夜不休，治之取手阳明、太阳、太阴、舌下、少阴②，视脉[3]之盛者；皆取之，不盛[4]释之也。

《灵枢·癫狂》

【校勘】

[1]“取”：《甲乙》卷十一第二此上有“先”字。

[2]“阴”：统本、金陵本作“阳”，《太素》卷三十《癫疾》与统本合。

[3]“脉”：原脱，据《甲乙》卷十一第二及《太素》卷三十《癫疾》补。

[4]“不盛”：《甲乙》卷十一第二及《太素》卷三十《癫疾》此下有“者”。

【注释】

①“狂始发”：《类经》二十一卷第三十七注，“上卷言始生，病在之初也；此节言始发，病成而发也。”

②“舌下、少阴”：《类经》二十一卷第三十七注，“舌下者，任脉之廉泉也；少阴者，心经之神门、少冲也。”

【直译】 狂病在开始显露时，患者先是独自伤悲，健忘，易发怒，常生恐惧，这是由于忧愁和饥饿所致。治疗这种程度的病先取手太阴、手阳明两经的穴位，待患者面部血色转为正常后止针，然后取足太阴、足阳明两经的穴位针治。狂病开始发作时，患者少睡，不知饥饿，自认为高尚、贤良，自以为能言善辩、才智过人，自觉得很尊贵，爱骂人，日夜不休。治疗这种程度的病取手阳明经、手太阳经、手太阴经和舌下少阴经的穴位，观察这些穴位，凡血脉盛，都可取用；如果血脉不盛，就放弃不用。

【原文】 狂言、惊[1]、善[2]笑、好歌乐、妄行[3]不休者，得之[4]大恐，治之取手阳明、太阳、太阴。狂，目妄见，耳妄闻、善呼者，少气之所生也，治之取手太阳、太阴、阳明，足太阴，头、两颇。狂者多食，善见鬼神，善笑而不发于外者①，得之有所大喜，治之取足太阴、太阳、阳明，后[5]取手太阴、太阳、阳明。狂而新发，未应如此者②，先取曲泉左右动脉③，及盛者见血，有倾[6]已，不已，以法取之④，灸骶骨[7]二十壮。

《灵枢・癫狂》

【校勘】

[1]“狂言、惊”:《甲乙》卷十一第二作“狂善惊”,《太素》卷三十《惊狂》“言”作“喜”。

[2]“善”:《太平御览》七百三十九《狂条》引《黄帝八十一问》作“妄”。

[3]“行”:日抄本作“作”。

[4]“得之”:黄校本此上有“皆”字。

[5]“后”:《太素》卷三十《惊狂》作“复”。

[6]“有倾”:《甲乙》卷十一第二作“立倾”,《太素》卷三十《惊狂》作“食倾”。

[7]“骶骨”:原作“骨骶”,据《甲乙》卷十一第二及《太素》卷二十《惊狂》改。

【注释】

①“善笑而不发于外者”:《灵枢集注・癫狂二十二》注,“不发于外者,冷笑而无声也。”

②“未应如此者”:《类经》二十一卷第三十七注,“谓狂病新起,未有如上文五节之见证也。”

③“曲泉左右动脉”:考针灸文献,除《外台》所云,均无关于曲泉有动脉的记载。故此处言左右动脉可作左右曲泉穴理解。

【直译】 患者说疯活,惊恐,多笑,好唱歌,胡乱行动不止,这是由于受了大惊恐所致。治疗这种病应取手阳明、手太阳、手太阴经的穴位。得狂病的人,如果幻视幻听,好呼叫,这是由于神少气衰而导致的。治疗这种狂病应取手太阳、手太阴、手阳明、足太阴经和头部、两腮部的穴位。得狂病的人,如果贪吃,时常自觉见到鬼神,爱暗笑却不在人前表露,这是由于受了大惊喜而导致的。治疗这种狂病应先取足太阴、足太阳、足阳明经的穴位,后取手太阴、手太阳、手阳明经的穴位。狂病初发时,还未出现以上症状的,治疗先取曲泉穴左右动脉针刺之,若血脉盛的就放血,不久便可痊愈。如果还未治愈,就用上述的方法取穴治疗,并灸骶骨二十壮。

【原文】 暴挛[1]痫眩,目不任身,取天柱①。

《灵枢・寒热病》

【校勘】

[1]“暴挛”:《甲乙》卷十一作“暴拘挛”。

【注释】

①“天柱”:足太阳膀胱经穴。

【直译】 突然拘挛,癫痫,头晕目眩,站不起来,治疗应取天柱穴。

【原文】 刺痫惊脉五[1]，针手太阴各五[2]，刺经①，太阳五②，刺手少阴经络傍者一③，足阳明一[3]，上踝五寸④，刺三针。

《素问·通评虚实论》

【校勘】

[1]"刺痫惊脉五"：《甲乙》卷十二作"惊痫"。

[2]"刺手太阴各五"：《甲乙》卷十二作"针手足太阴各五"。张介宾："刺手太阴之经，经渠穴也。各五以左右言，各五痏也。"

[3]"足阳明一"：《太素》卷三十作"足阳明一寸"，王冰、马莳、张介宾均认为是解溪。

【注释】

①"刺经"：吴昆说，"凡言其经而不及其穴者，本经皆可取，不必拘其穴也。"

②"太阳五"：对此历代医家认识不一。杨上善、王冰均谓足太阳，马莳、张介宾均作手太阳。

③"刺手少阴经络傍者一"：马莳说，"刺手少阴心经络穴通里，然谓之络傍，则是手太阳小肠经支正穴也。"张介宾说："手少阴之经穴灵台也，在络穴通里之傍，故曰络傍者一。"考《灵道》《甲乙》《千金要方》均无治惊痫之说，况《内经》有"独取其经于手掌后锐骨之端"之说，而经无输穴，故疑"手少阴络傍者一"，为阳谷穴。因在其旁而又与其治相合，而认为是支正则相去甚远。故不可从。

【直译】 治疗惊风，要针五条经上的穴位，取手太阴的经穴各五次，太阳的经穴各五次，手少阴通里穴旁的手太阳经支正穴一次，足阳明经之解溪穴一次，足踝上五寸的少阴经筑宾穴三次。

【按语】 癫与狂都是精神失常的神志疾患。癫证以沉默痴呆，语无伦次，静而多喜为特征；狂证以喧扰不宁，躁妄打骂，动而多怒为特征。其发病是以阴阳失调，七情内伤，痰气上扰，气血凝滞为主要因素的。或以恼怒惊恐，或以悲喜交加，或以思虑不遂，损伤肝肾心脾，肝肾阴虚，水火不济，心火独亢，以致上扰心神，肝胆克脾，脾气不伸，运化无权而生痰涎，以致痰火郁于胸膈，上蒙清窍，则神明逆乱，情志郁结化火伤阴，内生痰涎，从而导致机体的阴阳失去相对平衡而致本证。癫狂包括现代医学的精神分裂症、狂躁性和抑郁性精神病、更年期精神病、癔证等。临床治疗癫证取手少阴、厥阴，足阳明、太阳及任督脉经穴，针灸并用，补泻兼施，常选神门、大陵、印堂、膻中、丰隆、三阴交等穴。治疗狂证时常取任脉、督脉、手厥阴经、足少阴经穴，针宜泻法，选劳宫、人中、上脘、大钟等穴。

痫证，亦称"癫痫"或"羊痫风"，是一种发作性神志异常的疾病，其特征为发作性精神恍惚，甚则突然倒地，昏不知人，口吐涎沫，两目上视，四肢抽搐，或口中如做猪羊叫声，移时苏醒；有时咬破舌头，二便失禁，喉间痰鸣，醒后如常人，且患者对其发作过程不知。本病由于七情失调，先天不足，饮食不节，劳逸过度或患重病之后，造成脏腑失调，痰浊阻滞，气机逆乱，风阳内动所致，而尤以痰邪作祟最为重要。本证包括现代医学的原发性癫痫和继发性癫痫。临床上对本证分虚实而治。实证取任脉、督脉，足厥阴、少阴、阳明经穴，针用泻法，常选身柱、本神、鸠尾、丰隆、太冲等穴。虚证常取手少阴，足阳明、太阳、少阳经穴如背俞，针用补法，并加灸，选通里、丰隆、肾俞、阳陵泉、三阴交、筋缩等穴。注意对继发性癫痫应重视原发病的治疗，对持续发作伴高热昏迷的危重病例必须采取综合疗法。

二十四、水肿

本节主要论述水肿病的病因、病机、症状、治疗原则、选用腧穴及针刺方法。

【原文】 肾者至阴也，至阴者盛水也①，肺者太阴也[1]，少阴者冬脉也，故其本在肾，其末在肺②，皆积水也。

……肾者胃之关也[2]③，关闭不利，故聚不而从其类也。上下溢于皮肤，故为胕肿④。胕肿者，聚水而生病也[3]。

……肾者牝脏⑤也，地气上者属于肾，而生[4]水液也，故曰至阴。勇而劳甚则肾汗出，肾汗出逢于风，内不得入于脏腑[5]，外不得越于皮肤，客于玄府⑥，行于皮里[6]，传为胕肿，本之于肾，名曰风水。

《素问·水热穴论》

【校勘】

[1]“肺者太阴也”:《太素》卷十一《气穴》作“肾者少阴”。注:“一曰肺者，量为不然也。”

[2]“关也”:《太素》卷十一《气穴》作“关闭”。

[3]“胕肿者，聚水而生病也”:《太素》卷十一《气穴》无此九字。

[4]“生”:《甲乙》卷八第五作“主”。

[5]“腑”:《太素》卷十一《气穴》无。

[6]“里”:《太素》卷十一《气穴》作“肤”。

【注释】

①“肾者至阴也，至阴者盛水也”:王冰注，“阴者谓寒也。冬日至寒，肾气合应，故云肾者至阴也。水王于冬，故云至阳者盛水也。”

②“其本在肾，其末在肺”:《黄帝内经素问校释》注，“肾，足少阴之脉，从肾上贯肝膈，入肺中，所以水病其本在肾，其末在肺。”

③“肾者胃之关也”:《类经》二十一卷第三十八注,“关者,门户要会之处,所以司启闭出入也。肾主下焦,开窍于二阴,水谷入胃,清者由前阴而出,浊者由后阴而出,肾气化则二阴通,肾气不化则二阴闭,肾气壮则二阴调,肾气虚则二阴不禁,故曰肾者胃之关也。”

④“胕肿”:吴昆注,“肌肤浮肿曰胕肿。”

⑤“牝脏”:指阴性的脏器。王冰注:“牝,阴也,亦主阴位,故云牝脏。”

⑥“玄府”:即汗孔。马莳注:“汗孔虽细微,最为玄远,故曰玄。”王冰注:“汗液色玄,从空而出,以汗聚于里,故谓之玄府。府,聚也。”王注训玄为黑,义似牵强,马注义尚近。按:玄,在此当有深隐之义,如鼻窍之称玄牝,汗孔细微而深隐,故称玄府。

【直译】 肾属于至阴之脏,至阴属水,所以肾是主水的脏器。肺属于太阴。肾脉属于少阴,是旺于冬令的经脉。所以水之根本在肾,水之标末在肺,肺肾两脏都能积聚水液而为病。……肾是胃的关门,关门不通畅,水液就要停相聚而生病了。其水液在人体上下泛溢于皮肤,所以形成浮肿。浮肿的成因,就是水液积聚而生的病。……肾脏在下属阴。凡是由下而上蒸腾的地方都属于肾,因气化而生成的水液,所以叫做“至阴”。呈勇力而劳动(或房劳)太过,则汗出于肾;出汗时遇到风邪,风邪从开泄之腠理侵入,汗孔骤闭,汗出不尽,向内不能入于脏腑,向外也不得排泄于皮肤,于是逗留在玄府之中,皮肤之内,最后形成浮肿病。此病之本在于肾,病名叫“风水”。所谓玄府,就是汗孔。

【原文】 湿胜则濡泄,甚则水闭胕肿。

《素问·六元正纪大论》

【直译】 湿气胜者则湿泻,甚则水气闭滞而为浮肿。

【原文】 其有不从毫毛而生,五脏阳[1]以竭也,津液充[2]郭①,其魄独居②,精孤于内,气耗于外③,形不可与衣相保④,此四极⑤急而动中,是气拒于内,而形施于外⑥,治之奈何?……平治于权衡⑦,去宛陈莝[3]⑧,微动四极[4],温衣,缪刺其处,以复其形,开鬼门,洁净府⑨;精以时服,五阳已布,疏涤五脏[6],故精自生,形自盛,骨肉相保,巨气⑩乃平。

《素问·汤液醪醴论》

【校勘】

[1]“阳”:新校正云,“按全元起本及《太素》‘阳’作‘伤’,义亦通。”今本《太素》卷十九《知汤药》同新校正,似以作“伤”义长。

[2]“充”:《太素》卷十九《知汤药》作“虚”。

[3]“陈莝”:王冰注,“去宛陈莝,谓去积久之水物,犹如草茎之不可久留于身

中也。全本作草莝。"新校正云:"按《太素》'莝'作'茎'。"今本《太素》卷十九《知汤药》同新校正,接下读。若据《太素》之文,则应在"去宛陈"处断句,"莝"字疑为衍文。

[4]"微动四极":《太素》卷十九《知汤药》作"微动中四亟"。朝鲜刻本作"是以微动四极"。

[5]"温衣,缪刺其处,以复其形。开鬼门,洁净府,精以时服,五阳已布,疏涤五脏":《太素》卷十九《知汤药》作"湿衣缪处以复其形,开鬼门,洁净府,精以时,服五汤,有五疏,修五脏"。

【注释】

①"津液充郭":王冰注,"津液者,水也。""郭"通"廓"。津液充郭,此指水气充满于肌肤。

②"魄独居":《类经》十二卷第十五注,"魄者阴之属,形虽充而气则去,故其魄独居也。"《黄帝内经素问校释》注:"此处之魄,系指阴精而言。现水液停潴,充溢于皮肤,而阳气已竭,故云其魄独居。此句之文与下句'精孤于内'同。"

③"精孤于内,气耗于外":《黄帝内经素问校释》注,"水液无气以化而停潴,是精中无气,故云精孤于内。证系阴盛阳衰,阴愈胜则阳愈虚,阳气虚少,故云气耗于外。"

④"形不可与衣相保":高士宗注,"形体浮肿,不可与衣相为保合。"

⑤"四极":即四肢。

⑥"气拒于内,而形施于外":《黄帝内经素问校释》注,"此言水肿病人,水寒之气格拒于内,形体因浮肿变易于外。施,易也。变易,改易之义。此与下文'以复其形'之'复'字,义正相对。"

⑦"平治于权衡":《黄帝内经素问校释》注,"即在治疗水肿时,应衡量揆度病情,予以平治,权衡,秤锤与秤杆,在此有权量揆度之义。"

⑧"去宛陈莝(cuò 错)":《黄帝内经素问校释》注,"除掉水气的郁积,要像斩草一样而渐去之。宛,通郁,郁积。陈,陈久。莝,斩草。"《太素》卷十九《知汤药》作"去宛陈"。注云:"宛陈,恶血聚也,有恶血聚刺去也。"

⑨"开鬼门,洁净府":指发汗与利小便两个治法。鬼门,即汗孔。净府,即膀胱。王冰注:"开鬼门,是启玄府遣气也。……洁净府,谓泻膀胱水去也。"

⑩"巨气":马莳注,"巨气,大气也,即正气也。"

【直译】 有的病不是从外表毫毛而生的,是由于五脏的阳气衰竭,以致水气充满于皮肤,而阴气独盛,阴气独居于内,则阳气更耗于外,形体浮肿,不能穿原来的衣服,四肢肿急而影响到内脏,这是阴气格拒于内,而水气弛张于外,对这种病的治疗方法怎样呢？……要平复水气，当根据病情，衡量轻重，驱除体内的积水，并叫患者四肢做些轻微运动，令阳气渐次宣行，穿衣服带温暖一些，助其肌表之阳，而阴凝易散。用缪刺方法，针刺肿处，去水以恢复原来的形态。用发汗和利小便的方法，开汗孔，泻膀胱，使阴精归于平复，五脏阳气输布，以疏通五脏的郁积。这样，经气自会生成，形体也强盛，骨骼与肌肉保持着常态，正气也就恢复正常了。

【原文】 水俞五十七处者，是何主也？……肾俞五十七穴，积阴之所聚也，水能从出入也。尻上五行行五者①，此肾俞[1]②。故水病下为胕肿大腹，上为喘呼，不得卧者，标本俱病，故肺为喘呼，肾为水肿，肺为逆不得卧，分为相输③，俱受者[2]水气之所留也。伏兔上各二行行五者④，此肾之街[3]也⑤，三阴之所交结于脚也⑥。踝上各一行行六者⑦，此肾脉之下行也，名曰太冲⑧。凡五十七穴，皆脏之阴络[4]，水之所客也⑨。

《素问·水热穴论》

【校勘】

[1]"此肾俞"：《太素》卷十一《气穴》作"此皆肾俞也"。

[2]"分为相输，俱受者"：《太素》卷十一《气穴》作"分之相输受者"。

[3]"此肾之街"：《太素》卷十一《气穴》作"此肾所街也"。

[4]"络"：《太素》卷十一《气穴》作"终"。

【注释】

①"尻上五行行五者"：《黄帝内经素问校释》注，"即尻骨向上，共分五行，每行五穴，计中行督脉气所发者，脊中、悬枢、命门、腰俞、长强。次侠督脉、足太阳脉气所发者，大肠俞、小肠俞、膀胱俞、中膂内俞、白环俞。又次两行足太阳脉气所发者，胃仓、肓门、志室、胞门、秩边，以上共二十五穴。"

②"此肾俞"：《太素》卷十一《气穴》注，"尻上五行，合二十五俞者，有非肾脉所发，皆言肾俞，以其近肾并在肾部之内，肾气所及，故皆称肾俞也。"

③"分为相输"：《类经》二十一卷第三十八注，"言水能分行诸气，相为输应，而俱受病者，正以水气同类，水病则气应，气病则水应，留而不去即为病。"

④"伏兔上各二行行五者"：王冰注，"伏兔上各二行五者，腹部正俞侠中行任脉两傍冲脉足少阴之会者，有中注、四满、气穴、大赫、横骨当其处也。次侠冲脉、足少阴两傍足阳明脉气所发者，有外陵、大巨、水道、归来、气街当其处也。"

⑤"此肾之街也"：肾气通行的道路。街，大道。

⑥"三阴之所交结于脚也"：即肝、脾、肾三阴之经相交于足、胫的意思。

⑦"踝上各一行行六者"：王冰注，"有太冲、复溜、阴谷三穴，阴跷脉有照海、

交信、筑宾三穴。"张志聪注为照海、水泉、大钟、太溪、然谷、涌泉六穴。高士宗注为三阴交、漏谷、商丘、公孙、太白、大都六穴。三说不一，姑从王注。

⑧"名曰太冲"：《太素》卷十一《气穴》注，"冲脉上出于颃颡，下者注少阴大络，以下伏行出跗循跗，故曰肾脉下行，名曰太冲。"

⑨"皆脏之阴络，水之所客也"：指以上所述五十七穴皆是阴脏所络部位的腧穴，也是水气所留居的地方。

【直译】 治疗水病的腧穴有五十七个，它们属哪脏所主？……肾腧五十七个穴位，是阴气所积聚的地方，也是水液从此出入的地方。尻骨之上有五行，每行五个穴位，这些是肾的腧穴。所以水病表现在下部则为浮肿、腹部胀大，表现在上部为呼吸喘急、不能平卧，这是肺与肾标本同病。所以肺病表现为呼吸喘急，肾病表现为水肿，肺病还表现为气逆，不得平卧；肺病与肾病的表现各不相同，但二者之间相互输应、相互影响。之所以肺肾都发生了病变，是由于水气停留于两脏的缘故。伏兔上方各有两行，每行五个穴位，这里是肾气循行的重要道路和肝脾经交结在脚上。足内踝上方各有一行，每行六个穴位，这是肾的经脉下行于脚的部分，名叫太冲。以上共五十七个穴位，都隐藏在人体下部或较、深部的脉络之中，也是水液容易停聚的地方。

【原文】 风瘀[1]①肤胀，为五十七[2]痏，取皮肤[3]之血者，尽取之。

《灵枢·四时气》

【校勘】

[1]"瘀"：《太素》卷二十三《杂刺》及《甲乙》卷八第四并作"水"，下同。

[2]"七"：《太素》卷二十三《杂刺》及《甲乙》卷八第四并作"九"。

[3]"取皮肤"：《太素》卷二十三《杂刺》作"肤皮"二字。《灵枢经校释》按："取皮肤"与下"尽取"词复，故《太素》无"取"字似是。

【注释】

①"风瘀"："瘀"与"水"通。马莳："瘀即水，以水为疾，故加以疾之首。"风瘀，是内有水气，外感风邪，风邪水邪相合而形成的一种水气病。

【直译】 患风水病皮肤浮肿的，治疗可取用治疗水病的五十七个腧穴，若皮下有瘀血，都应针刺放血。

【原文】 徒瘀①，先取环谷②下三寸，以铍针③针之[1]，已刺而筩④之，而内之[2]，入而复之[3]，以尽其瘀，必坚束之[4]，束[5]缓则烦悗[6]，束⑤急则安静，间日一刺之，瘀尽乃止。饮闭药[5]，方刺之时徒饮之，方饮无食，方食无饮，无食他食，百三十五日。

《灵枢·四时气》

【校勘】

[1]“以铍针针之”:《太素》卷二十三《杂刺》及《甲乙》卷十一第五“铍”作“铋”。《太素》卷二十三《杂刺》不重“针”字。《甲乙》卷十一第五“针之”力作“刺之”。

[2]“已刺而筩之,而内之”:《太素》卷二十三《杂刺》作“已刺而针之,筒而内之”,《甲乙》卷八第四作“而藏之,引而内之”。

[3]“之”:《甲乙》卷八第四作“出”。

[4]“束之”:《灵枢经校释》云原脱,据《甲乙》卷八第四及《太素》卷二十三《杂刺》补。

[5]“束”:《灵枢经校释》云原作“来”,据《甲乙》卷八第四改。

[6]“悗”:《太素》卷二十三《杂刺》作“窓”。

【注释】

①“徒瘀”:徒,仅有的意思。徒瘀,系指水肿病。若与风水相比较,本病仅有水而没有风。《类经》二十一卷第三十八注:“徒瘀,但也。有水无风,故曰徒水。”

②“环谷”:《灵枢经语释》注,“诸家解释不一,或云指环跳下三寸之风市穴,或云指取手足之分肉。”《太素》卷二十三《杂刺》注:“环谷当是齐中也,齐下三寸,关元之穴也。”《甲乙》载:“关元,小肠募也,一名次门,在脐下三寸,足三阴任脉之会。‘又’石水,痛引胁下胀,头眩痛,身尽热,关元主之。”据此《太素》之说似属可从。

③“铍针”:古代九针的一种,针的下端如宝剑形,两面有刃,多用于外科刺破痈疽,排出脓血。详见《灵枢·九针十二原》注。

④“筩”:与“筒”同,是指中空如筒的针。楼英注:“筩针,针中有空窍,如筩出水也。”

⑤“闭药”:通闭的药物,指利小便之药。马莳:“必饮通闭之药,以利其水,防其再肿。”

【直译】 患水肿病,针治先取脐下三寸关元穴,用铍针针刺它,针刺后用竹管插入针孔放水,反复进行,使水排尽。针刺时,一定要急刺,刺得缓慢,患者就会觉得烦闷不安,刺得快,患者就会很平静。每隔一天针刺放水一次,直到水尽为止。同时配合服补药,在针灸开始时服用,刚吃完补药不要进食,刚进完食也不要服补药,还要不吃水肿病禁忌的食物一百三十五天。

【按语】 水肿,又名“水气”。指人体水液潴留,泛溢肌肤,引起头面、目眶、四肢、腹部甚至全身水肿的疾病。从以上几段经文来看,本病的发病与肾、肺、胃有关,尽管没有直接提到脾,但有“湿胜……甚则水闭胕肿”之语,不难看出此处

"水闭胕肿"是由湿邪伤脾而致，说明本病也与脾关系密切；其风水则由"肾汗出逢于风，内不得入于脏腑，外不得越于皮肤，客于玄府，行于皮里，传为胕肿"而形成。而且认为本病发病原因是"五脏阳以竭也，津液充郭"，当然主要是肺、脾、肾三脏阳气衰竭。在叙述本病症状时，提到"胕肿"、"形不可与衣相保"、"胕肿大腹，上为喘呼，不得卧者"等，不太全面。在治疗原则方面提到"平治于权衡，云宛陈莝，微动四极，温衣，缪刺其处，以复其形，开鬼门，洁净府"，这在临床上仍有指导意义。经文中提到的治疗水肿五十七穴，目前在临床上大部分已不常用，对于风水的治疗，经文中提到"取皮肤之血者"的刺血络出血的方法，虽然目前临床上很少采用，但笔者认为应在这方面做深入的探索研究。在谈到对一般水肿病的治疗时，经文中提到"以铍针针之，已刺而筩之，而内之，入而复之，以尽其瘀"的排水疗法，此法对局部水肿有一定的疗效，但对全身水肿则需慎用，日本人丹波元简曾说："世有用此术得效者，然不可妄施。"此法临床多不采用，然而水肿之甚者，针之却往往水随针孔而出，且难立即止住，因此治疗本病应多用灸法，王执中曾记："有里医为李生治水肿，以药饮之，久之不效，以受其延待之勤，一日忽为灸水分与气海穴，翌日观面如削矣。"而且经文中"饮闭药"、"无食他食"的配合药物治疗和注意饮食宜忌的综合治疗措施在今天仍具有重要的临床价值。现在一般认为本病的发病机制主要是肺、脾、肾三脏功能失调，尤以肾最为重要。风寒或风热犯肺，肺气不利，三焦水道不通，或脾肾阳虚，水湿不化，而致水肿。因此，因外感之邪起于外的，多与肺胃有关；因阳虚起于内的，多与脾肾有关。本病多见于现代医学的心性水肿、肾性水肿、营养性水肿等。临床上常根据临床表现概分为阳水和阴水。阳水发病较急，头面先肿，渐及全身，腰部以上肿甚，按之凹陷恢复较快，皮肤鲜明，小便短少，伴有恶寒发热，肢体酸痛，咳嗽气粗，偏于风寒者，形寒无汗，舌苔白滑，脉象浮紧；偏于风热者，咽喉肿痛，舌苔薄黄，脉象浮数。本篇所述的"风水"就属此类。治宜疏风利水，清热散寒。取手足太阴、手阳明经穴为主，背俞为辅。针用泻法。常取肺俞、三焦俞、偏历、阴陵泉、合谷等穴。阴水发病较缓，足跗先肿，渐及周身，腰部以下肿甚，按之凹陷恢复较慢，皮肤晦暗，小便短少。兼脘痞，便溏，四肢倦怠，舌苔白腻，脉象濡缓，属脾虚。兼腰痛腿酸，肢冷，神疲，舌淡苔白，脉沉细弱，属肾虚。治宜健脾温肾，助阳利水。取任脉，足阳明、少阴经穴及背俞。针用泻法并灸。常取脾俞、肾俞、水分、气海、太溪、足三里等穴。水肿晚期，可出现小便极少，腹大胸满，喘咳，心慌，甚至尿闭，恶心，呕吐，口有秽味，齿鼻衄血，神昏，谵语，瘈疭等证。此属水毒凌心犯肺的危候。此时可针内关、神门、尺泽、中脘、气海、十宣、人中、血海、太冲等穴急救，应立即采用中西结合治疗。

二十五、癃闭

本节主要论述癃闭的病因、病机及辨证取穴。

【原文】 膀胱不利为癃，不约为遗溺。

《素问·宣明五气》

【直译】 膀胱之气化不利，则为癃闭，不能约制，则为遗尿。

【原文】 小腹痛[1]肿，不得小便，邪在三焦约，取之[2]太阳大络，视其[3]络脉[4]与厥阴小络结而血者，肿上及胃脘，取三里。

《灵枢·四时气》

【校勘】

[1]“痛”:《太素》卷二十三《杂刺》及《脉经》卷六第十一并作“病”字。

[2]“取之”:《太素》卷二十三《杂刺》及《甲乙》卷九第九此下有“足”字。《脉经》卷六第十一、《千金》卷二十、《普济方》卷四十三“取”下无“之”字。

[3]“视其”:《甲乙》卷九第九此下有“结”字。

[4]“络脉”:《千金》卷二十及《普济方》卷四十三作“结脉”。

【直译】 小腹肿痛，不能小便，这是病邪在膀胱的症状，治疗应取足太阳经的大络委阳穴。如果观察到足太阳经大络与足厥阴经小络有聚结瘀血现象，而且肿势向上延及胃脘，应取三里穴针治。

【原文】 三焦病者，腹胀[1]气满，小腹尤坚，不得小便，窘急，溢则为[2]水，留即为胀，候在足太阳之外大络，大络[3]在太阳、少阳之间，赤[4]见于脉，取委阳[5]。

《灵枢·邪气脏腑病形》

【校勘】

[1]“胀”:原脱，据《脉经》卷六第十一、《甲乙》卷九第九、《千金》卷二十第四补。

[2]“为”:原脱，据《太素》卷十一《府病合输》《脉经》卷六第十一、《甲乙》卷九第九、《千金》卷二十第四补。

[3]“大络”:《太素》卷十一《府病合输》篇、《甲乙》卷九第九“络”上并无“大”字。《脉经》卷六第十一、《千金》卷二十第四并无“大络”二字。

[4]“赤”:原作“亦”，据《脉经》卷六第十一改。

[5]“委阳”:《甲乙》卷九第九作“委中”。

【直译】 三焦发病，腹胀气满，小腹结硬，小便不通，感到窘迫难受，水溢于皮肤就成为水肿，留在腹部就成为胀病。三焦病候会呈现在足太阳外侧的大络上，这大络在太阳经和少阳经之间，如三焦有病，此脉即呈红色，可取委阳穴进行治疗。

【原文】 膀胱病者,小腹[1]偏肿而[2]痛,以手按之,即欲小便而不得,肩[3]上热若脉陷,及足小指外廉及胫踝后皆热[4]若脉陷[5],取委中[6]。

《灵枢·邪气脏腑病形》

【校勘】

[1]"小腹":《太素》卷十一《府病合输》《脉经》卷六第十"小"并作"少"。《类经》卷二十第四十"小腹"作"小便"。

[2]"而":《病源》卷十五《膀胱病候》无。

[3]"肩":《甲乙》卷九第九作"眉"。

[4]"及足指外廉及胫踝后皆热":《太素》卷十一《府病合输》《甲乙》卷九第九、《千金》卷二十第一"廉"并作"侧"。《脉经》卷六第十"足"上无"及"字。"胫"上"及"字作"反"字。

[5]"若脉陷":《甲乙》卷九第九无。

[6]"中":此下原有"央"字,《脉经》卷六第十、《甲乙》卷九第九、《千金》卷二十第一并无,据删。

【直译】 膀胱发病,小腹偏肿而痛,用手按之,就想小便,但又尿不出来,肩部发热,如发现陷脉,以及足小指外侧,胫骨、踝骨后都发热,应取委中穴来进行治疗。

【原文】 小[1]腹满大,上走胃[2],至心,淅淅[3]①身时寒热,小便不利,取足厥阴。

《灵枢·杂病》

【校勘】

[1]"小":《太素》卷三十《刺腹满数》篇、《甲乙》卷九第九并作"少"。

[2]"胃":《甲乙》卷九第九作"胸"。

[3]"淅淅":《太素》卷三十《刺腹满数》篇作"诉诉",《甲乙》卷九第九作"索索然"。

【注释】

①"淅淅":《广雅·释诂二》,"淅,洒也。"洒,寒也。淅淅,恶寒的样子。

【直译】 小腹部胀满膨大,气逆向上连及胃部以至心胸,发冷,全身忽而寒冷忽而发热,小便不利,治疗可取足厥阴经的穴位。

【原文】 实则闭癃[1],虚则遗溺,遗溺则补之[2],闭癃则泻之。

《灵枢·本输》

【校勘】

[1]"实则闭癃":《太素》卷十一《本输》"实"作"盛"。

[2]“之”:《太素》卷十一《本输》无“之”字。

【直译】 三焦的实证,会出现小便不通畅的癃闭病;三焦的虚证,会发生小便失禁的遗溺病。治疗之时,遗溺病当用补法,癃闭病当用泻法。

【原文】 内闭不得溲,刺足少阴、太阳与骶上以长针。

《灵枢·癫狂》

【直译】 内闭而小便不通,应刺足少阴、足太阳经的穴位和骶骨上的长强穴,用长针。

【原文】 癃,取之阴跷及三毛上及血络出血。

《灵枢·热病》

【直译】 小便不畅,治疗可取阴跷脉及足厥阴经足大趾三毛上的穴位,刺这两经血络出血。

【按语】 癃闭,是以排尿困难,甚则闭塞不通为主症的疾患。其中又以小便不畅、点滴短少,病势较缓者为癃;小便闭塞,点滴不通,病势较急者为闭,一般多合称癃闭。本证常见于各种原因引起的尿潴留。其病名首见于《素问·五常大论》。《五十二病方》中称为“癃”,并有“血癃”、“石癃”、“膏癃”和“女子癃”之分及治疗方法。对本病发病机制方面的认识,经文认为本病与膀胱、三焦关系密切,这与现在的看法是一致的,但经文只提到“实则癃”,就有一些不全面了。在治疗方面,经文多处提到足太阳经经穴,也就是三焦的下合穴委阳,此外取足厥阴大敦穴,足阳明胃经的足三里穴,足太阳经委中穴,足少阴经与阴跷交会穴照海及督脉长强穴,并提到刺络放血的疗法。这些取穴在临床上有一定的价值,只是有些取穴已不常用,如大敦、委中、照海等。

现在一般认为本病的发病,一是由于老年肾气虚惫、命门火衰,不能鼓舞膀胱气化,或因中气不足,膀胱传送无力而成癃,此属虚证。二是因中焦湿热移注膀胱,阻遏膀胱气化,或因跌仆损伤,以及下腹部手术引起的筋脉瘀滞,均可阻塞尿路,而致小便不通,此属实证。虚证治疗以温补脾肾,益气启闭为主,取足少阴、太阳,背俞和任脉经穴,针用补法,或用灸。实证以清热利湿,利气活血为原则,取足太阴、太阳,任脉经穴为主,针用泻法,不灸。但如结石、肿瘤、前列腺肥大等机械性阻塞效果欠佳。

二十六、疝病

本节主要论述疝病的病因、病机、症状及其治疗方法。

【原文】 小[1]腹控睾①,引腰脊,上冲心[2],邪在小肠者[3],连睾系,属于脊[4],贯肝肺,络[5]心系[6]。气盛则厥逆,上冲肠胃,熏[7]肝[8],散于肓[9],结于脐。故取肓[9]之原②以散之，刺太阴以予[10]之③，取厥阴以下之④，取巨虚下廉以去之，按其所过之经以调之。

《灵枢·四时气》

【校勘】

[1]“小”：《太素》卷二十三《杂刺》作“少”，《脉经》卷六第四同。

[2]“心”：《甲乙》卷九第八此下有“肺”字。

[3]“者”：《甲乙》卷九第八作“也”，下重“小肠者”三字。《儒门事亲》卷二及《医统》卷六十引无“者”字。

[4]“脊”：《医统》卷六十引作“肾”。

[5]“肺，络”：《医统》卷六十引作“络肺”。《儒门事亲》卷二“络”作“结”。

[6]“心系”：《医统》卷六十引作“系心”。

[7]“熏”：《脉经》卷六第八、《千金》卷十四第一、《太素》卷二十三《杂刺》《圣济总录》卷一九一及《普济方》卷四百十二均作“动”。

[8]“肝”：《甲乙》卷九第八、《脉经》卷六第八、《千金》卷十四第一及《圣济总录》卷一九一此下有“肺”字。

[9]“肓”：原作“盲”，据《甲乙》卷九第八改。下“取之肓原”之“肓”字同。

[10]“予”：《脉经》卷六第八作“与”。

【注释】

①“控睾”：牵引睾丸。

②“肓之原”：《灵枢·九针十二原》，“肓之原出于脖胦”。脖胦，即脐下一寸半的气海穴。

③“刺太阴以予之”：刺手太阴经的穴以补肺虚。

④“取厥阴以下之”：刺足厥阴经的穴以泻肝实。

【直译】 小腹牵控睾丸，连及腰脊疼痛，上冲心胸，这些症状是邪在小肠的表现。小肠连及睾丸神经，附着于脊椎，贯通肝肺，联络心系，邪气盛则厥气上逆，冲及肠胃，影响肝脏，扩散于肓膜，聚结在脐部。因此，治疗应取气海穴来散邪气，针刺手太阳经的穴位来上散邪气，取足厥阴经的穴位来下泄邪气，取巨虚下廉穴来除去病邪，根据邪气所经的经络来调治。

【原文】 病在少腹，腹痛[1]不得大小便，病名曰疝，得之寒，刺少腹两股间[2]，刺腰髁骨间，刺而多[3]之，尽炅病已。

《素问·长刺节论》

【校勘】

[1]“腹痛”：《甲乙》卷九第九、《太素》卷二十三《杂刺》均无“腹”字，“痛”连上

句读。

[2]“得之寒，刺少腹两股间”：《甲乙》卷九第九作“得寒则少腹胀，两股间冷”。

[3]“多”：《内经评文》云，“‘多’疑是‘灸’字。”

【直译】 病在少腹，腹痛且大小便不通，病名叫做疝，是受寒所致。应针刺少腹到两大腿内侧间以及腰部和髁骨间穴位，针刺穴位要多，到少腹部都出现热感，病就痊愈了。

【原文】 心疝①暴痛，取足太阴、厥阴，尽刺去其血络。

《灵枢·热病》

【注释】

①“心疝”：是由心气郁积引起的一种疝病，其主证是少腹部疼痛有积块。《素问·脉要精微论》说：“诊得心脉而急……病名心疝，少腹当有形也。”

【直译】 心疝病，突发疼痛，治疗可取足太阴经、足厥阴经，针刺其血络放血。

【原文】 督脉者……此生病，从少[1]腹上冲心而痛，不得前后①，为冲疝。……督脉生病治督脉，治在骨上，甚者在脐下营②。

《素问·骨空论》

【校勘】

[1]“少”：《甲乙》卷二第二作“小”。

【注释】

①“不得前后”：即不能大、小便。

②“脐下营”：指脐下小腹部之腧穴。《太素》卷十一《骨空》注：“齐下营者，督脉本也，营亦穴处也。”

【直译】 督脉发生病变……症状是气从少腹上冲心而痛，大小便不通，称为冲疝。……督脉生病治督脉，轻者至横骨上的曲骨穴，重者则至在脐下的阴交穴。

【原文】 足厥阴之别，名曰蠡沟，去内踝[1]五寸，别走少阳；其别者，循经[2]上睾，结于茎。其病气逆则睾肿[3]卒疝，实则挺长[4]虚则暴痒，取之所别也。

《灵枢·经脉》

【校勘】

[1]“踝”：《甲乙》卷二第一下、《脉经》卷六第一、《千金》卷十一第一及《素问·缪刺论》王注，此下并有“上”字，而《太素》卷九十五《经脉》及《圣济总录》卷一九一却无，与底本同。

[2]“循经”:原作“径胫”,据《甲乙》卷二第一下、《脉经》卷六第一及《千金》卷十一第一改。

[3]“睾肿”:《太素》卷二十三《量缪刺》注作“暴痛”,与《图经》卷五《蠡沟》主治“少腹暴痛”合。

[4]“长”:《甲乙》卷二第一下、《脉经》卷六第一、《太素》卷九十五《络脉》《千金》卷十一第一及《圣济总录》卷一九一此下有“热”字。

【直译】 足厥阴肝经的别出络脉,名叫蠡沟。在内踝上五寸处,别走足少阳胆经的经络;它的别行经脉,沿本经上至睾丸,归于阴茎。如本络脉发生病变,邪气上逆,就会出现睾丸肿大并突发疝气暴痛;属实的,阴茎挺直而长;属虚的,阴部奇痒。治疗时,可取本经别出的蠡沟穴。

【原文】 邪客于足厥阴之络,令人卒疝暴痛①,刺足大指爪甲上,与肉交者②各一痏男子立已,女子有顷已③。左取右,右取左。

《素问·缪刺论》

【注释】

①“卒疝暴痛”:王冰注,“以其络去内踝上同身寸之五寸,别走少阳,其支别者,循胫上睾结于茎,故令人卒疝暴痛。”

②“足大指爪甲上,与肉交者”:即足大趾爪甲上,与皮肉交界的部位,在此指大敦穴。

③“女子有顷已”:《太素》卷二十三《量缪刺》注,“疝痛者,阴之病也,女子阴气不胜于阳,故有顷已也。”

【直译】 邪气侵袭足厥阴经的络脉,使人突然发生疝气,剧烈疼痛,针刺足大趾爪甲上与皮肉交接处的大敦穴,左右各刺一针。男子立刻缓解,女子稍待一会儿也就好了。左病则刺右边,右病则刺左边。

【原文】 茎垂[1]者,身中[2]之机,阴精[3]之候,津液之道也[4]。故饮食不节,喜怒不时,津液内溢[5],乃下留于睾[6],水道[7]不通,日大不休[8],俯仰不便,趋翔不能。此病荥然有水[9],不上不下①,铍[10]石所取,形不可匿,常[11]不得蔽,故命[12]曰去爪。

《灵枢·刺节真邪》

【校勘】

[1]“垂”:《甲乙》卷九第十一作“睾”。

[2]“身中”:《太素》卷二十二《五节刺》作“中身”。

[3]“精”:《甲乙》卷九第十一作“津”。

[4]“之道也”:《甲乙》卷九第十一“道”下有“路”字。

[5]“溢”:《甲乙》卷九第十一作“流”。

[6]“乃下留于睾”:《甲乙》卷九第十一“乃”作“而”,“留”作“溢”。

[7]“水道”:原作“血道”,据《甲乙》卷九第十一及《太素》卷二十二《五节刺》改。

[8]“日大不休”:《甲乙》卷九第十一作“炅不休息”。

[9]“此病荥然有水”:周本无“此”字。《甲乙》卷九第十一无“此病”二字。“荥”原作“荣”,据《甲乙》卷九第十一、《太素》卷二十二《五节刺》改。

[10]“铍”:《太素》卷二十二《五节刺》《甲乙》卷九第十一并作“铒”。

[11]“常”:《甲乙》卷九第十一作“裳”。

[12]“故命”:《甲乙》卷九第十一作“名”。

【注释】

①“荥然有水,不上不下”:荥然,是水聚的样子。由于水蓄在内,致使上焦不通,下焦不泄。《太素》卷二十二《五节刺》注:“荥然,水聚也。不上者,上气不通。不下者,小便及气不下泄也。”

【直译】 阴茎是人体重要的外生殖器官,是阴精的守候者,也是津液输出的通道。所以,如果饮食没有节制,喜怒无常,就会使津液内溢,下而流入睾丸之中,由于水道不通,阴囊日益胀大不止,以致俯仰不便,步趋困难。这种病是阴囊内水液积满,不能上通下泄的结果,当用银针、砭石泻除积水。阴囊肿大之形不能藏匿,下衣也难以将它遮盖,所以把去除这种病的针法叫做去爪。

【按语】 疝病早在《五十二病方》中就有记载,当时称为“种(肿)囊”、“穨(癞)”和“穨尣”。后《素问·大奇论》等篇进行较为详细地论述。历代医家对疝病也多有论述。《诸病源候论》有五疝之说,即石疝、血疝,阴疝、妒疝、气疝。又有七疝之说,即厥疝、症疝、寒疝、气疝、盘疝、腑疝、狼疝。《儒门事亲》分为寒疝、水疝、筋疝、血疝、气疝、狐疝、癞疝。《素问·注证发微》分为狐疝、癫疝、心疝、肝疝、脾疝、肺疝、肾疝。

疝病的发病多与足厥阴肝经有关,故有“诸疝皆属于肝”之说。本病包括现代医学的腹股沟斜疝、肠套叠、精索扭转、精索静脉曲张、丝虫病等。根据其临床表现可归纳为以下三种:①泛指体腔内容物向外突出的病。多伴有气痛症状,故有疝气、小肠气痛等病证。如突出于腹壁、腹股沟,或从腹腔下入阴囊的肠段。②指腹部的剧烈疼痛,兼有二便不能的病证。③指生殖器、睾丸、阴囊部位的病证。如男女外生殖器溃肿流脓、溺窍流出败精浊物,睾丸或阴囊的肿大疼痛等病证,或兼有腹部症状。包括水疝、癫疝、癀疝、气疝、血疝、筋疝等。在病因病机方面,经文认为是“气盛则厥逆,上冲肠胃,熏肝,散于肓,结于脐”,“得之寒”,“邪客于足厥阴之络”，“饮食不节，喜怒不节，津液内溢，乃下留于睾”，即病与热、寒、湿、七情及足厥阴肝经有关，这与现在认识是一致的。

在治疗方面，经文提到取足厥阴经，手、足太阴经、任督脉等经穴位及刺血络疗法，这在今天的临床上仍有一定的指导意义，只是用铍针和砭石排放阴囊积水的“去爪”疗法，临床已不常应用，而代之以注射器抽吸阴囊积液。

现在一般认为疝病泛指睾丸、阴囊、少腹肿大疼痛，其有因坐卧湿地，或经受雨淋风冷，寒湿循任脉与足厥阴肝经凝滞于少腹、睾丸、阴囊等部分。血气痹阻而致的，以腹痛控睾，形寒肢冷，痛甚欲厥为主证的寒疝；有因寒湿之邪、蕴结化热，或肝脾二经湿热下注所致睾丸肿大，硬痛，积液，阴囊红肿热痛为主证的热疝；有因强力负重、劳累过度，经脉损伤，气虚下陷，而形成的小肠脱入阴囊，坠痛时作时止为主证的狐疝。治疗上，寒疝以温化寒湿，疏通经脉为原则，取任脉、足厥阴经穴，针用泻法，并灸，选期门、大敦、气海穴；热疝以清热化湿，消肿散结为主，取足三阴经穴，针用泻法，选大敦、照海、阴陵泉；狐疝以补气升陷，止痛为治法，取任脉、足阳明经穴为主，针用补法，并灸，选归来、关元、三角灸。耳针治疗时取外生殖器、神门、交感、小肠、肾、肝，每次2～3穴，用强刺激，留针10～20分钟，隔日一次。在治疗时须注意：狐疝如小肠脱入阴囊，不能回收，甚至发生嵌顿，以及睾丸积水久不能吸收的病例，应采用手术治疗。

二十七、口齿病

本节主要论述了口齿唇舌诸疾的脉症和针灸治疗方法。

【原文】 足之阳明，手之太阳，筋急则口目为噼[1]，目[2]眦急不能卒视，治[3]皆如右方①也。

《灵枢·经筋》

【校勘】

[1]“噼”：《甲乙》卷二第六作“僻”。

[2]“目”：原脱，据《甲乙》卷二第六及《太素》卷十三《经筋》补。

[3]“治”：《甲乙》卷六此下有“此”字。

【注释】

①“右方”：即“燔针劫刺，以知为数，以痛为输”。

【直译】 如果足阳明胃经和手太阳小肠经的筋拘急，就会出现口眼歪斜，眼角拘急，不能全面看到东西。治疗时，可用以上所说的火针法。

【原文】 重舌①，刺舌柱②以铍[1]针也。

《灵枢·终始》

【校勘】

[1]“铍”:《太素》卷二十二《三刺》及《圣济总录》卷一百九十三并作“铫”。

【注释】

①“重舌”:舌下生一肿物,状如小舌,故名重舌。

②“舌柱”:《类经》二十一卷第四十四注,“舌柱,即舌下之筋如柱也。”

【直译】 对于重舌的患者,应用铍针在舌柱(舌下大筋)上刺出恶血。

【原文】 舌纵涎下,烦悗,取足少阴①。

《灵枢·寒热论》

【注释】

①“舌纵涎下,烦悗,取足少阴”:《类经》二十二卷第五十注,“舌纵不收,及涎下烦闷者,肾阳不足,不能收摄也。故当取足少阴经而补之。”

【直译】 舌头难于收卷,口涎流出,内心烦闷,治疗应取足少阴经穴。

【原文】 臂阳明①有入頄遍齿者,名曰大迎[1],下齿龋取之。恶寒补之,不恶寒泻之。足[2]太阳有入頄[3]遍齿者②名曰角孙,上齿龋取之,在鼻与頄前。方病之时其脉盛,盛则[4]泻之,虚则补之。一曰取之出鼻[5]外。方病之时,盛泻虚补[6]。

《灵枢·寒热病》

【校勘】

[1]“大迎”:《太素》卷二十六《寒热杂说》作“人迎”。《甲乙》卷十二第六校语引《灵枢》文作“禾窌,或曰大迎”。

[2]“足”:《甲乙》卷十二第六作“手”。

[3]“頄”:《太素》卷二十六《寒热杂说》作“颊”。

[4]“盛则”:《甲乙》卷十二第六此上有“脉”字。

[5]“鼻”:《甲乙》卷第六及《太素》卷二十六《寒热杂说》作“眉”。

[6]“方病之时,盛泻虚补”:原脱,据《甲乙》卷十二第六及《太素》卷二十六《寒热杂说》补。

【注释】

①“臂阳明”:系指手阳明大肠经。

②“足太阳有入頄遍齿者”:足太阳膀胱经的分布,虽不能直接进入颧骨内下方鼻旁处,也不遍布上齿,但其经脉系统,却仍和这些部位有密切的关联。张志聪:“足太阳之络,不入于齿中,此非经脉,亦非支别,乃细微之系,以通二阳之气者也。”

【直译】 手阳明经,上入颧骨而遍于齿龈的,有穴名叫大迎,下腭龋齿痛时,可取大迎穴治疗。如果臂部恶寒就用补法，没有恶寒的，用泻法。足太阳经，上入頄而遍于齿龈的，有穴名叫角孙，上腭龋齿痛时，可取角孙穴治疗，同时取在鼻与颧骨前的穴位。刚发病时，如果脉盛就用泻法，脉虚就用补法。另一种说法是取鼻外侧的禾窌、迎香穴。

【原文】 颇[1]痛，刺手阳明与颇之盛脉①出血。

《灵枢·杂病》

【校勘】

[1]“颇”：《甲乙》卷九第一作“颌”。按“颇”、“颌”双声迭韵。“颌”通“颔”，《左传·襄二十六年》释文：“颌本作颔。”

【注释】

①“刺手阳明与颇之盛脉”：马莳，“手阳明当是商阳穴，颇之盛脉，是胃经颊车穴。”

【直译】 下颌疼痛，可刺手阳明经的穴位和足阳明经的颊车穴出血。

【原文】 颇[1]痛，刺足[2]阳明曲周动脉见血，立已；不已，按人迎于经[3]，立已。

《灵枢·杂病》

【校勘】

[1]“颇”：《太素》卷三十《颌痛》作“颊”。

[2]“足”：《太素》卷三十《颌痛》无。

[3]“按人迎于经”：《甲乙》卷九第一作“按经刺入人迎”。

【直译】 腮部疼痛，治疗可刺足阳明经的曲周动脉（即颊车穴）出血，可以立即止痛；若仍不止痛，再按揉足阳明经的人迎穴，就会立即止痛。

【原文】 有病口苦，取阳陵泉。

《素问·奇病论》

【直译】 有病口中发苦的，应取足少阳胆经的阳陵泉治疗。

【原文】 缪传①引上齿[1]，齿唇寒痛[2]，视其手背脉血者去之，足阳明[3]中指爪甲上②一痏手大指次指爪甲上③各一痏，立已，左取右，右取左。

《素问·缪刺论》

【校勘】

[1]“引上齿”：《太素》卷二十三作“刺上齿”。

[2]“齿唇寒痛”：《甲乙》卷五作“齿唇寒”。

[3]“足阳明”：《甲乙》卷五作“刺足阳明”。

【注释】

①“缪传”：即不当传而传。张志聪说：“谓手阳明之邪，缪传于足阳明之脉也。”张介宾说：“缪传者，病在下齿，而引及上齿也。上齿属足阳明，下齿属手阳明。”

②“足阳明中指爪甲上”：即足阳明经厉兑穴。

③“手大指次指爪甲上”：即手阳明大肠经商阳穴。

【直译】 阳明经脉有病气交错感传而牵引上齿，出现唇齿寒冷疼痛，可视其手背上经脉有瘀血的地方针刺出血，再在足阳明中趾爪甲上刺一针，在手大拇指侧的次趾爪甲上的商阳穴各刺一针，很快就好了。左病则刺右边，右病则刺左边。

【按语】 齿痛，是口腔病最常见的症状。其每遇冷热酸甜等刺激而加剧。临床上有虚实之分，其实痛，多因胃火、风火引起，虚痛多为肾阴不足所致。治疗时取手足阳明经穴为主，酌情补泻。选合谷、下关、颊车。实痛配外关、风池、内庭、劳宫；虚痛配太溪、行间。凡急性牙髓炎、龋齿等引起的牙痛、冠周炎、牙周炎、急性根尖周围炎、牙本质过敏，均可参照上述治法治疗。

此外，本节中提到的其他与口腔有关的疾病，其治疗一般是：舌强、舌缓针上廉泉、外金津玉液、合谷；重舌，消毒后剪小舌，即本节中“刺舌柱以铍针”的发展；口苦取足三里、三阴交、中脘；口渴，取地仓透颊车；颊痛取颊车、合谷。

二十八、眼耳鼻喉病

本节主要论述了眼、耳、鼻、喉疾病的各种证候和针灸治疗方法。

【原文】 五脏六腑之精气，皆上注于目而为之精[1]①。精之窠[2]为眼②，骨之精为瞳子③，筋之精为黑眼④，血之精为络⑤，其窠[2]气之精为白眼⑥，肌肉之精为约束⑦，裹撷⑧筋骨血气之精而与脉并为系，上属于脑，后出于项中。

《灵枢·大惑论》

【校勘】

[1]“之精”：《千金》卷六上第一、《普济方》卷七十一《眼目门总论》“精”并作“睛”。另《灵枢略·迷惑论》之“精”作“睛”，与《千金》义合。

[2]“窠”：《太素》卷二十七《七邪》《千金》卷六第一上并作“果”。《太素》杨注谓“精之果别称为眼”，另具文义。

【注释】

①“上注于目而为之精”：这里的“精”字是指眼睛具有视物的功能。

②“精之窠为眼”：《类经》十八卷第八十一注，“窠者，窝穴之谓。眼者，目之总称。”这是说眼窝中脏腑精气结聚，便形成眼睛。

③“骨之精为瞳子”：瞳子，就是瞳孔，也叫瞳神和水轮。《类经》十八卷第八十一注：“骨之精主于肾，肾属水，其色玄，故瞳子内明而色正黑。”

④“筋之精为黑眼”：黑眼，即瞳子外围黑睛部分，又叫风轮。肝主筋，以曲直（屈伸）为用，而黑睛的辗转活动，属于肝筋的精气，所以说筋之精为黑眼。

⑤“血之精为络”：络，指目眦内血络，也叫血轮。《类经》十八卷第八十一注：“络，脉络也。血脉之精主于心，心色赤，故眦络之色皆赤。”

⑥“其窠气之精为白眼”：窠，指眼窝。白眼，即白眼球部分，又叫气轮。《类经》十八卷第八十一注：“气之精主于肺，肺属金，故为白眼。”

⑦“肌肉精为约束”：约束，指眼胞，又叫肉轮。《类经》十八卷第八十一注：“约束，眼胞也，能开能阖，为眼肉之精，主于脾也。”

⑧“裹撷”：裹：包罗。“撷”同“襭”，就是用衣襟收裹东西。裹撷，是形容眼胞包裹着整个眼睛的作用。《类经》十八卷八十一注：“以衣衽收物谓之撷，脾属土，新以藏物，故裹撷筋骨血气四脏之精，而并为系。”

【直译】 五脏六腑的精气，都向上输注于目而形成睛，睛的窝穴是眼，骨之精形成瞳子，筋之精形成黑睛，血之精形成眼睛的赤络，气之精形成白睛，肌肉之精形成眼胞，包裹收拢筋、骨、血、气的精气而与眼的脉络合并，形成目系。目系向上连属于脑，向后出于项中。

【原文】 目中赤痛，从内眦始，取之阴跷[1]。

《灵枢·热病》

【校勘】

[1]“阴跷”：《太素》卷三十作“阴跷”。即照海穴。

【直译】 眼红疼痛，从内眼角开始，治疗应取阴跷脉的照海穴。

【原文】 目眩头倾[1]，补[2]足踝下留之。

《灵枢·口问》

【校勘】

[1]“头倾”：《太素》卷二十七《十二邪》作“项强”。

[2]“补”：《太素》卷二十七《十二邪》无“补”字。

【直译】 目眩，头耷拉，治疗可补足外踝下的足太阳经的昆仑穴，要留针。

【原文】 邪客于足阳跷之脉[1]，令人目痛从内眦始①。刺外踝之下半寸所②各二痏，左刺右，右刺左，如行十里顷而已。

《素问·缪刺论》

【校勘】

[1]“足阳跷之脉”：《太素》卷二十三《量缪刺》作“阳跷”。《素问·注证发微》

无“足”字，疑衍。

【注释】

①“目痛从内眦始”：《太素》卷二十三《量缪刺》注，“从足上行至目内眦，故目痛。”内眦，即眼内角。

【直译】 邪气侵入足部的阳跷脉，使人发生眼睛疼痛，从内眦开始，针刺外踝下面约半寸后的申脉穴，各刺一针。左病则刺右边，右病则刺左边。大约如人步行十里路的工夫就可以好了。

【原文】 暴聋气蒙[1]，耳目不明[2]，取天牖。

《灵枢·寒热病》

【校勘】

[1]“蒙”：《甲乙》卷七第一此后有“瞀”字。

[2]“明”：《甲乙》卷七第一作“开”。

【直译】 突然耳聋，经气蒙蔽不通，耳目失聪不明，治疗应取天牖穴。

【原文】 耳聋无闻，取耳中①；耳鸣，取耳前动脉②；耳痛不可刺者，耳中有脓，若有干耵聍③；耳无闻也。耳聋取手足[1]小指次指爪甲上与肉交者④，先取手⑤，后取足⑥；耳鸣取手足[2]中指爪甲上，左取右，右取左，先取手⑦，后取足⑧。

《灵枢·厥病》

【校勘】

[1]“足”：原脱，据《太素》卷三十《耳聋》补。

[2]“足”：原脱，据《太素》卷三十《耳聋》补。

【注释】

①“耳中”：张景岳，“手太阳之听宫也。”

②“耳前动脉”：张景岳，“手少阳之耳门也。”

③“耵聍”：即耳垢，谷称耳屎。

④“手小指次指爪甲与肉交者”：张景岳，“手少阳之关冲也。”

⑤“先取手”：关冲穴。

⑥“后取足”：足少阳之窍阴穴。

⑦“先取手”：中冲穴。

⑧“后取足”：大敦穴。

【直译】 耳聋听不到声音，治疗可取耳中的听宫、角孙等穴。耳鸣，治疗可取耳前动脉处的耳门穴。耳痛而不可刺治的，是指耳中有脓或耳中有干耳垢，耳已丧失听觉的病证。耳聋应取手无名指指甲上端与肉相交处的关冲穴，先取手部关冲穴，后取足部窍阴穴刺之。耳鸣，治疗可取手中指指甲上端的中冲穴，左耳鸣取右手的中冲穴，右耳鸣取左手的中冲穴，先取手部穴位，后取足部的大敦穴。

【原文】 耳鸣，补客主人①，手大指爪[1]甲上与肉交者也。

《灵枢·口问》

【校勘】

[1]“爪”：《甲乙》卷十二第一无。

【注释】

①“客主人”：即足少阳胆经之上关穴，为手少阳三焦经、足少阳胆经及足阳明胃经的会穴，位于耳前，耳病常取之。

【直译】 发生耳鸣，治疗可补足少阳客主人穴和手大指指甲上与肉相交处的手太阴经的少商穴。

【原文】 刺节言发蒙，余不得其意。夫发蒙者，耳无所闻，目无所见、夫子用乃言刺府输，去府病[1]，何输使然？……此刺之大[2]约，针之极也，神明之类也，口说书卷，犹不能[3]及也，请言发蒙耳[4]，尚疾于发蒙也。……原卒闻之[5]……刺此者，必于日中[6]，刺其听宫[7]，中其眸子①，声闻于耳[8]，此其输也。……刺邪以手坚按共两鼻窍[9]而[10]疾偃②，其声必应于针[11]也。

《灵枢·刺节真邪》

【校勘】

[1]“去府病”：《太素》卷二十二《五节刺》无此三字。

[2]“大”：《太素》卷二十二《五节刺》无。

[3]“能”：《太素》卷二十《五节刺》作“敢”。

[4]“发蒙耳”：《太素》卷二十二《五节刺》无“耳”字。以上文“请言振埃”例之，无“耳”字似是。

[5]“愿卒闻之”：《太素》卷二十二《五节刺》“卒闻”作“手受”。

[6]“必于日中”：《甲乙》卷十二第五“于”下有“白”字。

[7]“听宫”：《甲乙》卷十二第五作“耳听”。

[8]“耳”：《甲乙》卷十二第五作“外”。

[9]“刺邪以手坚按其两鼻窍”：《太素》卷二十二《五节刺》“刺邪”作“邪刺”，《甲乙》卷十二第五作“已刺”，《要旨》卷二上二十五引无“窍”字。

[10]“而”：《甲乙》卷十二第五作“令”。

[11]“于针”：《甲乙》卷十二第五作“其中”。

【注释】

①“中其眸子”：眸子，即目中瞳子。中其眸子，形容针刺的效应可以及于瞳

子。这是因为听宫穴与眸子有经脉相通的缘故。

②“刺邪以手坚按其两鼻窍，而疾偃”：偃，这里可作闭口怒腹解。丹波元简：“孟偃，通。郾瘷，怒腹也，又作躯，《巢源》有小儿啼候。《玉篇》有‘体，怒腹也。’”这是说在针听宫时，用手紧捏住两鼻孔，然后闭口，怒腹，鼓气，使气上走于耳目，以达到治疗耳目疾患的目的。

【直译】 刺节所说的发蒙，我不明白它的意思。发蒙应是治疗耳无所闻、目无所见的病，你却说是针刺六腑腧穴以去除六腑的疾病，取治哪个腧穴会有如此疗效呢？……这是刺法的大要点，针刺妙用的极致，是通乎神明之类的事，口中讲说，记之于书卷，也还是不能表达出来。让我来解释一下：所谓发蒙，是比喻它的疗效比启发蒙聩还要快。……针刺耳无所闻、目无所见的病一定要在中午的时候，刺听宫穴，使针感直应瞳子，而且要使耳内听到声音。听宫穴就是治疗本病的主要腧穴。……针刺入后，让患者用手紧按两个鼻孔，而且赶快仰卧，这样，耳内一定会有声音应针而响。

【按语】 依《内经》旨意，我们临床应用发蒙针治疗窍病，特别耳窍疾病，针刺听会穴斜上刺必达宫，关窍行针配合呼吸补泻法，取得很好的临床效果。

【原文】 邪客于手阳明之络，令人耳聋①，时不闻音[1]，刺手大指次指爪甲上，去端如韭叶②各一痏，立闻；不已，刺中指爪甲上与肉交者③；立闻；其不时闻者，不可刺也④。

《素问·缪刺论》

【校勘】

[1]“音”：《太素》卷二十三无“音”字。

【注释】

①“邪客于手阳明之络，令人耳聋”：杨上善说，“手阳明偏历之络，别者入耳会于宗脉，故邪客令人耳聋也。”

②“手大指次指爪甲上，去端如韭叶”：指手阳明经商阳穴。

③“中指爪甲上肉交者”：指手厥阴心包经中冲穴。

④“其不时闻者，不可刺也”：完全失掉听觉的，不可用针刺治疗。

【直译】 邪气侵入手阳明经的络脉，使人耳聋，间断性失去听觉，针刺手大指侧的次指指甲上方，距离指甲如韭菜叶宽那样远处的商阳穴各一针，立刻就可以恢复听觉；再刺中指爪甲上与皮肉交接处的中冲穴，马上就可听到声音。如果是完全失去听力的，就不可用针刺治疗了。

【原文】 耳聋，刺手阳明①，不已，刺其通脉出耳前者②。

《素问·缪刺论》

【注释】

①“手阳明”：指商阳穴。

②“通脉出耳前者”：《甲乙》卷五“通脉”作“过脉”，不从。杨上善说：“巨刺手阳明并商阳等穴，不已，巨刺手太阳出走耳听会之穴也。”

【直译】 耳聋针刺手阳明经商阳穴，如果不好，再刺其经脉走向耳前的听宫穴。

【原文】 上气不足，脑为之不满，耳为之苦[1]鸣……补足外踝下留之。

《灵枢·口问》

【校勘】

[1]“苦”：《太素》卷二十七《十二邪》《甲乙》卷十二第一并作“善”。

【直译】 如果头部正气不足，则脑髓不满，耳中常鸣……治疗上述各症都可以补足外踝下足太阳经昆仑穴，要留针。

【原文】 喉痹①舌卷，口中干，烦心心痛，臂内廉痛，不可及头，取[1]手小指次指爪甲下，去端如韭叶[1]。

《灵枢·热病》

【校勘】

[1]“取”：《甲乙》卷九第二此下有“关冲在”三字。

[2]“叶”：《甲乙》卷九第二此下有“许”字。

【注释】

①“喉痹”：咽喉部因气滞血瘀，痰涎上泛而闭塞不通。

【直译】 喉痹病，舌卷难伸，口干，心烦，心痛，手臂内侧疼痛，手臂不能上举到头部，治疗可取手无名指指甲下距顶端韭叶宽的关冲穴。

【原文】 喉痹，不能言，取足阳明；能言，取手阳明[1]。

《灵枢·杂病》

【校勘】

[1]“能言，取手阳明”：周本无此六字。

【直译】 患喉痹之人，如果不能说话，治疗可取足阳明经的穴位；如果能说话，治疗可取手阳明经的穴位。

【原文】 邪客于手少阳之络，令人喉痹舌卷，口干心烦[1]，臂外廉痛[2]，手不及头①，刺手小[3]指次指[4]爪甲上[5]，去端如韭叶②各一痏，壮者立已，老者有顷已③，左取右，右取左，此新病，数日已[6]。

《素问·缪刺论》

【校勘】

[1]"心烦":《太素》卷二十二作"烦心"。

[2]"臂外廉痛":《太素》卷二十三作"臂内廉痛"。

[3]"小":原作中,新校正云,"按《甲乙经》关冲穴出手小指次指之端,今言中指者误也。"《太素》卷二十三《量缪刺》作"小"。今据改。

[4]"手中指次指":《太素》卷二十三作"小指次指"。

[5]"爪甲上":《太素》卷二十三作"爪甲上内"。

[6]"此新病,数日已":《太素》卷二十三作"此新病,数日者也"。

【注释】

①"手不及头":两手上举时不能碰到头部。

②"去端如韭叶":即离指甲如韭叶宽处。丹波元简说:"按甲乙少泽,手小指之端,去爪甲一分,以此推之,凡云如韭叶者,当以一分为准。"

③"老者有顷已":《太素》卷二十三《量缪刺》注,"老者气血衰故有顷已。"有顷,时间不长的意思。

【直译】 邪气侵入手少阳经的络脉,使人发生咽喉疼痛痹塞,舌卷,口干,心中烦闷,手臂外侧疼痛,抬手不能至头,针刺手小指侧的次指指甲上方,距离指甲如韭菜叶宽那样远处的关冲穴,各刺一针。壮年人马上就见缓解,老年人稍待一会儿也就好了。左病则刺右边,右病则刺左边。如果是新近发生的病,几天就可痊愈。

【原文】 邪客于足少阴之络,令人嗌痛[1],不可内食①,无故善怒,气上走贲上②,刺足下中央之脉[2]③各三痏,凡六刺,立已,左刺右,右刺左[3]。嗌中肿,不能内唾,时不能出唾者,刺然骨之前[4],出血立已,左刺右,右刺左[5]。

《素问·缪刺论》

【校勘】

[1]"嗌痛":《甲乙》卷六、《太素》卷二十六均作"咽痛"。

[2]"脉":《甲乙》卷五第三作"络"。

[3]"左刺右,右刺左":《素问直解》云,"六字,衍文。"

[4]"然骨之前":《甲乙》卷五、《太素》卷二十三均作"缪刺然谷之前"。然谷之前,即然谷穴。

[5]"嗌中肿……右刺左":《甲乙》卷五第三、《太素》卷二十三《量缪刺》均在下文"邪客于手,足少阴、太阴、足阳明之络"之前。

【注释】

①"令人嗌痛不可内食":《太素》卷二十三《量缪刺》注"足少阴大钟之络别者

傍经上走心包，故咽痛不能内食也。”内同纳。

②“气上走贲上”：即膈上。新校正云：“按《难经》胃为贲门。”杨玄操云：“贲，鬲也，是气上鬲上也。”

③“足下中央之脉”：指涌泉穴。王冰注：“谓涌泉穴，少阴之井也。”

【直译】 邪气侵入足少阴经的络脉，使人咽喉疼痛，不能进饮食，往往无故发怒，气上逆直至贲门之上，针刺足心的涌泉穴，左右各三针，共六针，可立刻缓解。左病则刺右边，右病则刺左边。如果咽喉肿起而疼痛，不能进饮食，想咯吐痰涎又不能咯出来，针刺然骨前面的然骨穴，使之出血，很快就好。左病则刺右边，右病则刺左边。

【原文】 嗌干，口中[1]热如胶，取足少阴[2]。

《灵枢·杂病》

【校勘】

[1]“中”：《甲乙》卷七第一无。

[2]“阴”：《甲乙》卷七第一中作“阳”。

【直译】 咽喉发干，口中灼热好像胶黏，治疗应取足少阴经的穴位。

【原文】 暴瘖气鞕[1]①，取[2]扶突与舌本发血。

《灵枢·寒热病》

【校勘】

[1]“鞕”：《太素》卷二十六《寒热杂说》作“鲠”，《外台》卷三十九第二作“哽”。

[2]“取”：《甲乙》卷十二第二作“刺”。

【注释】

①“气鞕”：鞕，强硬，指咽喉部与舌肌强硬而言。

【直译】 突然失音，梗塞，治疗可刺扶突穴和舌本出血。

【原文】 人卒然无音者，寒气客于厌[1]，则厌不能发，发不能下[2]①，至其开阖不致[3]②，故无音。……刺之奈何？……足之少阴[4]，上系于舌[5]，络于横骨，络于会厌。两泻其血脉③，浊气乃辟，会厌之脉，上络任脉，取[6]之天突④，其厌乃发也。

《灵枢·忧恚无言》

【校勘】

[1]“寒气客于厌”：《病源》卷一《风失音不语候》作“风寒客于会厌之间”。

[2]“则厌不能发，发不能下”：《甲乙》卷十二第二作“发不能下至其机扇”。

[3]“至其开阖不致”：《甲乙》卷十二第二作“机扇开阖不利”。

[4]“足之少阴”：《甲乙》卷十三第二作“足少阴之脉”。

[5]“舌”:《甲乙》卷十二第二此下有“本”字。

[6]“取”:《甲乙》卷十二第二此下“复”字。

【注释】

①“厌不能发,发不能下”:张志聪,“厌不能发,谓不能开也;发不能下,谓不能阖也。”

②“开阖不致”:指发声器官开阖失常,不能致用。

③“两泻其血脉”:两,指两次;泻,其血脉。指泻足少阴肾脉的血络。

④“天突”:任脉穴位。主治暴喑咽肿喉痹等证的常用的有效穴。

【直译】 至于人突然之间发不出声音,那是因为寒气侵袭,留着于会厌,使会厌不能打开,或者虽能打开,但开得不到位;会厌开闭达不到一定程度,所以发不出声音。……失音症应如何刺治?……足少阴经上系于舌根,网络于横骨,终止于会厌。针治失音,应在足少阴和任脉两经,分别泻其血脉,寒邪浊气就会排除。行于会厌的经脉,向上络于任脉,再取用任脉的天突穴,会厌就可以打开而发出声音了。

【原文】 其上气有音者,治其喉中央,在缺盆中者①;其病上冲喉者,治其渐[1],渐者上侠颐也②。

《素问·骨空论》

【校勘】

[1]“治其渐”:《太素》卷十一作“治渐”。

【注释】

①“治其喉中央,在缺盆中者”:杨上善说,“喉中央,廉泉也。缺盆中央,天突穴也。”

②“上侠颐也”:杨上善说,“上侠颐者,是大迎穴道也。”

【直译】 患者气逆上而呼吸有声的,治疗取其喉部中央的天突穴,此穴在两缺盆的中间。患者气逆上充于咽喉的,治疗取其大迎穴,大迎穴在面部两旁夹颐之处。

【原文】 厥气①走喉不能[1]言,手足清,大便不利,取足少阴。

《灵枢·杂病》

【校勘】

[1]“能”:《甲乙》卷七第三无。

【注释】

①“厥气”:即逆气,此言逆乱之经气。

【直译】 经气厥逆,逆至喉部就不能言语,手足发冷,大便不利,治疗应取足少阴经的穴位。

耳病常见的有耳聋、耳鸣、聤耳、耳痛等。其实证多因暴怒、惊恐、肝胆风火上逆，或外感风邪，阻遏清窍所致；虚证多因久病体虚，肾气衰败，精气不能上达于耳引起，临床上治疗时，实证以取少阳经穴为主，选外关、阳陵泉、听会、听宫、翳风、侠溪、太冲等；虚证兼取足少阴经穴，选太溪、肾俞或关元、足三里等。

【原文】 衄而不止[1]衃血流①，取足太阳；衃血[2]，取手太阳。不已，刺宛骨下②；不已，刺腘中出血。

《灵枢·杂病》

【校勘】

[1]“衄而不止”：《太素》卷三十《衄血》。

[2]“衃血”：《甲乙》卷十二第七“衃血”上有“大衄”二字。

【注释】

①“衃”：凝血。

②“宛骨下”：“宛”，同“腕”。宛骨下，指手太阳小肠经的腕骨穴。

【直译】 鼻出血不止，流出的是败恶黑血，治疗应取足太阳经的穴位；黑血凝滞，治疗可取手太阳经的穴位。如果出血不止，应刺手太阳经的腕骨穴，还不止血，可刺委中穴出血。

【原文】 暴瘅[1]内逆，肝肺相搏，血溢鼻口，取天府①。

《灵枢·寒热病》

【校勘】

[1]“瘅”：《甲乙》卷十二第七校注引《灵枢》文作“痹”。

【注释】

①“暴瘅……取天府”：杨上善说，“热盛为瘅。手太阴脉起于中焦，下络大肠，还循胃中，上膈属肺，故此脉病，腹暴瘅，脾胃气逆，肝肺之气相搏，致使内逆，血溢鼻口，故取天府。”

【直译】 突然口渴，内脏气逆，肝肺两经脉邪火相搏，导致血上溢，口鼻出血，治疗应取天府穴。

【原文】 冬取井荥[1]，春不鼽①衄。

《素问·水热穴论》

【校勘】

[1]“冬取井荥”：《太素》卷十一无“冬”字。

【注释】

①“鼽”：鼻塞流清涕。

【直译】 冬天水气开始当令，肾气开始闭藏，阳气已经衰少，阴气更加坚盛，太阳之气浮沉于下，阳脉也相随沉伏，所以针刺要取阳经的“井”穴以抑降其阴逆之气，取阴经的“输”穴以充实不足之阳气。因此说：“冬取井荥，春不衄”，就是这个道理。

【原文】 邪客于足阳明之经[1]，令人鼽衄……刺足中指次指[2]爪甲上与内交者，左刺右，右刺左。

《素问·缪刺论》

【校勘】

[1]“经”：《甲乙》卷五、《太素》卷二十三均作“络”。

[2]“刺足中指次指”：《甲乙》卷五作“刺足中指”，《太素》卷二十三作“刺中指”。按足中指无穴，本条足中指次指即足大指次指之厉兑穴。

【直译】 邪气侵入足阳明经的络脉，使人发生鼻塞，衄血……针刺足中趾侧的次趾爪甲上方与皮肉交接处的厉兑穴，各刺一针。左病则刺右边，右病则刺左边。

【按语】 目病常见的有目赤肿痛，针眼，眼睑下垂，迎风流泪，目翳，近视，视物易色，斜视，青盲，目视昏花等症状。其实证多因外感风热，肝胆火旺，循经上炎所致。现代医学的眼病许多都与上述之证对应。一般来说，急性结膜炎、角膜炎、虹膜炎、巩膜炎等，临床治疗上选太阳、合谷、风池、攒竹等；青光眼选行间、三阴交、风池等；近视、白内障、玻璃体混浊、视动脉萎缩、夜盲、色盲等，选肝俞、肾俞、风池、睛明、合谷、足三里、光明、球后等；目涩干痒、流泪、泪囊炎，选睛明、足临泣、二间、太阳等。

咽喉病最常见的是咽喉肿痛，即喉痹。多见于现代医学的急慢性咽喉炎和扁桃腺炎等。多因风热犯肺，热邪熏灼肺系，或因过食辛辣煎炒，引动胃火上蒸，津液受灼，煎炼成痰，痰火蕴结或肾阴亏耗，阴液不能上润咽喉，虚火上炎，灼于咽喉所致。临床分三证治疗：风热证，以手太阴、阳明经穴为主，选少商、尺泽、合谷、曲池等；实热证，以手足阳明经穴为主，选商阳、内庭、天突、丰隆等；虚热证，以手太阴、足少阴经穴为主，选太溪、照海、鱼际等。

本节提到的“失音”一证系由于喉部病变所引起，常见的原因是急慢性喉炎、喉头结核、声带劳损、声带小结等，此外还有癔症性失音。临床治疗取手太阴、阳明，足少阴经穴为主。新病多用泻法，久病多用补法。选鱼际、扶突、天鼎、太溪等。在治疗本病时应注意对病程较长或针治无效的患者进行喉部检查，以排除喉癌。

鼻病最常见的是鼻渊和鼻衄，相当于现代医学的急、慢性鼻炎和鼻窦炎、鼻出血等。鼻渊多因风寒袭肺，蕴而化热，热郁不清，酿为浊液，或肝胆火盛，上犯清窍而致。临床治疗时，风寒化热证，取手太阴、阳明经穴为主，选列缺、合谷、迎香、印堂穴等；对肝胆火盛者，取手阳明经穴，足厥阴、少阳经穴为主，选太冲、风池、印堂、上星、迎香等穴，久病不愈者可酌用小艾柱灸百会、印堂、上星、迎香等穴。鼻衄为小量或大量鼻出血，本病素因风热袭肺，或嗜食肥甘以致胃火炽盛，或肝肾阴虚，虚火上炎致血热妄行所致，亦可见于外伤。临床治疗对胃火炽盛者选内庭、上星，对阴虚火旺者选太溪、太冲、通天，对肺经蕴热者选风池、迎香、合谷、少商等。本病治疗须注意结合冷湿敷和鼻腔填塞法，另外对因血液病、替代性月经、某些传染病、高血压等，尤其是鼻咽部肿瘤引起者，须根据不同情况，给予转科、会诊或综合治疗。

二十九、痈疽

本节主要对发生于全身各部位的痈疽疮疡及瘰疬、赘疣等作了详尽描述，并论述了其诊断、治疗和有关调养、禁忌等注意事项。

【原文】 凡刺痈邪[1]，无迎陇①，易俗移性②，不得脓，诡[2]道更行③，去[3]其乡，不安处所及散亡[4]，诸阴阳过痈所[5]者，取之其输泻之。

《灵枢·刺节真邪》

【校勘】

[1]“邪”：《甲乙》卷五第二此下有“用铍针”三字。

[2]“诡”：原作“脆”，形近致误，据《太素》卷二十二《五邪刺》改。

[3]“去”：《太素》卷二十二《五邪刺》此上有“行”字。

[4]“不安处所乃散亡”：《太素》卷二十二《五邪刺》“不安”下，有“其”字。“所”疑当做“邪”，本句似应作“不安其处，邪乃散亡”。

[5]“所”：原脱，据《甲乙》卷五第二及《太素》卷二十二《五邪刺》补。

【注释】

①“无迎陇”：“陇”与“隆”通，旺盛的意思。无迎陇，就是不可迎着痈邪的旺盛之热，而应避其锐气。

②“易欲移性”：这里指改变通常治法，耐心地从缓调治，以改移疾病性质。

③“诡道更行”：这里指另采用不同的方法进行治疗。《淮南子·说林》：“尺寸虽齐必有诡。”高注：“诡，不同也。”

【直译】 凡是针刺痈邪，不可迎着痈邪的隆盛之势使用泻法，应该用和缓的方法耐心施治。如果不得脓，就应改换方法，离开固定部位进行针刺。总之，要使病邪不能定于它所滞留的地方，才可使它消散，离去。要点：各条阴经、阳经，凡通过痈毒所在部位的，应取用其本经腧穴以泻之。

【原文】 治腐肿[1]者，刺腐上，视痈小大，深浅刺。刺大者多血，小者深之。必端内针①为故止。

《素问·长刺节论》

【校勘】

[1]"腐肿"：《甲乙》卷十一、《太素》卷二十三均作"痈肿"。

[2]"小者深之，必端内针"：《太素》卷二十三作"深之必端内藏"。

【直译】 治疗痈肿，应刺痈肿的部位，并根据其大小，决定针刺的深浅。刺大的痈肿，宜多出血，对小的深部痈肿要深刺，一定要端直进针，以达到病所为止。

【原文】 痈不知所，按之不应手，乍来乍已，刺手太阴傍①三痏，与缨脉②各二。

《素问·通评虚实论》

【注释】

①"手太阴傍"：指胃经的气户、库房等穴。

②"缨脉"：即胃经近缨的经脉。张介宾说："缨脉，结缨两旁之脉，亦足阳明颈中水突、气舍等穴。"缨，指帽带。

【直译】 痈毒初起，不知他发在何处，摸又摸不出，时有疼痛，此时可针刺手太阴经旁的气户、库房穴三次，和颈部左右的水突、气舍穴各两次。

【原文】 掖[1]痈大热，刺足少阳五①，刺而热不止[2]，刺手心主三[3]，刺手太阴经络者②，大骨之会③各三。

《素问·通评虚实论》

【校勘】

[1]"掖"：《甲乙》卷十一作"腋"。"掖"同"腋"。

[2]"刺而热不止"：《太素》卷三十作"刺痈而热"。

[3]"刺手心主三"：《太素》卷三十无"刺"字。张介宾说："刺手心主三者，天池在腋下也。"

【注释】

①"足少阳五"：张介宾说，"少阳近腋之穴，则渊液，辄筋也。"

②"手太阴经络者"：指列缺穴。

③"大骨之会"：即肩贞穴。王冰说："大骨会，肩也。谓肩贞穴，在肩髃后骨间陷者中。"

【直译】 生腋痈的患者，高热，应该针足少阳经穴五次；针过以后，热仍不退，可针刺手厥阴心包经穴天池穴三次，针手太阴经的络穴列缺穴和大骨之会肩贞穴各三次。

【原文】 暴痈筋緛[1]，随分[2]而痛，魄汗不尽，胞气不足①，治在经俞。

《素问·通评虚实论》

【校勘】

[1]“緛”:《甲乙》卷十一、《太素》卷三十均作“濡”。

[2]“随分”:《太素》卷三十作“随外分”。

【注释】

①“胞气不足”:膀胱经气不足。张介宾说:“水道不利也”。

【直译】 急性的痈肿，筋肉挛缩，随着痈肿的发展而疼痛加剧，痛得厉害，汗出不止，这是由于膀胱经气不足，应该刺其经的腧穴。

【原文】 黄帝曰：愿尽闻痈疽之形，与忌日[1]名①。岐伯曰：痈发于嗌中②，名曰猛疽③。猛疽不治[2]，化为脓，脓不泻，塞咽，半日死；其化为脓者，泻已[3]则含[4]豕膏④，无[5]冷食[6]，三日而已。

《灵枢·痈疽》

【校勘】

[1]“日”:原作“曰”，据《太素》卷二十六《痈疽》改，以与后文答语相合。

[2]“猛疽不治”:《甲乙》卷十一第九下作“不急治”。

[3]“已”:原脱，据《甲乙》卷十一第九下、《太素》卷二十六《痈疽》补。

[4]“含”:原作“合”，据《太素》卷十六《痈疽》《千金翼方》卷二十三第二改。

[5]“无”:原脱，据《鬼遗方》卷四、《太素》卷二十六《痈疽》补。

[6]“冷食”:《外台》卷二十四《痈疽方》作“一云无食”。《千金翼方》卷二十三第二正作“无食”。

【注释】

①“愿尽闻痈疽之形，与忌日名”:《太素》卷二十六《痈疽》注，“一问痈疽形状，二问死生忌日，三问痈疽名字也。”忌日，指死亡之日。

②“嗌中”:指结喉部位。

⑧“猛疽”:即结喉生痈。因其毒热猛烈，为害甚急，故名。

④“豕膏”:就是炼净的猪油。

【直译】 黄帝说：我想全部了解痈疽的各种形态，以及它们的忌日、名称。岐伯说：痈生在咽喉内，叫做猛疽。猛疽如不急治，就会化脓。脓如不予排除，就会堵塞咽喉，半日就死亡。猛疽已化脓的，应将脓排出，然后让患者口内含上提炼过的猪油，不要吃冷食，三天病就痊愈。

【原文】 发于颈，名曰夭[1]疽①。其痈大以赤黑，不急治，则热气下入渊腋②，前伤任脉，内熏肝肺，熏肝肺，十余日而死矣。

《灵枢·痈疽》

【校勘】

[1]"夭"：原作"天"，据胡本改，与《甲乙》卷十一第九下、《太素》卷二十六《痈疽》《千金翼方》卷二十三第二及《外台》卷二十四《痈疽》方并合。

【注释】

①"夭疽"：丹波元简，"夭疽发于两耳后左右颈上。"

②"渊腋"：足少阳胆经穴位。

【直译】 生在颈部的，叫做夭疽。夭疽形大，颜色赤黑。此疽如不抓紧治疗，热邪之气就会下入于渊腋穴，前则伤于任脉，内则熏蒸肝肺二脏，十多天就会死亡。

【原文】 发于肩及臑①，名曰疵痈②，其状赤黑，急治之，此令人汗出至足，不害五脏。痈发四五日，逞[1]焫之③。

《灵枢·痈疽》

【校勘】

[1]"逞"：《甲乙》卷十一第九下、《太素》卷二十《痈疽》并作"逆"。

【注释】

①"发于肩及臑"：《太素》卷二十六《痈疽》注，"肩前臂上䐃肉名臑。"张志聪："肩臑乃肺脏之部分。"

②"疵痈"：张志聪，"此痈浮浅为疵，在皮毛而不害五脏。"

③"逞焫之"：就是病宜速用灸法，使痈毒消散。《广雅·释诂二》："逞，快也。"《类经》十八卷第八十六注："逞，疾也。焫，艾炷也。"

【直译】 生于肩部及臂臑的，叫做疵痈。其表皮颜色赤黑，应抓紧治疗。疵痈常使患者汗出直至足部，但不致伤及五脏。宜在痈发四五日时，以艾火灸治。

【原文】 发于腋下赤坚者，名曰米[1]疽①，治之以砭石，欲细而长，疏砭之②，涂以豕膏，六日已，勿裹之。其痈坚而不溃者，为马刀挟瘿[2]，急治之。

《灵枢·痈疽》

【校勘】

[1]"米"：《千金翼方》卷二十三第二、《医心方》卷十五第一作"朱"，与赤义合。

[2]"瘿"：周本作"缨"。《太素》卷二十六《痈疽》《千金翼方》卷二十三第二、《知心方》卷十五第一并作"婴"。按："缨"、"婴"通。挟缨，意指疽发颐前，犹结缨

之处，故“瘿”字疑当做“缨”字。

【注释】

①“米疽”：米，是形容小的意思，亦称腋疽。

②“欲细而长，疎砭之”：“疎”同“疏”。《类经》十八卷第八十六注：“砭石石欲细者，恐伤肉也；欲长者，用在深也。故宜疏不宜密。”

【直译】 生在腋下色赤而坚硬的，叫做米疽。治疗米疽宜用砭石。砭石要细而且长。治疗时要疏散地加以砭刺，然后涂以猪膏，六日就可痊愈。此疽砭刺后，不可包扎。疽坚硬而不溃破，就是所谓马刀挟瘿之疽，应急速治疗。

【原文】 发于膝，名曰疵疽[1]，其状大痈①，色不变，寒热而坚[2]，勿石[3]②，石③之者死，须其柔，乃石[3]之者，生。

《灵枢·痈疽》

【校勘】

[1]“疵疽”：原作“疵痈”，与上“发于肩及臑者”名重，据《甲乙》卷十一第九下、《太素》卷二十六《痈疽》改。

[2]“而坚”：原作“如坚石”，“如坚”即“而坚”之意，“石”字疑涉下衍，据《甲乙》卷十一第九下、《太素》卷二十六《痈疽》改。

[3]“石”：《鬼遗方》卷四作“破”。

【注释】

①“痈”：在此作“肿”解。《说文·病部》：“痈，肿也。”

②“石”：以砭石刺之。

【直译】 生在膝部的，叫做疵痈。疵痈形状较大，皮色不变，有寒热，坚硬。痈坚硬时不可砭刺，如用砭石砭刺，患者就会死亡。等痈变得柔软，然后加以砭刺，患者可以得生。

【原文】 发于内踝，名曰走缓①，其状痈也，色不变[1]，数②石其输[2]，而止其寒热，不死。

《灵枢·痈疽》

【校勘】

[1]“其状痈也，色不变”：《外台》卷二十四《痈疽方》作“其状肉色不变”。

[2]“数石其输”：《病源》卷三十二《痈疽》作“数灸”。

【注释】

①“走缓”：亦称内踝疽，张志聪说，“此邪客于足少阴之脉而为肿也。夫痈疽之变，有病因于内而毒走于外者，有肿见于外而毒气走于内者，此邪留于脉而不行，故名曰走缓。”

②“数(shuò 朔)”:屡次的意思。数石其输,就是屡用石针砭其痈肿的部位。

【直译】 生在足内踝的疽,叫做走缓。其外形肿大,色不变。应用砭石频数砭刺患处,如能消除寒热症状,就不致死亡。

【原文】 寒热瘰疬①在于颈腋者……此皆鼠瘘②寒热之毒气③也,留于脉而不去者也。……鼠瘘之本,皆在于脏,其末上出于颈腋之间,其浮于脉中,而未著于肌肉,而外为脓血,易去也……请从其本引其末,可使衰去而绝其寒热。审按其道以予之,徐往徐来以去之,其小如麦者,一刺知,三刺而已。

《灵枢·寒热》

【注释】

①“瘰疬”:是一种顽固性的外科疾患,多生于颈部或腋下,状如硬核,推之不动,小者为“瘰”,大者为“疬”,可由少增多,由小渐大,溃后即成鼠瘘,症多伴寒热。目前多认为属于淋巴结核一类的疾病。

②“鼠瘘”:《说文》,“瘘,颈肿也。”瘰疬破溃后,流脓稀薄,久不收口,即成鼠瘘。《类经》十八卷第九十注:“瘰疬者,其状累然,而历贯上下也,故于颈腋之间皆能有之,因其形如鼠穴,塞其一,复穿其一,故又名为鼠瘘。”

③“毒气”:指邪恶之气。古人对足以致病的不正之气,常称毒气,如风毒、寒毒、热毒之类。

【直译】 生于颈项、腋下的寒热瘰疬之证……这都是鼠瘘证,是寒热毒气留滞于经脉而不能排除所致。……鼠瘘证的本部在内脏,其标部循经脉上出于颈项和腋下。如果毒气浮于经脉之中而尚未内入附着于肌肉,只是外部化为脓血的,病容易除去……可以通过调治其本部,从而引导滞留于标部的病邪散出,这样,可使寒热邪气逐渐衰退以至根除。治疗时要仔细诊察相关脏腑经脉的通道,而后取穴刺治,用徐往徐来的针法以祛除瘘毒。鼠瘘小如麦粒的,针刺一次见效,针刺三次即可痊愈。

【原文】 鼠瘘寒热,还刺寒府①,寒府在附膝外解营②。

《素问·骨空论》

【注释】

①“寒府”:当为膝外骨间足少阳胆经膝阳关穴。王冰说:“膝外骨间也,屈伸之处,寒气喜中,故名寒府也。”

②“解营”:骨缝中的穴。“解”指骨缝;“营”是窟穴。

【直译】 鼠瘘证发寒热,刺寒府穴。寒府在膝上外侧骨与骨之间的孔穴中。

【原文】 手太阳之别,名曰支正。上腕[1]五寸,内注少阴;其别者,上走肘,络肩髃。……虚则生肬①,小者如指痂疥。取之所别也。

《灵枢·经脉》

【校勘】

[1]“上腕”:《太素》卷九作“去腕”。

【注释】

①“肬”:同“疣”。生长于人体表皮的一种赘生物。

【直译】 手太阳小肠经的别出络脉,名叫支正,起于腕上五寸,向内注于手少阴心经;其别出的,上走肘部,再上行络于肩髃。……属于虚的,就会出现赘疣,小的就像指间痂疥那样。治疗时,应取本经别出的支正穴。

【原文】 身有新伤,血出多[1]及中风寒,若有所堕坠[2],四肢懈惰[3]不收,名曰体惰[4]。取其小腹脐[5]下结交。三结交者,阳明、太阴也,脐下三寸关元也。

《灵枢·寒热病》

【校勘】

[1]“血出多”:《甲乙》卷十作“出血多”。

[2]“堕坠”:《甲乙》卷十作“坠堕”。

[3]“懈惰”:《太素》卷二十六作“解㑊”。

[4]“体惰”:《太素》卷二十六作“体解”。

[5]“脐”:《太素》卷二十六作“齐”。

【直译】 身体受外伤且出血很多,以受了风寒,或是从高处坠落受伤,以致四肢肌肉萎缩无力,懒得活动,这种症状称为体惰。治疗应取小腹肚脐下三结交穴。三结穴就是足阳明胃经、足太阴脾经和任脉结交在脐下三寸的关元穴。

【原文】 人有所堕坠,恶血留内[1],腹中满胀,不得前后①,先饮利药②,此上伤厥阴之脉,下伤少阴之络③,刺内踝之下,然骨之前血脉[2]出血,刺足跗上动脉[3],不已,刺三毛④各一痏,见血立已,左刺右,右刺左。

《素问·缪刺论》

【校勘】

[1]“留内”:《太素》卷二十三作“在内”。

[2]“血脉”:疑为“络”字之误。

[3]“刺足跗上动脉”:《甲乙》卷五作“刺跗上动脉”。王冰:“谓冲阳穴,由之原也。”

【注释】

①“不得前后”:即不能大小便。

②“利药”:通使祛瘀的药物。

③“上伤厥阴之脉,下伤少阴之络”:损伤足厥阴肝之脉与足少阴肾经之

络脉。

④“三毛上”：即足厥阴肝经大敦穴。王冰：“谓大敦穴，厥阴之井也。”

【直译】 人由于堕坠跌伤，瘀血停留体内，使人发生腹部胀满，大小便不通，要先服通便导瘀的药物。这是由于坠跌，上面伤了厥阴经脉，下面伤了少阴经的络脉。针刺取其足内踝之下、然骨之前的血脉，刺出其血，再刺足背上动脉处的冲阳穴；如果病不缓解，再刺足大趾三毛处的大敦穴各一针，出血后病立即就缓解。左病则刺右边，右病则刺左边。

【原文】 头痛不可取于输者，有所击堕恶血[1]在于内，若肉伤[2]痛未已，可则刺[3]不可远取也。

《灵枢·厥病》

【校勘】

[1]“恶血”：《太素》卷二十六无“恶”字。

[2]“肉伤”：《太素》卷二十六作“内伤”。

[3]“可则刺”：《太素》卷二十六作“可即刺”。

【直译】 有的头痛不可以取腧穴治疗，如被击伤或摔伤，致使瘀血在体内，如果有内伤，会疼痛不止。这种情况，可以在伤痛部位侧刺，不可选取远距离的腧穴刺治。

【按语】 本节所论述的外科病主要有痈疽、瘰疬、外伤、疣等证。

痈和疽都是由于气血受毒邪所困而壅塞不通所致的疮疡。《灵枢·痈疽》篇载：“营卫稽留于经脉之中，则血涩而不行，不行则卫气从之而不通，壅遏而不得行，故热，大热不止，热胜则肉腐，肉腐则不脓……命曰痈。”痈相对疽来说，疮面浅而大，因发病部位不同分为内痈，外痈两类，内痈指发于脏腑或腹腔内的痈肿，如肝痈、肠痈、胃脘痈等。外痈指发于体表部位的痈肿，如乳痈等。它们均有肿胀、焮热、疼痛及成脓等症。属于急性化脓性疾患。疽相对于痈来说，疮面深而恶，按疽病早期的有头无头，分为有头疽和无头疽。有头疽系发于体表软组织之间的阳性疮疡，初期患部有单个或多个白色粟米样的疮头，如“发脑”、“发背”等。无头疽为发于筋骨之间或肌肉深部的阴性疮疡，患部浊肿无头，皮色晦暗，病程缠绵，甚者伤筋烂骨，难溃难敛，如附骨疽、脱骨疽、流痰等。包括现代医学的脉管炎、骨髓炎等。

临床上对乳痈的治疗分两型而治：①胃热型，取手足阳明经穴为主。针用泻法，选膺窗、下巨虚、丰隆、温溜等。②气郁型，取手足厥阴经穴为主，针取泻法，选期门、行间、内关、天池、肩井等。对肠疽的治疗取足阳明、太阴经穴为主，针用泻法，选上巨虚、天枢、地机、阑尾等，并宜早期治疗。对脱骨疽的治疗也分两型施治：①气滞血瘀，取背俞穴，及任脉，足阳明、太阴经穴为主，针灸并用，选膈俞、关元俞、气海、足三里、三阴交、商丘、丘墟、照海等。②气阴两虚，取任脉、足少阴经穴为主，针用补法，选关元、足三里、太溪、太渊、血海、少府等。且注意如患者肢体溃烂者，须配合外科处理。

瘰疬，又名鼠瘘、老鼠疮、疬子颈。小的为瘰，大的为疬。多因肺肾阴虚，肝气久郁，虚火内灼，炼液为痰，或受风火邪毒，结于颈项、腋、胯之间。初起结块如豆，数目不等，无痛无热，后渐增大串生，久则微觉疼痛，或结块相互粘连，推之不移。若溃破则浓汁稀薄，其中或夹有豆渣样的物质，此愈彼起，久不收口，可形成窦道或瘘管。相当于现代医学的淋巴结核、慢性淋巴结炎等。临床对本证分三型而治：①肝郁气滞，取厥阴、少阳经穴为主，针用泻法，选章门、天井、足临泣。②肾阴亏虚，取手少阴、少阳经穴为主，针用补法，选天井、少海、百劳、肾俞、脾俞。③兼感风热，取阳明、少阳经穴为主，针用泻法，选曲池、支沟、肘尖、章门。

外伤是打击跌仆所致皮肤、肌肉、筋骨等的损伤。主要是血脉被伤，致气滞血瘀，局部肿胀疼痛，或色泽紫暗，或头痛、腹内胀满等。关于外伤的治疗，主要以活血止痛消肿为主，临床视其疼痛部位，以经络分布区域适当选取远端或邻近腧穴，是有一定疗效的。

疣为发生于皮肤浅表部的小赘生物。多发生于手背、手指或头面部。初起小为黍米，大为黄豆，突出皮肤表现，其表面粗糙，多由气血虚衰而致。包括现代医学的寻常疣、扁平疣、传染性软疣、掌跖疣和丝状疣等。现代医学认为病毒性感染是发病的主要原因。治疗本证时依据所发部位，按循经取穴同局部取穴相结合的原则，取阳经穴为主，针用泻法，可灸。选中渚、丘墟、曲池、鱼际、阿是穴。

三十、预防

本节主要论述了预防的相关内容和防治有关的诊治方法。

【原文】 是故圣人不治已病治未病，不治已乱治未乱，此之谓也。夫病已成而后药之，乱已成而后治之，譬犹渴而穿井，斗而铸锥[1]①，不亦晚乎！

《素问·四气调神大论》

【校勘】

[1]“铸锥”：读本、吴本、明抄本、朝本、藏本“锥”并作“兵”。《太素》作“兵”，与各本合。

【注释】

①“铸兵”：《说文》，“兵，械也。”“械”是弓、矢、殳、矛、弋、戟、刀、剑各类武器。

【直译】 所以圣人不等病已经发生再去治疗，而是治疗在疾病发生之前；如同不等到乱事已经发生再去治理，而是治理在它发生之前。如果疾病已发生，然后再去治疗；乱事已经形成，然后再去治理，那就如同临渴而掘井，战乱发生了再去制造兵器，那不是太晚了吗？

【原文】 是故上工之取气，乃救其萌芽，下工守其已成，因败其形。

《灵枢·官能》

【直译】 所以，高明的医工治病，是在它还处于萌芽状态时就加以救治；下等医工则是等疾病已经形成，损坏患者形体而予以治疗。

【原文】 肝热病者，左颊先赤；心热病者，颜[1]先赤；脾热病者，鼻[2]先赤；肺热病者，右颊先赤；肾热病者，颐先赤。病[3]虽发未发①，见[4]赤色者刺之，名曰治未病。热病从部②所起者，至[5]期而已③；其刺之反者④，三周而已；重逆则死⑤。诸当汗者，至其所胜日⑥，汗大出也。

《素问·刺热论》

【校勘】

[1]“颜”：《病源》“颜”作“额”。《太平圣惠方》作“面”。

[2]“鼻”：《太平圣惠方》“鼻”作“唇”。

[3]“病”：《病源》“病”上有“凡”字。

[4]“见”：《太素》“见”下有“其”字。

[5]“至”：《太素》“至”下有“其”字。

【注释】

①“病虽发未发”：章楠说，“左颊、颜、鼻，右颊、颐，是肝心脾肺肾藏之气，应于面之部位。病虽未发，其色先见，可见邪本伏于气血之中，随气血流行而不觉。良工望而知其邪动之处，乘其始动，即刺而泄之，使邪势杀而病自轻。用药之法，亦可类推。”

②“部”：即色部。《灵枢·五色》：“五色之见也，各出其色部。”此处之部，如上所言部位是。

③“至期而已”：姚止庵说“期谓五脏所主之日期。热起向部，按部寻经，早为施治，或汗而表其邪，或寒而清其水，至其应主之期，自无不愈。”

④“其刺之反者”：张介宾说，“反谓泻虚补实，病而反治，其病必甚。三周者，谓三遇所胜之日而后已。”

⑤“重逆则死”：张介宾说，“一误者尚待三周，再误者焉得不死。”

⑥“至其所胜曰”：章楠说，“所胜日者，如肝得甲乙，心得丙丁之类”。

【直译】 肝脏发生热病，左颊部先见赤色；心脏发生热病，额部先见赤色；脾脏发生热病，鼻部先见赤色；肺脏发生热病，右颊部先见赤色，肾脏发生热病，颐部先见赤色。病虽然还没有发作，但面部已有赤色出现，就应予以刺治，这叫做“治未病”。热病只在五脏色部所在出现赤色，并未见到其他症状的，为病尚轻浅，若予以及时治疗，则至其当旺之，病即可愈；若治疗不当，应泻反补，应补反泻，就会延长病程，虚通过三次当旺之日，始能病愈；若一再误治，势必使病情恶化而造成死亡。诸脏热病应当汗出的，都是至其当旺之日，大汗出而病愈。

【原文】 升之不前，即有甚凶也。木欲升而天柱①窒抑之，木欲发郁亦须待时②，当刺足厥阴之井③。火欲升而天蓬①窒抑之，火欲发郁亦须待时，君火相火同刺包络之荥⑤。土欲升而天冲①窒抑之，土欲发郁亦须待时，当刺足太阴之俞③。金欲升而天英①窒抑之，金欲发亦须待时，当刺手太阴之经③。水欲升而天芮①窒抑之，水欲发郁亦须待时，当刺足少阴之合③。

《素问·刺法论》

【注释】

①“天柱、天蓬、天冲、天英、天芮”：《图翼》二卷《天地五星图》云，“五星之在天地，名号各有不同，木星在天曰天冲，在地曰地苍；火星在天曰天英，在地曰地皛；水星在天曰天蓬，在地曰地玄。以分主东南西北中。而土则寄位西南也。”本文可说五星之名，乃木火土金水五星，居于天地不同位置时之别名，在此有时义指五运六气。

②“木欲发郁亦须待时”：《类经》二十八卷三十七注，“木欲发郁，亦必待其得位之时而后作。”

③“井、荥、输、经、合”：即经穴之五输穴。足厥阴之井为大敦穴，包络之荥为劳宫穴，足太阴之输为太白穴，手太阴之经为经渠穴，足少阴之合为阴谷穴。

【直译】 气应升而不得升时，便有严重的凶灾。厥阴风木欲升为司天之左间，遇金气过胜，而天柱阻抑之，则木气郁，木之郁气欲发，必须等到木气当位之时，在人体则因当刺足厥阴之井大敦穴，以泻木郁。火欲升为司天之左间，遇水气过胜，而天蓬阻抑之，则火气郁，火之郁气欲发，必须等到火气当位之时，在人体则不管君火还是相火，同样应当刺心包络手厥阴之荥劳宫穴，以泻火郁。太阴湿土欲升为司天之左间，遇木气过胜，而天冲阻抑之，则土气郁，土气欲发，必须等到土气当位之时，在人体则应当刺足太阴之输太白穴，以泻土郁。阳明燥金欲升为司天之左间，遇火气过胜，而天应阻抑之，则金气郁，金之郁气欲发，必须等到金气当位之时，在人体则应当刺手太阴之经经渠穴，以泻金郁，水之郁气欲发，必须等到土气当位时，在人体则应当刺足少阴之合阴谷，以泻水郁。

【原文】 帝曰：升之不前，可以预备，闻共降，可以先防。岐伯曰：即明其升必达其降也。升降之道，皆可先治也。木欲降而地皛[1]①窒抑之，降而不入，抑之郁发，散而可得位，降而郁发，暴如天间之待②时也，当降而不下，郁可刺矣，降可折其所胜也，当刺手太阴之所出③，刺手阳明之所入④。火欲降而地玄①窒抑之，降而不入，抑之郁发，散而可入[2]，当折其所胜，可散其郁，当刺足少阴之所出，刺足太阳之所入。土欲降而地苍①窒抑之，降而不下，抑之郁发，散而可入，当折其胜，可散其邪，当刺足厥阴之所出，刺足少阳之所入。金欲降而地彤①窒抑之，降而不下，抑之郁发，散而可入，当折其胜，可散其郁，当刺心包络所出，刺手少阳所入也。水欲降而地阜①窒抑之，降而不下，抑之郁发，散而可入，当折其胜[3]，可散其郁，当刺足太阴之所出，刺足阳明之所入。

《素问·刺法论》

【校勘】

[1]"皛"：《素问注证发微》《类经》二十八卷第三十七、《素问直解》均作"晶"。

[2]"入"：原作"矣"，据金刻本及以下文例改。

[3]"胜"：原作"土"，据以上文例改。

【注释】

①"地皛、地玄、地苍、地彤、地阜"：马莳注，"地皛，西方金司；地玄，北方水司；地苍，东方木司；地彤，南方火司；地阜，中央土司。"

②"暴为天间之待时"：《类经》二十八卷第三十七注，"言与司天之间气同也。"此言气郁发作，其暴烈有如天间气应升不升时郁气待发作一样。

③"所出"：《灵枢·九针十二原》，"所出为井。"言脉气所出之处为井穴。手太阴之井穴为少商，足少阴之井穴为涌泉，足厥阴之井穴为大敦，手厥阴心包络之井穴为中冲，足太阴之井穴为隐白。

④"所入"：《灵枢·九针十二原》，"所入为合。"指脉气所入而内行处为合穴。手阳明之合穴为曲池，足太阳之合穴为委中，足少阳之合为阳陵泉，手少阳之合穴为天井，足阳明之合为足三里。

【直译】 黄帝说：岁气之间应升而不能升的，可以预防，我想听听岁气之间应降而不降的，是不是也可以事先防备。岐伯说：既然明白气升的道理，也必然能通达气降的道理。间气升降不前所致的疾患，都可以预先调治。厥阴风木欲降为在泉之左间，遇金气过胜，而地皛阻抑之，则木郁降而不得入，木被抑则发为郁气，待郁气散则木可降而得位，气应降而不得降之郁气发作，其晓烈程度和司天间气应升不升之郁气待时发作相同，应降不得降，能够很快地形成郁气，降则可以折减其胜气，在人体则应当针刺手太阴之井穴少商与手阳明之合穴曲池。火欲降为在泉之左间，遇水气过胜，而地玄与抑之，则火欲降而不得入，火被抑则发为郁气，待郁气散则火气可入，应当折减其胜气，可以散其郁气，在人体则应当针刺足少阴之井穴涌泉与足太阳之合穴委中。太阴湿土欲降为在泉之左间，遇木气过胜而地苍阻抑之，则土欲降而不能下，土被抑则发为郁气，待郁气散则土气可入，应当折减其胜气，可以散其郁气，在人体则应当刺足厥阴之井穴大敦与足少阳之合穴阳陵泉。阳明燥金欲降为在泉之左间，遇火气过胜而地彤阻抑之，则金欲降而不能下，金被抑则发为郁气，待郁气散金气可入，应当折减其胜气，可以散其郁气，在人体则应当针刺手厥阴心包络之井穴中冲与手少阳之合穴天井。太阳寒水欲降为在泉之左间，遇土气过胜而地阜阻抑之，则土欲降而不能下，水被抑则发为郁气，待郁气散则水气可入，应当折减其胜气，可以散其郁气，在人体则应当针刺足太阴之井穴隐白与足阳明之合穴足三里。

【按语】 中医认为，经络是人体气血运行的通路，经络通畅是维持人体正常生理活动的重要条件。一旦经络的运行发生障碍，人体就要发生疾病。针灸能疏通经络、调和气血、增强卫外功能，从而达到防治疾病的目的。

现代医学认为，疾病的发生、发展和痊愈是与人体的抗病能力有很大关系，而人体抗病能力又与机体防卫、免疫功能有关。一些临床观察和实验研究结果表明，针刺后细胞免疫功能增高。血清中 LTtE－RFC、IgG、IgA 和 IgM 的含量几乎同时在很短时间里上升。同时淋巴细胞的 T 细胞明显升高，B 细胞也维持正常功能。从而增强了机体的特异性细胞免疫和体液免疫功能，从而增强机体抗病能力，达到预防疾病之目的。针灸增强免疫功能的机制是比较复杂的，它作为一种非特异性刺激，通过神经体液途径，增强垂体-肾上腺皮质系统的功能，激素分泌增加，然后作用于靶细胞与效应器，或者由植物神经传出而影响某些内分泌腺起到调节各组织器官的功能，增强机体产生特异性和非特异性抗病能力作用。

近年来，由于分子生物学的进展，研究针灸从细胞水平进入到分子水平的新阶段。近年来许多实验表明，针刺与核酸代谢存在一定的关系。针刺后，在针刺部位发生一系列的化学变化，针刺使组织胺、5－羟色胺、前列腺素发生变化，它们与环状腺嘌呤单核苷酸（CAMP）、环状鸟嘌呤单核苷酸（CGMP）相互作用，进而引起全身反应，包括各种免疫反应，如抗体生成、溶菌酶的释放。上述反应过程通过激素途径和自主的反射途径传到中枢、下丘脑，然后再通过下丘脑—垂体—肾上腺作用于靶器官引起 CAMP、CGMP 变化的同时，通过肾上腺能和胆碱能引起 CAMP 与 CGMP 变化，进而调节体内各种代谢。

附 古代体表部位名称图解

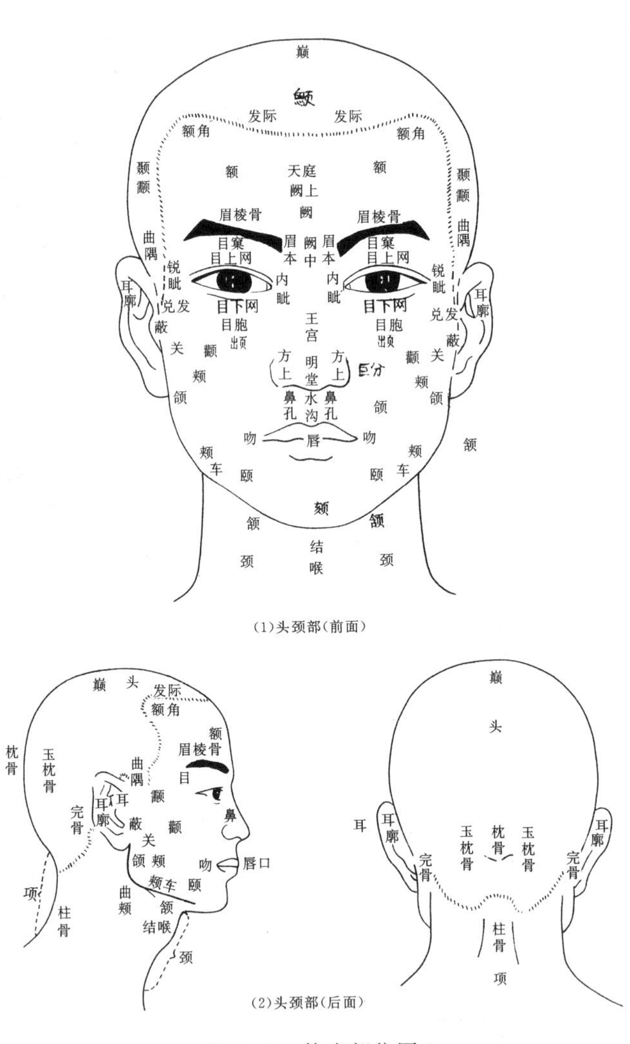

图 5－1 体表部位图 1

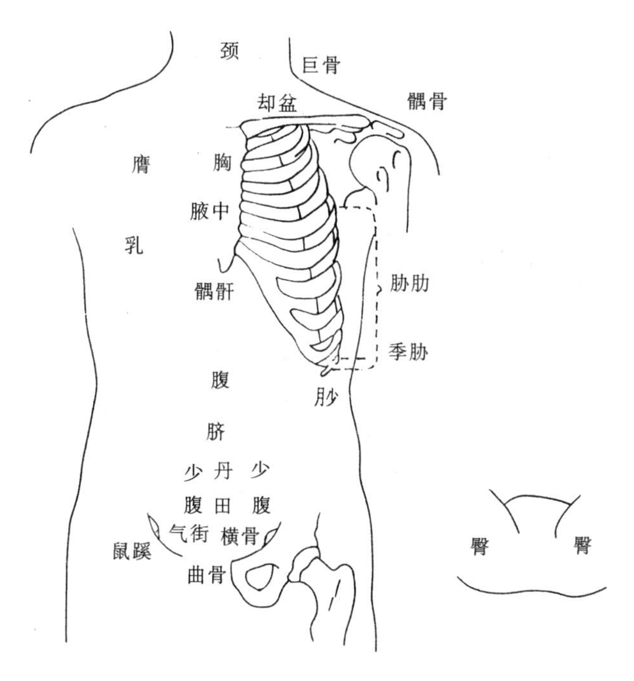

(4)躯干部(前面)

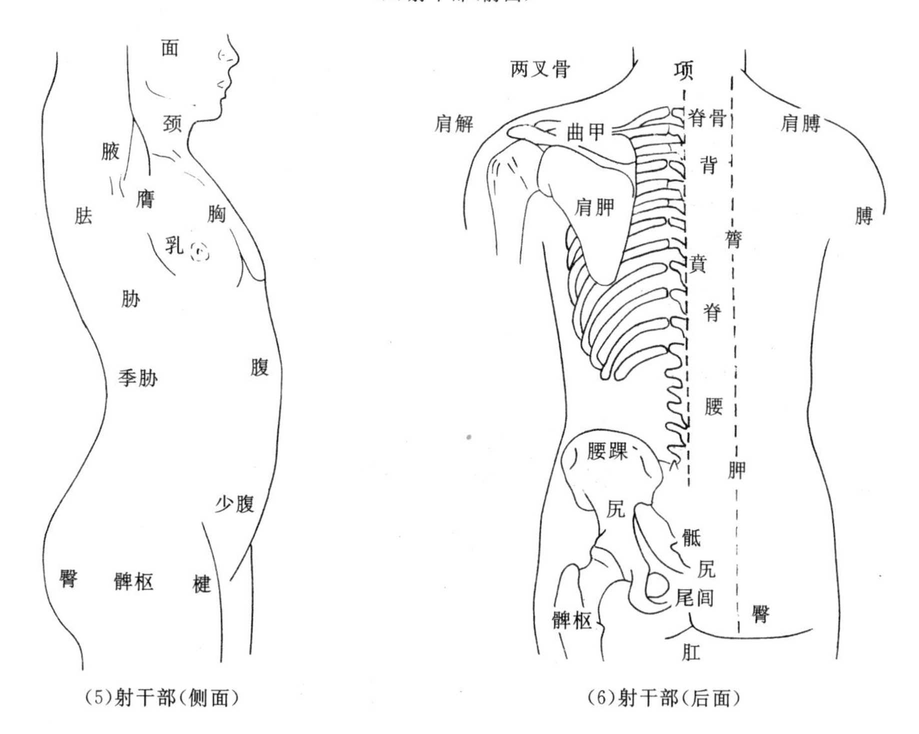

(5)躯干部(侧面)

(6)躯干部(后面)

图 5-2 体表部位图

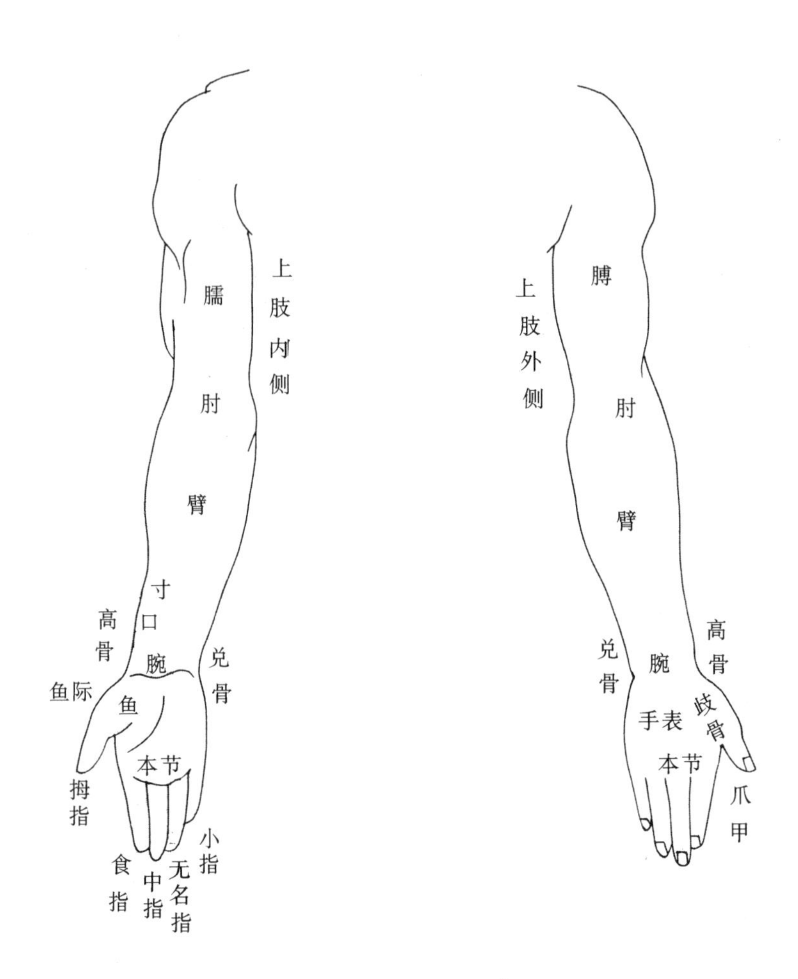
上肢内侧
臑
肘
臂
寸口
高骨
腕
兑骨
鱼际
鱼
本节
拇指
食指
中指
无名指
小指
上肢外侧
膊
肘
臂
兑骨
腕
高骨
手表
歧骨
本节
爪甲

图5-3 体表部位图(续)

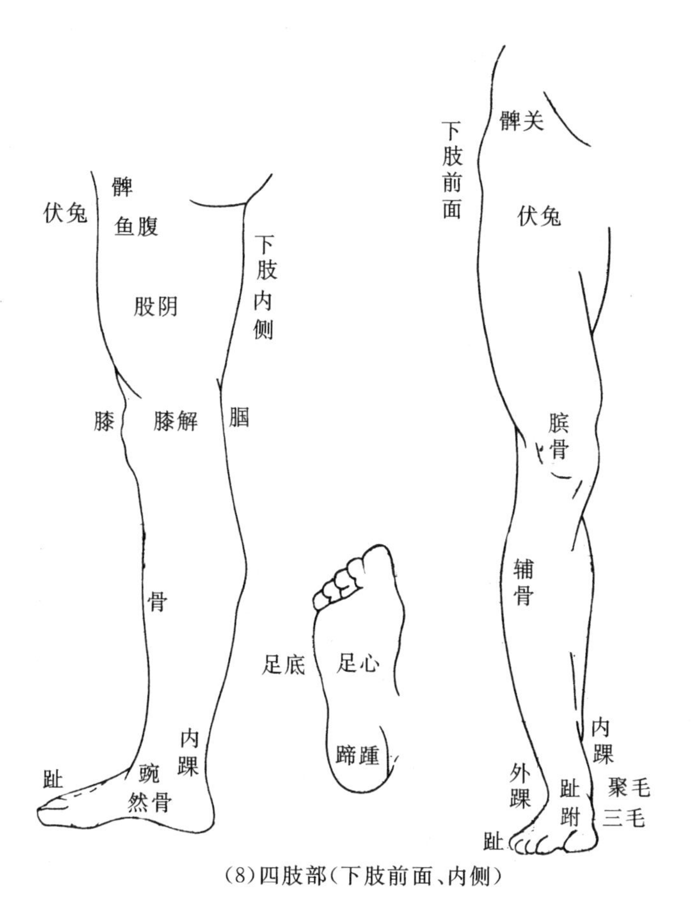

(8)四肢部(下肢前面、内侧)

图 5-4　体表部位图(续)

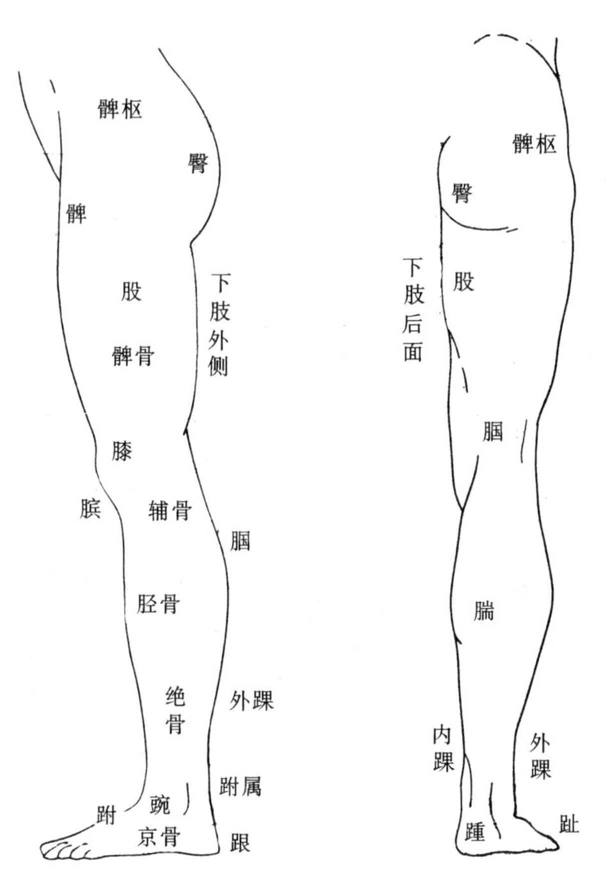

(9)四肢部(下肢后面、外侧)

图 5-5　体表部位图(续)

参考文献

[1]汪机.针灸问对[M].上海:上海科技出版社,1959,1.

[2]王九思.难经集注[M].北京:中国医药科技出版社,2011,1.

[3]张介宾.类经[M].北京:学苑出版社,2001.

[4]张登本.难经通解[M].西安:三秦出版社,2001.

[5]徐春.难经经释[M].南京:江苏科技出版社,1985.

[6]高士宗.黄帝内经素问直解[M].北京:学苑出版社,2001.

[7]田代华.黄帝内经素问[M].北京:人民卫生出版社,2005.

[8]黄龙祥.中国针灸学术史大纲[M].北京:华夏出版社,2001.

[9]程士德.内经[M].2版.北京:人民卫生出版社,2011.

[10]同海平.黄帝内经大词典[M].北京:中国古籍出版社,2008.

[11]李经纬.中医大辞典[M].2版.北京:人民卫生出版社,2012.

[12]张登本.白话通解黄帝内经[M].西安:世界图书出版社公司,2000.

[13]田代华,刘更生.灵枢经[M].北京:人民卫生出版社,2005.

[14]郭霞珍,张明泉,白霞.难经译注[M].北京:人民军医出版社,2010.

[15]李会庸.读医心得[M].上海:上海科技出版社,1982.

[16]郭诚杰.关于十二经气血多少的浅解[J].陕西中医,1981,S1:3-5.

[17]王悦,孟庆刚.针灸学在《黄帝内经》中的重要性[J].中国针灸,2001,21(2):160.

[18]殷克敬.《内经》归来——论述经络别通[J].中国中医基础医学杂志,2012,12:(18)1295.